Für

Matsch Peter vulgo Pirat

Benjie vulgo Großfürcht Banjamann von Beef Troganoch

Georgie, Api & Ami

braumüller

BIANCA BLASL WILHELM GEIGER

BAUER TO THE PEOPLE

Hinter den Ku(h)lissen von Essen, Menschen und Landwirtschaft

braumüller

INHALT

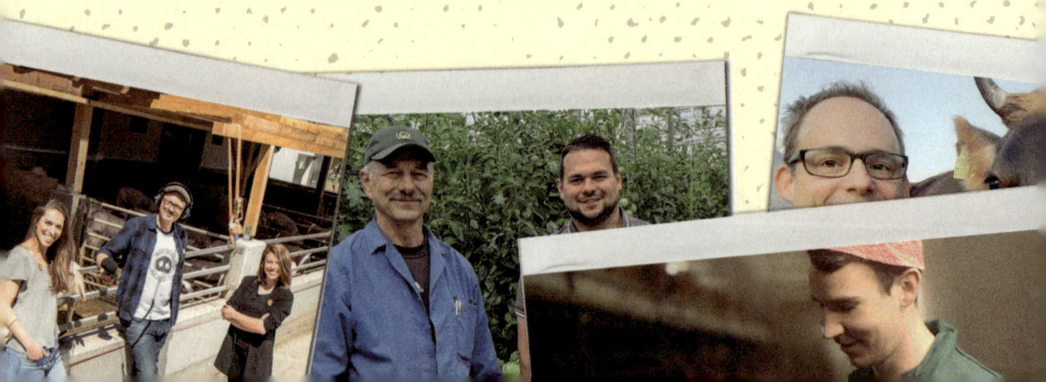

Gemüse

Schwein

Zwischenstopp

Abschluss

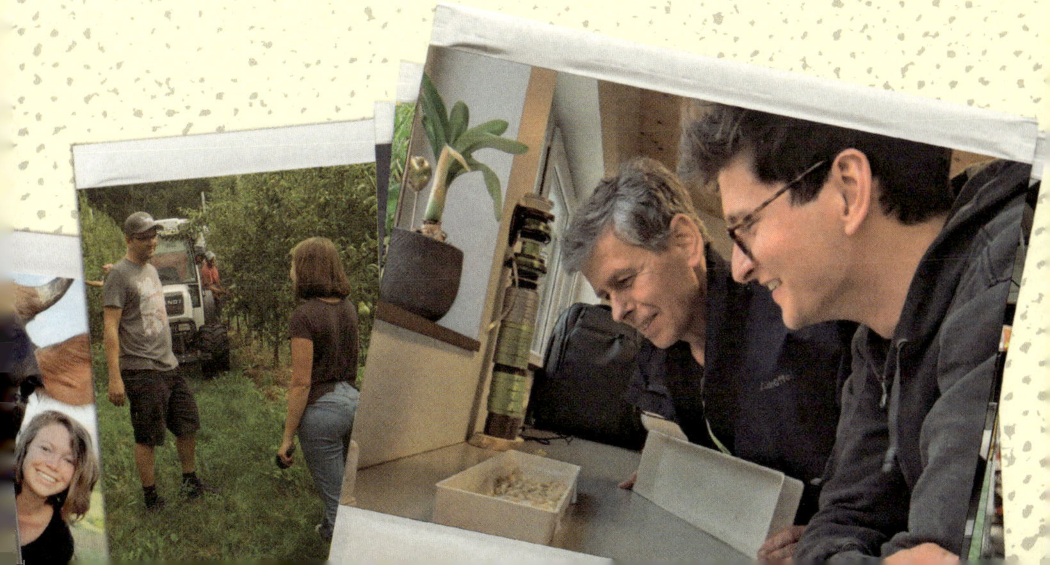

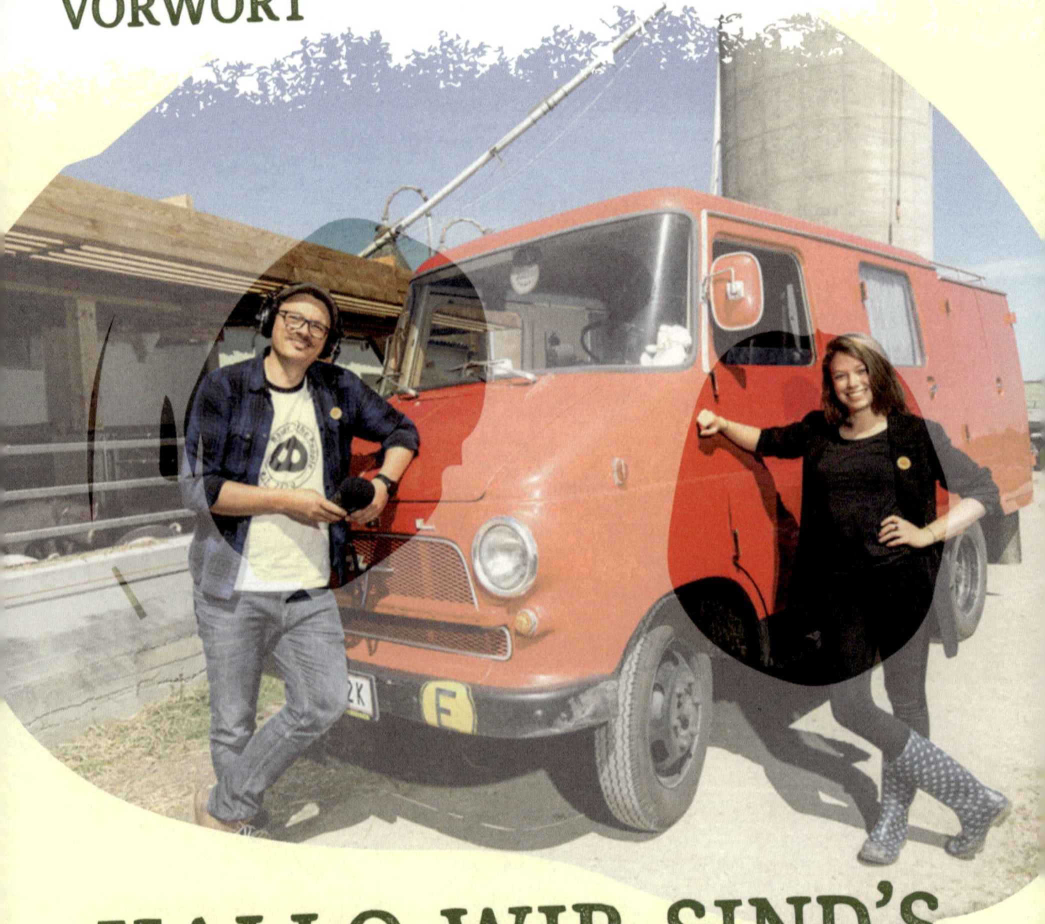

HALLO WIR SIND'S AKA VORWORT

Hallo, wir sind's: Willy und Bianca. Wir nehmen euch mit zu den Menschen, die unser Essen machen. Hinter die Ku(h)lissen.

Die meisten Menschen stehen heute vor dem Supermarktregal und assoziieren das Schnitzel nicht mit dem Schwein, die Tomate nicht mit dem Glashaus, den Käse nicht mit der Kuh. Schon gar nicht wissen wir, wie das Schwein gelebt hat oder was die Kuh frisst oder WER unser Essen macht.

Wir haben das Gespür und den Kontakt zueinander verloren. Wir alle. Rund ums Essen wird diese Entfremdung besonders deutlich: Früher haben wir vielleicht noch beim Fleischer über das Schnitzel gesprochen, das einmal ein Schwein war, und wie man es zubereitet. Mit dem Bauern, bei dem es gelebt hat. Heute ist der Weg vom Feld bis auf den Teller weit und komplex geworden. Uns sind die Berührungspunkte abhandengekommen. Wir reden nicht mehr miteinander. Das wollen wir ändern.
Wir reden mit allen: von der Bäuerin über die Lebensmittelproduzenten bis hin zu Händlern und Wirten, Wissenschaftlerinnen und Konsumenten.
Mit diesem Buch fangen wir am Anfang an: bei den Bauern.
Denn wir wollen vor allem eines: die Leut' wieder zammbringen. Denn wenn wir etwas ändern wollen, dann brauchen wir wieder ein Gespür und Kontakt. Also kommt mit auf die Reise hinter die Ku(h)lissen von Essen, Menschen und Landwirtschaft.

Zutaten

Wir haben Zutaten zum Lesen, Hören, Schauen und Nachdenken für euch. Jedes Kapitel in diesem Buch besteht aus drei unterschiedlichen, farblich gekennzeichneten Abschnitten. Zuerst findet ihr die wichtigsten Fakten zum jeweiligen Thema auf den orange markierten Seiten. Auf den grün markierten Seiten begleiten wir Bianca auf ihren Besuchen auf den unterschiedlichen Höfen. Willy hat dann abschließend auf den violetten Seiten Denkanstöße für euch. Zu konkreten Themen aus der Landwirtschaft, aber auch zum Nachdenken über Essen, Menschen und Landwirtschaft. Und zusätzlich machen wir da und dort einen kleinen Zwischenstopp, steigen aus uns sehen uns um.
Zu jeder Station unserer Geschichte gibt es außerdem Podcast-Folgen, wo ihr die Personen, von denen Bianca erzählt, kennenlernen könnt. Scannt dafür einfach die QR-Codes am Ende des jeweiligen Abschnitts.
Für weitere Gewürze abonniert den BauertothePeople-Podcast, folgt der melange.in.gummistiefeln auf ihren Reisen und BauertothePeople bei der Arbeit. Das alles findet ihr auf unseren Social-Media-Kanälen – auf Facebook, Instagram, LinkedIn und YouTube – und natürlich auf unserer BauertothePeople-Website, die Willy regelmäßig in den Wahnsinn treibt.

Zubereitung

Am besten lest ihr das Buch oder das jeweilige Kapitel zu Biancas Stationen und stellt euch die Menschen dahinter vor. Hört dann in die Podcast-Folge rein und schaut, was von den ersten Bildern im Kopf bleibt, und was sich durch die neuen Perspektiven, Informationen und Eindrücke verändert hat. Das ist die Idee von BauertothePeople und unser Rezeptvorschlag zum Kennenlernen.

Genießen und Verdauen

Mit allen Sinnen genießen. Gut, vielleicht solltet ihr das Buch nicht essen. Wenn ihr es verschlingt, freuen wir uns aber sehr. Wir wollen auch unsere persönlichen Ahaa!-Momente mit euch teilen und ein paar Denkanstöße mit auf den Weg geben. Nämlich jene, die uns selbst zum Nachdenken bewegt haben. Geschmäcker sind bekanntlich verschieden, hat schon die Oma gesagt. Jeder wird das Gelesene und das Gehörte anders verdauen, das eine besser, das andere weniger gut.

Wir können aber eines garantieren: Keiner wird so herauskommen, wie er oder sie hineingegangen ist. Die Landwirtschaft ist so bunt wie das Leben. Wir haben die unterschiedlichsten Menschen besucht und einen Teil der Farbpalette kennengelernt. Zu ein paar von ihnen wollen wir euch in diesem Buch exemplarisch mitnehmen.

Wir haben uns um Vielfalt und unterschiedliche Perspektiven bemüht, doch den Anspruch auf Vollständigkeit können wir nicht erheben. Es stecken aber unser ganzes Wissen, unsere Erfahrungen und vor allem unser Herz und unsere Geschichte drin.

Wenn ihr an der einen oder anderen Stelle eine andere Perspektive habt, meldet euch und lasst uns reden! Schreibt einen Artikel, einen Kommentar, macht ein Video. Teilt eure Perspektive. Genau darum geht es bei uns. Die vielen Perspektiven machen eine gemeinsame Welt erst komplett.

Wir freuen uns darauf! Weil durchs Reden kommen die Leut' zamm! Durchs Essen auch. Und durchs Lesen. Und durchs Podcasthören. Und ... na ihr wisst schon ...

WIE ALLES BEGANN

Biancas Weg

Ab heute gibt's die Melange in Gummistiefeln

Dieses Buch muss in Wien seinen Anfang nehmen. Ja, in einem Kaffeehaus mit einer Melange in der Hand. Es wird geplaudert, die Häferl klappern. Wenn ich jemals ein Buch schreiben sollte, habe ich mir gedacht, dann wie einer der Wiener Kaffeehausliteraten in einem Kaffeehaus sitzend.

Ich bin Wienerin. Am liebsten bin ich draußen in der Natur. Pflanzen und Tiere maulen nicht zurück. Und ich liebe Essen. Eine meiner frühesten Kindheitserinnerungen ist der Duft des Osterschinkens meines Großvaters, der durchs ganze Haus zieht. Der erste Weihnachtsfeiertag heißt in meiner Familie außerdem „Heiliger-Truthahn-Tag". Ihr merkt, irgendwie ist mir die Liebe zum Essen in die Wiege gelegt. Immer und überall suche ich nach leiwandem Essen. Und wo ist man Natur und Essen näher als in der Landwirtschaft? Denkt's und studiert das an der Universität für Bodenkultur Wien, kurz BOKU. Dipl.-Ing. in Bauer. Klingt schon urleiwand. Währenddessen und danach: Gastronomie, PR, Unternehmensberatung, Pressesprecherei, Journalismus.

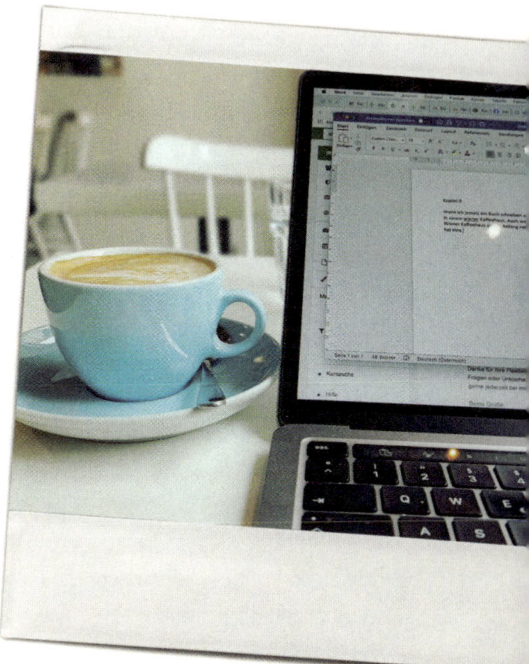

In dieser Zeit hat sich meine These immer mehr bestätigt: Wir stehen vor dem Supermarktregal und assoziieren das Schnitzel nicht mit dem Schwein, den Käse nicht mit der Kuh und das Mehl nicht mit dem Acker. Schon gar nicht wissen wir, wie das Schwein gelebt hat, was die Kuh frisst und wer unser Essen herstellt.

Dass wir das nicht mehr wissen, liegt meiner Meinung nach nicht daran, dass wir Leute so deppert und ignorant sind. Es liegt daran, dass wir den Bezug zueinander und zu unserem Essen verloren haben. Bauern machen in Österreich nur mehr 2 Prozent der Bevölkerung aus, und unsere Welt hat sich arbeitsteilig hoch spezialisiert. So auch unsere Lebensmittel-Wertschöpfungskette. Wie könnte ich also wieder für Landwirtschaft begeistern, habe ich mich gefragt. Wie kann ich eine Brücke bauen? Mit Essen! Mit leiwandem Essen und leiwander Landwirtschaft. Und den Geschichten dazu. Und ein bissl Schmäh. So könnte das klappen mit der Brücke zwischen Menschen und Landwirtschaft. Dort, wo die Geschichte des Essens anfängt.

Während meiner Überlegungen, mitten im Alltag, kamen Corona, Zwangsbeurlaubung und, viel einschneidender noch: der Verlust eines der wichtigsten Menschen in meinem Leben. Die Sonne im Gesicht, noch vollkommen gelähmt von dem, was gerade passiert war, kam mir der Gedanke: „Scheiße, das Leben ist zu kurz." Zu kurz, um das, was ich immer wollte, noch weiter zu verschieben. Ich habe Landwirtschaft studiert, wollte immer von Bauernhof zu Bauernhof fahren, dort arbeiten. Um zu erfahren, wie es wirklich rennt, um zu verstehen, mir bewusst zu machen, wo unser Essen herkommt, und wie Landwirtschaft in unserer Zeit überhaupt abläuft. Die Geschichte von unserem Essen vom Feld bis auf den Teller erzählen. Morgen, ja morgen fang ich ein neues Leben an, und wenn nicht morgen – in meinem Kopf singt die EAV ... oder zumindest irgendwann. Noch nie ist eine Idee so schnell zu einem konkreten Plan geworden: Recherchiert, eine Vereinbarung mit dem Arbeitgeber getroffen, Bäuerinnen und Bauern kontaktiert: „Biete Arbeit, will lernen." Corona und der Fakt, dass Wiener im Rest Österreichs mittel beliebt sind, hätten meine Reise fast beendet, bevor sie begonnen hat. „Ja, ich weiß, dass Landwirtschaft harte Arbeit ist", muss ich meine Gesprächspartner am Telefon immer wieder überzeugen. „Das wird schwierig, wir können Sie nicht unterbringen, Sie wissen, die Pandemie." Plötzlich, ich weiß nicht mehr warum, schlägt mir Willhaben etwas vor: Ein Feuerwehrauto, ausgebaut zu

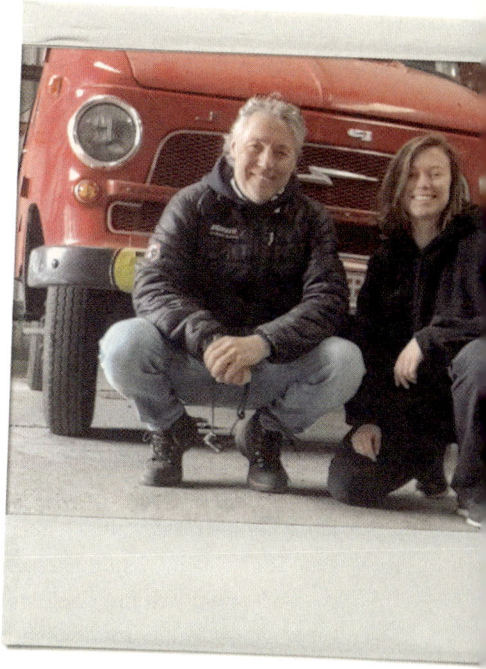

einem Wohnmobil, Baujahr 1962. Fun Fact: Ich habe von meinem Vater die irrationale Liebe zu alten Autos geerbt. „Den müssen wir uns anschauen, es geht nicht anders“, sind wir uns einig. Auf dem Weg dorthin ein erneutes Telefonat mit Sepp Eisl, dem Besitzer des Bauernhofs, den ich mir eingebildet habe und stur nicht lockerlassen wollte. Wieder: „Das wird schwierig, wir können Sie nicht unterbringen, Sie wissen, die Pandemie.“ Zehn Minuten vor Passail, auf dem Weg zum Opel Blitz, die Blitzidee: „Was, wenn ich mein eigenes Zuhause mithabe, auf Rädern?“ „Na das ist was anderes. Wir haben sogar einen Campingplatz.“ Manchmal führt eines zum anderen. Ich wollte wirklich nur mal schauen. 20 Minuten später habe ich ein 60 Jahre altes Feuerwehrauto gekauft – den Roten Blitz. Social Distancing am Bauernhof – Bobo-Style. Ups.

Die Abfahrt

Der Rote Blitz wird mit allem bestückt, was man so brauchen könnte. Wein? Hmm, ist ja Platz genug. Nur den Kaffee nicht vergessen. Eine ganze Truhe voll Werkzeug: Ich kenn’ mein Auto, das braucht genauso viel Zeug wie ich. Den Kuschelpolster und die Literatur. Jetzt kann eigentlich nichts mehr schiefgehen. Voll im Zusammenpack-Adrenalin merke ich gar nichts von der Aufregung. Am Abend vor der Abfahrt sitze ich mit meiner Großmutter zusammen. So viele Jahre hat sie auf mich aufgepasst, dann ich auf sie. Das ist das erste Mal, dass wir so lange getrennt sind. Während wir gemeinsam eine rauchen, schweigen wir uns an. Sie schaut zu mir auf: „Hast du eh a Puschka?“ „Bitte wen?“ „Na eine Waffe, Puffen, zur Verteidigung. Du als

Frau allein auf der Straße?" „Ami, bist du irre? Da tu ich mir wahrscheinlich selbst mehr weh als irgendwem anderen. Abgesehen davon wäre das wohl semilegal." Toll, Abschied und Horrorvorstellungen. Da hatte ich zum ersten Mal leichte Bedenken. Vielleicht eine Wachkatze? Das wäre mehr meins. „Zum Schreiben brauchst du mich ja eh nicht, schau ma mal, ob ich das noch daleb, bis du fertig bist mit deinem Buch", sagt sie halb vorwurfsvoll, halb stolz. Alles, was ich übers Schreiben weiß, hab' ich von ihr. Meine größte Kritikerin.
Ich schlafe wahnsinnig gut. Weil ich nicht realisiert habe, was eigentlich passiert: Ich fahre los. Monatelang. Lasse Sicherheit, Job, meine Familie und Freunde in Wien zurück. Meine beste Freundin und die Mami kommen in der Früh vor der Abfahrt zum Verabschieden. Jede bekommt noch ein Sackerl in die Hand gedrückt. Wir schleppen das Gepäck die Stiegen hinunter. Ich war tiefenentspannt, jetzt, wo diese zwei wichtigen Menschen zum Verabschieden gekommen sind, bin ich aber aufgeregt und traurig und schusselig. Ich vergesse die Hälfte. Laufe hin und her. Die Mutter doppelt so aufgeregt wie ich. Sie bemüht sich um Coolness. Abschied kann ich nicht. So emotional ich sonst bin, das würde ich am liebsten auslassen.

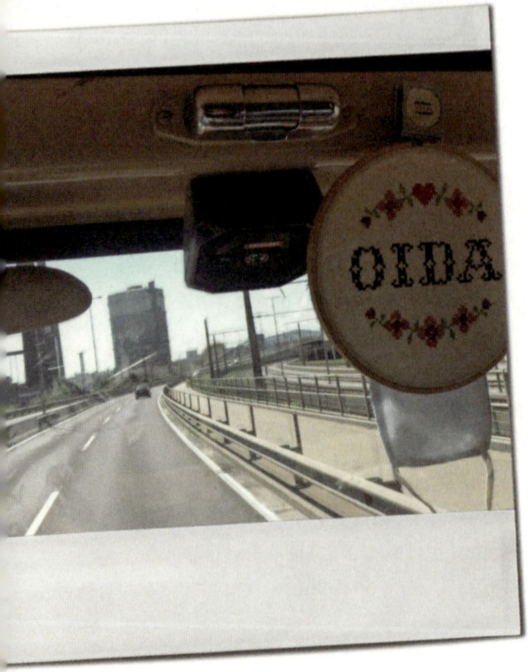

Vielleicht auch gerade deswegen. Es ist unendlich heiß. Ich umarme beide und steige ein. Der Rote Blitz riecht nach Benzin und Sonne. Fast wie ein alter Traktor. Passt doch, denk ich mir. Am Handy das Navi eingestellt, Musik im Ohr. Ohne den passenden Soundtrack funktioniert kein Roadtrip. Ich starte den Motor, der schmurgelnd anspringt. Mit Billy Joels „Vienna Waits for You" beginne ich zu rollen. Winke den beiden. Als ich um die erste Ecke biege, heule ich wie ein Schlosshund. Billy, du Penner.
Mitte Juni steuere ich also mein Teilmobil von Wien an den

Wolfgangsee. Zehn Stunden Fahrt. Die Entdeckung der Langsamkeit. Autofahren war nie entspannter. Entlang der Wachau durch Linz ins Salzkammergut Richtung Seegut Eisl.
Weil Landwirtschaft leiwand ist. Weil ich genau wissen will, wo unser Essen herkommt. Weil hinter jedem Lebensmittel Menschen und Geschichten stecken. Weil ich mit leiwandem Essen eine Brücke bauen will zwischen uns Menschen und der Landwirtschaft.
All das sind die Gründe, warum das Stadtkind sein Leben in Wien gegen ein Leben im Roten Blitz auf dem Bauernhof tauscht. Ab heute gibt's die Melange in Gummistiefeln.

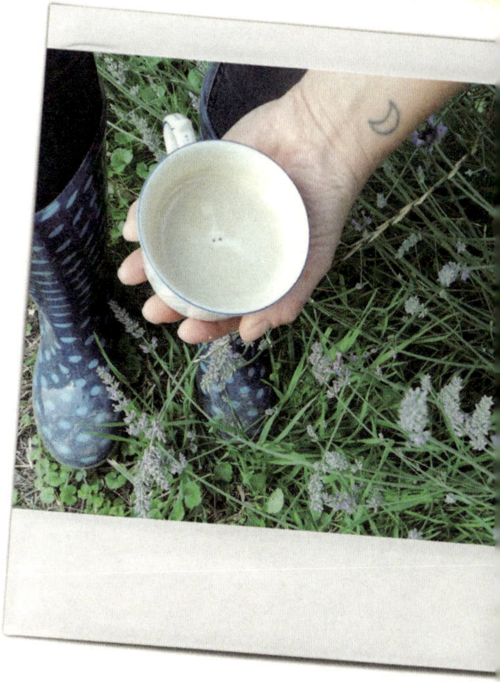

Bei den Eisls

Warum Schafe und Schafmilch? Warum das Seegut Eisl?

Ich könnte euch jetzt hochwissenschaftlich erörtern, warum gerade Schafe und ihre Milch so toll sind – keine Sorge, das kommt noch. Der einfache Grund, warum meine Reise bei den Eisls startet, ist allerdings: Ich mag Schafe. Ich weiß nicht mal, wieso. Sind ein bisschen doof und herzig. Und ich mag Schafkäse. UND vor ein paar Jahren bin ich durch die Salzburger Getreidegasse flaniert, habe mir gedacht: Die ganzen Touris und G'spritzten brauch' ich wie an Huaschtn. Bin abgebogen. Dort der Schriftzug „Eisl Eis". Schafmilch-Eis. Mein Foodie-Herz ist höhergesprungen, und dann war das Geschäft noch wahnsinnig schön und mit Schokobrunnen ausgestattet. Danke – mein Herz habt ihr gewonnen. Beim Nachdenken, zu welchen

Bauernhöfen ich fahren könnte, habe ich mich an diesen Moment erinnert. Tada. Deshalb auch meine Hartnäckigkeit.

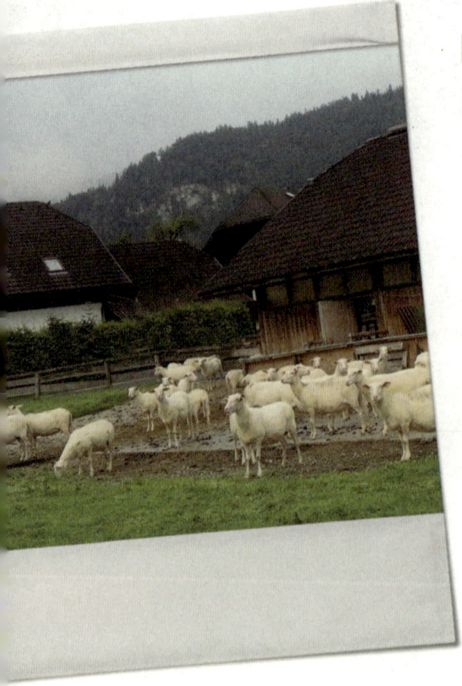

Die Geschichte vom Schaf in der Melange

Was schütten Schafmilch-Bauern in ihren Kaffee? Schafmilch? Dann schmeckt ja der Kaffee nach Schaf. Die Gedanken des bekennenden Kaffeejunkies auf dem Weg zu den Schafen.
Sonntag. Angekommen am Seegut Eisl am Wolfgangsee. Es regnet. Ich parke den Roten Blitz vorm Schafstall.

Ich klopfe an die Türe des großen Bauernhauses. Keiner da. Zu früh. Mit dem Roten Blitz kann man mittelgut planen. Die kleine Tür am Hintereingang ist offen. Ich klopfe wieder. Der älteste Sohn der Familie lässt mich ein. Josef. Bevor ich noch viel sagen kann, ruft er seine Eltern an, gibt Bescheid und zeigt mir den ganzen Hof samt Campingplatz direkt am Wolfgangsee, auf dem ich die nächsten Wochen verbringen werde. Es riecht nach regennasser Wiese, Schilf und Schafen. Als Christine und Sepp kommen, wirkt Christine unglücklich. Ja, ich weiß, es ist Sonntag, ich bin zu früh. Sepp zeigt mir, wo der Rote Blitz die nächsten Wochen stehen darf, und hilft mir mit einem Adapter für mein Stromkabel aus. Während ich mein Plätzchen einrichte, denke ich mir: Angekommen. An der Quelle des Essens. Am Nachmittag gibt es Jause. Die zwei anderen Praktikanten treffen ein, begleitet von ihren Eltern, selbst Bauern. Bei den Eisls machen sie den ganzen Sommer über ihre Praktika. Ich denke mir: Jössas, jetzt wird's ernst. Tatsächlich am Tisch: Kaffee und ein Kännchen mit Schafmilch. Fuck. Aber man will ja nicht unhöflich sein. Also Milch in den Kaffee. Gekostet. Ich glaube, sowohl mein Blick als auch mein überraschtes „Aha, oag, das schmeckt ja nicht nach Schaf!" haben mich verraten. In meiner Tasse einer der besten Kaffees seit ewig. „Wieso ist das so gut?" Sie haben sich wahrscheinlich gedacht: „Super, was haben wir uns da eingetreten?" Christine, die Bäuerin, erklärt mir: Schafmilch hat fast 5 Prozent Fettgehalt. Das macht den Kaffee so cremig. Nach Schaf schmeckt die Milch nur, wenn beim Melken nicht auf die Hygiene geachtet wird. Ich werde noch lernen, was das heißt. Danach eine große Schüssel Schafmilch-Eis. Sie hätten mich schon beim Kaffee gehabt. Aber ich habe ja nichts gegen Bestechung.

Die erste Nacht im Roten Blitz

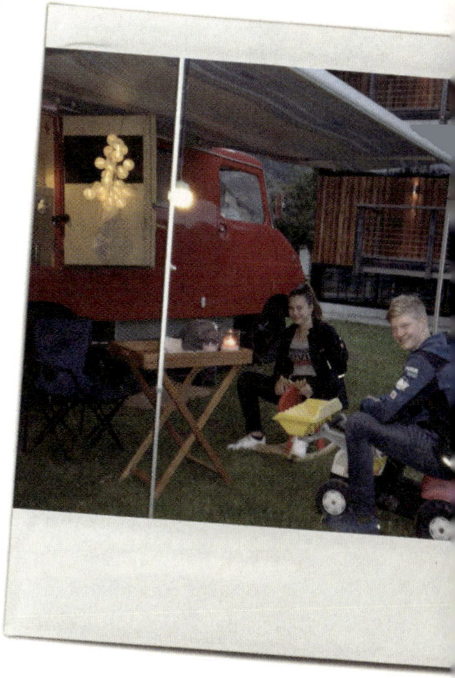

Am ersten Abend sitzen wir drei Praktikanten zusammen beim Roten Blitz. Ab jetzt bin ich für sie nur mehr „Mama". Weil doppelt so alt. Ich tue so, als wäre ich empört, finde die zwei aber zuckersüß.

In der ersten Nacht rüttelt ein Sturm am Roten Blitz und seiner Markise. Ich schlafe tief und fest. Rumps – ich hau mir beim Hochschrecken den Kopf an. Okay, die letzten 40 Jahre hat die Markise überlebt. Die erste Nacht mit mir nicht. Ich mache die Blitztüre auf und luge in das stürmische, regnerische Schwarz der Nacht. Auf einer Nacktschnecke ausrutschend und im Regen fluchend kann ich nur noch den Tod der Markise feststellen. Über vergossene Milch soll man sich nicht ärgern, sagen sie. Was die Schafe dazu wohl meinen würden? Määäähhhhga kuhl gemacht, Blasl. Die erste Nacht, und der Blitz wird zum Witz. Geknickt krabble ich in meine Höhle zurück. Der Regen plätschert gemütlich aufs Dach und lässt mich einschlafen. Der Wecker läutet. Halb 5. Bianca waschelnass.

Echt jetzt, Großer? Genauso undicht wie deine Besitzerin. Gratuliere. Ein 60 Jahre altes Feuerwehrauto mit halber Markise, zerbröselten Türdichtungen und einer nassen Besitzerin.

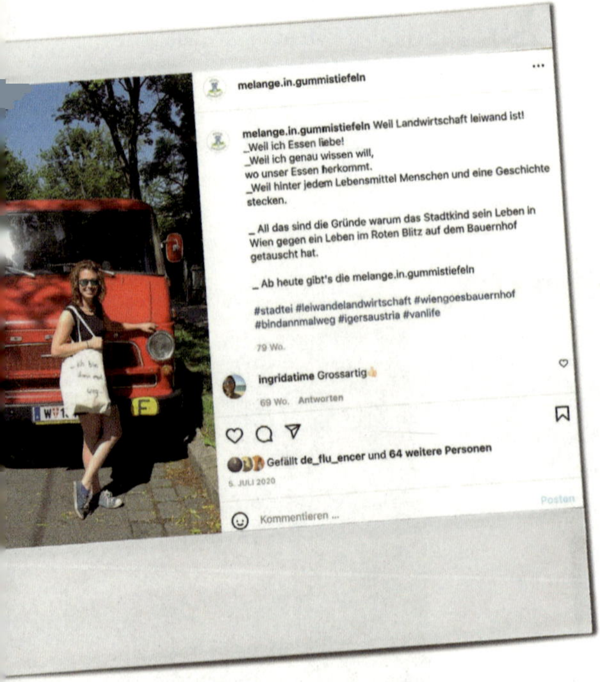
melange.in.gummistiefeln
melange.in.gummistiefeln Weil Landwirtschaft leiwand ist!
_Weil ich Essen liebe!
_Weil ich genau wissen will,
wo unser Essen herkommt.
_Weil hinter jedem Lebensmittel Menschen und eine Geschichte stecken.
_ All das sind die Gründe warum das Stadtkind sein Leben in Wien gegen ein Leben im Roten Blitz auf dem Bauernhof getauscht hat.
_ Ab heute gibt's die melange.in.gummistiefeln
#stadtei #leiwandelandwirtschaft #wiengoesbauernhof #bindannmalweg #igersaustria #vanlife
79 Wo.
ingridatime Grossartig
69 Wo. Antworten
Gefällt de_flu_encer und 64 weitere Personen
5. JULI 2020
Posten
Kommentieren ...

In dieser Nacht mit Schafgeblöke im Hintergrund – Gusch, ich muss denken – am Wolfgangsee bei den Eisls sitze ich also im Roten Blitz und grüble. Dort ist die melange.in.gummistiefeln entstanden. Die Wienerin in der Landwirtschaft. Die, die mit ihren Geschichten, Schmäh und gutem Essen eine Brücke bauen will. Zwischen uns Menschen und der Landwirtschaft. Was ist wienerischer als Melange, und was ist mehr ein Symbol für die Landwirtschaft als Gummistiefel? Spritzwein am Traktor? Öhm, mehr was für den Mike Häupl ... Das Ziel ist also da, einen Namen hat das Ganze. Und jetzt? Wie bringe ich das an Herrn und Frau Österreicher? Wie erreicht man schnell viele Menschen? Naaaaa Oida, naaaaa. Nicht Social Media. Der Kelch mit dem Digital Native ist an mir vorübergegangen. Echt. Ich bin eine alte Seele. Okay, fürs Team. Also, ähm.
Für die Sache. Am nächsten Morgen lege ich einen Instagram-Account an: @melange.in.gummistiefeln. Und das erste Posting gibt's auch gleich.

Vom Stall auf den Teller

5 Uhr, Tagwache. Schafe melken. Ostfriesische Milchschafe. Zuerst müssen wir die Schafe von der Weide holen. Im Sommer sind sie draußen. An

der Wand vom Melkstand hängt ein Zettel: eine Schritt-für-Schritt-Melkanleitung.
Zum Glück gibt's zuerst einen Crashkurs von Sepp. Er ist für die Schafe und die Wiesen verantwortlich. Angestellt. Bis vor wenigen Jahren sind Christine und die sieben Kinder jeden Tag melken gegangen. Die ganze Familie war eingeteilt. Wir beginnen also: Melkanlage aufdrehen. Man hört das Rauschen der Vakuumpumpe. Zwölf Schafe können gleichzeitig gemolken werden. Die Milch fließt direkt in einen gekühlten Tank, der dann in die Käserei gerollt wird. Sie drängen sich Richtung Melkstand. Melkstand auf Schafe sortieren, damit nicht eins zu viel dabei steht. Für die Schafe gibt es Futter zur Beschäftigung. Wir ziehen Gummihandschuhe an. Jedes Euter wird mit einem feuchten Fetzen geputzt – ihr erinnert euch an die Hygiene und den Schafgeschmack in der Milch –, dann das Melkgeschirr angelegt. Sepp macht das mit einem Handgriff. Ich eiere mit Zitzen und Melkgeschirr herum. FLOP – das ist das Geräusch, wenn das Vakuum der Melkanalage die Zitzen ansaugt und zu melken beginnt. FLOPFFFLRLRLR – okay, das ist das Geräusch, wenn das Vakuum meinen Gummihandschuh ansaugt. Aller Anfang und so ... Das erste Mal melken. Oder der Tag der blauen Zitze. Schmerzlich für ein Schaf lerne ich: Wenn man nicht flott genug ist und das Melkzeug zu lange an den Zitzen pumpt, dann werden sie blau. Wie ein Knutschfleck, aber eben nicht ganz so super. Nach dem Melken werden die Zitzen der Schafe desinfiziert, damit keine Bakterien hineinkommen und das Euter gesund bleibt. 2,5 Stunden und 130 Schafe später bin ich total stolz auf mich. Schafe auf die Weide. Melkstand und -anlage putzen. Euterputzfetzen in die Waschmaschine. Ganz stolz darf ich in eine Liste eintragen: Wer hat gemolken, wie viele Liter und wie lange haben wir gebraucht. „Du Sepp, wie kann das sein? Du bist alleine doppelt so schnell wie wir zu zweit?" Ich hatte echt das Gefühl, ich hätte im Akkord Melkzeug angesteckt. Er grinst mich breit an: „Rate mal." In der eigenen Käserei werden aus der Milch Schafkäse, Joghurt und Eis. Bis die Milch verarbeitet ist und die Tiere versorgt sind, wird es dunkel. Das war der erste Tag.
Beim Abendessen sagen mir Eisls: „Wir hätten nicht gedacht, dass du das packst." Ich hab's gepackt. Die Arbeit ist hart, aber unglaublich befriedigend. An der Quelle des Essens. Ich bin angekommen. Wir vertrauen einander. So viel wie in meinen fünf Wochen am Wolfgangsee bei den Milchschafen habe

ich gefühlt in fünf Jahren Landwirtschaftsstudium nicht gelernt. Warum? Weil es hier hautnah be-greifbar wird und mir etwas zugetraut wurde.

In der Käserei

Am nächsten Tag bekomme ich weißes Gewand, ein Haarnetz. Und weiße Schlapfen. Sepp, der Bauer, hat wohl vergessen zu erwähnen, dass die Arbeitsklamotte weiß sein soll. Christine hilft mir aus. Ja, am Hof der Eisls gibt es 3 x Josef. 1 x Bauer, 1 x Bauer Sohn, 1 x Mitarbeiter. Alle heißen Eisl mit Nachnamen. Sind aber nicht alle miteinander verwandt. Da soll einer den Überblick behalten. Also ab in die Käserei. Weiße Fließen. Alutanks. Ein großer Raum für den Käse und das Joghurt, ein kleinerer für das Eis. Es riecht säuerlich nach Joghurt. Wir werden eingeteilt.
Zuerst Eismachen. Die Schafmilch wird mit allen anderen Zutaten erhitzt, pasteurisiert und dann in die Eismaschine gefüllt. Das fertige Eis füllen wir in die unterschiedlichsten Gefäße: vom kleinen Gläschen bis zur großen Wanne für das Eisgeschäft in Salzburg. Ich falte die Schachteln für die Gläschen. Hier geht alles so schnell. Jeder Handgriff sitzt. Ich komme nicht mit. Zur Belohnung gibt's ein Löffelchen frisches Schafmilcheis direkt aus der Eismaschine. Zum Reinlegen. Schmeckt wie Crème brûlée in Eisform. Ich würde es ja auch ungeeist naschen.
Ich entdecke eine neue Lieblingsbeschäftigung: Milchtanks waschen. Am ersten Tag falle ich fast hinein und der Deckel auf meinen Kopf. So ungelenk habe ich mich selten gefühlt. Ein großer, lauter Industriespüler wäscht die Gerätschaften und Utensilien bei 90 Grad mit Lauge, gegen die Bakterien. Die Rohre und Rührer kommen kochend heiß aus dem Spüler. Schnell wegräumen. „Nur wer heiß anfassen kann, kann auch heiß lieben", werde ich angegrinst. Alles für die Milch. Seither kann ich, glaube ich, mit glühenden Kohlen jonglieren.

Der Käse, endlich der Käse

Der Frischkäse wird im größeren der beiden Räume gemacht. 1.000 Liter Schafmilch werden einmal in der Woche zu Frischkäse. Das braucht ein paar

Tage, bis die Milch beisammen ist. Schafe geben in ihrer Hochform zwei bis vier Liter Milch am Tag. Das sind 390 Liter im Durschnitt, im besten Fall. Die Milch wird pasteurisiert und dann auf 21 Grad abgekühlt. Josef rührt langsam die Milchsäurebakterien in Pulverform dazu. Das sind die Bakterien, die wir wollen. Sie machen die Milch haltbar und lassen sie gerinnen. Zusätzlich kommt Kälberlab dazu, ein Enzym aus dem Magen der Kälber, das ebenfalls zur Gerinnung beiträgt. Der ganze Tank bleibt über Nacht stehen. Die eingedickte Milch wird tags darauf mit einem großen Metall-Messer in kleine Quadrate „geschnitten".

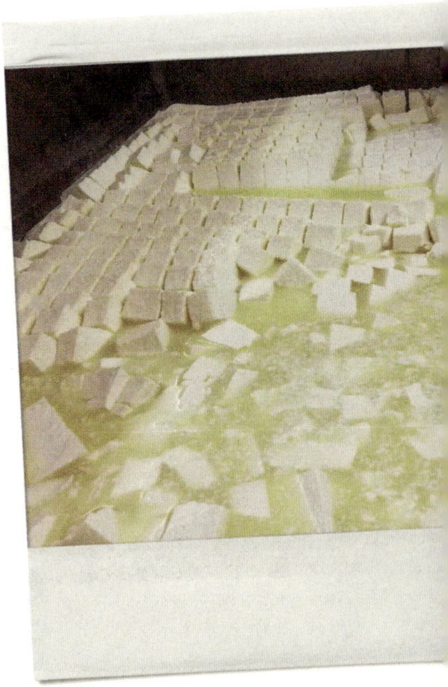

Und wieder stehengelassen. Durch das Schneiden wird die Oberfläche vergrößert, und die Molke kann raus. Wir schöpfen in der Früh den Frischkäse zum Abtropfen in große Wannen und dann in eine Wurstmaschine. Wurstmaschine? Ja, richtig gelesen! Die Eisls haben eine Wurstmaschine umgebaut und machen damit ihre Schafkäseröllchen. Sechs Leute braucht man dafür: Frischkäserolle schneiden und in zig unterschiedlichen Kräutern und Gewürzen wälzen. Ohne dass das Ganze zergatscht oder Dellen bekommt. Ich falte wieder Schachteln. Das mit der Feinmotorik üben wir noch. Christine ist geduldig mit uns Praktikanten.

Vom Schaf bis auf den Teller ist es ein weiter Weg. Dabei vermarkten die Eisls alles direkt. Das heißt vom Melken bis zum fertigen Eis, Käse oder Joghurt passiert alles auf dem Hof. Und dann wird direkt vermarktet. Direkt an die Menschen. Man kann alles direkt am Hof kaufen, in Automaten oder Eistruhen. Zwei Tage in der Woche fahren wir selbst in der Region ausliefern, vor allem in die Gastro und an Hotels. Christine nimmt mich mit. So lernt man die Gegend auch kennen.

Wie man gleichzeitig Produktion, Vermarktung, Bestellungen der Kunden, Ausliefern, Haus und Hof im Griff haben und dann noch gach in einer Stunde für 20 hungrige Mäuler drei Gänge Mittagessen kochen kann, ist mir ein Rätsel.

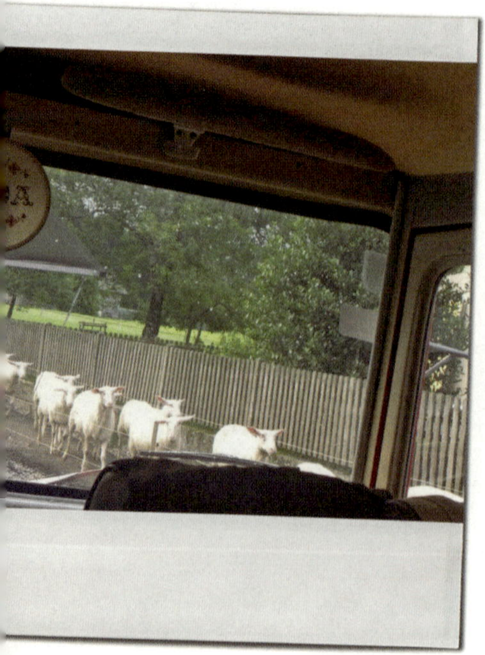

Die Schafautobahn

In der Früh werde ich vom Blöken wach. Hinter dem Roten Blitz führt die Schafautobahn vorbei: ein kleiner asphaltierter Weg von den Weiden zum Stall und zum Melkstand. Früher war hier ein Schotterweg. Die Schafe haben sich immer wieder Steine zwischen den Klauen eingetreten und Entzündungen bekommen. Deshalb wurde hier die Schafautobahn gebaut.
Übrigens, wer wissen will, wie extrem gut ich Traktor fahren kann, der fragt Sepp. Gemeinsam haben wir der Schafautobahn ein Bankett gemacht, damit das Ganze eben ist. Übung macht den Meister.

Wald, Alm, Stall und Werkstatt

Zu meiner Verwunderung merke ich schnell, dass mir die Arbeit draußen viel mehr liegt als die in der Molkerei. Und auch mehr Spaß macht. Eigentlich hatte ich mich so darauf gefreut zu lernen, wie das alles mit der Milch funktioniert. Doch draußen auf der Alm und im Stall mit den Schafen ist alles einfacher für mich.
Selbst das stinkige Fußbad, das sie bekommen, macht Freude. Das ist dafür da, dass die Wolltiere keine Krankheiten an den Klauen bekommen. Im Wald schlage ich mit einem großen Hammer Holzstempen als Markierung für die jungen Bäume, die gepflanzt wurden, in den Boden.

Auf der Alm stehen wir mit der Motorsense im Steilgelände und machen aus dem beginnenden Wald wieder Wiese.
Wir treiben die Schafe von einer Weide zur nächsten. Wir werken an der Schafautobahn. Wir werken in der Werkstatt. Zwischendurch arbeiten der alte Sepp (sorry, Sepp) und ich immer wieder an einer Holzbank aus einer Erle aus dem Wald. Sepp hat sie geplant und lässt mich mittun, weil ich so eine Freude habe. Jetzt wo ich darüber schreibe, merke ich erst wieder, wie sehr ich diese Arbeiten vermisse. Draußen, mit den Tieren und in der Werkstatt.

Vom versalzenen Pudding

Magdalena, mein Wuzi und Mitpraktikantin, und ich machen aus der Schafmilch Pudding. Nachspeise für alle. Christine überlässt uns die Verantwortung über die Küche. Wir rühren und wiegen. Wie nervös einen ein einfacher Pudding machen kann, wenn die ganze Familie zuschaut. Jetzt nur nicht hudeln, aber auch nichts anbrennen lassen. Wo ist denn der Zucker? Ah, da. Hinein damit. Magdalena kostet, bekommt riesige Augen und flüstert mir leicht verzweifelt ins Ohr: „Mama, der Pudding ist versalzen." „Ja genau, Wuzi, verarschen kannst du wen anderen", sagt's und kostet ganz entspannt. So deppert können wir schließlich nicht ... Okay, können wir doch. Ich lache laut los. „Christine, du hattest ja so deine Zweifel mit der Wienerin am Bauernhof? Wir haben gerade acht Löffel Salz in den Pudding gerührt." Das war wohl eine Selffulfilling Prophecy.

Wir sind flexibel

Das trifft am Seegut Eisl auf so viele Momente zu: Als der Rote Blitz nach dem x-ten Gewitter wieder einmal patschnass war, darf ich ins Haus und der Große zu seinem Freund, dem Traktor unters Flugdach ziehen.
Ich lerne in der Käserei, im Wald, auf der Alm, am Campingplatz und im Stall. Und ich lerne, wie man die Messer des Mähwerks mit der Flex schleift. Sepp baut die Messer aus dem Mähwerk aus und erklärt, dass sie stumpf sind. Ich hatte eigentlich Angst vor der Flex. Zu oft im Leben gehört, was ich alles nicht kann. Jetzt erst recht: „Ich möchte das machen." Eine Erklärung später stehe

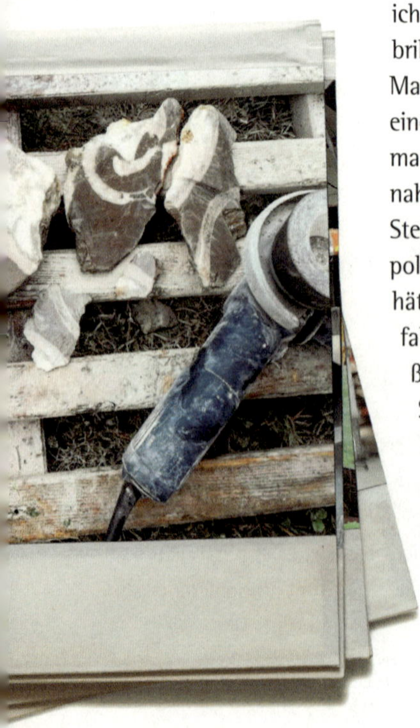

ich mit Sepps vollstem Vertrauen mit Flex und Schutzbrille in der Werkstatt und schleife Mähwerkmesser. Man muss sich nur trauen und braucht jemanden, der einem etwas zutraut. Weil mir das Flexen solche Freude macht, holen wir einen besonderen Stein aus dem nahegelegenen Steinbruch. Sepp erzählt mir, dass diese Steine geteilt – auch das geht super mit der Flex – und poliert aussehen, als wären Kühe darüber spaziert und hätten ihre Trittmuster darin hinterlassen. Neugierig fahre ich diesmal größere Geschütze auf: Von der großen Flex bis zum kleinen Polierschwamm sieht dieser Stein in den nächsten Stunden alles. Das Ergebnis ist unglaublich. Bis heute steht dieser Stein mit dem Kuhtrittmuster in meinem Schreibzimmer. In diesem Moment schaue ich ihn an.

Nach fünf verflogenen Wochen und vielen neuen Eindrücken: der Abschied. Er wird unerwartet tränenreich. Denn ich werde diese prägende Zeit und die prägenden Menschen vermissen. Außerdem bekomme ich eine Flex geschenkt. Wir sind flexibel.

Beim Christian Bachler

„Fahr zum Bachler auf den Bergerhof. Der hat einen ähnlichen Hieb wie du." Ich weiß nicht mehr, ob Viki, meine steirische Freundin, aus Gründen der Liebe in Wien gelandet, das wirklich so gesagt hat. Aber in meinem Kopf hat die Geschichte so begonnen. Wir stehen in meiner Wiener Wohnung. Gerade von meinen Plänen rund um die Bauern und den Roten Blitz erfahren, sagt die steirische Freundin zum Abschied: „Meiner Mama taugt der voll. Schau's dir an." Ich google. Ich finde eine Website, einen Facebook-Account, viele Likes. Ich kenne den Menschen nicht. Denke mir nichts dabei, schaue – oldschool

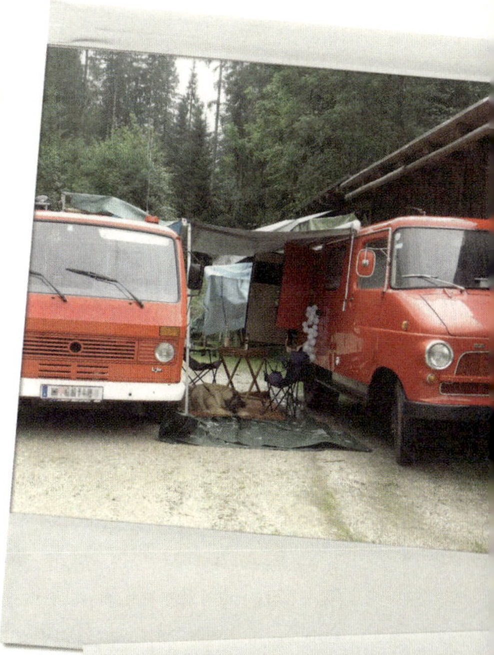

wie ich bin – zurück auf die Website und schreibe ein E-Mail an Maria und Christian Bachler. Kurz darauf klingelt mein Handy. Wir verstehen uns auf Anhieb gut: der gleiche Humor, kein Um-den-heißen-Brei reden. Nur die Frage „Bist du eh fit?“ bekomme ich irgendwie zuerst in den falschen Hals. „Bitte wos?“ „Wirst für die Alm brauchen. Du kannst dir nicht vorstellen, wie viele des net dablosn.“ „Ach so, ja na klar. Kein Thema“, lügt das Stadtkind mit Coronabauch. Christian werden wir später im Buch wieder begegnen, wenn es im Speziellen um seine Schweine geht.

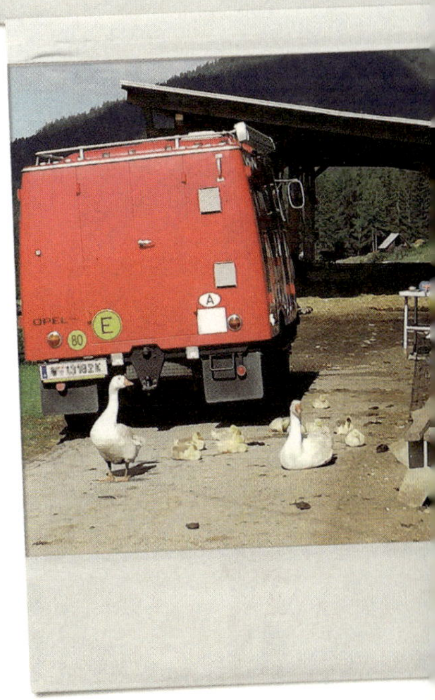

Nach den fünf Wochen bei den Eisls war der Bauch allerdings passé und das Stadtkind mehr als fit. Auf dem Weg vom Wolfgangsee Richtung Steirische Krakau geht dem Blitz die Batterie ein …
an einem Samstagnachmittag. Eh kloa. Zum Glück begleitet mich meine beste Freundin ein paar Tage. Ebenfalls rot bebust. Bei 11 Grad und Schnürlregen irgendwo zwischen Gosau und Wolfgangsee lernen wir: Der ÖAMTC hat keine 6-Volt-Batterien. Und sonst eigentlich auch niemand mehr.

Unser junger Freund von den gelben Engeln ist allerdings auch ein Oldtimer-Fan. Also lernen wir, wie man eine 6-Volt-Batterie mit einer 12-Volt-Batterie anstartet, ohne den Starter dabei abzufackeln. Und ohne den Lieblingsmenschen dabei umzubringen … Der Rote Blitz macht einen großen Satz nach vorne. Gang raus oder Kupplung treten beim Anstarten wär' schon g'scheit. Zum Glück ist sie schnell genug gehüpft, flink und schlank, wie sie ist. So sind die beiden Feuerwehrautos mit einer Delle davongekommen. Bis heute erinnert mich der Depscher in meiner Stoßstange an diesen Schreckensmoment.

Als schließlich doch noch eine neue 6-Volt-Batterie aufgetrieben ist, kann es weitergehen. Die Wege der zwei Feuerwehrautos und uns Freundinnen trennen sich kurz vorm Ennstal wieder. „Jetzt rechts abbiegen", mault die Google-Maps-Stimme. Ich runzle die Stirn. Aufgrund eines Navigationsfehlers meinerseits treibe ich den Roten Blitz über den Sölkpass Richtung Krakauebene. Dieses „Am Ende der Welt", von dem ich vorher noch nie gehört habe. Die Bremsen glühen und stinken. Zum ersten Mal steht mir der Angstschweiß auf der Stirn.

Über kaputte Straßen und Schotterwege rumple ich zum höchstgelegenen Bergbauernhof der Steiermark. Maria, Christians Mama, kommt mir entgegen. Sie führt mich ins Haus und in die Küche, vorbei an einem vom Hagel empfindlich versehrten, aber doch wunderschönen Bauerngarten. Vorbei an einem märchenhaften, schindelgedeckten Steinhäuschen, das langsam in sich zusammenfällt. Vorbei an einem Stall, wo Hühner, Schweine, Kühe und Gänse gemeinsam zu leben scheinen. Vorbei an einem im Boden festgewachsenen Automobil. Irgendwie ist alles hin. Aber schön. Mit einem großen Häferl Kaffee in der Hand sitzen wir am Tisch in der Stube. Knisternd macht der Holzherd auf sich aufmerksam. Während ich schreibe, steigt in mir wieder das wohlige Gefühl von Zuhause auf. Knarzend kommt Christian die Holztreppe herunter. Vom sonntäglichen Bauernap. „Hoi", sagt's und zieht die Augenbrauen hoch. „Ein neuer Honk also. Oder eigentlich Pocahonkas, um nicht aufs Gendern zu vergessen", grinst Christian. HONK – Hilfskraft ohne nennenswerte Kenntnis also. Sich das Kreuz wärmend, steht der Bauer an den Holzherd gelehnt da und rührt in seinem Kaffeehäferl.

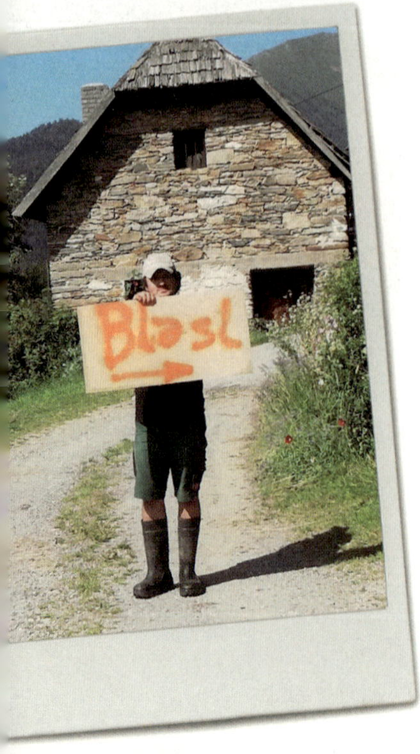

Apropos Alm und fit

Ich habe auch hier keine Ahnung mehr, wie. Plötzlich waren wir auf der Alm. Über einen geschlängelten, holprigen Weg sind wir mit dem Auto gefahren. Dorthin, wo die Yaks und Kühe grasen. Dort, wo Wanderer im Paradies sind. Dort, wo sich imposant die kitschig schöne Bergwelt erhebt, wo ein eiskaltes, klares Bächlein über ein hölzernes Mühlrad plätschert und die Luft nach Heu und Sommer riecht. Dort, wo man vor lauter Kitsch und Idyll Christians Geschichten gar nicht glauben möchte.

Wir haben auf der Suche nach Yaks und Kuhherde schon ein paar steile Höhenmeter erkraxelt. Schnaufend kommen wir (ich) neben einem Bach zum Stehen. Während ich meine Puste suche, erzählt Christian vom Klimawandel. Okay, das Klima ändert sich. Kuhl. Wissen wir. Doch es betrifft viele von uns scheinbar nicht. Für mich wird es hier zum ersten Mal greifbar. Be-greifbar. Auf der Alm, hier neben Christian, Kühen, Bach und Höhenmetern betrifft es mich plötzlich. Zum ersten Mal. Christian erzählt von den Yaks, den Kühen und den ausgetrockneten Bächen der letzten heißen Sommer. Durstig trinken die Tiere aus den Lacken, die sie noch finden. Dort drin wohnt der Leberegel. Den schlürfen sie mit und werden krank. Durch diesen Egel verhungern sie vorm vollen Buffet. Man erkennt die Ursache oft erst, wenn es zu spät ist. Ja, man kann präventiv behandeln, sodass sich der Egel nicht einnisten kann. Aber frag mal einen Yak, wie kuhl es das findet. Der Leberegel ist mit der Wärme gekommen, erzählt Christian.
Weitergehend kommen wir bald in richtig steiles Gelände. Ich schnaufe. „Da wäre man doch gleich gerne eine Kuh. Die haben Allrad. Ist durchaus von Vorteil in dem Gelände, ne?“, werde ich angegrinst. Wir erreichen die Zirben. Die mystischen Bäume mit den Schnaps-Zapfen haben braune Nadelspitzen und schauen eher matschig als mystisch aus der Wäsche. Hier auf über 2.000 Meter Seehöhe war es einfach zu lange zu heiß.

Nach dem Kühefinden und Zaunbauen in – ich schwöre – senkrechtem Gelände sitzen wir auf einem Stein. Mit Schnaps und Mannerschnitten, mit Blick auf die Berge und das Bächlein ganz unten im Tal. Wir reden über Gott und die Welt. Über Landwirtschaft und ein System, in dem aus unserer Sicht viel schiefläuft. Eines, in dem wir uns beide machtlos fühlen, aber trotzdem was tun wollen. Etwas ändern. Etwas bewegen. Etwas aufbauen. Am Abend nach mehr Schnaps, Schnitten und Gesprächen sind wir Freunde. Zwei Gleichgesinnte. Systempunks. Wir verstehen uns. Vielleicht zum ersten Mal fühle ich mich nicht allein mit vielen meiner Gedanken. Akzeptiert, genau so, wie ich halt bin.

Mir fällt es schwer, diese Zeilen zu schreiben. Seit diesem Tag im Juli 2020 ist viel passiert. Vieles hat sich geändert. Die Geschichte von Christian Bachler ist hinreichend dokumentiert. Wenn dieses Buch erscheint, wird es bereits ein Buch und einen Kinofilm über ihn geben. Aber das für mich Wichtigste und Auschlaggebendste fehlt dabei: Kennt ihr das Gefühl, wenn man einfach sein kann, wie man ist, und sich dabei wohlfühlt? Irgendwie vollkommen frei. Dieses Gefühl hatte ich am Bergerhof. Dieses Gefühl haben mir alle Menschen dort gegeben. Alle irgendwie schräg und alle halt so, wie sie sind. Christian hat mich in dem bestärkt, was ich tue: dem Brückenbauen, dem Geschichtenerzählen. Er hat meine melange.in.gummistiefeln gepusht. Mir Mut gemacht, wenn Gegenwind kam. War ein Sparringspartner, wenn ich mich machtlos und wütend gefühlt habe, in einem System, das ich von innen verändern wollte, und das Gefühl des Scheiterns nicht losgeworden bin. Er hat mich rauskatapultiert aus meinem „Alles-so-leiwand-in-der-Landwirtschaft"-Pressesprecherinnen-Denken und -Reden. Hin zu: „Okay, nicht immer alles so leiwand. Halten wir da doch mal den Finger drauf. Sagen wir doch mal was. Aber das Problem anzuprangern alleine reicht nicht. Man muss auch Lösungen suchen." Für all das bin ich ihm sehr dankbar.

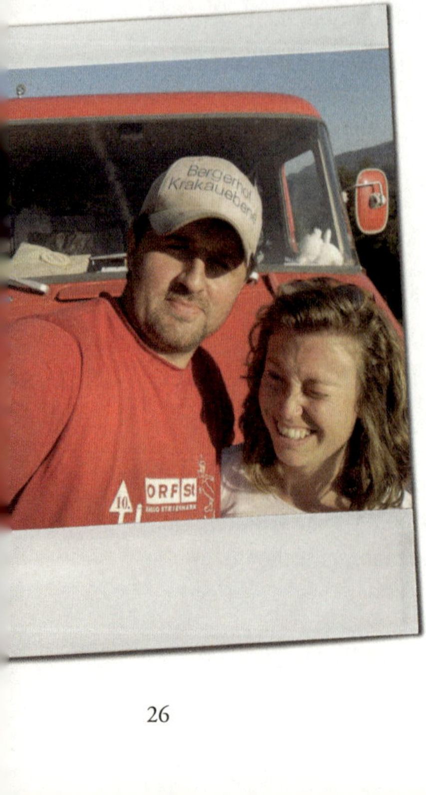

Der Christian Bachler, den ich kenne, ist stur, aber klug, schräg und immer für einen da, oft dagegen, aber trotzdem lösungsorientiert, ein Punk und ein Freund.

Durchs Reden kommen die Leut' zamm

„Die Oide musst du dir anschauen", sagt Christian zu Willy. Die beiden waren damals schon lange Freunde. Willy ist Christian als Airbnb-Gast quasi zugelaufen. Auch die beiden hatten stundelange Gespräche und Diskussionen über Landwirtschaft, Klimawandel, Essen und Gesellschaft. Gespräche zwischen Städter und Bauer. Der Mann hat ein Muster.
Ich weiß nicht, ob Christian den Satz mit der Oiden jemals so gesagt hat, aber wenn eine Geschichte mal überliefert ist ... Jedenfalls steht plötzlich ein Mann mit Wiener Kennzeichen und weißen (!) Sneakern am Bergerhof. Gelernter Koch, Sozioökonom und dem Kennzeichen zum Trotz eigentlich Salzburger. Seine Kindheit hat er nur einen Berg weiter im Salzburger Lungau verbracht, wo er immer bei seinen Großeltern war. Über den Berg hat er es erst ein paar Jahrzehnte später geschafft. Sosehr er das Essen liebt, wirklich zu beschäftigen scheinen ihn die Menschen. Sozioökonom halt, und manchmal leicht verkopft. Aber ja. Bei dem einen oder anderen Soda Zitron unterbreiten mir die beiden die Idee von BauertothePeople, die da schon ein Weilchen gärte. Ein Ort, der durchs Reden die Menschen rund um Essen und Landwirtschaft wieder zusammenbringen will. Eine Plattform. Ich spitze die Ohren und lausche gespannt. Weil Willy Podcasts liebt und ihn sein Freund Simon auf die Idee gebracht hat, diese nicht nur zu hören, sondern auch zu machen, hat er sich bereits mit Mikros und Mischpult ausgerüstet. Dann haben wir geredet. So hat alles irgendwie angefangen damals.

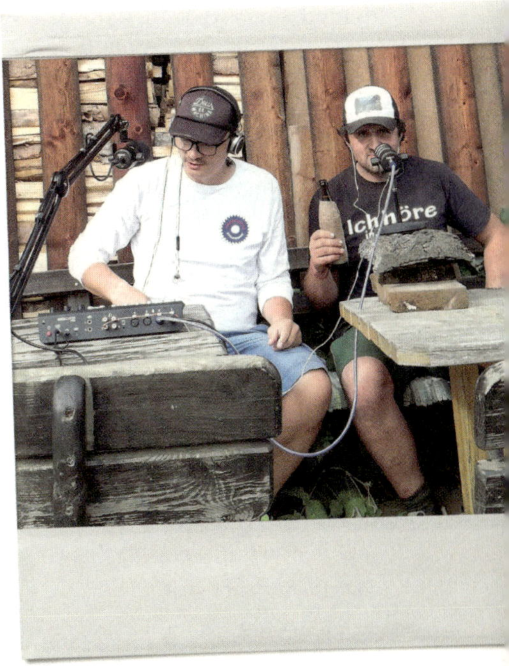

Willys Weg

Ich finde das mit den vielen bunten Fäden, wie ich es in mein Profil auf unserer Website geschrieben habe, schon irgendwie sehr passend. Ich habe in meinem Leben viele unterschiedliche Dinge gemacht. Für sich genommen viele einzelne Fäden in unterschiedlichen Farben. Dass da ein Plan dahintersteckt, habe ich selbst lange nicht gewusst. Meine Geschichte fängt nicht wirklich irgendwo an, die hat sich so ergeben.
Planlos bin ich ganz sicher ins Leben gestartet. Die Brille, durch die ich anfangs auf meine Welt geschaut habe, hab ich lange nicht wirklich hinterfragt, wieso auch. Obwohl, meine Brille habe ich sogar sehr oft hinterfragt, also meine echte Brille und den Namen des Trägers. Als Wilhelm mit Brille hat man es als Kind nicht immer leicht. Besonders in einer Zeit, in der die Biene Maya und der Helmi das Kinderprogramm dominierten. Gleichzeitig! Der faule Willy und der Helmi, von hinten und von vorne wurde ich bearbeitet, ein Qualindrom. Ich habe meinen Eltern aber inzwischen vergeben. Meinem Vater für die Idee und meiner Mutter, dass sie ihn nicht aufgehalten hat. Inzwischen bin ich aber darüber hinweg. Je älter man wird, desto mehr nähern sich Name und Träger jedoch an. Gebt mir noch 20 Jahre, dann ... Das hat jetzt aber nicht wirklich etwas mit dem Buch zu tun, oder? Na ja, wer weiß das schon so genau.

Koch hab ich gelernt, war aber nicht meins. Außer das Essen selbst, das hab' ich gemocht. Aber ich habe gelernt, dass man fertig macht, wenn man etwas anfängt. Auch wenn es dich drei Jahre lang fertig macht. So hat man mir das erzählt. Die Guten ziehen es durch, und da wollte ich natürlich dabei sein.
Ich hab immer die „Salzburger Nachrichten“ gelesen, weil ich in Salzburg war. Und weil mein Vater immer die „Salzburger Nachrichten“ gelesen hat. Dann hab ich mir irgendwann mal im Ruhigen und ganz für mich allein eingestanden, dass ich vieles, was da drin steht, zwar lesen kann, aber das meiste davon nicht wirklich verstehe. Die Lehre war abgeschlossen, ich ein paar Jahre älter, aber ähnlich planlos wie davor. Also, wer die Zeitung nicht versteht, muss die Matura nachmachen und vielleicht sogar

studieren, haben sie gesagt. Hat aber alles nichts geholfen, also nicht wirklich. Ich versteh das, was in der Zeitung steht, bis heute nicht. Aber das ist eine andere Geschichte.
Tatsächlich hat mich das Studium sehr verändert. Soziologie, dann Sozioökonomie. Brotlos, haben sie gesagt. Ich muss ehrlich gestehen, dass ich während des Studiums oft vom Studium überfordert war. Die Soziologen haben mich mit ihren Fachbegriffen chronisch überfordert, die Volkswirte mit ihren Formeln und den vielen Ceteris-Paribussen, die da herumfuhren. Es hat mir aber dabei geholfen, meine Gedanken ein wenig zu strukturieren und an meine Fragen, die mich irgendwie immer schon quälen, ein wenig systematischer und mit mehr Abstand heranzugehen. Ihr werdet noch merken, was ich meine (kleine Drohung vorweg).

Meine Eltern haben sich früh scheiden lassen. Das tun Paare jeden Tag, und es ist meist besser, als wenn man sich aufgrund irgendwelcher Regeln mit aller Gewalt zusammenquält. Ich denke jedoch rückblickend, dass in dieser Zeit jene Fragen entstanden sind, denen ich seither mit großem Interesse nachstöbere. Warum verhalten wir uns so, wie wir uns verhalten? Warum handeln wir? Was ist Identität, und wie kommt sie zustande? Wie funktioniert Gesellschaft? Jaja, ich weiß, große Fragen. Der Ausgangspunkt war aber unscheinbar: Jeder verarbeitet Ereignisse auf seine Art und Weise, ich damals halt auf meine. Als Kind wollte ich mich entweder für den Papa oder für die Mama entscheiden. Einer musste doch recht haben, und einer musste folglich auch schuld an allem sein. Also, logische Vorgangsweise: Man fragt bei Mama und Papa nach, wer es denn jetzt verbockt habe, und dann entscheidet man. Überraschenderweise kam es im Zuge der Befragung zu unterschiedlichen Antworten. Das war jedoch gar nicht möglich, konnte es doch nur einen Grund für die Trennung geben. Später habe ich dann verstanden, dass beide recht hatten. Und mit diesem weltgeschichtlich beiläufigen, für mich aber wesentlichen Fehler in der Matrix hat irgendwie alles begonnen. Zumindest glaub ich das, könnte jedoch auch Blödsinn sein. Zumindest aber „Educated Blödsinn“ mit biografischen Wurzeln.
Wenn ich heute Dinge höre, wie „die Konsumenten“ sind an allem schuld oder „die Bauern“ oder wer auch immer, dann triggert das etwas in mir,

und ich muss genauer hinsehen. Als Kind, als Jugendlicher und später als Erwachsener habe ich meine Eltern immer besser verstanden und auch gelernt, sie als normale Menschen zu betrachten. Wer jetzt denkt, das ist gravierend naiv von mir, möge sich mal Zeit für diesen Gedanken nehmen. Diese Menschen aus der Rolle der Eltern herauszulösen und sie nur als „People" zu betrachten, ist gar nicht so einfach.
Mein Vater hat seine Geschichte, meine Mutter die ihre. So wie jeder von uns. Und je besser man die Geschichten der Menschen kennenlernt, desto besser kann man diese Menschen oft verstehen, Entscheidungen nachvollziehen und irgendwie für sich einordnen. Mir hat das jedenfalls sehr geholfen, und vor allem hat sich mit der Zeit die anfängliche Schuldfrage immer mehr erübrigt. Das hat in meinem Fall funktioniert, geht aber natürlich nicht immer, das ist schon klar.
Mich hat das in meinem Nachdenken sehr geprägt. Würzt man das Ganze noch mit ein wenig Sozioökonomie, Gastronomie, der Nachhaltigkeits-Bubble und einem spannend-bunten Erwerbsleben, dann kommt eine, in dem Fall meine, Identität heraus.
Dass meine Identität dann vor ein paar Jahren beim Christian gelandet und daraus später irgendwie BauertothePeople entstanden ist, war reiner Zufall. Der Typ war auf Airbnb, hatte ein Foto mit Radhelm, nette Fotos von Tieren, liebe Bewertungen, und es wirkte alles sehr einfach und angenehm ungekünstelt. Dass sich dann 2020 mit Corona und Kurzarbeit auch noch Zeit und Gelegenheit boten, war in meinem Fall Glück im Unglück. Das Homeoffice wurde dann oft durch das Hof-Office ausgetauscht, Wien durch die Krakau. Am Vormittag Büro- und am Nachmittag Bauernhof-Dinge. Am Abend Soda Zitron, Hopfen-Smoothies und hin und wieder ein Bier bei unzähligen Diskussionen zwischen People und Bauer. Durchs Reden kommen halt die Leut' zamm – und geredet und diskutiert wurde viel, zusammengekommen sind auch viele.
Gegensätze ziehen sich an, heißt es oft. Ebenso oft sagt man auch: Gleich und gleich gesellt sich gern. Beides hab ich am Bergerhof erlebt, also stimmt beides. Manchmal. In meinem Fall. Man kann sich je nach Gelegenheit aussuchen, welcher Spruch gerade passt. In der Soziologie hab ich für sowas den Begriff der Tautologie gelernt. „Wenn der Hahn kräht auf dem Mist, dann ändert sich das Wetter, oder es bleibt, wie es

ist", stand damals exemplarisch in meinen Unterlagen. Ist doch irgendwie bezeichnend, dass es für so viele Regeln die passende Gegenregel gibt. Wir könnten sagen, dass sie sich gegenseitig aufheben. Wir könnten aber auch behaupten, dass sie beide gelten. Die klassisch unbefriedigende Antwort, die uns möglicherweise auch in diesem Buch noch unterkommen wird, lautet: Es kommt drauf an.

Und so kam es, dass ein gefühlt 1,30 m großes und mindestens 2,60 m lautes „Es-kommt-drauf-An" mit einem gefühlt maximal 25 km/h schnellen und irgendwie schwerfällig der Gravitation trotzenden roten Feuerwehr-Bus denselben Bauern heimsuchte, dem auch ich ein paar Jahre zuvor zufällig „zugelaufen" war. Der Umstand, dass wir uns dort kennengelernt haben und vor allem auch erhalten geblieben sind, liegt daran, dass uns sehr viel verbindet. Die Liebe zum Essen sei dabei an erster Stelle genannt. Gleich und gleich gesellt sich gern, also.
Bei allem, was uns verbindet, werdet ihr in diesem Buch auch deutlich herauslesen, worin wir uns unterscheiden. Wir haben oft völlig unterschiedliche Zugänge zum Thema und sind in der Art, wie wir sie am liebsten kommunizieren möchten, im besten Fall gelegentlich einer Meinung. Ob wir streiten? Ja, ja und ja! Die Fetzen fliegen sogar regelmäßig, weil wir uns bei ein paar Themen einfach nicht einig werden wollen. Da haben wir einfach unterschiedliche Perspektiven. Also doch die Gegensätze?

„Der Willy sagt immer", sagt die Bianca, „dass er ‚die Leut' nicht mag, was aber so nicht stimmt, er mag sie sogar sehr. Er steht halt beim Drüber-Nachdenken oft irgendwie an, finde ich, und hat dann temporär die Tendenz zum Pessimisten." Sagt die Bianca. Ich finde, das kann schon sein. Die Bianca, bin ich mir sicher, ist eher das Gegenteil. Sie ist, sagt sie selbst, die nur ganz selten frustrierte Optimistin, die, sage ich ihr immer wieder, gerne auf der Bühne steht, gerne erzählt und viel zugänglicher ist als der mürrische „Wilhelm". „Wilhelm" sagt sie zu mir, wenn sie sich wieder mal über mich ärgert.
Sie sagt oft Wilhelm. Finde ich.

Der gemeinsame Weg

Zwei Ziele haben wir uns fortan gesetzt:

1) Die Menschen rund um Essen und Landwirtschaft wieder zusammenzubringen und
2) uns dabei nicht gegenseitig zu erwürgen.

Beide Ziele sind nach wie vor erreichbar.

Wir haben in den vergangenen 1,5 Jahren auch bemerkt, dass es extrem schwierig ist, die ganze Idee hinter BauertothePeople in wenigen Worten zu erklären. Gut, jetzt haben wir ein Buch lang Zeit.
Wir wollen euch mitnehmen hinter die Kulissen, zu denen, die unser Essen machen, und auch bei euch diese Ahaa!-Momente auslösen, die wir selbst so oft hatten. Wir wollen euch beziehungsweise uns wieder näher zammbringen. Wir sind die Plattform für die vielen Geschichten rund um Essen, Menschen und Landwirtschaft. Ungeschminkte und ungeschnittene Geschichten. Ehrlich und bodenständig, witzig und integer. Die Geschichten werden von jenen erzählt, denen sie gehören. Unser Job ist es, sie an einem Ort zu sammeln und allen zur Verfügung zu stellen. Open Source halt.

Aber es geht eben nicht „nur" darum, Geschichten über Essen oder Landwirtschaft zu erzählen und euch mit hinter die Kulissen zu nehmen. Wir möchten mit unserer Arbeit vor allem auch ein Bewusstsein dafür schaffen, wie wichtig es ist, dass wir uns als Gesellschaft nicht voneinander wegbewegen, sondern stattdessen zammhalten. Das Interesse füreinander, das Wissen übereinander und das Reden miteinander sind letztlich der Kitt, der das Ding im Innersten zusammenhält. Und das gilt sicherlich nicht nur für jene Themen, mit denen wir uns in diesem Buch beschäftigen. Aber lest, hört und seht einfach selbst und lasst uns reden.

Weil: Durchs Reden kommen die Leut' zamm!

LEIT HOIT'S ZAMM,
SONST DAUERT'S NIMMA
RECHT LANG
AUF OAMOI DUAD'S AN
G'SCHEITN SCHEBERER
UND DANN KRACHT OIS
ZAMM!

(Haindling & B2P-Podcast-Jingle)

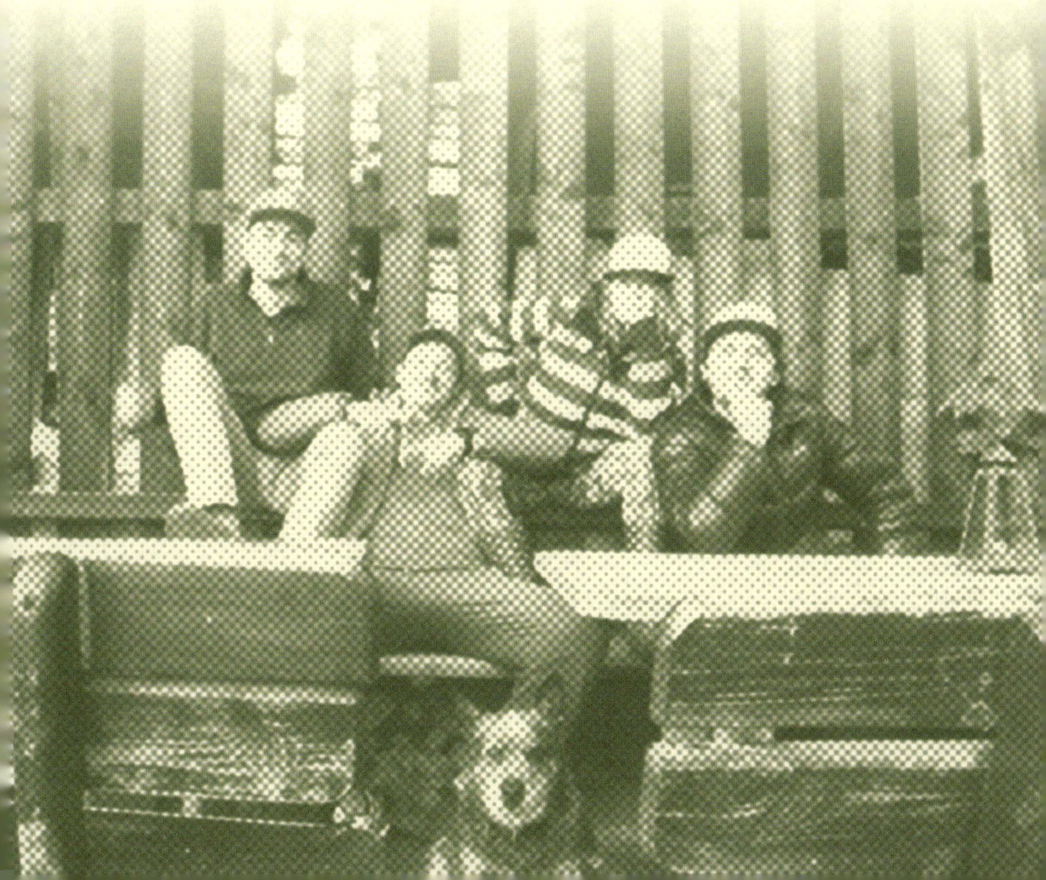

ACKER

ZAHLEN, DATEN, FAKTEN

Rund 60 Kilo Weizen essen wir jedes Jahr in Form von Nudeln, Brot und sonstigen Teig- und Backwaren. Ein großer Teil unserer Ackerflächen wird für Tierfutter gebraucht. Aber wo fängt die Geschichte an, und was hat es mit unseren Äckern, Feldern und unserem Getreide auf sich?

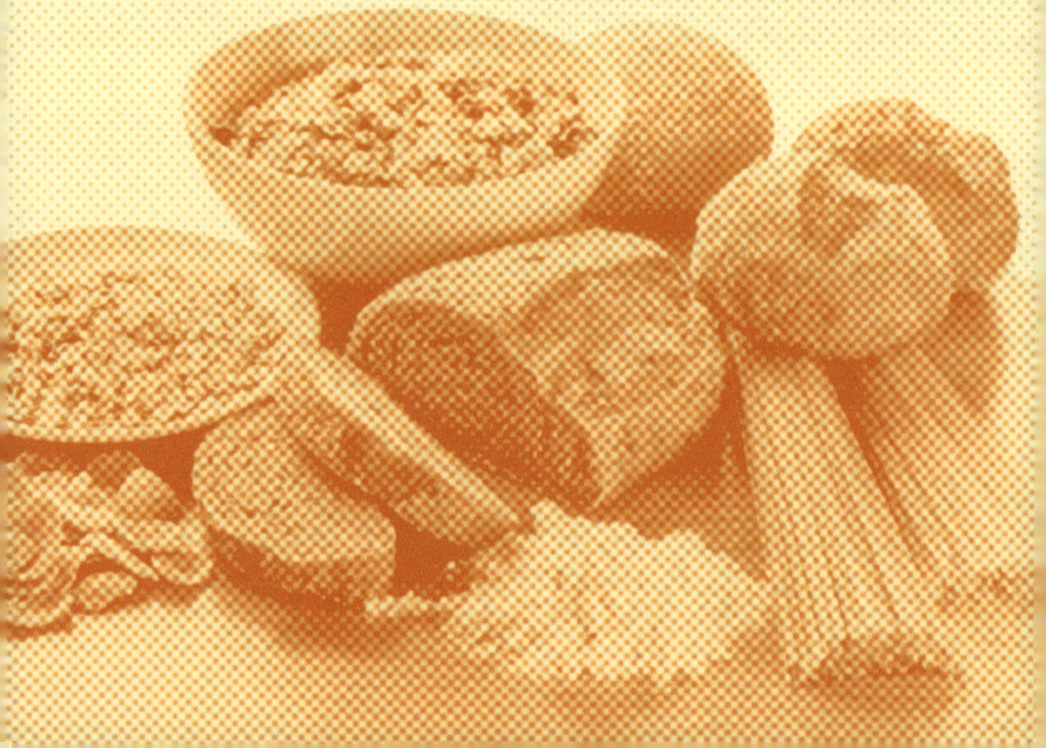

Auf langen Autofahrten brausen sie in wilden Strichen vorbei. Beim Spazierengehen auf Feldwegen lassen wir sie links liegen. Bei Radausflügen mit den Kindern genießen wir das sanfte Grün im Frühjahr. Im Flugzeug sitzend schauen wir nach unten und sehen eine bunt gekachelte Oberfläche. Was wir da sehen, aber meist nicht wahrnehmen, sind Felder. Äcker. Es gibt sie fast auf der ganzen Welt. Bei uns hat es erst klick gemacht, als wir zum ersten Mal mit einem Spaten in der Hand auf so einem Acker gestanden sind. Davor haben wir unser ganzes Leben lang diese bunten Kacheln, dieses Grün, diese Äcker nicht mit unserem Essen, nicht mit Brot und schon gar nicht mit einem Schwein oder einem Huhn in Verbindung gebracht. Dann stehen wir plötzlich mit unserem Spaten dort zwischen den sich im Wind wiegenden Halmen, mitten im Weizenfeld. Aus der Flugzeugperspektive zoomt es auf uns und unsere Schaufel mitten im Acker. Auf die Erde, die unterm Spatenstich knirscht und zwischen den Fingern zerbröselt. Auf den Boden voller Lebewesen. Das bisschen Erde in unserer Hand ist ein ganzer Kosmos an Leben, Tieren, Wurzeln und Humus. Dieser Boden ist die Basis, auf der unsere Zivilisation aufbaut. Dort stehen wir nun und beginnen im Ansatz den Kreislauf des Lebens zu begreifen.

Eine kurze Geschichte des Ackerbaus

Oder viel eher, eine kurze Geschichte der Landwirtschaft. Als das Klima am Ende der letzten Eiszeit milder und wir Menschen mehr wurden, hat sich plötzlich alles geändert. Damals gab es nicht mehr genug zu jagen und zu sammeln. Deshalb sind wir vor über 11.000 Jahren auf die Idee gekommen, mit einfachen Hacken aus Wald und Wiesen die ersten Äcker anzulegen. Wir haben die Samen von wildem Getreide gesammelt, um sie dort auszusäen. Von der Ernte haben wir immer die Gräser mit den größten und meisten Samen aufgehoben und mit ihnen weitergemacht. Diese Sesshaftwerdung der Menschen – weg vom Jäger und Sammler hin zum Bauern – hat sich an mehreren Orten auf der Welt fast gleichzeitig vollzogen. Als wir Menschen mit der Landwirtschaft angefangen haben, um das Mehr an Menschen auf unserer Welt zu ernähren, da hat sich die ganze Welt geändert.

Wie unser Weizen entstanden ist

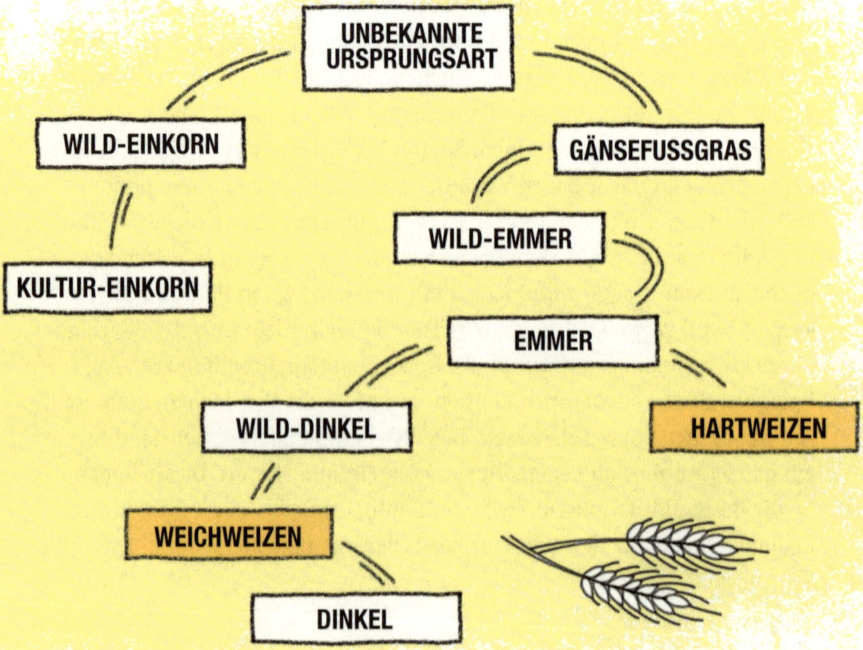

Als wir sesshaft und von Nomaden, Jägern und Sammlern zu Bauern wurden, bedeutete das eine große Umwälzung in unserer Lebensführung. Damals, als die erste Bäuerin den Grundstein für unseren Weizen, unseren Mais, unsere Hirse gelegt hat. Überall auf der Welt wurde etwas anderes angebaut, je nach Klima. Plötzlich hatten wir ein Territorium, das es zu verteidigen galt. Plötzlich hatten wir Äcker und Tiere. Plötzlich hatten wir Häuser. Plötzlich ist unser Speiseplan sehr einseitig geworden. Plötzlich lebten viele Menschen dauerhaft an einem Ort. Es gab Vorräte und noch mehr Menschen. Es entstanden Krankheiten und unsere Gesellschaft hat sich spezialisiert. Jetzt waren nicht mehr alle mit der Nahrungsbeschaffung beschäftigt. Während ein Teil der ersten Siedler das erste Getreide angebaut hat, konnten sich andere auf das Häuserbauen spezialisieren, wieder andere auf das Töpfern, wieder andere auf das Herstellen von Werkzeugen. Der Samen unserer Zivilisation war gesät. Das war der Urknall unserer Kulturen und Gesellschaftssysteme. Das war aber auch der erste Schubs voneinander weg, oder anders gesagt der Ursprung davon, dass unsere Welt heute so ist, wie sie ist: arbeitsteilig, spezialisiert. Und auch entfremdet. Hier wurzelt aber gleichzeitig unser heutiges Anliegen: diesem Urknall entgegenzuwirken und wieder näher zusammenzukommen. Nicht zurück auf die Bäume, nein. Einfach nur wieder näher zusammen.

Spezialisierungen haben dazu geführt, dass unsere Werkzeuge immer besser wurden. Wir konnten immer größere Flächen beackern. In der Antike haben wir Bewässerungssysteme ausgeklügelt, damit zu unterschiedlichen Jahreszeiten Felder bewirtschaftet werden konnten. Die Landwirtschaft breitete sich aus. Getreide wurde zur Nahrungsgrundlage für ganze Gesellschaften, ja Zivilisationen. Weizen in Europa, Reis in Asien, Sorghumhirse in Afrika und Kartoffeln und Quinoa in den Andenregionen.

Im Mittelalter haben wir den Pflug und die Dreifelderwirtschaft eingeführt. Im jährlich rotierenden Wechsel haben wir im Herbst auf einem Drittel der Fläche Wintergetreide angebaut: Das konnte dann im Sommer des Folgejahres geerntet werden. Auf einem zweiten Drittel säte man Sommergetreide für die Ernte im folgenden Spätsommer. So waren wir zu jeder Jahreszeit mit Getreide versorgt. Nach jeder Ernte wurde das Feld gepflügt und lag brach, blieb also unbebaut. Während dieser Brache konnte sich der Boden erholen und neue Nährstoffe einlagern. Dadurch war die Landwirtschaft in Europa besonders effizient: Die Bevölkerung ist gewachsen, die Wirtschaft und die Städte sind es auch. Um all die Menschen ernähren zu können, hat sich die Landwirtschaft im 16. Jahrhundert nochmals grundlegend verändert. Wir haben die Brache in der Fruchtfolge weggelassen, um so unsere Nahrungsmittelproduktion ein weiteres Mal zu beschleunigen. Fruchtwechsel bedeutet, auf einem Feld nie mehrere Jahre hintereinander dieselbe Nutzpflanze anzubauen, sondern in jedem Jahr eine andere Gemüse- oder Getreideart. So kann sich der Boden erholen.
Immer mehr Landwirtschaft und Ackerbau bedeutete immer mehr Menschen. Im 19. Jahrhundert begann die industrielle Revolution. Die Technik ver-

schaffte dem Ackerbau einen noch größeren Aufschwung: Dampfmaschine, später Verbrennungsmotor, Kunstdünger und Pestizide kamen zum Einsatz. Die Bauern wurden zu Landwirten und spezialisierten sich. Noch Anfang des 20. Jahrhunderts arbeitete mehr als ein Drittel der Bevölkerung in der Landwirtschaft. Heute sind es 3,9 Prozent der Erwerbstätigen. Im Umkehrschluss bedeutet das: Um 1950 hat ein Bauer vier Menschen mit Essen versorgt, heute versorgt eine österreichische Bäuerin rund 117 Menschen.

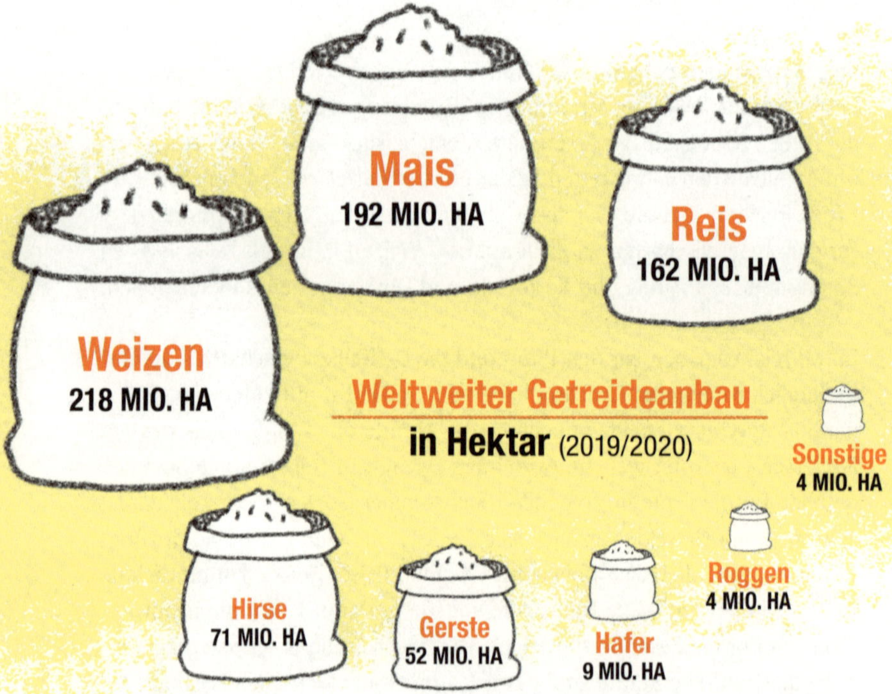

Der Ackerbau steht heute vor neuen Herausforderungen: Die Artenvielfalt geht durch intensives Bewirtschaften verloren, den Böden gehen Humus und Nährstoffe aus, der Klimawandel ist allgegenwärtig. Wir denken wieder zurück an die alten Zeiten ohne Pflüge, ohne Kunstdünger. Aber ohne diese Dinge erwirtschaftet ein Acker pro Hektar mittelfristig viel weniger Ertrag. Wenn wir weitermachen wie bisher, bringt so ein Acker pro Hektar gar keinen mehr. Was also tun?

Unser Boden

Die erste Lehrveranstaltung, die Bianca an der BOKU besucht hat, war „Bodenkunde“. Damals hat sie nicht ganz kapiert, was das mit unserem Essen zu tun haben soll. Warum das so wichtig ist. Doch Wortbilder wie „verwurzelt sein“, „am Boden geblieben“ oder „bodenständig“ kommen nicht von ungefähr. Für uns Landlebewesen ist der Boden die Basis. Die Quelle unseres Essens, unserer Nährstoffe, das, worauf wir alle gehen und stehen. Worauf unsere Zivilisation erbaut ist. Der Boden, der Acker ist ein komplexes Universum.

The Circle of Scheiß

Mufasa hat dem kleinen Simba schon erklärt: Das Leben ist ein ewiger Kreislauf. Wer sich schon mit Ernährung beschäftigt hat, weiß: Wir sollten dabei auf Ausgewogenheit achten. Wir brauchen bestimmte Nährstoffe, damit wir gesund leben können. Also Burger und Pommes jeden Tag sind das nicht. Aber woher kommen die Nährstoffe für uns Menschen? Meist aus unserem Essen. Und wo nehmen unsere Nahrungsmittel die Nährstoffe her? Aus dem Boden. Der Boden braucht, genau wie wir, eine gesunde, ausgewogene Ernährung. Und woraus bezieht der Boden diese? Jetzt wird es etwas komplizierter.

Hier beginnt der „Circle of Scheiß“. Auf dem Boden, auf dem Feld wächst etwas. Vielleicht eine Weizenpflanze. Der Boden produziert also Nahrung für uns. Um das Weizenkorn entstehen zu lassen, brauchen der Boden und die Weizenpflanze selbst Nahrung, also Nährstoffe. Wir ernten den Weizen und nehmen dem Boden damit Nährstoffe weg. Anschließend essen wir den Weizen. Die Nährstoffe wandern durch uns hindurch. Unser Körper nimmt sich, was er braucht ... und mehr. Irgendwann setzen wir uns aufs Klo. Die Nährstoffe, die den Kreislauf schließen würden, gehen jetzt sprichwörtlich den Bach runter und landen in der Kläranlage.
Über viele Jahre bauen wir also auf dem Feld etwas an. Mit der Ernte bringen wir immer wieder Nährstoffe weg, in Form von Essen für Tiere und Menschen.

Dort fängt das Problem an. Dort bekommt der Circle of Scheiß eine Lücke. Um diese Lücke wieder zu schließen, sollte das, was im Klo den Bach runtergeht, wieder zurück aufs Feld. Unsere Ausscheidungen sind jedoch stark verunreinigt, etwa von Medikamenten oder von unserem Dusch- und Abwaschwasser. In Österreich verbrennen wir den Großteil, der in unseren Kläranlagen landet. Konventionelle Bauern dürfen einen geringen Teil des Klärschlamms auf ihren Feldern ausbringen. Dieser Anteil ist allerdings viel zu gering, um den Nährstoffkreislauf zu schließen. Die meisten Nährstoffe werden mit dem übrigen Klärschlamm verbrannt. Bis heute gibt es keine leistbare Lösung, um diese Lücke zu schließen. Das Aufbereiten unseres Abwassers, des Klärschlamms, das nötig wäre, um es wieder als Dünger aufs Feld bringen zu können, ist schlichtweg so teuer, dass es sich bis jetzt noch nicht rentiert. Wir beackern unsere Böden trotzdem immer intensiver. Um pro Hektar immer mehr Ertrag zu erzielen. Um die Welt zu ernähren, um zu handeln, um Geld zu verdienen. In unserer Welt, die einer Marktlogik folgt.

Die Natur hat aber Lösungen parat, um den Boden und die Pflanzen mit Nahrung zu versorgen. Manche Pflanzen, wie Klee, können zum Beispiel einen wichtigen Nährstoff für den Boden aus der Luft binden: Stickstoff. Der Boden kann Nährstoffe als Reserven speichern. Mit unserer momentanen Art, Landwirtschaft zu betreiben, ist die Natur mit ihren Lösungen jedoch bald am Ende. Also hat sich der Mensch etwas ausgedacht, um nachzuhelfen: Wir bauen Nährstoffe wie etwa Phosphor ab und düngen unsere Felder damit. Phosphor wird als Rohphosphat abgebaut, in dieser Form ist es noch kein „Mineraldünger". Der Phosphor ist somit nicht sofort für die Pflanzen verfügbar und darf auch in der Bio-Landwirtschaft verwendet werden. Nach chemischer Veränderung wird er zu Mineraldünger. Auf diese Weise wirkt er wesentlich schneller, und der Einsatz ist nur mehr im konventionellen Bereich gestattet.

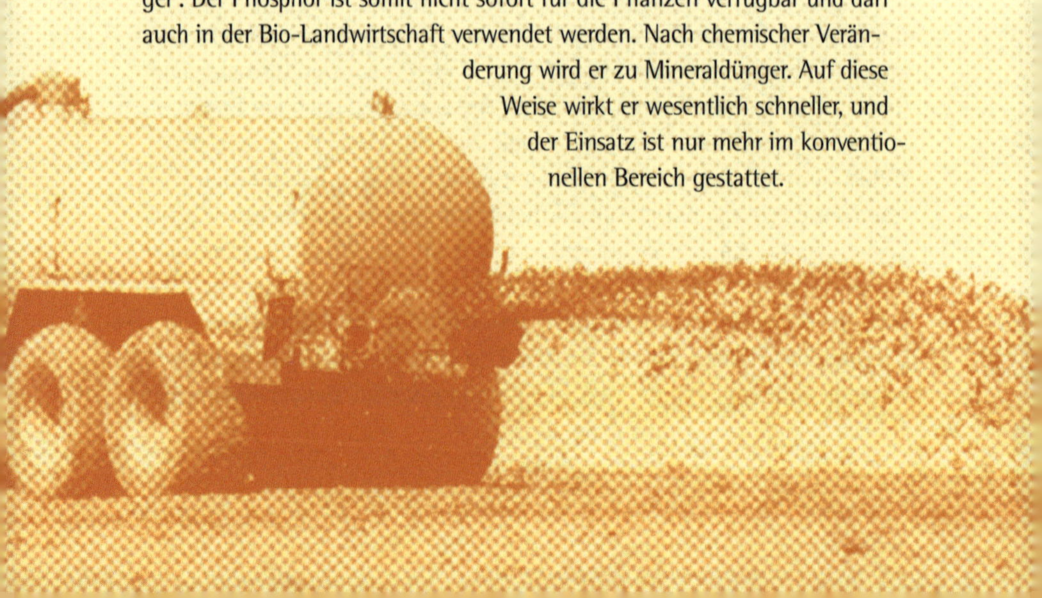

Doch wie das Erdöl sind auch diese Quellen endlich. Wir Menschen haben Kunstdünger erfunden, also synthetisch hergestellte Nährstoffe. Außerdem kann man den Mist der Tiere auf die Felder bringen. In manchen Regionen gibt es sogar so viele Tiere, dass es zu viel von gewissen Nährstoffen gibt und die Böden von ihnen übersättigt werden, dafür aber zu wenig von manchen anderen bekommen. In anderen Regionen gibt es dafür kaum mehr Tiere. Das alles ist ein Effekt der Spezialisierung unserer Gesellschaft. Der Boden und die Pflanzen sind wie wir: Sie brauchen viele unterschiedliche Nährstoffe im richtigen Verhältnis, damit es ihnen gut geht und sie gesund sind. Unseren Böden geht es also heute oft wie uns: Wir ernähren sie falsch. Sie verarmen, und das Worst-Case-Szenario ist: Die Nährstoffe im Boden sind so wenig oder so unausgewogen, dass gar nichts mehr wächst.

Ein Ziel für die Zukunft ist also, unseren Boden wieder gesundzupflegen. Den Circle of Scheiß wieder zu schließen. Unseren Boden so zu bearbeiten, dass er gesund bleibt.

Humus – der Klima-Heiland?

Nein, nicht der vom Kebab-Dealer eures Vertrauens. Der Humus im Boden. Viel haben wir schon darüber gehört, oder? Doch was ist das jetzt eigentlich genau? Der Humus befindet sich in der oberen Bodenschicht. Dort werden Blätter, Tiere und alles andere, was jemals gelebt hat, so zersetzt, dass aus den dabei entstehenden Stoffen wieder neue Pflanzen wachsen können. Die Zersetzungsarbeit leisten alle Bodenorganismen gemeinsam: Springschwänze, Asseln, Regenwürmer, Pilze, Bakterien und viele mehr bauen abgestorbene Pflanzenteile und Lebewesen zu Humus um. So ermöglicht der Humus die Ernährung von Pflanzen, Tieren und Menschen. Ihr Gewusel lockert gleichzeitig den Boden, durchlüftet ihn, und schafft Platz für die Wurzeln. Humus ist der fruchtbare Bestandteil des Bodens. Im Ackerboden macht er ein bis vier Prozent der Masse aus. Über ihn werden aber nicht nur die Pflanzen mit Nährstoffen versorgt. Er regelt auch den Luft- und Wärmehaushalt des Bodens.

Humus ist außerdem ein Kohlenstoffspeicher. Dank ihm ist im Boden mehr als doppelt so viel Kohlenstoff enthalten als CO_2 in der ganzen Atmosphäre. Deshalb spielt der Humushaushalt der Böden auch eine wichtige Rolle für das Erdklima.

In den letzten Jahrzehnten tun wir unserem Boden jedoch oft wenig Gutes: Wir fahren mit schweren Traktoren in die Felder und verdichten den Boden. Dadurch zerstören wir den Lebensraum der Tiere und Organismen, die den Humus produzieren. Hört ihr die Regenwürmer husten? Wir ackern und bearbeiten und verdichten den Boden immer mehr. Wir bauen an und ernten und nehmen die Nährstoffe aus dem Kreislauf.
Martin, der Ackerbauer unseres Vertrauens, den ihr noch kennenlernen werdet, hat uns gesagt, dass wir an dieser Stelle einen ganz wichtigen Punkt unbedingt erwähnen müssen: die Mineralisierung des Bodens. Sie bedeutet den endgültigen Abbau von Humus zu mineralischen Endprodukten.

Die Mineralisierung ist grundsätzlich wichtig, weil so Nährstoffe für die Pflanzen im Boden freiwerden. Humifizierung und Mineralisierung finden im besten Fall im ständigen Wechselspiel und Ausgleich statt. So, dass immer genug Humus, aber auch genug mineralische Nährstoffe vorhanden sind. Die Mineralisierung geschieht unter anderem dann, wenn wir den Boden sehr oft bearbeiten und umgraben. Sauerstoff kommt so an die organischen Humusbestandteile, diese werden zerlegt und zu anorganischen Nährstoffen umgebaut. Die Nährstoffe werden frei, der Humus wird weniger. So wie wir heute Landwirtschaft betreiben, ist das Wechselspiel gestört und der Humus wird weniger.

Aber was können wir tun?
Wie kann Humus wieder aufgebaut werden?

- **Düngen mit Kompost oder Mist hilft.**
  Nährstoffe und organische Substanz für den Boden und seine Lebewesen werden auf diese Weise wieder aufs Feld zurückgebracht.

- **Minimale Bodenbearbeitung ist das Wort der Stunde.**
  Also nicht mit dem Pflug 20–30 Zentimeter tief ackern, sondern den Boden nur an der Oberfläche bearbeiten. Auch so kann man gegen Verdichtungen angehen und den Humusaufbau fördern.

- **In der konventionellen Landwirtschaft wird sogar die Direktsaat als eine nachhaltige Methode gehandelt.**
  Das bedeutet, den Boden gar nicht zu bearbeiten und im neuen Ackerjahr die neuen Pflanzen direkt auf dem abgeernteten Feld auszusäen. Dafür braucht es eine ausgeklügelte Fruchtfolge, da Schädlinge und Krankheiten so eher im Feld bleiben. Doch der Boden ist immer grün, hat immer lebende Wurzeln, immer eine Auflage an organischem Material, immer Schatten. Der Nachteil an der Sache ist die Abhängigkeit von Totalherbiziden wie Glyphosat, da bei der Direktsaat das mechanische Unkrautbekämpfen mittels Bearbeitung des Bodens wegfällt. Zu Glyphosat gibt es ganz viele verschiedene und vor allem böse Meinungen. Auch hier ist das Leben nicht schwarz oder weiß. Wenn man es richtig einsetzt, hat es vielleicht auch seine Berechtigung.

- **Dauerhaftes Grün.**
  Wo in der Natur bleibt ein Boden offen liegen? Richtig, nirgends. Also: auf dem Boden das ganze Jahr über etwas anbauen, etwas, das Nährstoffe zurückbringt, organische Substanz, Wurzeln, die den Boden lockern.

- **Fruchtfolge und Mischkulturen – keine Monokulturen.**
  Wenn auf einem Acker immer wieder das Gleiche angebaut wird, wird der Boden auch immer wieder auf die Gleiche Art bearbeitet, es werden immer wieder dieselben Nährstoffe entzogen, immer wieder treten die gleichen Krankheiten und Schädlinge auf dem Acker auf.

Nur eine Kombination dieser Maßnahmen baut den Humus wieder auf. Vereinzelt werden sie kaum zu Erfolg führen. Für einen konstanten Humusaufbau muss die Bewirtschaftungsform langfristig umgestellt und dauerhaft beibehalten werden. In unseren Breiten, in unserem Klima braucht es für einen Zentimeter Humusboden circa hundert Jahre. Manche Quellen sprechen auch von zehn Jahren für einen Millimeter. Wir einigen uns hier auf: lang! Zache G'schicht. Auch hier wieder die Frage: Wer bezahlt das? Wer bezahlt mehr dafür, wenn Bauern so wirtschaften, dass Humus aufgebaut wird? Wer soll's richten, wenn das, was auf den Äckern wächst, weltweit als Commodity (S. 86) gehandelt wird und die Preise schwanken? Umso zacher ist, wie viel Humus verloren geht. Auch hier streiten die Quellen über die genaue Menge. Fakt ist: Wir verlieren mehr Humus, als neuer entsteht. Nicht zuletzt der Verbau, also das Versiegeln von fruchtbarem Boden durch Straßen, Häuser, Flughäfen, Bahntrassen, und, und, und ist ein Thema. 11,5 Hektar verbauen wir jeden Tag in Österreich – das entspricht der Fläche von 16 Fußballfeldern. 16 Fußballfelder, auf denen wir nichts mehr anbauen können, für uns und unsere Tiere. 11,5 Hektar Boden, der keinen Humus mehr aufbaut und kein Wasser mehr aufnimmt.

Was wächst da eigentlich?

Beinahe die Hälfte unserer landwirtschaftlichen Flächen in Österreich ist Acker. Die meisten davon findet man im Osten des Landes. Wir wissen: Der Boden dort ist flacher, mit großen Maschinen gut befahrbar, die Witterung ist günstig. Im Westen dominieren die Grünlandflächen, also Gras für Kühe und sonstige Wiederkäuer.

Zum Großteil bauen wir auf unseren Äckern Getreide an, in Österreich auf zwei Drittel der Ackerfläche. Der Mais nimmt den größten Anteil der Fläche in Anspruch, gefolgt vom Weizen. Was sonst noch auf unseren Äckern wächst, sind Ölfrüchte, wie Sonnenblumen und Raps, Hülsenfrüchte, wie Soja, und Hackfrüchte, wie Zuckerrüben.

Weizenanbaugebiete und -qualitäten in Österreich

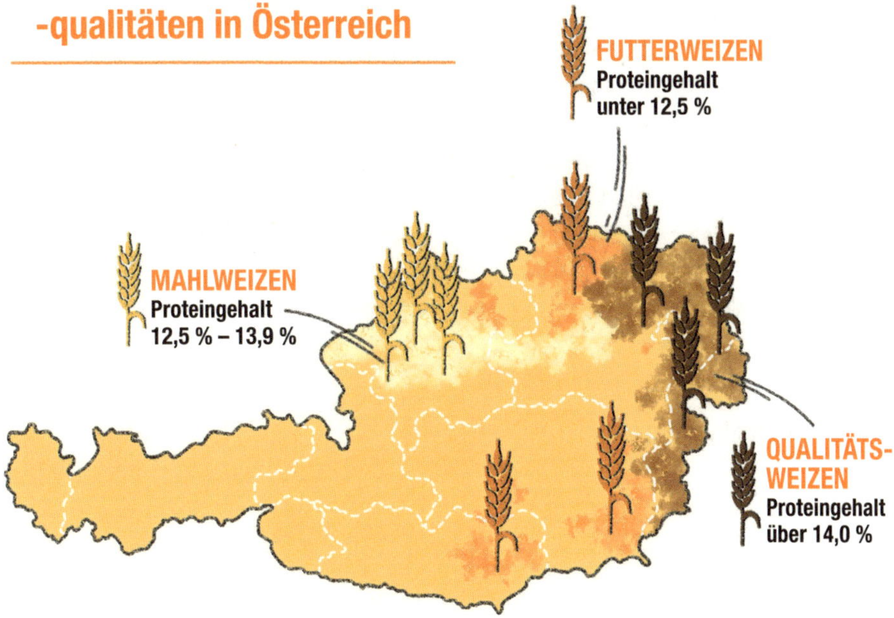

Getreide – eine weltweite Ware

Hinreiten, herreiten. Schiff, Lkw: Weizen. Schon an der Uni hat Bianca gelernt: Das, was auf den Feldern wächst, ist eine Commodity. Also eine Ware, ein Rohstoff, der auf der ganzen Welt, auf Märkten, an der Börse tonnenweise im großen Stil gehandelt wird. Ein Bild: Wir beackern ein Jahr lang einen Hektar Feld. Dort ernten wir x Tonnen Getreide, bringen diese x Tonnen zur nächsten Abnahmestelle, kippen den Anhänger mit den Körnern in ein Silo. Erst Monate später werden wir wissen, wie hoch der Weltmarktpreis für unsere Tonne gerade ist und was wir dementsprechend daran verdienen. Wir produzieren somit eine Ware, die auf unserem Feld wächst, und wissen zum Zeitpunkt, an dem wir unsere Ware abliefern, nicht, wie viel Geld wir dafür bekommen werden. Der Getreidepreis ist noch dazu einer, der weltweit stark schwankt.

Weizen wird außerdem in Qualitätsklassen eingeteilt. Je höher der Proteingehalt, desto höher die Qualität und desto besser der Preis. Ein höherer Proteingehalt ergibt bessere Backeigenschaften. Man unterteilt Weizen in Qualitätsweizen, Mahlweizen und Futterweizen. Außerdem gibt es den sogenannten Premiumweizen. Dieser Begriff bezeichnet die oberste Börsennotierung der Marktklasse „Qualitätsweizen" und hat mindestens 15 Prozent Protein. Prinzipiell wächst auf unseren Feldern übrigens genug, um den Bedarf an Nahrungsmitteln im Inland zu decken. Der Premiumweizen landet allerdings selten auf einem österreichischen Teller, sondern wird in alle Welt verkauft. Grund dafür ist der gute Preis.

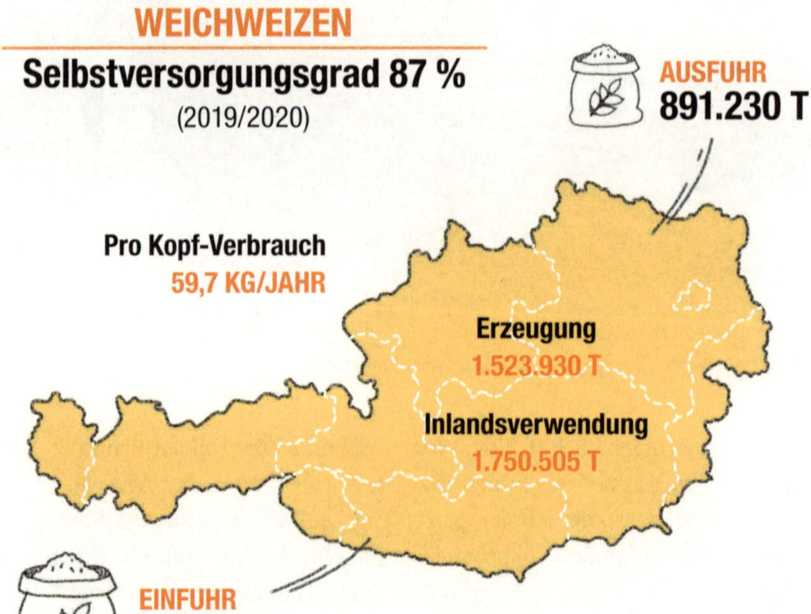

Sehen wir uns die österreichische Versorgungsbilanz für Weizen an, bemerken wir gleich: Wir führen sehr viel Weizen aus Österreich aus, aber auch wieder ein. Die eigene Erzeugung beträgt 1,5 Millionen Tonnen Weizen. Österreich importiert nahezu die gleiche Menge aus dem Ausland und exportiert rund 0,9 Millionen Tonnen. Wir exportieren den teuren Premiumweizen und importieren vor allem Futterweizen von niedriger Qualität. Davon haben wir bei uns zu wenig. Und denk mal einer an Bioethanol, also den Biodiesel! Für diese industrielle Verwertung brauchen wir knapp 500.000 Tonnen pro Jahr, wovon ein großer Teil aus Importen stammt. Arbeitsteilig eben. Jeder, was er am besten kann.

Der böse Weizen

Das Weizenimage hat in den letzten Jahren ziemlich gelitten. Weißes Mehl sei schlecht für uns, sagen sie. Nudeln, Semmerl – noch viel schlechter. Wir sagen: Die Dosis macht das Gift. Vollkorn geht außerdem immer, auch bei Weizen. Und weil der Weizen nun mal seit jeher in unseren Breiten das wichtigste Getreide ist, wird er auch heute noch zusammen mit Mais am häufigsten angebaut. Europa ist sogar der internationale Weizenhero. Er wächst hier einfach ziemlich gut.

Die EU ist GRÖSSTER WEIZENERZEUGER weltweit (2018/2019)

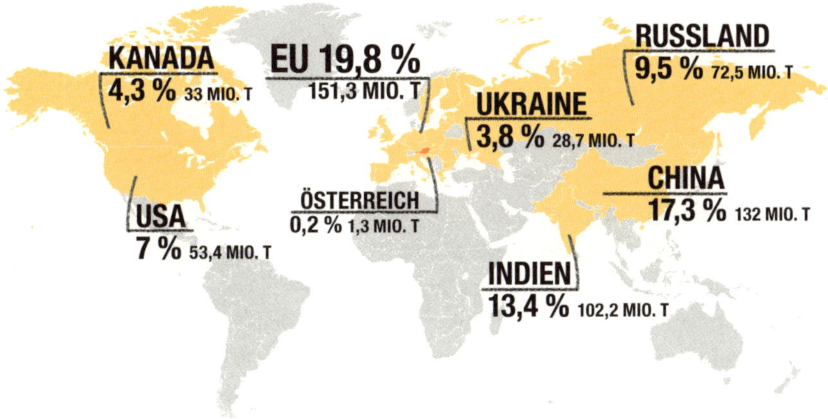

Okay, China und Indien sind auch stark vertreten. Aber you get the Point.

Vom Feld bis zum Kipferl

Wir erklären euch jetzt mal, wie das mit dem Getreideanbauen abläuft. Wie das funktioniert vom Feld bis zum Kipferl.

Die Weizenzucht

Was, züchten?! Das klingt ja furchtbar! Na ja. Jahrtausendelang haben wir Menschen Weizen selektiert und gezüchtet. Haben aus einem Süßgras – dem Urgetreide – etwas gemacht, was wir essen können. Mittlerweile ist die Saatzucht von Getreide ein riesiges Forschungsfeld. Getreideforschung und Saatzucht haben seit 1970 die Erträge bei gleicher Ressourcennutzung weltweit verdoppelt. Oberstes Ziel ist immer die Versorgungssicherheit, also alle Menschen mit Getreide zu versorgen. Kein Hunger ist das Ziel. Heute stehen wir zum Beispiel vor der Herausforderung, unsere Pflanzen an den Klimawandel anzupassen oder sie schädlingsresistenter zu machen. All das kann die Zucht. Eine langwierige, komplexe Geschichte. So langwierig und komplex, es würde den Rahmen dieses Buches sprengen. Aber ihr wisst, worauf wir hinauswollen.

Ein Ackerjahr

Um besser zu verstehen, wie das mit unserem Getreide vom Acker bis zum reifen Weizen und dem Mehl für unser Kipferl funktioniert, hilft es, das Korn von Anfang an zu begleiten.
Die Bäuerin steht nicht, wie in der Werbung demonstriert, barfuß mit der Schürze am Feld und sät aus einem Körberl die Körner. Das Ganze ist eine kleine Dimension größer und technischer. Bevor sie den Weizen im Herbst anbauen kann, schwingt sie sich auf den Traktor, um den Boden vorzubereiten. Das passiert schon nach der Ernte im Sommer: Mit einer Maschine namens Scheibenegge bricht sie die Strohstoppeln der vorherigen Feldfrüchte um. Dann schnallt sie den Grubber an den Traktor. Der vernichtet die Unkräuter

und das keimende Ausfallgetreide, das beim Ernten der Vorkultur verlorengegangen ist. So kann der zukünftige Weizen ungestört wachsen.
Das wäre eine mögliche Methode, die recht oft angewendet wird, deshalb nennen wir sie hier gleich als Beispiel. Doch es gibt nicht DAS Rezept, deshalb wollen wir damit vorsichtig sein. Der Ackerbau selbst ist so bunt wie das Leben, und es gibt schier unendliche Methoden. Wir denken an die Direktsaat.
Die Bäuerin muss immer darauf achten, wie der Boden beschaffen ist, wenn sie mit den großen Maschinen ins Feld fährt. Wenn es zu nass ist, verdichtet sie den Boden und richtet Schaden an. Der Boden soll so seicht wie möglich, aber so tief wie nötig bearbeitet werden. Wenn es nicht sein muss, am besten gar nicht. Die Herausforderung ist, die richtige Balance zu finden. Ob und wie oft sie den Boden zu bearbeiten hat, hängt davon ab, was vorher auf dem Feld gewachsen ist und was die Bäuerin jetzt anbauen will. Nachdem Soja auf einem Feld gewachsen ist, ist das Bodenbearbeiten möglicherweise gar nicht notwendig, und sie kann den Weizen direkt säen. Vielleicht muss sie im Herbst aber auch zwei- bis dreimal ins Feld fahren und den Boden bearbeiten. Jeder Versuch einer einfachen Erklärung und jedes Pauschalrezept hätte zur Folge, dass es Bauern auf der ganzen Welt die Haare aufstellt. So wurde uns das nahegelegt. Deshalb wieder einmal nur der Versuch einer Erklärung.
Im Oktober wird der Weizen mithilfe einer am Traktor befestigten Sämaschine ausgesät. Etwa drei Zentimeter tief müssen die Weizenkörner in den Boden. Wer schon einmal eine Sämaschine eingestellt hat, weiß: Es ist zum Kinderkriegen. Echt eine Fitzelarbeit. Als Ackerbauer-Azubi hat man überhaupt das Gefühl, man verbringt mehr Zeit damit, die Geräte und Maschinen einzustellen, als man am Feld ist. Wenn die Bäuerin das geschafft hat, keimt das Korn nach ca. zehn Tagen, und es entwickeln sich die ersten Triebe. Damit der Winterweichweizen im Frühling zu blühen beginnt, braucht er einen Kältereiz im Winter. Ohne diesen Reiz keine Blüte, ohne Blüte kein Korn. Verdammter Klimawandel, oder?
Apropos: 93 Prozent unseres Weizens werden auf diese Weise angebaut und sind demnach Winterweizen. Die anderen 7 Prozent sind Sommerweizen und werden im Frühjahr gesät. Im Winter hat es ein reiner Ackerbauer halbwegs gemütlich. Für diese Einschätzung bekommen wir

allerdings sicher wieder eines auf den Deckel. Maschinen werden gewartet, und der Fuhrpark wird gepflegt. Die meisten reinen Ackerbauern haben im Winter Nebenjobs. Entweder sie machen Winterdienst, Waldarbeiten oder arbeiten in den Skigebieten. Oder, oder, oder. Ab März geht's wieder los. Damit das was wird mit der Ernte.

Düngen

Jetzt wird mit Stickstoff gedüngt, den braucht die Weizenpflanze für ihr Wachstum und für die Herstellung des Proteins im Korn. Je nachdem, welche Qualität der Weizen haben soll, passt die Bäuerin die Stickstoffmenge an. Wenn sie düngt, weiß sie noch nicht, wie viel es in diesem Jahr regnen wird. Das heißt, bei den ersten beiden Düngungen düngt sie mittelviel. Also auch auf ein mittleres Ertragsniveau. Ob sie noch einmal düngen muss, hängt von der Menge des Regens ab. Tanzen hilft bedingt. Dieses dritte Mal Düngen nennen die Bauern Qualitätsdüngung, weil sie sich von ihr höhere Proteinwerte, damit eine höhere Qualität und einen höheren Preis erhoffen.
Ihr erinnert euch an den Circle of Scheiß? Prinzipiell kann man zum Düngen Wirtschaftsdünger oder Mineraldünger verwenden. Wirtschafsdünger ist nichts anderes als Stallmist. Mineraldünger wird entweder abgebaut oder synthetisch hergestellt. Wenn die Bäuerin Tiere hat, kann sie ihren hofeigenen Wirtschaftsdünger verwenden. Ohne eigene Tiere braucht sie entweder einen guten Deal mit dem Nachbarn oder muss Mineraldünger kaufen. Im pannonischen Gebiet ist der Anteil an eigenem Wirtschaftsdünger sehr gering. Die Bauern in der Gegend ums Burgenland betreiben tendenziell keine Tierhaltung. Sie sind also sehr spezialisiert. Richtung Alpenvorland ist der Anteil wesentlich höher. Dort gibt es mehr Nutztiere.

Unkraut

Einmal ausgesprochen, hätte uns Biancas Botanik-Professorin ob dieses Wortes gescholten. In ihren Augen haben alle Pflanzen eine Funktion. Ja eh, denkt sich die Ackerbäuerin. Trotzdem sind Beikräuter, wie wir Ackerdemiker mit Niveau sagen, direkte Konkurrenz zu dem, was wir auf dem Acker eigentlich wachsen sehen wollen. Sie nehmen dem Weizen Wasser, Platz und Licht. Das mindert den Ertrag. Also muss man etwas dagegen tun. Unkrautjäten? Wer einen mehrere Hektar großen Acker vor sich hat, wird zu der Idee eher Nein, danke! sagen. Der zeitliche und finanzielle Aufwand wäre viel zu groß. Jetzt hat unsere Bäuerin zwei Möglichkeiten. Entweder mechanische Mittel oder Herbizide. Vielleicht hat sie schon im Herbst den Boden mechanisch bearbeitet und so Unkraut „vernichtet". Wenn die Pflanzen im Frühjahr zu wachsen beginnen, kann die Bäuerin ein Herbizid einsetzen. Das vernichtet das Unkraut zwar nicht, reduziert aber sein Wachstum. So behält die Weizenpflanze die Oberhand. Bio-Bauern und Bio-Bäuerinnen sind hier eingeschränkt. Sie dürfen keine chemisch-synthetischen Mittel verwenden. Stattdessen gibt es den sogenannten Striegel. Der tut ziemlich genau das, wonach es sich anhört: Hopp auf den Traktor, Striegel dran und den Boden durchkämmen. Wenn das Unkraut noch klein genug ist, wird es so aus dem Boden gerissen und verschüttet. Diesen Vorgang muss man im Frühjahr ein paarmal wiederholen. Nachteil: Man muss öfter mit der Maschine ins Feld. Ich lerne: Man striegelt mit dem kleinsten Traktor, den man hat, ein Striegel ist ein vergleichsweise leichtes Ding und verursacht kaum Verdichtungen oder sonstige Schäden durch die Überfahrt.

Und wenn das Getreide krank wird?

Es gibt unzählige Pflanzenkrankheiten und Insekten, die dem, was auf dem Acker wächst, an den Kragen wollen. Auch deshalb ist eine entsprechende Fruchtfolge ganz wichtig, damit sich Krankheiten und Schadinsekten nicht an einem Ort ansammeln. Die Bäuerin muss Jahre im Voraus planen, wann sie wo welche Pflanze sät. Krankheiten und Schädlinge sind in Getreidefeldern gewohnte Begleiter. Die Mittel dagegen, sogenannte Pflanzenschutzmittel, werden im besten Fall nicht vorbeugend eingesetzt. In feuchten Jahren dominieren die Pilzkrankheiten, in trockenen die Insekten. Außerdem mindern die Krankheiten den Ertrag vom

Acker oder führen vielleicht sogar dazu, dass die Ernte ausfällt. Daher muss auch da etwas unternommen werden. Vorbeugend wie akut.
Die Bäuerin muss ihre Pflanzen regelmäßig auf Krankheiten kontrollieren. Es gibt sogar einen Frühwarndienst. Dieser zeigt ihr an, wann sie etwas gegen den Pilz unternehmen muss. In der konventionellen Landwirtschaft benutzt sie dafür ein Fungizid, das sie mit einer großen Spritze auf den Feldern ausbringt. Es gibt viele verschiedene Pilzerkrankungen. Die relevantesten sind der Mehltau-Pilz und der Steinbrand. Der Mehltau besiedelt die Blätter, sie sehen dann aus, als wären sie mit Mehl bestreut. Er entzieht der Weizenpflanze Nährstoffe und hindert sie so daran, Ertrag, also Körner, zu bilden. Der Steinbrand hingegen befällt die Körner. Das Innere der infizierten Körner verwandelt sich in ein schwarzes, fischig stinkendes Pulver. Das Problem: Dieser Geruch breitet sich auf die gesamte Ernte aus. Im besten Fall ist das Getreide dann noch als Tierfutter verwendbar, im schlechtesten wird es in einer Biogasanlage entsorgt. Schad' drum, denkt sich die Bäuerin, und ein wirtschaftlicher Verlust noch dazu. Gegen diese Krankheit kann sie vorsorglich etwas tun. Sie kauft Saatgut, das mit pilzabtötenden Beizmitteln behandelt wurde. Die Samenkörner werden mit Wirkstoffen überzogen, die vorhandene Pilzsporen am Saatgut abtöten und den keimenden Weizen vor Pilzbefall schützen. Was macht die Bäuerin aber, wenn sie eine Bio-Bäuerin ist? Sie darf keine chemisch-synthetisch hergestellten Fungizide verwenden. Gegen den Mehltau hat sie somit kaum Möglichkeiten. Um den Steinbrand zu vermeiden, gibt es hingegen Wege: Entweder sie lässt ihr Saatgut immer auf Pilzsporen untersuchen, oder sie deckt sich jedes Jahr mit neuem Saatgut ein, das garantiert keine Pilzsporen enthält. All das ist wieder ein Kostenpunkt. Werden im Labor Pilzsporen gefunden, die unter einer gewissen Grenze liegen, hat sie noch die Möglichkeit, ihr Saatgut mit für die biologische Landwirtschaft zugelassenen Beizmitteln aus Kren- oder Senfextrakten oder solchen auf Basis eines Bakteriums zu beizen und dann anzubauen.

Generell hilft gegen Steinbrand, aber auch gegen die meisten anderen Krankheiten und Schädlinge wieder mal: Fruchtfolgewechsel! Die Pilzsporen des Steinbrands bleiben einige Jahre im Boden. Wenn die Bäuerin nun viel Weizen in ihrer Fruchtfolge hat, verstärkt sich das Problem, weil immer wieder die gleiche Wirtspflanze vorhanden ist und sich der Steinbrand hervorragend vermehren kann. Wenn die Bäuerin nur alle zehn Jahre Weizen (oder weizenähnliche Kulturen wie Dinkel) auf dasselbe Feld sät, ist das Problem wohl eher zu vernachlässigen. Bio-Weizen wird heute allerdings bereits standardmäßig vorbeugend gebeizt.

Auch Insekten können die Pflanzen ertragsbedrohend schädigen. Durch den Klimawandel treten diese immer öfter epidemisch auf, also in gigantischen Mengen. Die konventionelle Bäuerin kann sie mit Insektiziden bekämpfen. Im besten Fall ist das nur selten notwendig, denn sie würde damit viele andere, harmlose Insekten ebenfalls töten.

Ernten

Man erntet, was man sät. Sprichwörtlich und wortwörtlich. Nach einem Jahr Arbeit kann geerntet werden. Von Mitte Juli bis Ende September wird das Korn mit großen Mähdreschern gedroschen. Bei uns hat sich über lange Zeit eine Struktur von Händlern etabliert, die das Getreide der Bäuerinnen und Bauern in dezentralen Lagern übernehmen. Ihr habt euch sicher schon mal über die großen, hässlichen Türme gewundert, die irgendwo mitten in der Pampa stehen. Das sind Getreidelager und Lagerhäuser. Wenn die Bäuerin dort mit ihren Anhängern und tonnenweise Weizen ankommt, werden zuerst einmal Proben genommen und unzählige Parameter gemessen. Wie viel Protein- und Wassergehalt haben die Körner – sprich, um welche Qualitätsklasse handelt es sich? Wenn die feststeht, darf die Landwirtin ihren Anhänger mit Getreide in eine Übernahmegosse abkippen. In den Lagern gibt es einen Silomeister. Der muss darauf achten, dass das Getreide nicht von Schädlingen befallen wird oder verdirbt, während es lagert. Denn der Weizen der Bäuerin verbringt oft ein Jahr und länger im Lager. Vorrat und so. Während der Silomeister seine Runden geht und die Belüftung für das Getreide einstellt, sitzt die Bäuerin schon wieder auf ihrem Traktor und bereitet das Feld für das nächste Ackerjahr vor. Der Kreislauf beginnt von Neuem.

Österreich, Bio-Hero?

Über ein Viertel unserer landwirtschaftlichen Flächen wird biologisch bewirtschaftet. Damit sind wir die Nummer eins in Europa. Gerade Ackerbauern stellen immer öfter um. Die Statistik sagt, dass die Bio-Ackerbauern mittlerweile im Durchschnitt größere Flächen pro Bauer bewirtschaften als die konventionellen Kollegen.

Fun Fact: Wir sind zwar Europameister im Bio-Produzieren, aber längst nicht im -Konsumieren. Viel von unserem Bio-Getreide geht in die Schweiz.

Bio-Getreide in Österreich (2021)

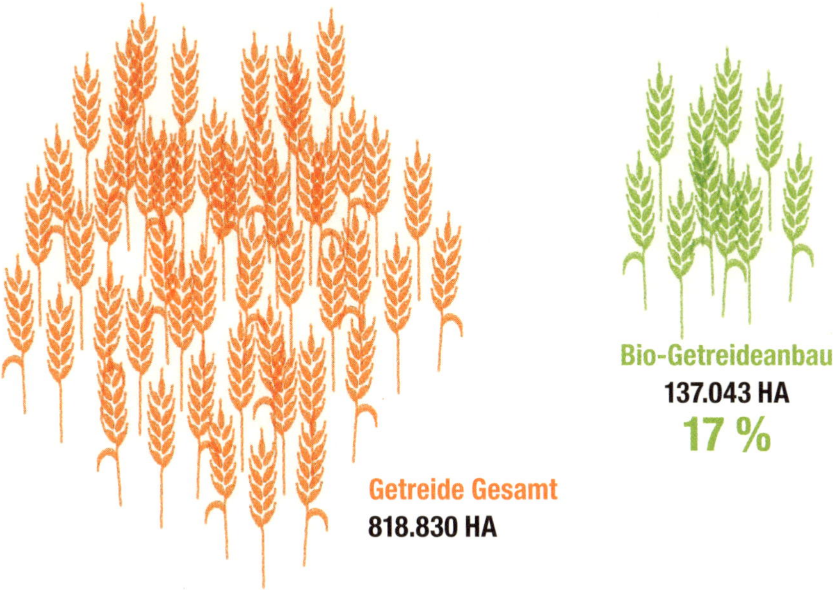

Immer mehr Landwirte stellen hoffnungsfroh auf bio um. Bei allen idealistischen und ökologischen Überlegungen, auch um dem Klimawandel Einhalt zu gebieten, ist die Entscheidung am Ende des Tages oft eine wirtschaftliche. Muss sie fast sein. Die Preise für konventionell produziertes Getreide schwanken stark und sind wiederkehrend sehr niedrig. Bio-Ackerbau ist somit auch als ökonomische Lösung für manche Bauern interessant. Doch auch Bio ist ein Markt, ein Zusammenspiel aus Angebot und Nachfrage. War die Nachfrage nach Bio-Getreide lange Jahre ungebrochen, ist auch dieser Markt gesättigt. Die Preise stagnieren und fallen. Auch die Bio-Preise schwanken heute stark. So hat Dinkel zum Beispiel gerade einen guten Preis, Gerste eher nicht so. Trotzdem wachsen die Anbauflächen für Bio-Getreide in Österreich. All das hören wir von Familie Schmit, ihres Zeichens Bio-Ackerbauern im Burgenland. Sie haben ihre eigene Strategie entwickelt, damit umzugehen.

Findet das Bio-Angebot nicht mehr genug Nachfrage, wird es zu konventionellen Preisen verkauft. Dem Bio-Getreide ergeht es dann auf diesem übersättigten Markt, wie es landwirtschaftlichen Produkten aus konventioneller Herstellung seit Jahrzehnten geht: Sie werden von einer Preisabwärtsspirale erfasst und einem stark schwankenden und schwer vorherzusagenden Markt ausgesetzt.

Und wer isst das, was auf unseren Feldern wächst?

In den letzten Jahrzehnten sind wir von Allesfressern zu Fleischfressern geworden. Ja, das ist plakativ formuliert und so natürlich nicht zu 100 Prozent richtig. Doch irgendwann auf unserem Weg haben wir die Ausnahme zur Regel gemacht: Wir essen weltweit immer mehr Fleisch. In den letzten 20 Jahren hat sich der Fleischverbrauch weltweit verdoppelt. Hört ihr auch die Worte eurer Großmutter irgendwo widerhallen: „Früher haben wir nur am Sonntag Fleisch gegessen“? Wohlstand, Bevölkerungswachstum und immer effizientere Produktionsmethoden treiben den Fleischkonsum in die Höhe.

Was hat aber unser Fleischessen mit den Feldern und Äckern zu tun? Was interessiert euch das? Euch Menschen, die ihr hier über Acker, Boden und die Pflanzen, die dort wachsen, lesen wollt? Der Grund dafür ist, dass wir nicht mehr wie die Oma nur am Sonntag einen Braten essen und das etwas ganz Besonderes ist, sondern eigentlich dauernd Fleisch auf dem Speiseplan haben. Deshalb benötigen wir auch immer mehr Tiere. Diese müssen etwas fressen. Das Futter wächst unter anderem auf unseren Äckern. Haben wir damals vor Tausenden von Jahren angefangen, Wälder zu roden und den Boden zu hacken, um Essen für uns anzubauen, tun wir das heute auf der ganzen Welt auch, um Futter für Tiere anzubauen. Für uns war es faszinierend zu lernen: Zwei Drittel der weltweiten landwirtschaftlich genutzten Flächen verwenden wir für den Anbau von

Tierfutter. Das hat die Forschung von Urs Niggli ergeben, seines Zeichens Agrarwissenschaftler und langjähriger Leiter des Forschungsinstituts für biologischen Landbau – kurz FIBL. Andere Quellen sprechen von einem Drittel der gesamten Erdoberfläche, wieder andere von allein 60 Prozent der landwirtschaftlich genutzten Fläche in Österreich. Die Statistik Austria sagt, rund 50 Prozent des Getreides in Österreich werden zu Tierfutter. Zusätzlich importieren wir noch Getreide aus der restlichen EU und aus Übersee. Aber, und das war das nächste große Learning: Mehr als die Hälfte unserer landwirtschaftlich genutzten Flächen in Österreich ist Grasland. Und Gras können wir bekanntlich nicht essen. Aber Kühe, Schafe und Ziegen können es. Das heißt, das Grünland wird erst durch die Tierhaltung für uns nutzbar gemacht. Dazu kommt noch ein weiterer Aspekt: Es gibt Pflanzen, die vorrangig zur Lebensmittelgewinnung auf dem Acker angebaut, von denen Teile aber auch als Futter eingesetzt werden. Zuckerrüben zum Beispiel. Die unausweichliche Frage also: Sollen wir nicht lieber selbst essen, was auf dem Acker wächst? Das ist mit einem klaren JEIN zu beantworten. Getreide und Soja nur zum Zwecke des Tierefütterns anzubauen, ist zu hinterfragen. Damit Tiere zu unseren Nahrungsmittelkonkurrenten zu machen, ist zu hinterfragen. Unsere Tiere aber so zu halten, dass sie das fressen, was wir nicht verwerten können, klingt für uns sinnvoll.

[Hier gelangt ihr zu unserem Podcast mit Urs Niggli.]

DIE ACKERDEMIKER

WILLKOMMEN BEI DEN SCHMITS

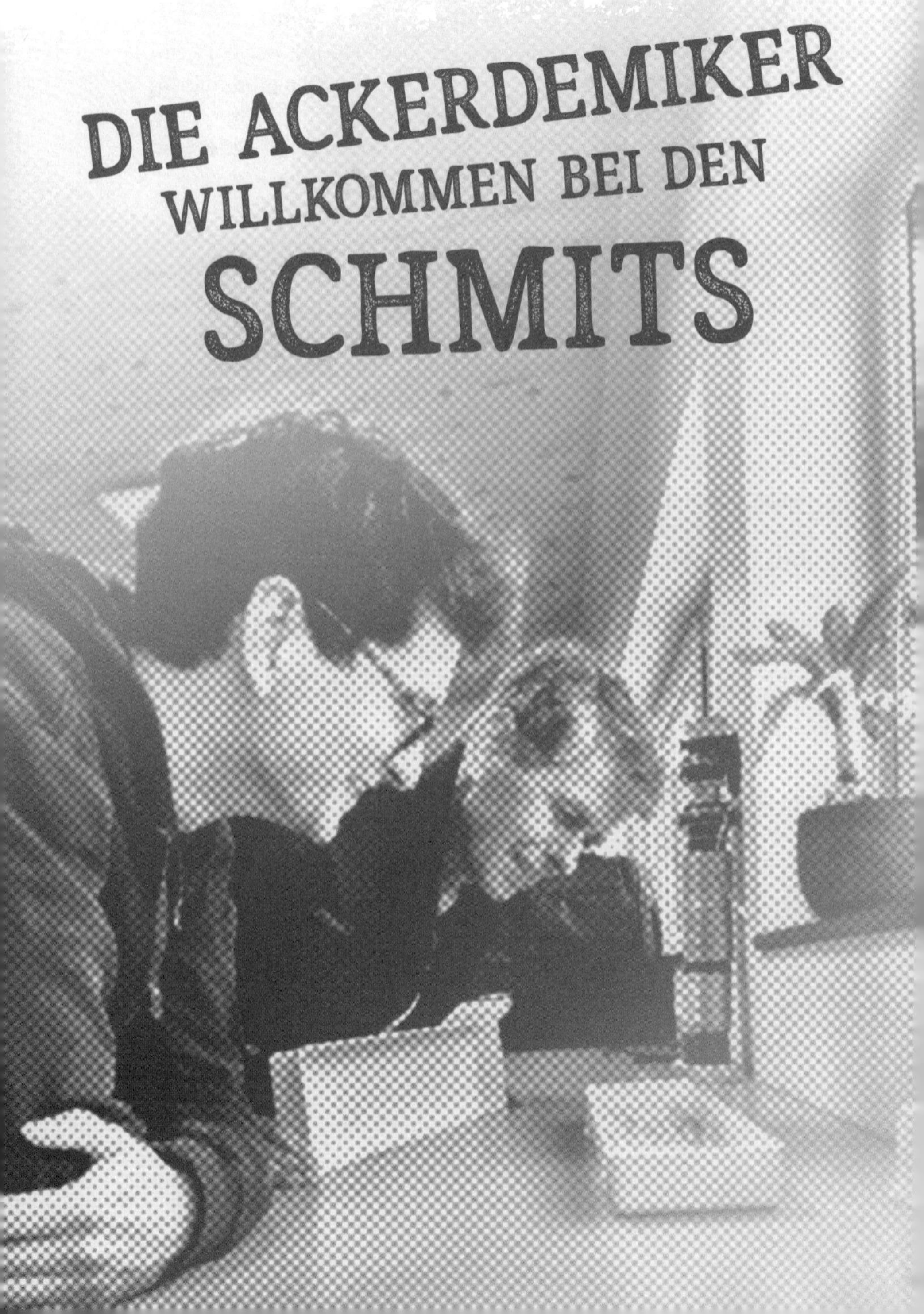

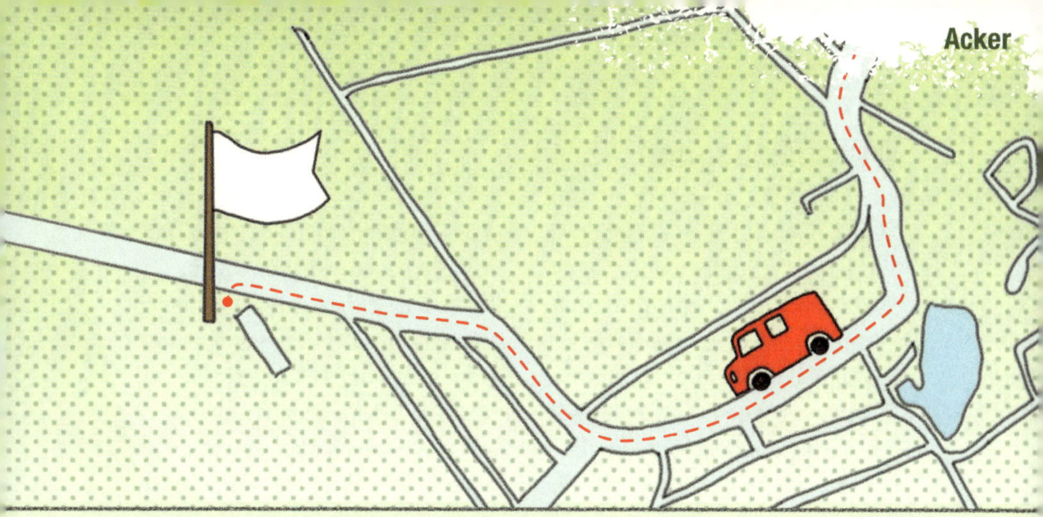

Die Mitglieder der Familie Schmit sind für sich selbst: Familie, Eltern, Kinder, Mitarbeiter und Freunde. Außerdem sind sie Bio-Ackerbauern, Direktvermarkter und auch ein wenig Lohnunternehmer. Roman ist pensionierter Polizeibeamter und drischt seither gegen Bezahlung (Sorry, Roman, der musste sein). Natürlich dreschen er und sein Sohn Martin nur die eigenen Felder und jene der Bauern im Umland. „Manchmal verirrt er sich auch noch auf den Mähdrescher", korrigiert mich Martin grinsend. Denn heute ist er es, der 95 Prozent von allem drischt, was es zu dreschen gibt. Die restlichen 5 Prozent bleiben Roman. Das mit dem Lohndreschen für andere Bauern hat sich so ergeben, weil die eigenen Flächen am Anfang für die Maschinen zu klein waren. Romantisch wie sie sind, haben Mama Martina und Papa Roman mit dem Hochzeitsgeld gleich den ersten großen Mähdrescher gekauft, und damit ging die Reise los.
Mit dem Hof von Martinas Eltern und ca. 14 Hektar Land starteten sie vor ca. 25 Jahren in die Landwirtschaft, heute bewirtschaften sie etwa 160 Hektar. Ein für diese Gegend durchschnittlich großer Ackerbaubetrieb. Sie produzieren Soja, Hafer, Kürbisse und eigentlich alles, was potenziell auf Feldern als Marktfrucht angebaut werden kann. 25 Prozent vermarkten sie direkt, der Rest wird an Zwischenhändler verkauft. Diese entscheiden dann, was mit den Rohstoffen passiert.
Für Martin war es irgendwie schon immer klar, dass er Landwirt werden wollte. Sein Vater, Freund und Mitarbeiter Roman hat ihn mit viel Vertrauen und der eigenen Liebe zur Landwirtschaft inspiriert. Eine formelle Hofübergabe war somit nicht wirklich nötig, alles läuft Hand in Hand.

Wie alles begann

Martin und ich haben einander während des Studiums kennengelernt. Eines Tages saß im Studentenbeisl plötzlich ein Ackerbauer neben mir. Beim Essen haben wir über Gott und die Welt geredet. Seither sind wir einander erhalten geblieben. Mit Martin kann man nicht nur über Herzschmerz und das Leben großartig philosophieren, er kann auch wie kein anderer die Zusammenhänge in unserem Boden und in den Äckern erklären. Und das mit solch einer Begeisterung, dass ich fast alles, was ich über Ackerbau, die Pflanzen und den Boden weiß, von ihm habe. Nicht etwa aus Vorlesungen und Seminaren.
Aus diesem Grund (und weil wir mittlerweile gute Freunde sind), steuere ich den Roten Blitz aus Wien hinaus, an der stinkenden Raffinerie der OMV vorbei über schnurgerade Landstraßen schier unendliche Äcker entlang ins Burgenland.

Zehn Jahre lang habe ich es nicht geschafft, ihn zu besuchen. Aber jetzt. Ihr wisst ja, mittendrin statt nur dabei. In Zagersdorf kreise ich vergeblich auf der Suche nach einem Bauernhof. Ein Einkaufszentrum da, ein Kreisverkehr dort, dazwischen überall Äcker. Irgendwo müssen sie sich doch verstecken, die Bauern. Die Google-Maps-Stimme mault mich immer wieder an: „Sie haben Ihr Ziel erreicht.“ Ich parke den Roten Blitz in einer kleinen Gasse mit Einfamilienhäusern. Hä? Martin guckt aus einem der Häuser. „Du ... wo ist denn jetzt der Bauernhof?“ Martin grinst. „Bei uns ist das ein bisschen anders. Ich zeig's

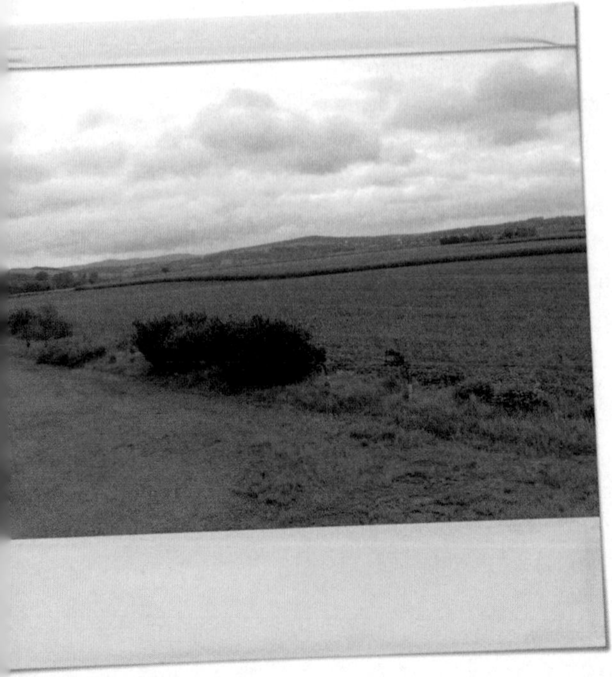

dir gleich." Nachdem wir einander begrüßt haben, starten wir sofort los. Wir gehen in die Garage. Die Autos lassen wir links liegen und schnappen uns die an der Wand lehnenden Fahrräder. Meine Beine sind mal wieder zu kurz. Wir strampeln aus der Wohngasse dieses burgenländischen Dorfes, biegen auf die Hauptstraße, sausen an den Feldern entlang vorbei an Kreisverkehren, an Firmengebäuden und einem Einkaufszentrum. Als am Dorfrand eine moderne Halle aus Holz und Beton vor uns auftaucht, schlägt Martin einen abrupten Haken. Mich haut's fast auf die Pappn.

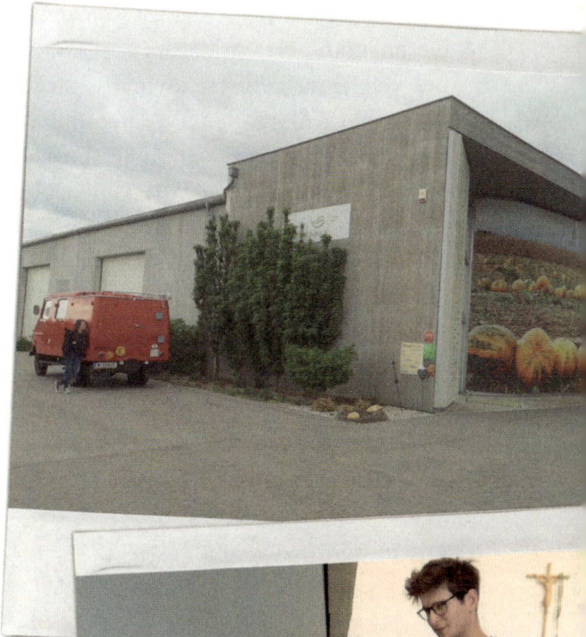

Da sind wir also. Wir rollen langsam durch den Garten, der vor der Halle angelegt ist. Vorbei an einem Teich, wo an diesem wunderschönen Augusttag die Insekten nur so schwirren. Alles wirkt wie in einer geschützten Blase. Rundherum Felder und Landstraßen.
Wir stellen unsere Räder ab und öffnen klingelnd eine Glastür, die in den Hofladen führt. „Kosten können wir später", lacht Martin, der mich nur allzu gut kennt.

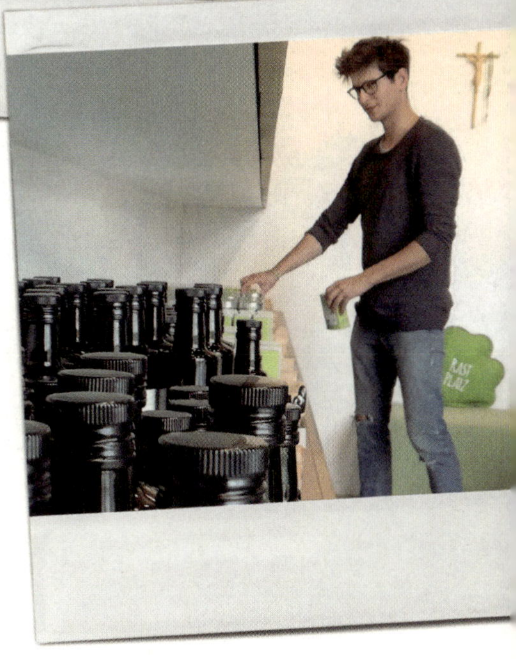

Der bunte Blechhaufen

Wir nehmen ein paar moderne Holzstufen in den ersten Stock des Gebäudes. Ein Seminarraum. Ein Fenster gibt den Blick in die Maschinenhalle frei. Unten sehen wir Roman werkeln. „Das ist unser bunter Blechhaufen", erklärt Martin.
Den will ich näher betrachten. Also stehen wir keine Minute später vor allerhand Gerätschaften. Riesengroß und ja, bunt. Viele kenne ich aus den Lehrbüchern. Bei manchen habe ich keine Ahnung, wofür sie gut sind. Aaah, ein, zwei, viele Traktoren. „Dieser Blechhaufen ist das Kernstück des Hofes. Bei 160 Hektar geht nichts ohne ordentliche Maschinen, um das zu schaffen."

In der Tat ordentlich, denke ich mir. Nicht nur ordentlich groß, sondern auch ordentlich. Die ganze Halle ist blitzblank. Die Traktoren und ihre Anhängervorrichtungen sowieso. Roman schraubt an irgendeinem Ding herum. Es stellt sich als der Striegel heraus. Er ist blau und beindruckend breit. „Wir verbringen fast mehr Zeit damit, unsere Maschinen zu warten, als wir sie tatsächlich benutzen", grinst er mich an. „Wenn wir sie brauchen, müssen sie sofort einsatzbereit sein. Das Wetter und der Boden fragen nicht, ob der Traktor funktioniert oder nicht." Ich lehne mich an das einzige Alte, was ich in der Halle entdecken kann. Nein,

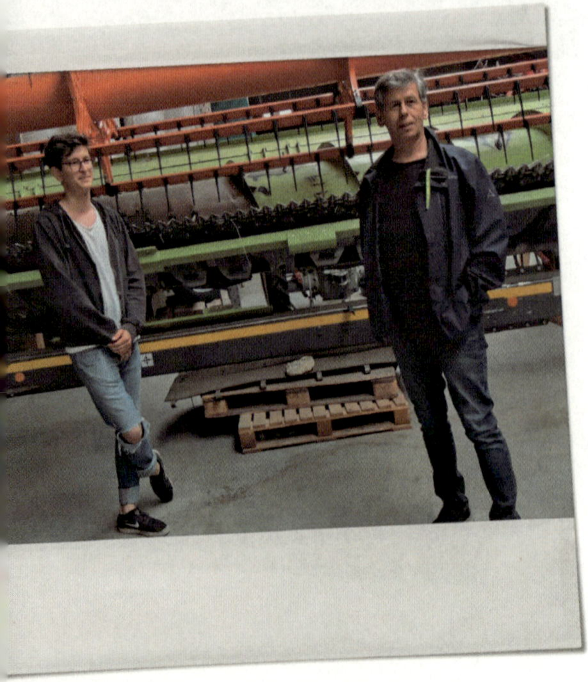

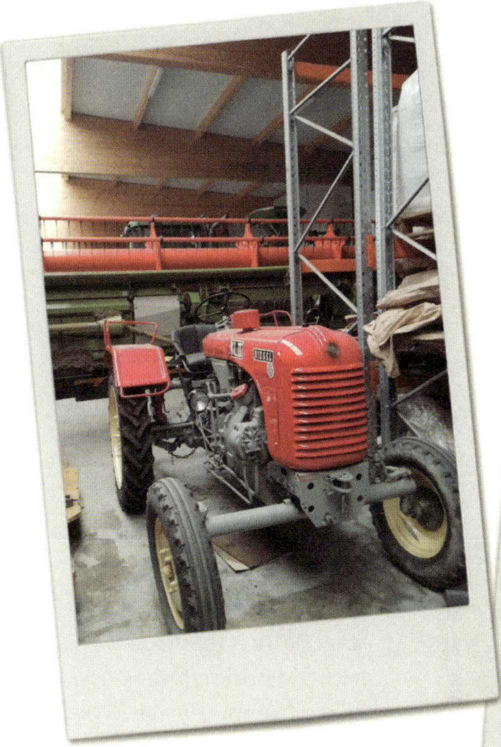

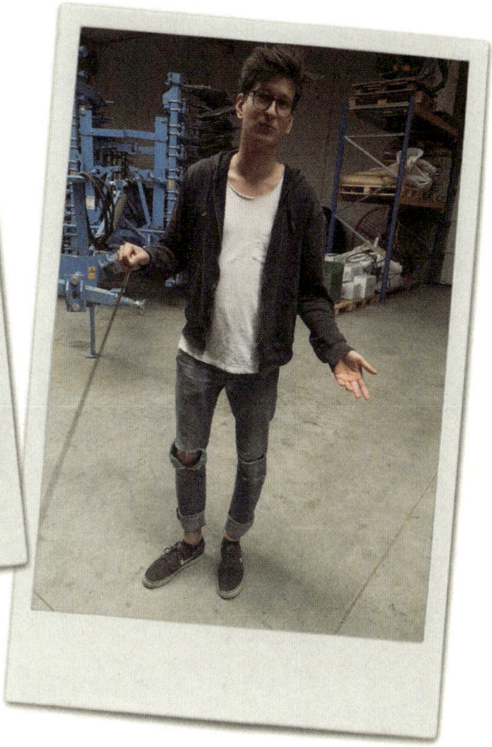

nicht an Roman, sondern an den alten roten Steyr-Traktor. Zwischen all den modernen Maschinen wirkt er wie ein Insekt aus prähistorischen Zeiten. Mich beruhigt er. Ich staune. „Weißt du, was der allerwichtigste Blechhaufen von allen ist?“ Ich schaue Martin mit großen, fragenden Augen an. Er hält mir eine Schaufel unter die Nase. „Ja genau“, lache ich ihn aus. „Du Öko hast eine ganze Halle voll mit modernen Maschinen und willst mir erzählen, die Schaufel sei das Wichtigste.“ Er entgegnet nur: „Ich zeig’s dir.“

Die Reise über die Felder

Wir lassen die Räder stehen. Martin hält die Schaufel fest in der Hand. Eigentlich ist es ein Spaten, werde ich lernen. Wir lassen die Halle mit ihrem Bubble-Garten und den schönen Hofladen mit dem modernen Seminarraum hinter uns und gehen die Landstraße entlang.

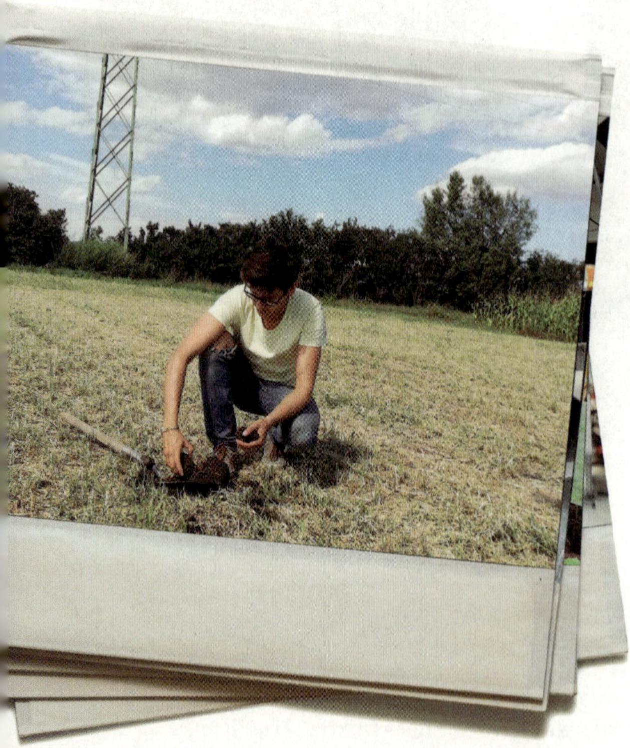

Am Straßen- und am Feldrand liegt viel Müll, den die Autofahrer aus den Fenstern werfen. Hier ist wohl normalerweise nie jemand zu Fuß unterwegs. Diese Straße ist nicht für Menschen gemacht. Nur für Autos. Daneben: Äcker, so weit das Auge reicht. Martin erzählt mir auf dem Weg von der Box, die er aus Holz und Alu extra für seinen Traktor gebaut hat, um den Mist von den Feldern einzusammeln. „Du kannst dir nicht vorstellen, was die Leute alles wegwerfen." Ich werde noch verstehen, was er meint.

Vor einem Acker mit Hippie-Mais bleibt Martin stehen. Die Pflanzen sehen aus, als wären sie auf dem Weg nach Woodstock. „Unser Popcornmais", stellt uns Martin vor. Er marschiert mitten ins Feld. Bald sehe ich nur mehr den Mais wackeln und rascheln. Ich reiße mich selbst aus meinen Gedanken und laufe hinterher. Er steht umringt von hohen Pflanzen im Feld, einen Fuß auf der Schaufel. Beherzt setzt er an, knirschend dringt der Spaten in die spätsommerliche Erde und legt eine Scholle frei. Wir hocken uns auf den Boden. Martin drückt mir eine große Erdscholle in die Hand. Ich zerbrösle die Erde zwischen meinen Fingern, ich rieche daran, sehe, wo der Boden verdichtet ist, wie krümelig die Erde ist, wie feucht oder trocken, zähle mit Martin Wurzeln und Regenwürmer.

Ich beginne zu begreifen. Wir laufen die gesamte Gegend ab. Vom Kukuruzacker bis zum Weizenfeld, von den Zuckerrüben bis zu den Kürbissen. Von bio bis konventionell und allem dazwischen. Ich sehe so viele verschiedene Felder, so viele Bodenstrukturen, nehme unterschiedlichste Gerüche wahr. Sehe mal viel Bodengetier, mal fast gar keines. Habe staubtrockene und lehmig-feuchte Erden in den Händen. Verstehe, was es mit einem Ackerboden macht, wenn man jahrelang das Gleiche dort anbaut und er mangelernährt auf der einen und überdüngt auf der anderen Seite ist: Ich kann es schwer mit anderen Worten beschreiben, der Boden ist einfach arm. So riecht er, so fühlt er sich an. Ich sehe den Unterschied zwischen einem Acker, der mit einem Pflug bearbeitet wird, und einem, wo nur die obersten Zentimeter gelockert werden. Ich spüre und sehe, was passiert, wenn man mit einem schweren Traktor in den Acker fährt, wenn der Boden zu nass ist, sehe, wie sehr der Boden dadurch hart und verdichtet wird. Es sind keine Poren mehr im Boden, wo Tiere leben können und Wasser aufgenommen werden kann. „Verstehst du jetzt, warum die Schaufel der wichtigste Blechhaufen für mich als Ackerbauer ist?“

Es grünt so grün

... wenn Martins Äcker blüh'n. Oder begrünt sind. Wir hocken, den Spaten neben uns in die Erde gesteckt, vor einem Feld. Kunterbunt wachsen dort allerhand Pflanzen. Ich erkenne vier bis fünf. Martin zählt mir alle 22 nacheinander auf. Eine eigene Mischung, erzählt er stolz. Das ist die Gründüngung. Nach der Ernte wird bei den Schmits sowieso nicht umgeackert. – Wer von uns kennt nicht die herbstlich umgeackerten Böden? Erde nach oben. Braune Erdschollen, so weit das Auge reicht. – Bei den Schmits wird der Boden nur leicht gelockert, die Ernterückstände werden oberflächlich eingearbeitet. Und dann? Wird sofort wieder etwas ausgesät. Und zwar Martins 22-Sorten-Mischung. „Hast du schon mal in der Natur einen offenen Boden gesehen? Nein, oder?“, fragt mich Martin. Ich nicke zustimmend. „Nein.“ „Die Sonne desinfiziert den Boden, wenn er offen liegt, der Wind verträgt ihn“, erklärt er weiter. „Deshalb schauen wir, dass die Felder immer bedeckt sind. Immer grün.“ Die 22 Pflanzensorten haben unterschiedliche Funktionen und sind im Verhältnis ausgeklügelt: Manche durchwurzeln und lockern das Erdreich besonders gut, andere binden den Stickstoff aus der Luft im Boden und düngen ihn damit, manche haben besonders große Blätter und schützen ihn so. Martin sticht mit dem Spaten ein großes Stück Erde heraus. Es krümelt und wuselt, es riecht erdig. So wie ein gesunder Boden riechen soll. Ich zupfe an einem Kleeblatt herum: „Aber das braucht ja auch Arbeitszeit und den Traktor und den Diesel dafür und das Saatgut für deine Mischung. Wer zahlt das? Geld bekommt man ja nur für die Ernte von dem, was eigentlich wächst, oder? Weizen, Gerste, Soja, was auch immer.“

Nackerte, Früchte und Deckungsbeiträge

Martin sitzt im Schneidersitz neben mir. Es fühlt sich wieder an wie damals im Uni-Beisl. „Ich könnte auch nur die Pflanzen anbauen, die mir den höchsten Deckungsbeitrag bringen. Also wo ich am meisten pro Hektar verdiene. Das könnte ich machen. Die Fruchtfolge ist nicht gesetzlich geregelt, auch bei den Bio-Bauern nicht. Ich könnte das meiste pro Hektar rausholen. Jahre, wahrscheinlich sogar jahrzehntelang. Aber warum, glaubst du, gibt's bei uns so eine Vielfalt?“ „Ökofundis?“, grinse ich ihn breit an. „Ja, auch“, lacht er und stützt sich auf die Ellenbogen. „Aber weißt du was? Ich will bis an mein Lebensende Ackerbauer sein. Und ich will, dass meine Kinder es auch sein können, wenn sie es möchten. Wenn ich also jetzt kurz- bis mittelfristig das meiste aus meinem Boden heraushole und nur wenige Pflanzen immer wieder anbaue, die mir möglichst viel Geld bringen, und kaum eine Fruchtfolge und Vielfalt haben, was wird dann passieren? Dem Boden werden immer wieder dieselben Nährstoffe entzogen, Krankheiten und Schädlinge breiten sich auf einem Feld aus, weil immer wieder die gleiche Wirtspflanze dort wächst. Kurzfristig kann ich das Maximum herausholen, langfristig sind die Böden kaputt und die Erträge niedrig. Also bin ich nicht nur ein Öko. Es geht auch um das Ökonomische. Ich plane einfach langfristig. Mir ist auf der einen Seite der Boden wichtig, weil ich nachhaltig denke, weil ich etwas für die Umwelt tun möchte. Aber ich möchte auch in der ferneren Zukunft vom Bauer-Sein leben können. Deshalb mag ich keine nackerten Böden, deshalb sind unsere Felder so gut wie immer grün. Also kümmere ich mich um meine Felder und den Boden. Wenn es dem Boden gut geht, wächst dort auch genug. Meine Mama sagt, es ist vollkommen egal, ob bio oder konventionell. Es gibt auf beiden Seiten Leute, die nachhaltig arbeiten. Und um auf die 22-Sorten-Gründüngung zurückzukommen: Ja, es kostet Zeit, ja, es kostet Geld, ja, es gibt dafür Förderungen, aber die decken das bei Weitem nicht. Warum also mache ich das? Weil ich an die Zukunft denke, ökonomisch und ökologisch. Das geht immer Hand in Hand."

Kürbis mal anders

Vielleicht bemerkt Martin meinen hungrigen Blick. Oder er hört meinen Magen knurren. „Komm, wir gehen dorthin, wo die Kollegen wachsen, die du so liebst." Während um meinen Kopf die Fragezeichen kreisen, ist mein fideler Freund schon auf dem Weg. Mit der Schaufel in der Hand treten wir wieder den Rückweg an. Wir streifen an Sojafeldern vorbei und gelangen zu einem wild aussehenden Acker. „So schaut's beim Bio-Bauern auf dem Kürbisacker aus", erklärt mir Martin.

Jetzt verstehe ich. Die steirischen Wurzeln meiner Mutter ziehen mir allein bei dem Gedanken an burgenländisches Kürbiskernöl die Ohren lang. Ihr zu gestehen, dass mir das Kürbiskernöl von Martins Mama Martina mit Abstand am besten schmeckt, grenzt an Blasphemie. Zwischen hohem Unkraut, oder besser gesagt Beikräutern, blitzen die orange-grün gestreiften Ölkürbisse hervor.

Es ist August, sie sehen schon aus, als würde es bald Kürbiskernöl geben. Martin bedeutet mir, dass ich kommen soll. Wir hüpfen über Kürbisse und deren Ranken. Ich denke an Öko-Cinderella. Wir bleiben stehen. Martin klopft auf einen Kürbis. „Keiner zuhause", denk ich mir. Zack. Plötzlich schnellt sein Spaten an mir vorbei und spaltet die runde Frucht. Es knackt

schmatzend. Zwischen dem saftigen, orangen Fruchtfleisch liegen dunkelgrüne, in oranges Fruchtfleisch eingebettete Kürbiskerne.
Um uns herum stehen teilweise menschenhohe andere Pflanzen. „Bei Bio-Kürbissen dürfen wir gegen das Unkraut nichts spritzen", beantwortet Martin meinen fragenden Blick. „Also müssen wir mit dem Striegel und dem Traktor ins Feld und das Unkraut mechanisch bekämpfen. Das geht aber schon sehr bald nicht mehr, weil die Kürbispflanzen zu groß werden und wir sie mit dem Traktor und dem Striegel kaputt machen würden. Händisch wäre natürlich eine Möglichkeit. Aber ganz ehrlich ... Deshalb müssen wir den Acker eigentlich so lassen. Dementsprechend wachsen weniger Kürbisse. Die, die wachsen, sind dann aber Geschmacksbomben", grinst's wieder. Die Konkurrenz um Licht, Wasser und Nährstoffe muss hart sein, denke ich mich umschauend.

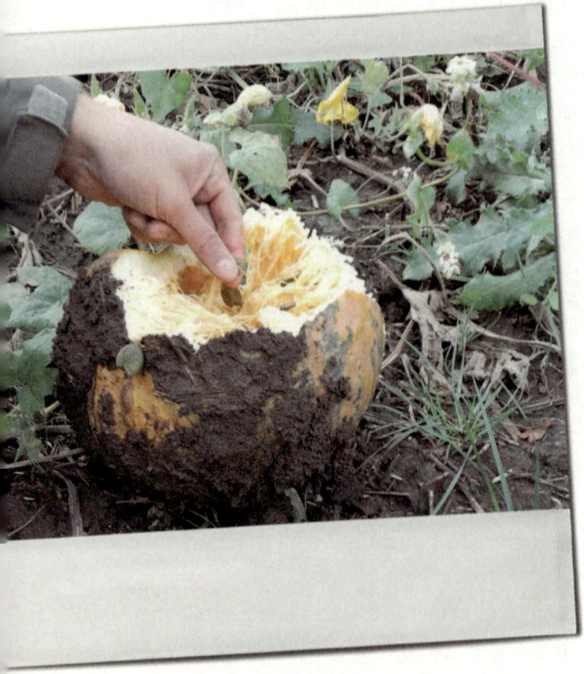

„Landwirtschaft ist immer ein Eingriff in die Natur."

„Die Kunst ist, diesen Eingriff so gering wie möglich zu halten. Und im besten Fall auszugleichen." Zwischen den Kürbissen sagt Martin diesen Satz zu mir. Ich werde ihn wohl nie wieder vergessen. Der nächste Puzzlestein für mich. Es ist wie eine Schnitzeljagd zum Gesamtbild unseres Essens. Und vielleicht auch zu unserer Welt, unserer Gesellschaft. Eine Schnitzeljagd zu uns selbst. – Pathos Ende. Martin erzählt mir von den Kürbissen, die bei der Ernte aufgebrochen werden. Das Fruchtfleisch kann man zwar essen, es müsste aber entweder sofort verwertet oder getrocknet werden, um nicht zu verderben. Das wäre viel zu aufwendig und teuer dafür, dass es nicht gut schmeckt. Es bleibt also als Dünger auf dem Feld zurück. Martin erzählt mir von den Pflanzen, die er bewusst zwischen die Kürbispflanzen gesät hat. Wir haben erfahren: Nackten Boden wollen wir nicht, und die gesäten Pflanzen sollen die unerwünschten Beikräuter verdrängen, den Boden lockern und nicht so sehr mit den Kürbissen konkurrieren. So weit aber nur die Theorie. Denn diese bewusst Gesäten verschwinden unter den dicken Stängeln und Blättern des Unkrautdschungels. Na ja, ein erster Versuch. Wieder etwas gelernt. Auf dem Boden hockend und einen Kürbis tätschelnd werde ich etwas tollkühn: „Aber Martin, jetzt mal ohne Spaß: Bei den Kürbissen kannst du dann nicht mehr eingreifen, weil du sonst alles ruinieren würdest. Aber was ist mit den anderen Feldern? Und was meinst du mit Eingriffe ausgleichen?“

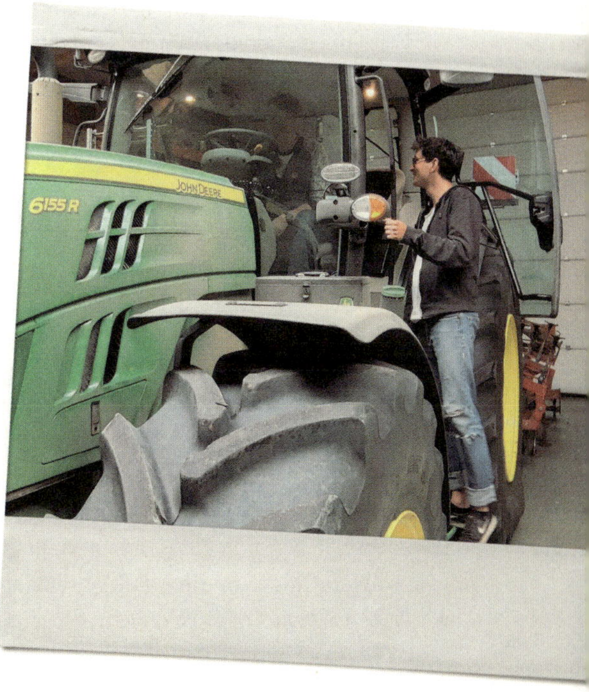

Wieder steht er auf und marschiert los. Ich hinterher. Wir schlendern einen Feldweg durch die ebene burgenländische Landschaft: Windräder und Felder, so weit das Auge reicht. Martin erzählt mir von Windschutzhecken und Niederschlagsmengen, von seiner Diplomarbeit und Versuchen auf seinen Soja-Feldern, als wir von Weitem wieder die futuristische Halle sehen. Wir gehen durch den Hofladen in die Maschinenhalle. Martin legt den Spaten

an seinen Platz. Alles hier hat seinen Platz und seine Ordnung. Er führt mich zu einem Traktor und deutet auf eine überdimensionale Sackrodel. „Reifenwechseln", sagt er nur. Angesichts der riesigen Traktorreifen – im Hinterreifen kann ich fast stehen – fange ich ungläubig an zu lachen. „Ja genau. Und wozu? Winterreifen gibt's erst im November, und außerdem, was hat das mit meiner Frage zu tun?" Martin schnappt sich die Sackrodel. Fein säuberlich lehnen hinter einem Traktor vier Reifen. Schätzungsweise dreimal so breit wie jene, die momentan montiert sind. Ich beginne zu verstehen. Mit geschickten Handgriffen und einer Art Mini-Hebevorrichtung wechselt Martin die riesigen Traktorreifen. Alleine. Mich lässt er die Schrauben festziehen.
Martin deutet auf die neu montierten Reifen: „Das ist der geringstmögliche Eingriff in die Natur. Wir müssen in die Felder fahren, striegeln gegen das Unkraut, grubbern, um den Boden zu lockern. Was auch immer. Der Traktor ist schwer und verdichtet den Boden. Die breiten Reifen verteilen das Gewicht viel besser. Noch dazu fahren wir mit wenig Reifendruck ins Feld: 0,8 Bar. Dann verteilt sich das Gewicht noch besser. Wenn der Boden nicht zu feucht ist, schaffen wir es mit dieser Methode, so wenig wir können einzugreifen. Wenn wir jetzt noch gründüngen und uns sonst auch um den Boden kümmern, dann können wir sogar wieder etwas ausgleichen."

Wo sich die Kuh in den Schwanz beißt

Als mir Martin zum ersten Mal erklärte, wie das mit dem Nährstoffkreislauf im Boden funktioniert, ist in meinem Kopf das Bild entstanden: The Circle of Scheiß, oder der Kreislauf des Lebens. So oft wurde mir gesagt: Bio-vegane Landwirtschaft kann funktionieren. Also eine Landwirtschaft ohne Tiere und deren Ausscheidungen, die wir zum Düngen aufs Feld bringen. Ich stelle Martin also diese Frage: „Kann Landwirtschaft ohne Tiere funktionieren?" Wieder sagt er etwas, das meine Sicht verändern soll: „So, wie wir momentan arbeiten, geht sich das nicht aus. Wir haben eine Nährstofflücke im Kreislauf." Er erklärt: „Wenn wir ernten, nehmen wir Nährstoffe aus dem Feld weg, also aus dem Kreislauf. Wir essen und

gehen dann aufs Klo. Was wir dort runterspülen, sollte eigentlich wieder aufs Feld. Dann wäre der Kreislauf geschlossen. Weil wir Medikamente nehmen, sich unsere Abwässer mit Seife und Putzmittel und sonstigen Dingen mischen, können wir das aber nicht tun. Sonst wäre das alles im Boden. Um diesen Nährstoffkreislauf zu schließen, brauchen wir also eine andere Möglichkeit."
Die Schmits haben einen Scheiß-Deal: Sie bauen auf einigen Hektar Klee an, den sie mit einem bekannten Bauern gegen Kuhmist tauschen. So schließen sie den Kreislauf.

Vom Erdewuzeln und dem Autopiloten

Während ich noch über die Zusammenhänge und Kreisläufe nachdenken hat sich Martin auf den neu bereiften Traktor geschwungen. Der Spaten in seiner eigens angebrachten Halterung ist immer dabei. Ich klettere zu ihm in die Fahrerkabine. Dort ist es sehr komfortabel. Martin und Roman verbringen hier ziemlich viel Zeit. Während der Ernte wochenlang fast rund um die Uhr. Wir rollen aus der Halle auf die Landstraße und biegen nach kurzer Fahrt auf einen kleinen Feldweg. Vor einem saftig grünen Kleefeld hält Martin den Traktor an. „Aaah, die Tauschware." „Ja, und außerdem düngt der Klee auch das Feld, er bindet Stickstoff." „Also doppelt gemoppelt, vom Effekt her." Guter Deal. Martin springt vom Trittbrett des Traktors, die Schaufel in der Hand. Ich hüpfe hinterher. Von unserer

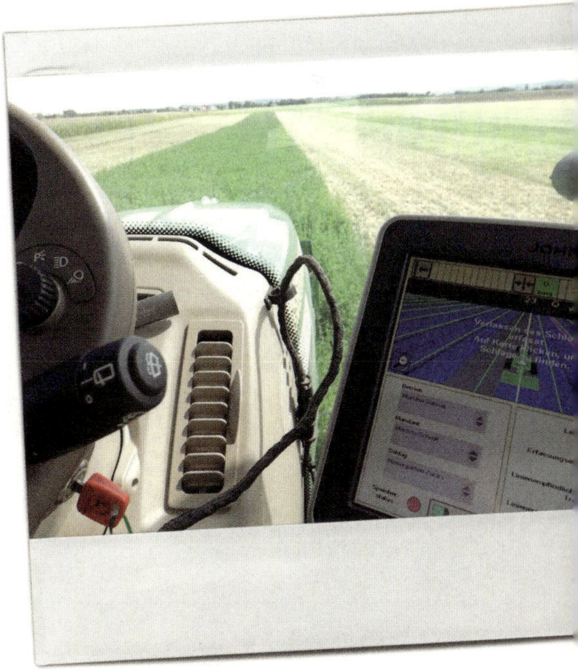

Kommandozentrale hoch oben auf dem Traktor war das Feld ein einziger grüner Teppich. Jetzt, auf dem Boden, erkennen wir die Erdbrocken und jedes einzelne Kleeblatt. Martin setzt zum Spatenstich an. Wie durch Butter, die man am Abend draußen stehen lassen hat, gleitet der Spaten in die Erde. Martin zerreibt eine Handvoll zwischen den Händen. Eine Augenbraue wandert nachdenklich nach oben. In seiner Handfläche bildet sich ein kleiner Erdwurm. „Zu feucht." Wenn die Erde beim Reiben zerbröselt, ist es trocken genug, um mit dem Traktor ins Feld zu fahren. Wenn die Erde aber zu nass ist, lässt sie sich zu einem Wurm wuzeln. „Die beste Probe", sagt Martin. „Dafür muss man halt zurück auf den Boden", grinst er.

Weil sichtlich kein Grund zur Eile besteht, fahren wir zum nächsten Feld mit Klee. Oft hat man nicht die Möglichkeit, sich das auszusuchen, lerne ich. „Wenn mal zwei Tage das Wetter stimmt, müssen wir in die Äcker fahren. Egal, ob zum Ernten oder Unkrautbekämpfen." Am zweiten Kleeacker angekommen, machen wir die Probe aufs Exempel: Erdbrösel. Wunderbar. Martin stellt das Mähwerk ein, das an uns dranhängt. Der Traktor steht am Anfang des Feldes. Martin tippt etwas auf dem Bildschirm, der aussieht wie ein riesiges Navi. Daraufhin erscheint in Blau und Grün unsere Umgebung. Exakt das Feld, auf dem wir uns befinden.

Der Traktor fährt mit Satellitensteuerung, erklärt Martin. Alle Felder, insgesamt 160 Hektar, sind in seinem System erfasst. Das funktioniert ähnlich wie die Navigation im Flugzeug, Auto oder auf dem Handy. Nur noch wesentlich exakter. Auf bis zu zwei Zentimeter, um genau zu sein. „Wir empfangen etwa 20 Satelliten und haben zusätzlich eine Referenzstation auf der Erde, die diese Genauigkeit erst ermöglicht. So lässt sich unsere Position bestimmen, und der Rest ist Berechnung. Die Satelliten steuern also quasi über den Bordcomputer das Lenkrad automatisch." Martin dreht das Radio auf und lehnt sich demonstrativ zurück. Damit ich sehe, wie der große Traktor zentimetergenau fährt und mäht. Von selbst. Am Ende jeder Länge müssen wir händisch wenden. Martin lässt mich probieren. Wild ist das, sage ich euch, so ein großes Ding zu lenken. Da braucht man schon Übung. Satellitengesteuert mähen wir das Feld zu Ende.

Die Strategie

Beim abendlichen Fernsehen und Popcornessen haben die Schmits eines Tages festgestellt: Es gibt kein Bio-Popcorn aus Österreich zu kaufen. Nachdem nach einigem Suchen der geeignete Nicht-Hybrid-Mais gefunden war, war das die Geburtsstunde der Direktvermarktung im Familienbetrieb. Seither wächst der Hippie-Popcornmais auf ihren Feldern. Neben dem Bio-Popcorn gibt es bei den Schmits noch so einige andere spezielle Dinge, die sie heute in ihrem Hofladen direktvermarkten: Kürbiskernöl, Schwarzkümmelöl, Kichererbsen, Linsen, Kräutersalz, Kicherbensennudeln und, und, und.

Wir haben wohl alle ein kitschiges Bild von einem solchen Hofladen im Kopf. Als die Schmits 2013 die Halle, den Hofladen und den Garten aus dem Nichts aufgebaut haben, war der Popcornmais schon organisiert und klar: Sie wollen einen Teil der Dinge, die bei ihnen auf den Feldern wachsen, auch direkt an Menschen verkaufen. Den Kontakt wiederhaben. Außerdem denkt diese Familie strategisch und innovativ. Weil der Markt für Bio-Getreide gesättigt ist und man das kommen gesehen hat, ist die Direktvermarktung ein neuer Weg, um die eigenen Feldfrüchte zu vermarkten: die Wertschöpfungskette an einem Ort zusammenzufassen, dem Hofladen in Zagersdorf. Mit einem klassischen Hofladen hat der von Martina allerdings nichts zu tun. Wenn man durch die große Glastür den hellen, hohen Raum betritt, ist alles supermodern eingerichtet. Aber gleichzeitig gemütlich. Martina ist Herz und Hirn hinter der Direktvermarktung. Von den Etiketten bis zu den Regalen ist alles durchdacht. Sie berät die Menschen, die kommen, sie redet mit ihnen. Und sie scheint die Gabe zu haben, alle dort abzuholen, wo sie stehen. Sie erzählt die Geschichte vom Baumwollwurm, der eine ganze Kichererbsenernte gefressen hat. Davon, dass es auf ihren Feldern schwer ist, etwas dagegen zu tun, weil bio. Sie erzählt von Sohn und Mann und wie sie die Kürbisse und das Getreide anbauen.

Geduldig schildert sie den ganzen Weg des Kürbiskernöls vom Feld bis in die Flasche, die eine Dame gerade in der Hand hält. Sie zeigt auf mich und erzählt, wer ich bin und was ich hier mache. Ich werde ein bisschen rot. Ich wollte unbedingt auch im Hofladen dabei sein, um ein Gespür dafür zu bekommen. Eigentlich wollte ich mich im Hintergrund halten und beobachten und im besten Fall Martina helfen, wo ich kann. Diese wunderbare Frau lobt mich gefühlt bei jeder Gelegenheit über den grünen Klee. Ich fühle mich wie adoptiert.

Als Martina und ich gerade Regale nachschlichten, öffnet sich klingelnd die Ladentür. Martin und Roman sind gerade mit ihrer Arbeit für heute fertig geworden. Jetzt schnappt sich Martin ein Sackerl Popcorn und holt zwei Bier. Über die Felder blickend sitzen wir da und philosophieren wieder. Über die Zukunft der Landwirtschaft. Über unsere eigene.
Irgendwann erzähle ich ihm von B2P. Ein Jahr später sitzen Willy und ich genau am selben Ort, mit demselben Blick, und sprechen mit Martin, Martina und Roman.

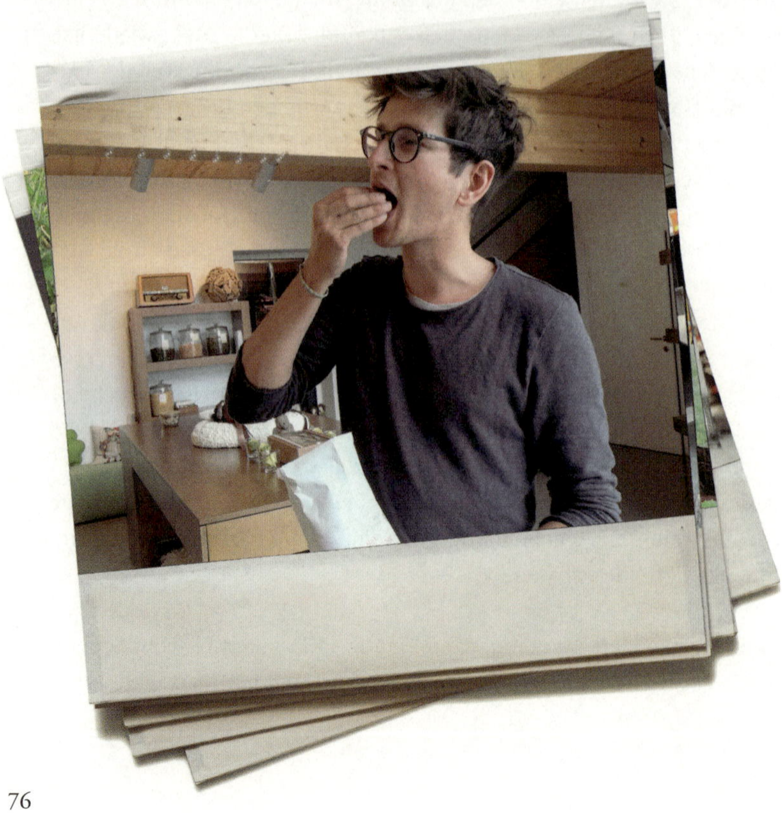

[Wenn ihr die Geschichte der Schmits und deren Perspektive aus ihrem eigenen Mund hören wollt, dann scannt den QR-Code. So kommt ihr direkt zu unserem Podcast.]

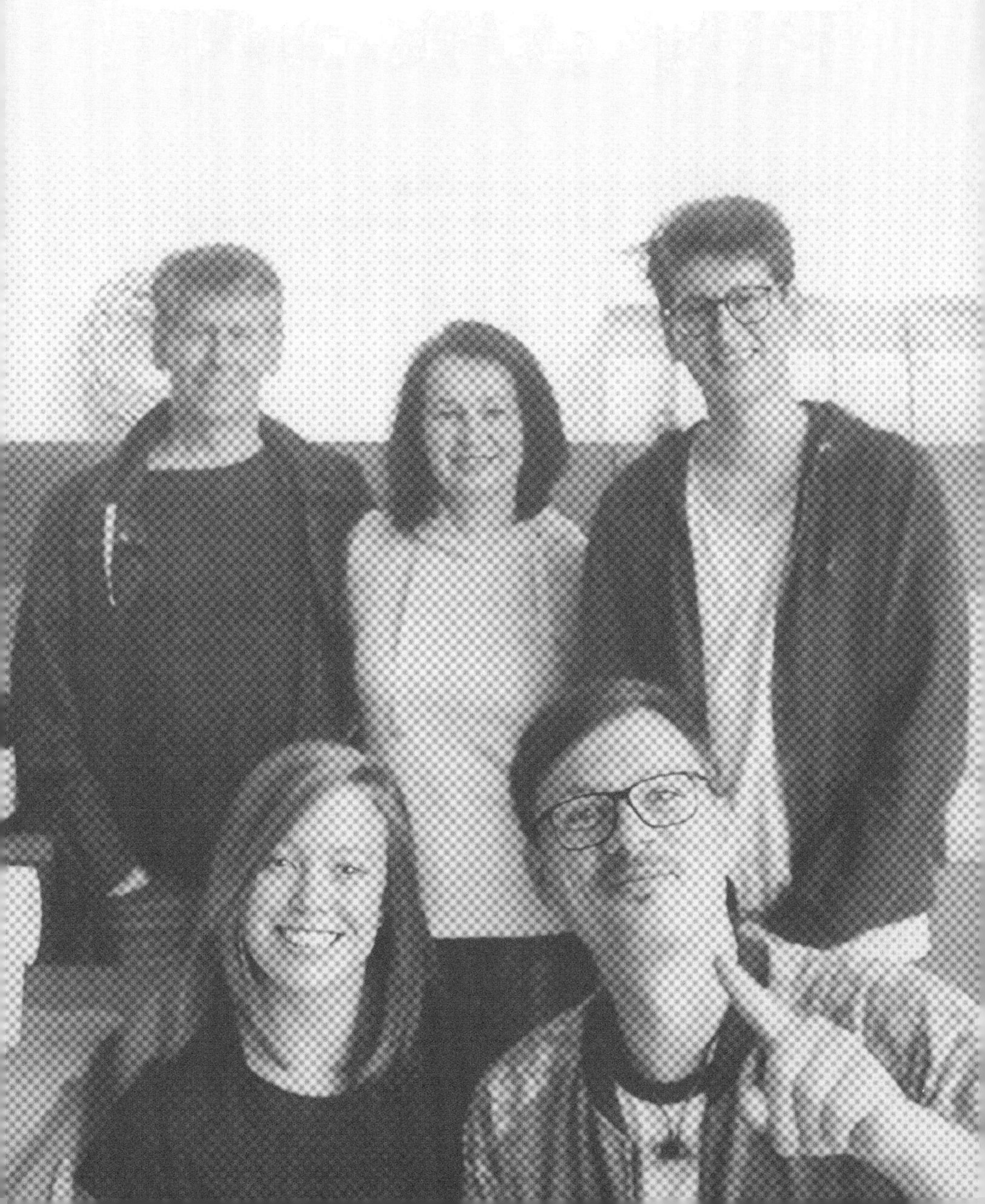

WAS IST EIN BAUER?

**Man kann Dinge auf zweierlei Arten verstecken.
Variante 1: klassisch – vergraben, verdecken oder sonst irgendwie verschwinden lassen. Variante 2: direkt vor die Nase stellen. Wie den Fleck auf dem Brillenglas. Irgendwann schaut man quasi durch den Fleck hindurch. Dinge verschwinden somit am leichtesten direkt vor unseren Augen. Man kann sogar so weit gehen zu behaupten, dass die meisten Dinge die meiste Zeit vor unseren Augen verschwinden.**

[Kleiner Hinweis: Wie sich im Weiteren zeigen wird, solltet ihr das nicht mit Geschenken versuchen, schon gar nicht, wenn sie bunt eingepackt und mit Schleifen versehen sind. Da funktioniert es nämlich nicht. Nur, damit ich es erwähnt habe ...]

Was hat das damit zu tun, was ein Bauer ist?

Sehr viel und sehr viel mehr. Wir haben uns bei B2P das Ziel gesetzt, uns Leut' wieder näher zusammenzubringen. Diesem Ziel geht dabei notwendigerweise die Grundannahme voraus, dass wir Menschen uns zunehmend voneinander entfremden, immer weniger voneinander wissen und immer seltener miteinander reden. Und zwar nicht mit den Menschen, die wir regelmäßig treffen und mit denen wir regelmäßig sprechen. Nein, es geht um die anderen 99,99 Prozent die wir niemals persönlich

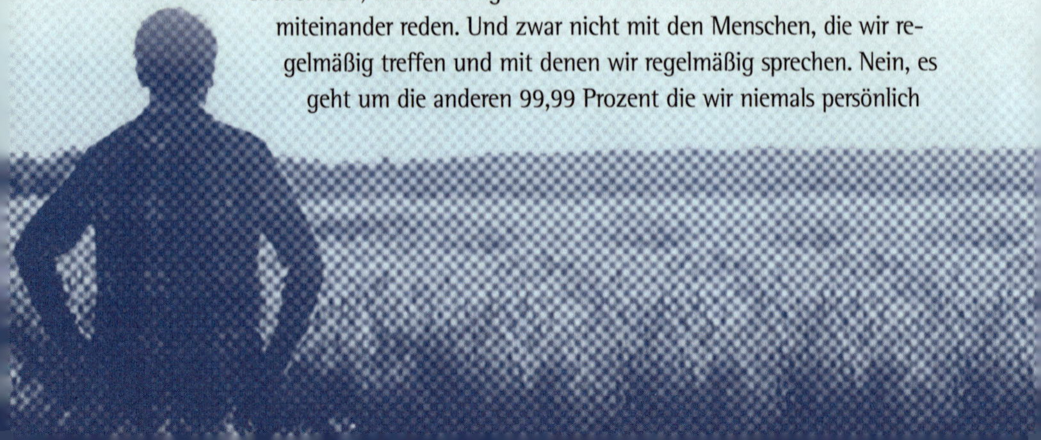

kennenlernen, mit denen wir niemals diskutieren und an deren Leben und vor allem Lebenswelten wir niemals teilhaben werden. Der Großteil der Welt ist uns fremd. Ist das jetzt ein Vorwurf an alle? Nein, natürlich nicht. Es ist vielmehr eine Tatsache, die jeder, der daran zweifelt, für sich selbst überprüfen kann. Sogar die extrovertiertesten Netzwerker unter uns können nur an den hintersten Nachkommastellen der 99,99 Prozent schrauben, der überwiegende Teil unserer Umwelt bleibt uns in seiner Unmittelbarkeit unvermittelt. Es ist ebenso unmöglich, alle Orte zu besuchen und vor allem an allen Orten ausreichend Zeit zu verbringen. Unmöglich alle Berufe auszuüben, alle Sprachen zu lernen, oder, in unserem Fall, alle Menschen entlang der Wertschöpfungskette zu besuchen und kennenzulernen. Es ist einfach unmöglich, alles zu wissen.

[Sachdienliche Hinweise, wie es dennoch möglich wäre, möge man bitte an den Verlag oder direkt an uns richten.]

Athanasius Kircher, der 1602 in Fulda geboren wurde, wird gerne als letzter Mensch genannt, der wirklich alles wusste, was es zu dieser Zeit zu wissen gab. Ein Universalgelehrter. Selbst er hat nicht alles gesehen und nicht jeden gekannt. Und das, obwohl zu dieser Zeit „nur" rund eine halbe Milliarde Menschen gelebt hat. Inzwischen sind gut 400 Jahre vergangen, und die Weltbevölkerung kratzt mittlerweile an der 8-Milliarden-Marke. Das Unterfangen, so man es wagen möchte, ist nun also noch etwas herausfordernder. Wir können also nicht der ganzen Welt und allen ihren Eigenschaften permanent unsere Aufmerksamkeit widmen, sondern müssen uns auf Ausschnitte daraus beschränken. Hierzu kann man sich die Metapher der Taschenlampe in der Höhle vor Augen führen, in der man nur das sieht, was vom Lichtkegel der Taschenlampe erfasst wird. Jeder von uns hat so eine Taschenlampe, und deren Lichtkegel bezeichnen wir bei B2P gerne als unsere Lebenswelt oder unsere Blase. In der Soziologie wird die Lebenswelt u. a. auch als „der Inbegriff einer Wirklichkeit, die erlebt, erfahren und erlitten wird."[1] beschrieben.

Unsere Lebenswelten und Blasen sind jene Ausschnitte des Lebens, in denen wir uns am besten zurechtfinden. Es sind vertraute Orte, vertraute Menschen. Man ist Spezialist im Job, kennt die Abläufe des Tages, der Woche und der Monate und weiß im Großen und Ganzen, was zu tun ist. Doch das, was wir im Lichtkegel sehen können, hat sich im Laufe der Zeit stark verändert.

Seit Athanasius Kircher ist nicht nur die Anzahl der Menschen auf dieser Welt stark gestiegen. Speziell mit der zunehmenden Industrialisierung hat sich die Innovations- und Entwicklungsgeschwindigkeit enorm erhöht und mit ihr auch die Veränderung gesellschaftlicher Strukturen und kultureller Praktiken. Kein Stein blieb sprichwörtlich und real auf dem anderen. Die Komplexität der Welt nahm zu, es gab immer mehr Menschen, mehr Handel, mehr Produkte, mehr Bedürfnisse und Möglichkeiten. Eine zunehmende Arbeitsteilung und Spezialisierung in allen Bereichen der Gesellschaft war die notwendige strukturelle Folge. Die Soziologie spricht u. a. auch von einer funktionalen Differenzierung der Gesellschaft, also immer mehr Funktionen wie z. B. Berufsbilder mit immer spezielleren Aufgaben. Immer mehr und immer spezifischere „Systeme" bildeten sich heraus, die die neuen Anforderungen (d. h. Funktionen) einer Gesellschaft erfüllen sollten. Berufsgruppen, Industrien, Bildungseinrichtungen, politische Bewegungen, Gewerkschaften, Lobbygruppen, Vereine und vieles, vieles mehr.
Die Bevölkerung wuchs unvermindert, immer mehr Menschen zogen in die Städte, in der Hoffnung auf Arbeit und Wohlstand. Gleichzeitig nahm die Anzahl landwirtschaftlicher Betriebe sukzessive ab, der Abstieg des primären Sektors, wie man die Landwirtschaft in der Volkswirtschaft nennt, nahm Fahrt auf. Aus einer Gesellschaft, in der fast alle Bauern waren, wurde nach und nach eine Gesellschaft, in der fast niemand mehr Bauer ist.
Die Struktur der Gesellschaft war zu Zeiten Kirchers noch relativ einfach zu beschreiben. Die Rollen und Aufgaben der Menschen waren oft schon bei der Geburt festgeschrieben und blieben ein Leben lang und über Generationen weitgehend unverändert. Mit der zunehmenden Veränderung der Gesellschaft kam es auch zu neuen Beschreibungsversuchen. Vermutlich hat jeder schon vom Klassenbegriff gehört. Die Industrialisierung brachte die großen Klassen der Arbeiter und der Bourgeoisie hervor. Von einem hierarchischen Unten und Oben von Arbeit und Kapital hat sich diese einfache Zweiteilung der Gesellschaft nach und nach zu den bis heute geläufigen sozialen Schichten, also Ober-, Mittel- und Unterschicht, entwickelt. Der Umstand, dass wir diese Begriffe heute noch wie selbstverständlich anwenden, zeigt, wie wichtig solche Schubladen für uns sind, um die Welt begreifbar zu machen. Bei den Schichten blieb es jedoch nicht, denn die wenigen Schubladen unseres gesellschaftlichen Kastens reichten bald nicht mehr aus.

[Mir fällt übrigens gerade auf, dass ich unbeabsichtigt ein „Kasten"-System eingeführt habe. Da die Analogie recht praktisch ist, werden ich sie beibehalten.]

Bald waren es die Lebensstile und Milieus, die sowohl von ökonomischen Möglichkeiten, zunehmend aber auch von unterschiedlichen Wünschen der Selbstverwirklichung geprägt waren. Zu den Oben-Unten-Dimensionen kamen auch individuelle hinzu. Dann kamen das Internet und die Digitalisierung, und die wahrgenommene und faktische Komplexität der Welt legt nochmals gewaltig zu. Aus Lebensstilen und Milieus bildeten sich immer vielfältigere Deutungen der Umwelt, die Blasen wurden immer spezifischer und notgedrungen auch immer enger. Je komplexer die Welt um uns ist, desto stärker müssen wir den Filter einstellen, um Ordnung in das Chaos zu bringen. Diese unterschiedlichen Versuche, die Welt um uns verständlich zu ordnen, haben das Ziel, Orientierung zu geben, und unterstützen uns beim Herausbilden der vielen Facetten dessen, was unsere jeweilige Identität ausmacht.

Ihr fragt euch immer noch, was das konkret mit dem Bauern zu tun hat?

Wir sind nun also in der Gegenwart angelangt und sollten für den Zweck dieses Gedankengangs ein halbwegs ähnliches Verständnis davon haben, was eine Blase bzw. Lebenswelt ist, welche Funktion sie hat, und weshalb es so weit gekommen ist.

Auf unserer Website, in unseren Artikeln und Podcasts wiederholen wir immer wieder unsere Grundannahme, dass wir uns entfremdet hätten und immer weniger übereinander wüssten. Gleichzeitig ist es uns ebenso wichtig, darauf hinzuweisen, dass diese Entfremdung keine Schuldigen kennt und es keinen Sinn hat, mit dem Finger auf jemanden zu zeigen. Natürlich geschehen Dinge auch aus moralisch fragwürdigen Motivationen heraus, und manche davon sind schlicht gesetzeswidrig und falsch. Das ist jedoch nicht unser Thema. Es geht vielmehr darum, dass wir uns gegenseitig immer mehr in Schubladen stecken (müssen), weil wir immer weniger Gelegenheiten haben, einander bewusst (z. B. besuchen) oder unbewusst (z. B. beim zufälligen Vorbeigehen) wahrzunehmen und zumindest ein wenig kennenzulernen.

Man muss seine persönliche Situation hinter sich lassen und versuchen, eine gesellschaftliche Perspektive einzunehmen. Ein wenig von den persönlichen

Erlebnissen Abstand nehmen und sich in die Perspektive einer Gesellschaft hineindenken. Das ist gar nicht schwierig, man muss nur beginnen, in Möglichkeiten bzw. Wahrscheinlichkeiten zu denken. Die individuelle Erfahrung ist immer eine absolute Erfahrung, da Dinge entweder passieren oder nicht passieren. Wenn ich ein Eis gegessen habe, dann habe ich das getan. Aus Sicht der Gesellschaft wird immer ein Teil von „ihr" ein Eis gegessen haben und ein Teil von „ihr" nicht. Was bedeutet das?

Individuelle Perspektive:

Wenn ich auf meinem Heimweg von der Arbeit fast täglich an einem Bauernhof mit Direktvermarktung vorbeikomme, werde ich vermutlich das eine oder andere Mal stehen bleiben und mir etwas kaufen. Dabei treffe ich manchmal niemanden, manchmal andere Kunden, manchmal vielleicht den Bauern. Manchmal reden wir über etwas, manchmal nicht. Das alles sind Gelegenheiten bzw. Möglichkeiten, die ich nicht einmal aktiv suchen muss, sondern die sich ergeben.

Gesellschaftliche Perspektive:

Oben haben wir folgenden Satz geschrieben: „Aus einer Gesellschaft, in der fast alle Bauern waren, wurde nach und nach eine Gesellschaft, in der fast niemand mehr Bauer ist." Und so einfach ist das Nachdenken als Gesellschaft: Wie wahrscheinlich war es wohl früher, etwas über die Lebenswelt eines Bauern zu erfahren? Wie unmittelbar waren diese Erfahrungen? Wie viel der Erfahrung kam im Vergleich dazu aus den „Medien", also via Minnesänger, Taubenpost, Händler oder seltenen Abschriften aus Klöstern, sofern man diese lesen konnte? Wie wahrscheinlich ist das im Vergleich dazu heute?

Wenn wir uns nun die Gesellschaft kurz als eine Person vorstellen, dann weiß diese Person heute deutlich weniger über die unmittelbare Lebenswelt eines Bauern als die Person von früher. Diese Person weiß weniger über die unmittelbare Lebenswelt eines Fleischers, eines Bäckers, weiß weniger über das Schlachten oder das Dreschen von Getreide. Diese Person weiß aber auch nichts über den IT-Systemadministrator, den CAD-Zeichner, den Risk & Security Manager, den Regalbetreuer oder das Facility Management.

Es ist also ganz einfach. Wenn es weniger Bauern gibt, dann ist die Wahrscheinlichkeit, dass ich zufällig einem über den Weg laufe, geringer, als wenn es viele gibt. Wenn es keine Fleischhauer mehr gibt, detto, Bäcker, detto.[2]

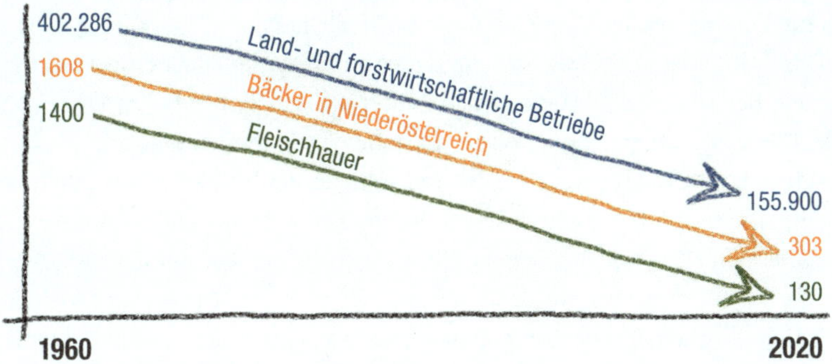

Nichtsdestoweniger haben wir alle ein Bild von einem Bauern im Kopf, ein Bild von einem Bauernhof. Macht doch kurz mal die Augen zu und stellt euch einen Bauern vor. **Augen zu!** Was habt ihr gesehen? Woher kommen diese Bilder, woher kommen die Vorstellungen?
Alle haben wir ein Bild im Kopf. Jeder sein ganz persönliches, und dazu Meinungen und Gefühle, die es irgendwie umschreiben. Manche Bilder sind sich wohl ähnlich, manche ganz unterschiedlich. Ein Landwirt wird vermutlich ein ganz anderes Bild vor Augen haben als ein Krankenpfleger oder eine Chirurgin im Wiener AKH. Ich möchte hier nicht pauschalisieren, aber ihr versteht, worauf ich hinauswill. In vielen Diskussionen ist auch reflexartig ein Schuldiger gefunden, der die verklärten Bilder in die Köpfe zaubert. Ein kleines rosa Schweinderl, ein lachender Bauer, grüne Felder und Tiere, die sich darauf freuen, endlich gegessen zu werden. So spannend ich die Diskussion über Sinn und Wirkung solcher Bilder auch finde, wir machen es uns mit dieser Deutung doch zu einfach. „Die Werbung ist schuld!" Denn was passiert, wenn wir diesen Schluss mehr oder weniger bewusst ziehen, ist, dass wir damit eine Erklärung gefunden haben und somit nicht mehr weiter darüber nachdenken müssen. Einfache Erklärungen erleichtern unseren Alltag, indem sie die Komplexität unserer Umwelt reduzieren. Das mag bei einfachen kausalen Zusammenhängen eine erfolgreiche Strategie darstellen, führt aber in komplexen gesellschaftlichen Gefügen selten zu sinnvollen Urteilen und Handlungen.

Ein Händler handelt, er kauft billig ein, verkauft teurer und schaut, dass seine Kundinnen und Kunden wiederkommen. Marketing macht Marketing und zeichnet schöne Bilder. Risk & Security Management macht Risk & Security-Dinge und ein User-Experience-Specialist schaut, wie ich möglichst gut herumkomme und lange bleibe. Dann noch alle hohen „Cs“, also CFO, CEO, COO, CMO, CVO und CLOs – all das. Es sind Funktionen, die es gibt, weil für sie ein Bedarf besteht. Würde es den Bedarf nicht mehr geben, verschwänden sie. Wie viele Sattler, Wagner oder Fassbinder kennt ihr heute noch?
Und somit nochmals herzlich willkommen in der der hochkomplexen Welt von heute. Unser „Kasten“-System schaut inzwischen eher aus wie ein Apothekerschrank oder ein Kleinteilemagazin. Sonst geht sich das mit der Ordnung einfach nicht mehr aus, was jeder nachvollziehen kann, der mal wieder einen Blick in die obligatorische Krimskrams-Lade eines fast jeden Haushaltes wirft. Nicht umsonst haben wir oben auch das Attribut „unmittelbar“ verwendet, also direkt, selbst wahrgenommen, gesehen, erlebt. Die meisten unserer kleinen Schubladen (die großen sind unsere unmittelbare Lebenswelt) sind nämlich gefüllt mit Wissen und „Erfahrungen“, die wir nie selbst gemacht haben und, wie oben dargelegt, auch nicht machen konnten.

Was also ist ein Bauer?

Keine Ahnung. Die Frage an sich ist ja schon falsch gestellt. Betrachtet man nur die jeweilige Funktion, gibt es an sich schon sehr viele und vollkommen unterschiedliche Betriebsformen. Ackerbau, Milchvieh, Gärtnereien und viele, viele andere. Ein paar lernen wir in diesem Buch ein wenig besser kennen. Unterschiedliche Betriebsgrößen, Bewirtschaftungsphilosophien und geografische Gegebenheiten. „Den“ Bauern gibt es nicht. Gut, sie alle erzeugen Lebensmittel und Rohstoffe, das haben sie gemeinsam. Danach fällt das Bild aber rasch auseinander.
Sofern ihr der Argumentation ein wenig abgewinnen könnt, wäre die Frage vom Anfang eher so zu beantworten: Der Bauer verschwindet, wenn wir die Augen zumachen, und wenn wir sie öffnen, dann sehen wir ihn nicht. Vermutlich haben wir von den meisten Dingen relativ wenig Ahnung, zu vielen Dingen aber Annahmen und Meinungen. Zumindest ist es bei mir so. Und das wird für

die allermeisten Dinge wohl oder übel auch dauerhaft so bleiben. Vielleicht ist es aber auch ganz reizvoll, über diesen Umstand mal bei einem Spaziergang nachzudenken oder es bei einem Hopfensmoothie mit seinen Freunden zu diskutieren. Was kann ich eigentlich wissen und was nicht? Was weiß ich, und was meine ich zu wissen?
Wir sind überzeugt, dass Plattformen wie B2P nach und nach eine Funktion innerhalb der Gesellschaft einnehmen können. Einer unserer Leitsätze lautet: „Wir geben Antworten, indem wir Fragen stellen." Wir fragen nach Perspektiven von Menschen, die wir nicht kennen und deren Tätigkeiten und Lebenswelten andere sind als unsere. Wir schaffen Möglichkeiten, einen Blick in diese Lebenswelten zu werfen, völlig unabhängig davon, ob uns oder euch diese nun gefallen oder nicht. Dort lauern oft die unerwarteten Ahaa!-Momente, die hin und wieder Sichtweisen verändern und Urteile zurechtrücken. Ich spreche hier aus Erfahrung! Unsere Schubladen im Kopf können wir nicht kleiner machen und ihre Anzahl werden wir wohl auch kaum reduzieren können. Bleibt letztlich nur die Option, sie mit möglichst [xxx] Inhalten zu füllen.

[Ich habe mich wirklich gequält, hier das richtige Eigenschaftswort zu finden. Gute, brauchbare, sinnvolle, unverzerrte, wahre, richtige ... Könntet ihr, liebe Leserinnen und Leser, bitte selbst entscheiden, was diese Inhalte sein sollten? Sänk ju!]

Ob unsere Inhalte letztlich [xxx] sind, und ob wir mit B2P wirklich eine notwendige Funktion für die Gesellschaft bieten, wird sich sicher rasch zeigen. Funktionen, für die es keinen Bedarf (mehr) gibt, verschwinden nämlich, sie hören auf zu „kommunizieren".

[Damit diese Antwort auf die Frage „Was ist ein Bauer?" nicht so alleine für sich steht, haben wir diese Frage auch Bäuerinnen und Bauern in unserem Format „Ahaa!" gestellt. Deren Antworten und Perspektiven findet ihr auf unserer Website oder in den entsprechenden Ahaa!-Episoden in unserem Podcast.]

ESSEN UND LANDWIRTSCHAFT

JETZT MACHT ALLES SINN

Ist die Landwirtschaft das Stiefkind unserer globalisierten Welt? In Europa ja. Um zu verstehen, warum unsere Welt ist, wie sie ist, hilft meist ein Blick zurück. Ich habe viele Zusammenhänge lange nicht verstanden. Für mich war nicht klar nachvollziehbar, warum Lebensmittel bei uns das kosten, was sie kosten. Warum Bauern Förderungen bekommen. Warum wir das essen, was wir essen. Warum wir mittlerweile zu 177 Prozent mit Milch überversorgt sind und trotzdem immer mehr produziert wird. Warum die kleinen Bauern immer weniger werden. Warum die Welt is(s)t, wie sie ist.
Im Laufe der Zeit habe ich gelernt: Die Landwirtschaft hat unter anderem ein spezifisches Problem: Sie bekommt de facto nicht das heraus, was sie hineinsteckt. Um zu verstehen, warum unsere Landwirtschaft am freien Markt oft strauchelt und warum die Dinge sind, wie sie sind, lohnt sich also ein Blick in die Vergangenheit.

In unserem kleinen Österreich haben wir fünf Großlandschaften. Und innerhalb dieser gibt es weitere kleine Nester. In jedem ist es anders. Das Klima ist anders, die Böden, die Menschen. Und das auf ungefähr 80.000 Quadratkilometern. Also, so klein das Land auch ist, die Landwirtschaft und die Menschen sind überall unterschiedlich.
Rund 80 Prozent der landwirtschaftlich genutzten Flächen in Österreich liegen in benachteiligten Gebieten. Soll heißen, meist in den Bergen. Das bedeutet: Steilhänge, die schwer zu bewirtschaften sind. Zu Zeiten von Sisi und Franzl, also in der österreichisch-ungarischen Monarchie, wurden die

großen Konsumzentren, wie etwa Wien und Graz, hauptsächlich aus Ungarn mit Lebensmitteln beliefert.
Agrarökonomisch und essenstechnisch lebte die Hauptstadt damals mit dem Rücken zu den österreichischen Alpenländern. Mit dem Ersten Weltkrieg änderte sich das: Der gemeinsame Markt der Monarchie zerfiel. Plötzlich wurden keine Lebensmittel mehr aus Ungarn und der Slowakei geliefert. Das kleine Österreich war zu dieser Zeit landwirtschaftlich nicht besonders gut entwickelt. Der Weltkrieg sorgte für Hunger. Die Großstädter begannen aufs Land zu gehen, zu den Bauern, um Essen zu hamstern. Die Geschichte meiner Großmutter, wie sie als kleines Mädchen mit ihrer Mutter samt Leiterwagerl zu Fuß von der Wieden in Wien über Simmering bis nach Niederösterreich gewandert ist – nur für einen Happel Kraut – hallt bis heute in meinem Kopf nach. Es gibt sogar einen eigens komponierten Hamstermarsch für dieses Tun.
Auf Hunger folgte Aufbau. Nach dem Ende des Ersten Weltkriegs werden der Aufbau der heimischen Landwirtschaft und die Lebensmittelerzeugung kräftig gefördert: Agrartechnik, Molkereien, Zuckerfabriken. Das Ziel: den Hunger bekämpfen, die Menschen in Österreich ernähren. Man wollte also schnell viele günstige Lebensmittel produzieren. So wurden auch die Bauern der alpinen Regionen erstmals Teil der österreichweiten Nahrungsmittelversorgung.
Doch dann brach 1929 die Weltwirtschaftskrise aus. Die neuen Strukturen der Landwirtschaft standen abermals vor dem Abgrund. Die Preise verfielen. Weltweit. Auch im Agrarsektor. Lösen wollte man die Situation damals, indem man die Landwirtschaft von der internationalen Marktentwicklung abkoppelte; und das nicht nur in Österreich. Einfuhrbeschränkungen, Kontingentierungen und Förderungen waren die Instrumente der Wahl. Statt Weltmarktpreisen galten höhere. Die Produktion von Lebensmitteln nahm Fahrt auf. Das wirkte in Ausläufern bis zum EU-Beitritt 1995 nach.

Aber zurück zur Geschichte: Es folgten Hitler und der Anschluss. Während der Nazizeit gingen die Erträge zwar etwas zurück, blieben jedoch bis 1944 auf einem etwas niedrigeren Niveau relativ stabil. Sie wuchsen auch nicht. Die große Blütezeit des Nationalsozialismus ist also Unsinn.
1945 führte das Ende des Zweiten Weltkriegs zum großen Zusammenbruch. Unserer Landwirtschaft fehlten nach dem Krieg Arbeitskräfte, Landmaschinen, Betriebsmittel. Ohne Hilfe von außen vermochten wir es nicht, uns wieder

aufzurichten. Dem großen Hungern wurde erst durch den Marshallplan wirksam ein Ende gesetzt. Die Landwirtschaftspolitik der Nachkriegszeit mit alliierter Unterstützung war unglaublich erfolgreich. Der Marshallplan verband die Lieferung von Nahrung, landwirtschaftlichen Produkten, Saatgut, aber auch von Geräten für eine modernere Landwirtschaft. Mit der Auflage, die jungen Leute zu einer modernen Landwirtschaft zu erziehen. Bald traf das Getreide tonnenweise in Europa ein, um die Not der Millionen unterernährten Menschen zu lindern. Daraufhin legten wir in Österreich mit der Errichtung von landwirtschaftlichen Schulen, Schulen für Forstwirtschaft und ähnlichen Erziehungsanstalten den größten Nachdruck auf Bildung in diesem Sektor.

Wenige Jahrzehnte später wurde die Landwirtschaft zu erfolgreich. Wir produzierten plötzlich Überschüsse. Aufgrund unseres reglementierten Markts waren diese im Verhältnis zum Weltmarkt teurer. Wir blieben also darauf sitzen. Die Marktordnungsinstrumente der Fonds (z. B. Milchwirtschaftsfonds, Getreidewirtschaftsfonds, Vieh- und Fleischkommission, Weinwirtschaftsfonds), die nach dem Ersten Weltkrieg ins Leben gerufen worden waren, waren jetzt wieder vonnöten. Diesmal nicht, um den Preisverfall zu bewältigen, sondern die Überschüsse.
Erneut wurde den Bauern durch das Instrument der Fonds eine Abnahme ihrer Produkte garantiert. Zu guten, festgelegten Preisen. Das stimulierte eine Mehrproduktion mit bekannten Folgen: Obwohl die Nachfrage stagnierte, stieg die Produktion an. Nachfrage und Angebot drifteten auseinander. „Butterberge" und „Milchseen" prägten die Geschichte der 1960er- bis 1980er-Jahre. Europaweit. Die EG (Europäische Gemeinschaft) zog mit der MacSharry-Reform 1992 die Notbremse, Österreich musste 1995, also mit dem Beitritt zur EU, nachziehen. Mit einer Übergangsfrist versteht sich. Heute unterliegen die Agrarpreise wieder der freien Marktwirtschaft. Bauern müssen zu Weltmarktpreisen produzieren, oder anders gesagt: mit billigeren Angeboten aus dem Ausland konkurrieren.
Doch halt! Auch dieses Preisbild ist verzerrt. Warum? Ursprünglich bereits Ende der 50er-Jahre nach dem Krieg zur Ankurbelung der europäischen Landwirtschaft erfunden, um Europas Hunger zu bekämpfen, sorgte die Gemeinsame Agrarpolitik der EU (kurz GAP) mit ihren Agrarförderungen – ab den 1990ern mit Zielen für Umwelt, Klima und Tierwohl aufgeladen –

für einigermaßen stabile Konsumentenpreise. Die Bauern jedoch erhalten international vergleichbare Preise, die stark vom Weltmarkt beeinflusst sind und oft niedrig ausfallen. Das, was am Hof fehlt, wird den Bauern, verbunden mit Umweltauflagen, von der öffentlichen Hand, also von Brüssel, Wien und dem zuständigen Bundesland, ausgeglichen. Einen Teil des Einkommens der Bauern machen diese Ausgleichszahlungen, also Förderungen, aus. Die Idee dahinter: Bäuerinnen und Bauern so weit zu subventionieren, dass wir Lebensmittel am Weltmarkt zu den dort vorgeschriebenen Preisen kaufen können. Eine österreichische Bäuerin kann allerdings von Weltmarktpreisen nicht leben. Deshalb der Ausgleich. Und deshalb kann ein Liter Milch im Supermarkt das kosten, was er kostet. Wenn ein Bauer seine tatsächlichen Produktionskosten an die Molkerei weitergeben würde, dann wäre dieser Liter Milch um ein Vielfaches teurer.
Die Ursprungsidee der GAP war, Europa zu ernähren, weshalb die Förderungen nach den erzeugten Mengen bemessen wurden. Damals war die Produktivität im landwirtschaftlichen Bereich nahezu explodiert. Es wurde etwa Futter in großen Mengen zugekauft, nur um die Erträge zu steigern. Doch bald waren diese Förderpolitik und ihre Vergabekriterien umstritten, man denke an die „Butterberge“ und „Milchseen“. Der Reformreigen begann demzufolge 1992 und setzte sich bis heute fort. Seit 2003 ist die Förderung an die Fläche gebunden und nicht länger an die Menge. Doch auch das kann den „Wachsen oder Weichen“-Effekt nicht verhindern: Großer Bauer frisst also kleinen Bauer. Oder die Bauern spezialisieren sich in einer Nische mit einem speziellen Produkt. Europaweit ist so die Anzahl der Betriebe gesunken. Jene, die übrig blieben, sind gewachsen. Die GAP reagiert darauf mit Anreizprogrammen zur verstärkten ökologischen Ausrichtung der europäischen Landwirtschaft. „Echte“ Preise, die je nach Angebot und Nachfrage unter Berücksichtigung des Inputs und der tatsächlichen Kosten klassisch kalkuliert werden, gibt es nur im Lehrbuch.

Mehr als Essen

Was wir seit Jahren immer wieder zu hören und zu sehen bekommen: Die Bäuerinnen und Bauern sind mehr als nur Lebensmittelproduzenten. Sie pflegen unsere Kulturlandschaft, die viele Touristen anlockt, kümmern sich im

besten Fall auf den Feldern um den Bodenschutz, erhalten steile Almen und, und, und. Ich habe gelernt, dass diese vielfältigen Leistungen der Landwirtschaft nur durch die entsprechenden Ausgleichszahlungen möglich sind, weil der Markt sie nicht bezahlt. Dafür braucht es öffentliche Gelder. Die Bäuerinnen und Bauern werden regelmäßig kontrolliert, ob sie alle Kriterien für die einzelnen Ausgleichszahlungen erfüllen.
Auf unserem Weg haben wir hauptsächlich Bäuerinnen und Bauern kennengelernt, die am liebsten ohne diese Förderungen auskommen würden, da diese ihnen immer wieder zum Vorwurf gemacht werden. Wir haben auch gelernt, wie viel administrativer Aufwand das Beantragen dieser Förderungen bedeutet und dass es immer bürokratischer und komplizierter wird.

Ob es je eine Agrar- und Ernährungswirtschaft geben wird, die ohne öffentliche Gelder leben kann? Die Antwort ist so simpel wie ernüchternd und von einem hochgeschätzten Kollegen aus dem Agrarjournalismus vortrefflich formuliert: nicht sehr wahrscheinlich.
Den freien Markt aus der Theorie gibt es eben nur in der Theorie. In der Praxis kann keine Branche ohne Subventionierung existieren. Weltweit, nicht nur in Österreich oder der EU. Denkt nur an die Treibstoffe für Flugzeuge und Schiffe, die von der Steuer befreit und so mit Steuergeld verbilligt sind. Denkt an die klimatischen Folgekosten der fossilen Energie, die nach wie vor externalisiert, also dem Steuerzahler umgebunden werden. Denkt nur an die Ansiedlungsprämien für Gott und die Welt, an Steuerbefreiungen für ebenfalls Gott und die Welt, an Mietzins- und Häuslbauzuschüsse, an, an, an.
Also warum soll es gerade in der Agrar- und Ernährungswirtschaft, die jedem Potentaten schon allein deshalb wichtig ist, weil er nicht will, dass seine Untertanen wegen Hungers einen Wirbel machen, den freien Markt wie im Lehrbuch geben? Von der Klima- und Umweltpolitik gar nicht zu reden ... Oder wer zahlt denn die Kosten, die beim Fördern von Erdöl oder Erdgas entstehen? Na eben.

Die Sache mit der Selbstversorgung

Was ich hier auch noch erwähnen möchte, ist die vielzitierte Selbstversorgung. Die Corona-Zeit hat unserer Generation zaghaft vor Augen geführt, wie es sich anfühlt, vor leeren Supermarktregalen zu stehen. In unserem Fall aber nur beim Häuslpapier und den Nudeln. Die Generation meiner Großeltern hat davon eine andere Geschichte zu erzählen. Zu diesem Zeitpunkt sprechen Politiker und Politikerinnen davon, dass wir uns mit Lebensmitteln selbstversorgen müssen. Um gewappnet und unabhängig zu sein, damit nix sein kann, wenn was ist. Aber was hat es jetzt mit dieser Selbstversorgung auf sich?

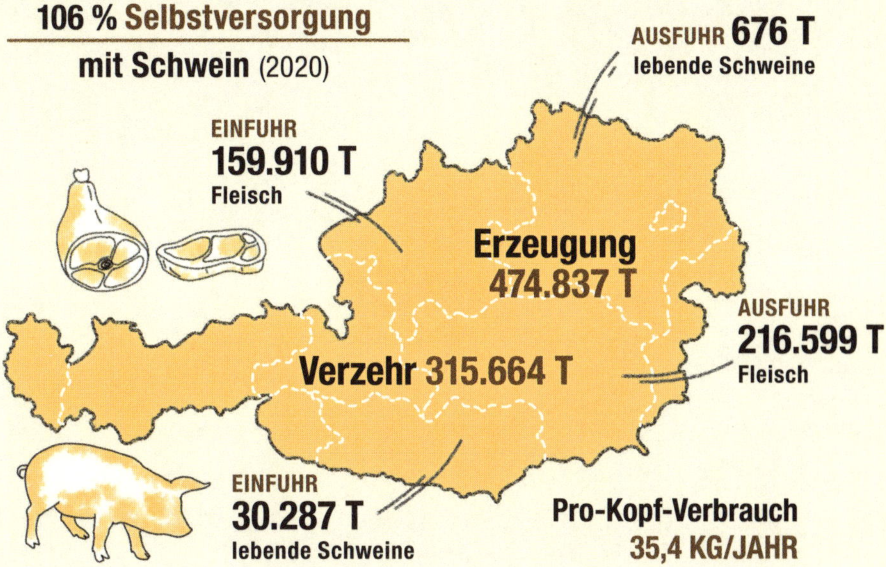

Wir sprechen in diesem Buch auch immer wieder davon. Allgemein versteht man unter dem Selbstversorgungsgrad eine volkswirtschaftliche Kennzahl, die die inländische Herstellung von Produkten in Prozent ihres Verbrauchs angibt.
Es ist also der Grad, zu dem wir uns mit einem selbstproduzierten Produkt selbstversorgen können: Milch, Fleisch, Gemüse oder Gartenschläuche. Ganz egal. Er zeigt also an, was wir von einem Produkt X konsumieren und wie viel dieser Nachfrage wir aus inländischer Produktion decken können. Mindblowing Question: Was, wenn wir einfach weniger von Produkt XY konsumieren? Dann ändert sich die Nachfragemenge, dementsprechend weniger müsste produziert werden, und trotzdem wären wir zu 100 Prozent selbstversorgt.

OBST

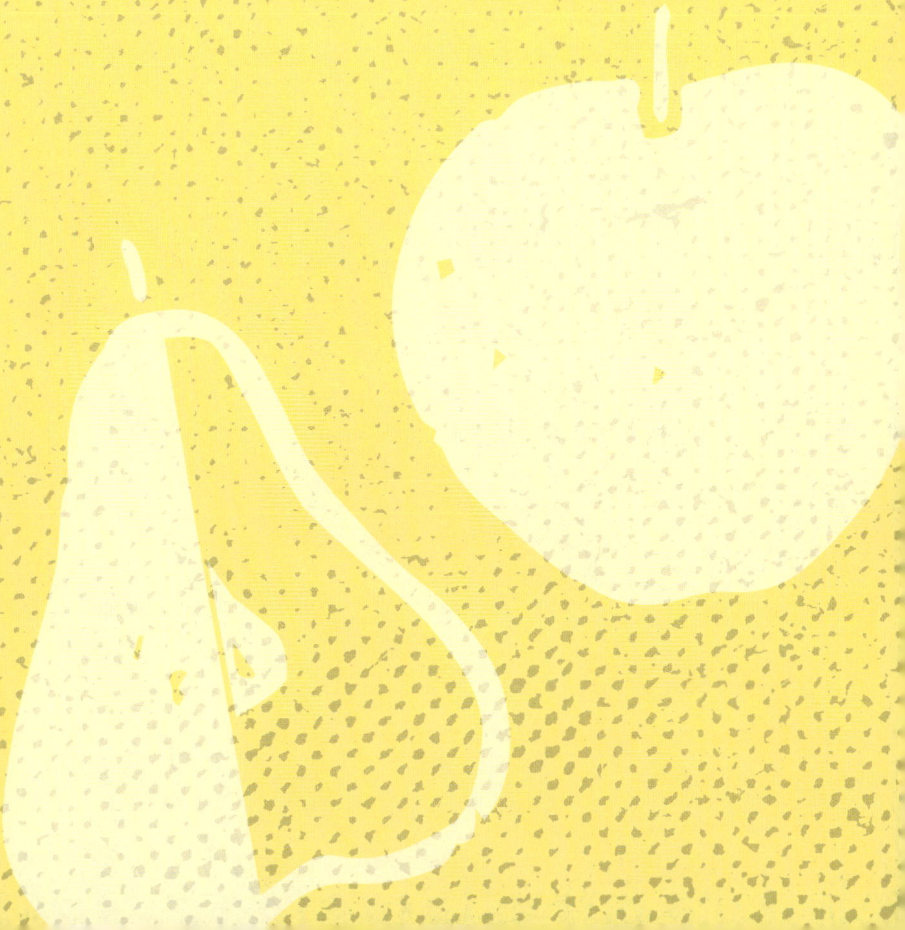

ZAHLEN, DATEN, FAKTEN

Wir essen rund 75 Kilo Obst pro Jahr. Am liebsten roh. Selbstversorgen können wir uns damit in Österreich allerdings nur zu 45 Prozent. Warum das so ist und wie das alles läuft, lest ihr in diesem Kapitel.

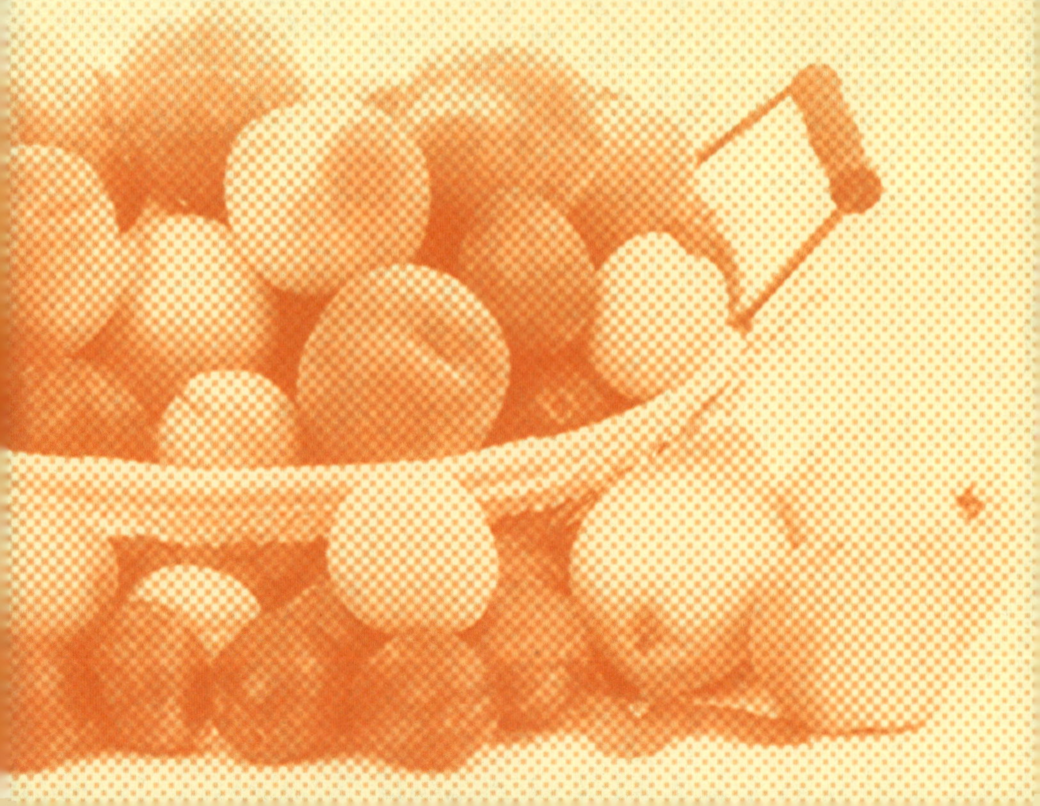

Okay, wir haben gedacht, wir tischen euch ein paar Facts über das Obst auf. Aber sooo einfach ist es nicht. Wenn man über Obst schreibt, muss man zuerst einmal diesen Begriff klären. Damit wir wissen, wovon wir überhaupt reden oder was wir da essen. Oh fuck, werdet ihr denken, jetzt wird's trocken. Aber weit gefehlt: Wir haben hier die geilsten Obst-Ahaa!-Momente für euch.

Was ist eigentlich „Obst"?

Wir können gleich mal vorweg eines klären: Speck ist definitiv kein Obst. Sorry. Die Unterscheidung zwischen Obst und Gemüse ist, diplomatisch ausgedrückt, etwas unscharf. Denn wir treffen sie beim Einkaufen mit einer kulturellen Brille und nicht etwa mit einer botanischen. Das Wort „Obst" stammt vom althochdeutschen Wort „obez" ab. Das beutet so viel wie Zukost. „Obez" war alles, was wir abgesehen von Brot und Fleisch gegessen haben. Also auch Gemüse, Hülsenfrüchte und solche Dinge. Das Wort „Gemüse" kommt dagegen vom mittelhochdeutschen Wort Mus. Damit meinte man einen gekochten Brei aus verschiedenen Nutzpflanzen. Aus diesen Wortgeschichten kann man ableiten: Obst haben wir fast immer roh, Gemüse dagegen eher gekocht oder zumindest gedünstet gegessen. Das mag am höheren Zuckergehalt und an der Konsistenz von Obst gelegen haben. Reifes Obst ist sehr weich und daher gut zu kauen. Die meisten Gemüsesorten dagegen sind hart. Die Menschen damals hatten ja oft nicht sooo gute Zähne.

Und wir dachten, die Naturwissenschaft wird's richten

Laut Lebensmitteldefinition stammt Obst in der Regel von mehrjährigen (z. B.: Apfelbaum) und Gemüse von einjährigen (z. B.: Zwiebel, Brokkoli, Salat) Pflanzen. Botanisch gesehen entsteht Obst aus der befruchteten Blüte, Gemüse hingegen aus anderen Pflanzenteilen, also Blätter, Stängel, Wurzeln usw. Paprika, Tomaten, Kürbisse, Zucchini, Melanzani und Gurken sind demnach Früchte und gehören laut der obigen (botanischen) Definition zum Obst, da sie aus befruchteten Blüten entstehen. Weil sie aber von einjährigen Pflanzen stammen und ihnen die Süße fehlt, hat man sich den Begriff „Fruchtgemüse" für sie ausgedacht. Bleibt immer noch die Frage, warum der Rhabarber im Obst- und die Avocado im Gemüseregal des Supermarktes liegt.

Nennt mir die Arten die Arten die Arten

Bianca hat das mit der Landwirtschaft studiert, steht besonders auf botanische Spielereien und hatte bei der Einteilung der Obstarten die größte Hetz. Schon als Kind ist sie mit einer Tomate in der einen und einer Erdbeere in der anderen Hand im Garten ihrer Omi in Fürstenfeld gesessen und hat gekichert. Weil die Omi hat ihr schon damals beigebracht: Das mit dem Unterscheiden von Obst und Gemüse ist nicht ganz so einfach. Selbst die verschiedenen Obstarten unter sich sind sich nicht immer ganz einig, was sie jetzt eigentlich sind.
Grundsätzlich werden im Anbau und im Handel typische Arten von Obst unterschieden: Kernobst, Steinobst, Beerenobst, Schalenobst, klassische Südfrüchte und weitere exotische Früchte. Fangen wir beim Einfachen an:

Das **Kernobst** kennen wir alle am ehesten als Apfel und Birne. Also Obst mit Kerngehäuse und mit Kernen drin.

Steinobst bezeichnet all jene Arten von Obst, die innen drinnen einen harten „Stein" und außen saftiges Fruchtfleisch haben. Kirschen, Zwetschken und Marillen zum Beispiel. Laut dieser Definition wäre eine Kokosnuss auch Steinobst. – Haha, hier fängt es schon an, aber wartet nur ab.

Bei den **Beeren** wird's richtig zum Kichern. Stellt euch die kleine Bianca – mit der Erdbeere in der einen und der Tomate in der anderen Hand – in Omis Garten vor. Unter dem Begriff Beerenobst sind jene Obstarten zusammengefasst, die vor allem die Eigenschaften „weich", „klein" und „rundlich" gemeinsam haben. Schmunzelt ihr schon ein bisschen?
Omi sagt: „Wir unterscheiden zwischen ‚Beeren' und ‚Beerenobst'." Wir haben vorhin gelernt, der Zusatz „Obst" bringt die Einschränkung der

Mehrjährigkeit mit sich. Die Tomate in Biancas Hand ist botanisch gesehen eine echte Beere, wird aufgrund der Einjährigkeit jedoch zum Gemüse gezählt. Umgekehrt sind ein großer Teil der zum Beerenobst zählenden Obstarten bezogen auf den Fruchtaufbau keine Beeren. Die Erdbeere in Biancas anderer Hand ist zum Beispiel eine Sammelnussfrucht. Die vielen kleinen Samen an der Außenwand werden auch als „Nüsschen" bezeichnet. Aufgrund der Fruchteigenschaften (weich, klein, rundlich) wird sie aber traditionell zum Beerenobst gezählt. Okay, also wir grinsen zumindest mal. Aber was ist jetzt eine „echte" Beere?

Als **Beere** gilt in der Botanik eine Frucht, die aus einem einzigen Fruchtknoten mit vielen Samen in der Mitte entsteht. Die prominentesten Beispiele der echten Beeren sind: Bananen, Heidelbeeren, Zitronen, Orangen, Melonen, Kürbisse und Kiwis. Jaaawohl, richtig gelesen. Und spätestens jetzt solltet ihr schon lachen. Zumindest wenn ihr den Humor der botanophilen Autoren teilt. Übrigens sind die meisten Nachtschattengewächse auch Beeren. Also Paradeiser, Paprika, Melanzani und Kartoffeln. Ja, Kartoffeln. Und zwar sind nicht das, was wir essen, die Beeren, das sind die Knollen. Aber das, was oberirdisch wächst und blüht, bekommt irgendwann eine Frucht, und das sind botanisch gesehen Beeren. Bäm.

Schalenobst lässt vermuten, ein Obst zu sein. Ist es rein botanisch auch. Es bezeichnet das Obst, dessen Fruchtkerne von einer harten, meist holzigen Schale umgeben sind. Wir sprechen eher von Nüssen oder Kernen, die für unseren Verzehr geeignet sind. Ihre Fruchtwand, also die Schale, sollten wir dabei eher nicht essen. Walnüsse, Haselnüsse und Maroni sind ergo Schalenfrüchte. Wieder bäm.

Aufgrund dieser doch beträchtlichen Unterschiede zwischen den Obstarten ist auch die Art, wie man sie anbaut und kultiviert, ganz unterschiedlich. So wurden aus den Bauerngärten zur Selbstversorgung, wie dem von Biancas Omi, wo vom Apfel über die Kirsche bis hin zu Erdbeeren, Heidelbeeren und Walnüssen so ziemlich alles gewachsen ist, spezialisierte Obstbaubetriebe. Ein Gewerbe.

Aber warum is(s)t heute alles so, wie es is(s)t? Dazu wagen wir wieder einen Blick in die Geschichte.

Die Wiege des Obstbaus

Aufgrund seiner Vitamine und Mineralstoffe stand Obst schon für unsere jagenden und sammelnden Vorfahren vor Millionen Jahren auf dem täglichen Speiseplan und hatte eine wichtige Bedeutung. Als sie durch die Wälder und Weiten streiften, haben sie vor allem Beeren(obst) gesammelt. In einzelnen Gebieten haben wir Beerenobst wie Himbeeren, Heidelbeeren, Holunderbeeren oder auch die Beeren der Schlehe und Eberesche schon sehr früh kultiviert. Im Wald und in einfachen Gärten haben wir diese Vitaminbomben bereits 8000 v. Chr. geerntet. Aber auch die Urform unserer heutigen Äpfel und Birnen standen auf unserem Speiseplan. In steinzeitlichen Siedlungen rund um den Bodensee fand man Reste von Holzapfel und -birne.

Die Wiege des Obstanbaus liegt im Orient. Dort wo – laut einigen Erklärungsversuchen der Wissenschaft – auch der Garten Eden lag. Tatsächlich ist nicht Eva dafür verantwortlich, dass wir heute Obst anbauen, sondern die Griechen. Denn durch sie gelangte das Wissen über Obstanbau und -zucht nach Südeuropa. Bereits 450 v. Chr. schreibt der griechische Arzt Hippokrates über das richtige Okulieren. Das ist eine Methode, einen wilden Obstbaum mit einer Edelsorte zu kreuzen. Das nennt man „veredeln". Dabei nimmt man eine Knospe der Edelsorte – das Auge, also oculus. Dieses Auge wird mit einem kleinen Stück der umgebenden Rinde in die Unterlage (oder Mutterpflanze) eingesetzt, in diesem Fall den wilden Obstbaum. Die Römer haben dann von den Griechen abgeschaut. 152 v. Chr. erscheint das Werk von Marcus Porcius Cato dem Älteren, seines Zeichens Zensor und Begründer der Römischen Kunstprosa, über Feldbau (De agri cultura) in lateinischer Sprache. Das Veredeln eines wilden Obstbaums und einige Apfel- und Birnensorten werden dort erwähnt. Mit den Römern und ihren Feldzügen gelangte dieses Wissen zusammen mit dem über Gemüseanbau und die unterschiedlichsten Obst- und Gemüsesorten und Kulturarten in unsere Breiten. Damals entstanden erste Obst- und Gemüsegärten am Rande der römischen Villen.

Hier erreichte der Obstbau einen vorläufigen Höhepunkt. Man kann den Obstanbau in Epochen teilen. Epochen, die immer dann wechselten, wenn sich unsere gesellschaftlichen und wirtschaftlichen Verhältnisse änderten. Meistens waren diese Entwicklungen fließend. In neuester Zeitrechnung sind sie jedoch oft von sprunghaften Vorschritten geprägt, wenn wir Menschen mal wieder etwas erfunden haben. Kunstdünger zum Beispiel. Der Untergang des Römischen Reichs leitete so eine Epoche ein. Es war eine von politischen Umwälzungen und Kriegen. In dieser Zeit ging viel Wissen über den Obstbau verloren. Die Anzahl der Kultursorten schrumpfte stark.

Das finstere Mittelalter und elitäre Paradiesgärten oder Obst, nur was für die „G'stopften"?

Trotzdem gab es auch im Mittelalter Obstgärten bei uns. Besonders in den damaligen Klöstern wurde das Wissen rund um den Anbau von Obst erhalten und weiterentwickelt. Die Mönche waren wohl inspiriert von dem Gedanken, in ihren Obstgärten ein Paradies auf Erden zu schaffen. Sie waren ein wertvoller Besitz, der geschützt werden musste. Alte Bayerische Gesetztestexte listen Strafen für Obstdiebstahl und Frevel an Obstbäumen auf. Überhaupt war Obst kein Nahrungsmittel für das Volk. Es blieb über Jahrhunderte ein exklusives Gut der wohlhabenden Bevölkerung. Nur Klöster und Adel, später auch wohlhabende Städter können sich den Aufwand des Obstanbaus leisten. Vor allem, weil es damals kaum Methoden gab, das Obst haltbar zu machen. Der existenzielle Bedarf verlangt aber, Nahrungsmittel langfristig zu konservieren. Sofortiger Verzehr von frischem Obst war absoluter Luxus.

Stabile Verhältnisse und Subsistenzwirtschaft

Ab 1650 wurden unsere sozialen Verhältnisse stabiler und liberaler. Parallel zu dieser Aufwärtsentwicklung unseres Wohlstandes und der Landwirtschaft breitete sich der Obstbau stark aus. Seitens der Obrigkeit wurde der Anbau von Obst stark gefördert und unterstützt. Obstanbau diente nun hauptsächlich der Eigenversorgung. Obst und Obstprodukte wurden so zum Grundnahrungsmittel. In Dörfern und Städten wurden immer mehr Obstbäume und -Sträucher gepflanzt. Gleichzeitig mit neuen Gemüsesorten erweiterten sie unseren Speiseplan. Wir züchteten, selektierten und entwickelten weiter. Obstbauvereine wurden gefördert, und viele neue Sorten entstanden. Bis ins 19. Jahrhundert blieb Obstbau eine Subsistenzwirtschaft, diente also nur dem Zweck der Selbstversorgung. Die Haltbarkeit war immer noch begrenzt und die Lagerung schwierig. Bauern handelten lieber mit Getreide, Hackfrüchten oder Wein.

Obst zum Drüberstreuen oder Als Obst zum Gewerbe wird

Das Zeitalter der Industrialisierung führte zu einem großen Bevölkerungswachstum. Die Städte konnten sich nicht mehr selbst versorgen, da in den neuen Großstädten die Nachfrage nach Lebensmitteln immer stärker wuchs. Die Erfindung des Mineraldüngers 1840 ermöglichte eine Ausweitung der Anbauflächen und jährliche Ernten. Kunstdünger und chemischer Pflanzenschutz revolutionierten die Kultur, die Pasteurisierung die Nutzungsmöglichkeiten der Früchte.
Bessere Straßen und der Ausbau der Eisenbahn eröffneten die besten Absatzmöglichkeiten. Der Transport der Ware über weite Strecken wurde möglich. So waren die Voraussetzungen für einen Obstmarkt geschaffen. Obst war erstmals eine Handelsware. Es ist der Beginn des gewerblichen Obstbaus.

Alles, was wir an Obst geerntet haben, unabhängig von Qualität und Sorte, fand in irgendeiner Form Abnehmer. Hier wurden auch erste Stimmen zu Vereinheitlichungen des Sortimentes sowie zur Erstellung von Qualitätsnormen laut. In Gemeinden mit bedeutendem Anteil an Obstbauern gründen sich Absatzgenossenschaften und Großmärkte. Plötzlich wurde der Obstanbau lukrativ. Überall, wo es möglich war, wurde Obst gepflanzt. Die meisten Bauern besaßen damals nicht mehr als ein paar Hektar Land. Für sie war es wichtig, möglichst keine Fläche an die Obstbäume zu verlieren. Deshalb wurden Obstbäume locker verteilt auf Wiesen oder gar entlang von Wegen und Straßen gesetzt. Die Wiesen konnten so weiter beweidet werden. Das war die Geburtsstunde der Streuobstwiesen, wie wir sie vielleicht noch aus Omis Zeiten kennen. Zu dieser Zeit wanderte die Sortenzüchtung an Universitäten und wird nun hauptsächlich von Akademikern betrieben. Immer noch wächst die Palette an Obstsorten stetig an.

Von Einheitsbrei und Industrie-Obst

Ab den 1950er-Jahren wurde Obst als internationale Ware gehandelt. Per Luft- und Seefracht reiste es um die ganze Welt. Das Aufkommen industrieller Produktionsmethoden führte zum Rückgang des Streuobstanbaus, und die Streuobstwiesen wurden immer weniger lukrativ. Heute sind sie eine Seltenheit geworden. Nationale und später EU-Verordnungen legen Qualitätsstandards fest. Die einzelnen Früchte werden nach Größe und Qualität sortiert und in verschiedene Handelsklassen geordnet. Exemplare, die diese Anforderungen nicht erfüllen, werden aussortiert und anderweitig verwertet. Als Saft oder Mus zum Beispiel. Wir Konsumenten und der Markt verlangen einheitliche und schöne Ware. Das äußere Erscheinungsbild wird wichtiger als die Qualität. Deshalb gibt es heute nur noch wenige Standard-Sorten. Obstessen gilt zwar als gesund – lässt aber mehr und mehr nach: Parallel nimmt unser Süßigkeitenkonsum zu. Heute versorgen wir uns nicht mehr selbst mit Obst. Wir machen es auch kaum noch selbst haltbar, wie früher die Omi mit ihrer Streuobstwiese. Wir gehen in den Supermarkt und kaufen frisches Obst, oder mal einen Saft etc. Die Obstproduktion findet fast nur noch im Erwerbsobstbau statt und wird immer intensiver. Für Obstbäume mit hohem Stamm und großer Krone, wie auf den Wiesen, ist kein Platz mehr. Auf so wenig Fläche wie möglich muss heute das meiste rausschauen. Gewerbe bedeutet auch Wirtschaftlichkeit. Die Bäume stehen heute in Reihen, haben niedrige Stämme, damit man optimal beschneiden und ernten kann. Damit die Obstbäume gesund und ertragreich bleiben, müssen sie jedes Jahr beschnitten werden. Das ist eine Wissenschaft für sich, sagen wir euch. Düngung, Pflanzenschutz, Sortenzucht und Bewässerung sind auch optimiert. Effiziente Produktion. Die Massenproduktion von Obst lässt die Preise verfallen, Marktschwankungen und hohe Lohnkosten senken bei uns die Wirtschaftlichkeit. Heimische Produktion kann preistechnisch mit den Importen oft nicht mithalten. Momentan entwickelt sich deshalb Bio-Obst zu einem stabilen Anbau- und Vermarktungssystem.

In der EU gibt es nur noch zehn bis 15 verschiedene Apfelsorten zu kaufen. Zumindest in Supermärkten dominieren Golden Delicious, Red Delicious und Jonagold. Sie machen in Europa 70 Prozent der angebotenen Apfelsorten aus. Wir Österreicher sind hier ein wenig speziell und zählen auch die Sorte „Kronprinz Rudolf" zu den Standard-Supermarkt-Sorten. Das freut Bianca besonders, denn die sind schon auf der Streuobstwiese ihrer Omi gewachsen. Manche Sorten sind sogar markenrechtlich geschützt. Dazu müssen sie verschiedene Normen erfüllen. Geschmack gehört nur selten dazu. Das findet auch Bianca, wenn sie einen Kronprinzler aus dem Supermarkt kostet. Im Vergleich zu Omis Äpfeln ist der zwar viel hübscher und größer, schmeckt dafür aber nach nicht viel. Schon gar nicht nach „Kornprinzler". In unseren Supermärkten sind rund fünf bis sechs Sorten erhältlich. Dem gegenüber stehen (je nachdem, wen man fragt und schätzen lässt) 5.000–30.000 verschiedene Apfelsorten.

Apropos Apfel

Wir Österreicherinnen und Österreicher essen zwar mengenmäßig am meisten Äpfel:

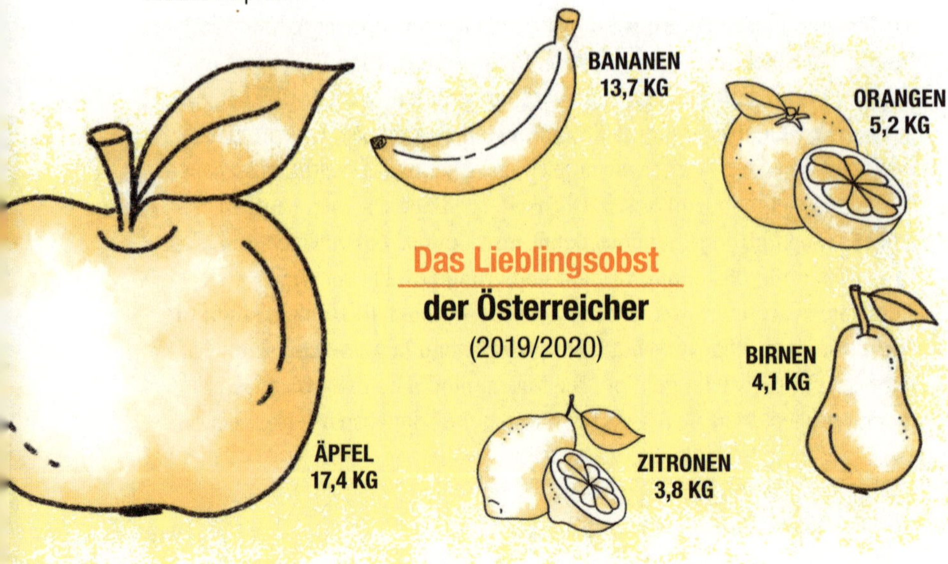
Das Lieblingsobst
der Österreicher
(2019/2020)
BANANEN
13,7 KG
ORANGEN
5,2 KG
BIRNEN
4,1 KG
ÄPFEL
17,4 KG
ZITRONEN
3,8 KG

Geben aber für Bananen mehr Geld aus.

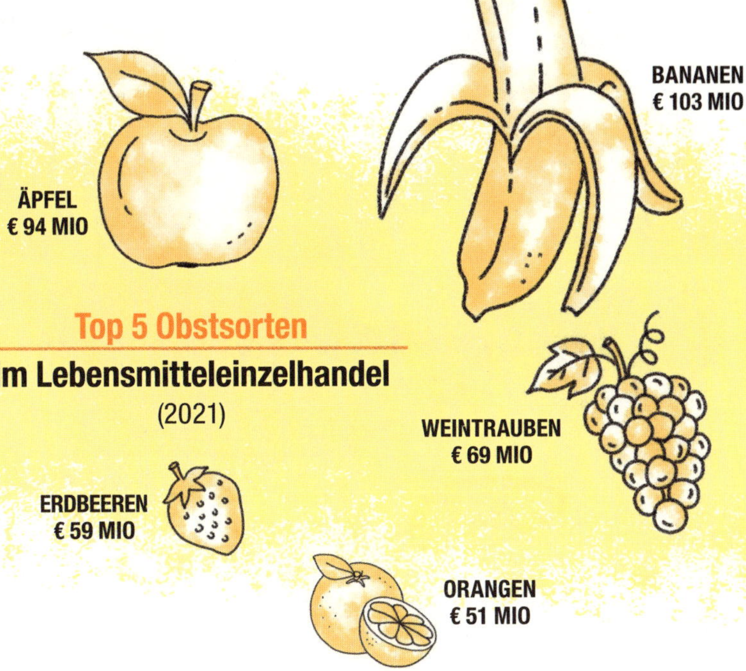
Top 5 Obstsorten
im Lebensmitteleinzelhandel
(2021)
BANANEN
€ 103 MIO
ÄPFEL
€ 94 MIO
WEINTRAUBEN
€ 69 MIO
ERDBEEREN
€ 59 MIO
ORANGEN
€ 51 MIO

Unser hoher Bananenkonsum ist ein Grund, warum wir uns im Land nur zu 45 Prozent mit Obst selbstversorgen können. Tendenz übrigens sinkend. Weil Bananen und Co. nun mal nicht bei uns wachsen. Wenn wir so weitermachen, haben wir aber vielleicht bald gute Chancen darauf … Äpfel sind in Österreich trotzdem die klare Nummer eins, sowohl beim Konsum als auch bei den angebauten Mengen. Das Klima bei uns passt einfach super für die Schneewittchenfrucht.

A echter Steirer

Nicht nur die Streuobstwiese von Biancas Omi ist echt steirisch, auch die meisten Äpfel sind es. Fast 80 Prozent unserer Äpfel wachsen dort. Mit Äpfeln können wir uns im Übrigen ziemlich gut selbstversorgen:

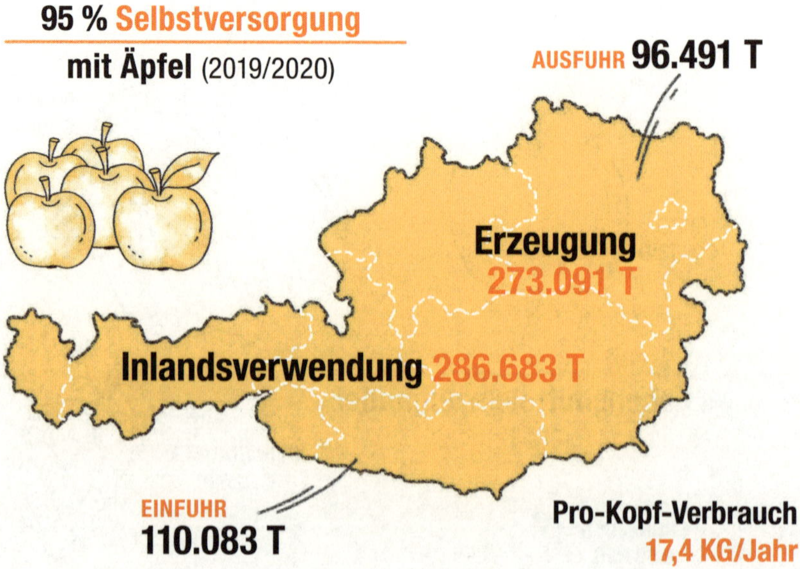

Vom Garten ins Körbchen?

Wie Äpfel heute wachsen, hat nichts mehr mit der Bilderbuchvorstellung zu tun, die wir im Kopf haben. Unsere Äpfel wachsen heute in sogenannten „Anlagen". Diese haben Streuobstwiesen weitgehend ersetzt.
Die Planung und das Anlegen einer solchen Apfelanlage bergen viele Herausforderungen für die Bauern von heute. Das Ganze ist allem voran einmal sehr teuer. Der Bauer braucht die Bäume von der Baumschule, eventuell eine Bewässerungsanlage, heutzutage ziemlich sicher Hagelnetze, das entsprechende Wissen, Arbeiter und eine Unterkunft für sie, die entsprechenden Maschinen und eine geeignete Fläche. Erst nach fünf Jahre bringen sie volle Erträge. Bevor der Bauer startet und investiert, muss er sich also gut überlegen, auf welche Apfelsorte er setzt. Wie sieht der Markt der Zukunft aus? Welche Äpfel wollen die Menschen dann essen? Die sogenannten Dauerkulturen sind denkbar unflexibel. Diese sind nichts anders als Pflanzenkulturen, die einmal angesetzt und dann dauerhaft gepflegt und beerntet werden – wie zum Beispiel Wein oder eben Obst.

Für den Apfel selbst fängt alles in der Baumschule an. Das ist der Ort, wo die unterschiedlichen Sorten veredelt werden. Die Edelsorten dafür kommen meist von internationalen Züchtern. In der Baumschule wächst der Apfelbaum erst einmal zwei Jahre. Dann kann der Bauer bestellen, was er braucht.

Der moderne Apfelbaum

Die Apfelbäume, die heute in den Plantagen stehen, sehen eher aus wie Sträucher. Ihre Höhe und die Form sind für die Arbeiten am Baum optimiert. Ohne diese Anbauform wäre es unmöglich, tausende Bäume zu pflegen und abertausende Äpfel zu ernten.

Man erntet, was man sät – oder in diesem Fall pflanzt. Die Zeit der Ernte ist mit Abstand die arbeitsintensivste. Aber bis es überhaupt so weit kommt, stehen unzählige Arbeiten an. Die Bäume müssen gedüngt und, wenn notwendig, vor Schädlingen, Krankheiten und Umwelteinflüssen geschützt werden. Mindestens einmal im Jahr werden sie geschnitten. Dabei werden Triebe entfernt, die im kommenden Jahr weniger Ertrag bringen. So kann der Baum die verbleibenden Äste besser mit Nährstoffen versorgen.

Von Bienchen und Blümchen

Ohne Insekten keine Äpfel. Apfelblüten müssen bestäubt werden, sonst gibt es keine Früchte. Dazu brauchen sie Insekten. Oft arbeiten Bauern und Bäuerinnen mit Imkern zusammen, die ihre Bienenstöcke in den Apfelplantagen aufstellen, oder sie haben eigene Bienenvölker.

Von Apfelschutz und g'spritzem Obst

Auch das Obst hat seine Feinde. Ihr kennt den typischen Wurm im Apfel? Das ist der Nachwuchs der Apfelwickler. Das sind nur zwei Zentimeter große Schmetterlinge, die enormen Schaden anrichten können. Um den tierischen Feinden und diversen Krankheiten etwas entgegenzusetzen und seine Ernte zu schützen, setzt der Bauer Pflanzenschutzmittel ein. Dafür gibt es unzählige Mittel und Methoden. Wie überall in der Landwirtschaft unterscheiden wir zwischen chemisch-synthetischen und biologischen, beziehungsweise nicht-chemisch-synthetischen Mitteln. Auch mechanisch lassen sich Schädlinge bekämpfen. Bio-Bäuerinnen und Bio-Bauern dürfen ausschließlich nicht-chemisch-synthetische Mittel und Nützlinge verwenden. Damit sind nützliche Insekten gemeint, die den schädlichen an den Kragen gehen. Konventionelle Obstbauern mischen diese beiden Varianten oft. Sie integrieren also organische Pflanzenschutzmittel und verwenden diese nach eigenen Angaben sogar lieber. Im konventionellen Apfelanbau hat sich deshalb der Begriff „integrierter Anbau“ etabliert. Welche Menge an Pestizidrückständen auf dem Apfel sein dürfen, ist gesetzlich geregelt und wird in Österreich streng kontrolliert. Bio-Äpfel dürfen gar keine Rückstände enthalten, konventionell hergestellte müssen unter den gesetzlichen Höchstwerten liegen. Bis heute sind sämtliche Proben immer weit unter den Grenzwerten gelegen.

Was kostet der Klimawandel? Wasser marsch

Apfelbäume wachsen nun mal unter freiem Himmel und sind abhängig vom Wetter. Weil sich das Klima ändert, wird es in manchen Teilen Österreichs immer trockener. Es regnet weniger. Immer mehr Apfelbauern planen ihre Anlagen deshalb mit einer automatischen Bewässerung, die das Wasser direkt zu den Bäumen bringt.

Wasser braucht es auch, wenn es spät im Frühjahr nochmals friert und die Bäume schon blühen. Die Bauern schützen ihre Bäume, indem sie sie frostberegnen. Das Wasser gefriert dann um die Blüten und schützt sie so. Klingt paradox, wirkt aber oft kleine Wunder.

Hagelnetze

Kaum eine Obstanlage wird in Österreich ohne diese Netze geplant. Trotz Hagelversicherung geht kein Bauer freiwillig das Risiko ein, den Großteil seiner Ernte innerhalb weniger Minuten an den Hagel zu verlieren.

Viele Hände

Gerade zur Erntezeit, aber auch das restliche Jahr, ist der Obstanbau ein arbeitsintensives Gewerbe. Kaum Österreicher wollen diese körperliche Arbeit machen. Die Arbeitskräfte legen oft lange Strecken zurück, kommen aus Osteuropa und wohnen in der intensiven Zeit meistens in den Betrieben.

Endlich ernten

Wenn das Jahr gut gelaufen ist und die Äpfel im Herbst geerntet sind, müssen diese eine Reihe von Qualitätsmerkmalen erfüllen. Der Apfelbauer unseres Vertrauens hat einmal zu uns gesagt: „Sie verlangen ein Produkt wie vom Fließband, wir arbeiten aber mit der Natur."

Und dann? Wie kann es sein, dass wir fast das ganze Jahr Äpfel essen können, die aus Österreich kommen?
Äpfel lassen sich sehr gut lagern. Damit das auch über einen langen Zeitraum möglich ist, kommt ein Teil der Äpfel in Lagerzellen. Dort werden sie auf knapp über null Grad gekühlt, und der Sauerstoffgehalt wird reduziert. So verlangsamen die Früchtchen ihren Reifeprozess und gehen in den Winterschlaf. Diese Lager geraten als „Stromfresser" immer wieder in die Kritik. Wir haben herausgefunden, dass zwar das Herunterkühlen einmal viel Strom braucht, das Kühlhalten allerdings verhältnismäßig wenig. Wenn wieder neuer Bedarf an Äpfeln da ist, wird eine neue Zelle geöffnet, und die frischen Äpfel können verkauft werden. So finden wir sie dann meistens im Supermarkt.

CHRISTOF UNFRIED

OBST WÜST ODER NED

14 Hektar voll Äpfel, Birnen und Kirschen in Krustetten in der Nähe der Wachau. Modern, intensiv bewirtschaftet, bio. Das könnte der Steckbrief von Christof Unfrieds Betrieb sein. Könnte. Wenn wir nicht näher hingesehen hätten. Denn hinter den 14 Hektar Obst und dem Bio-Label steht ein Mensch mit seiner Geschichte.

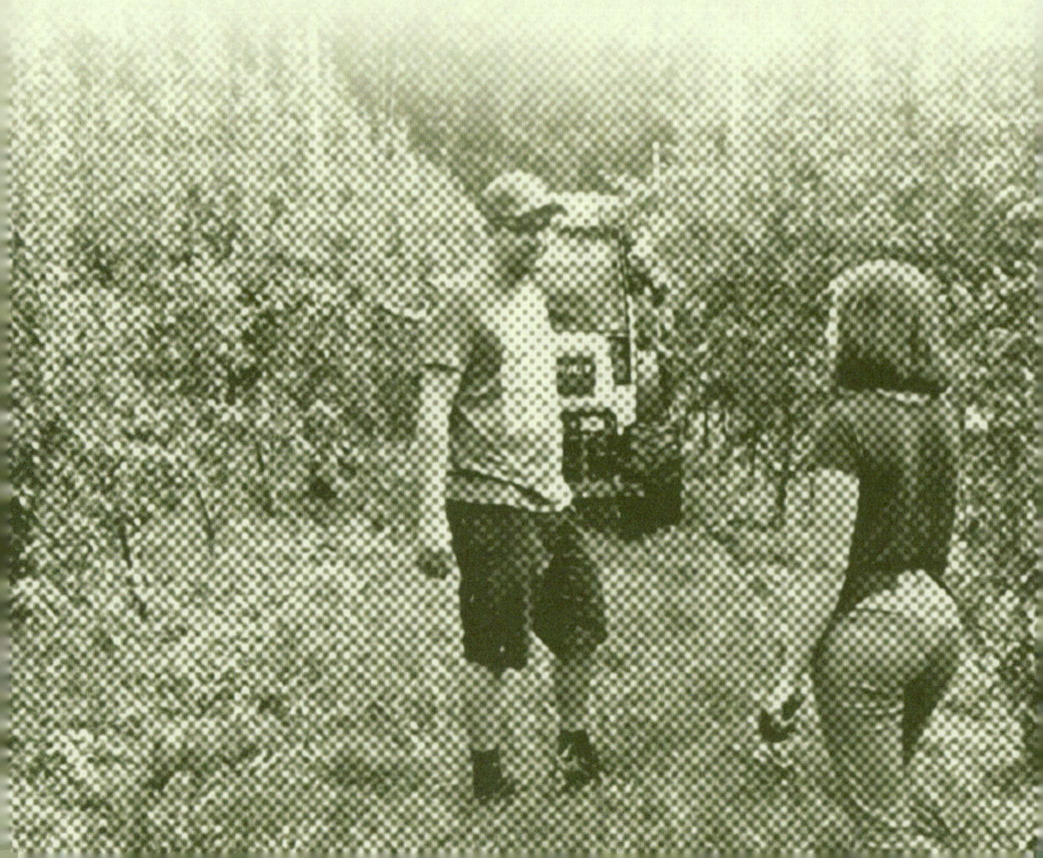

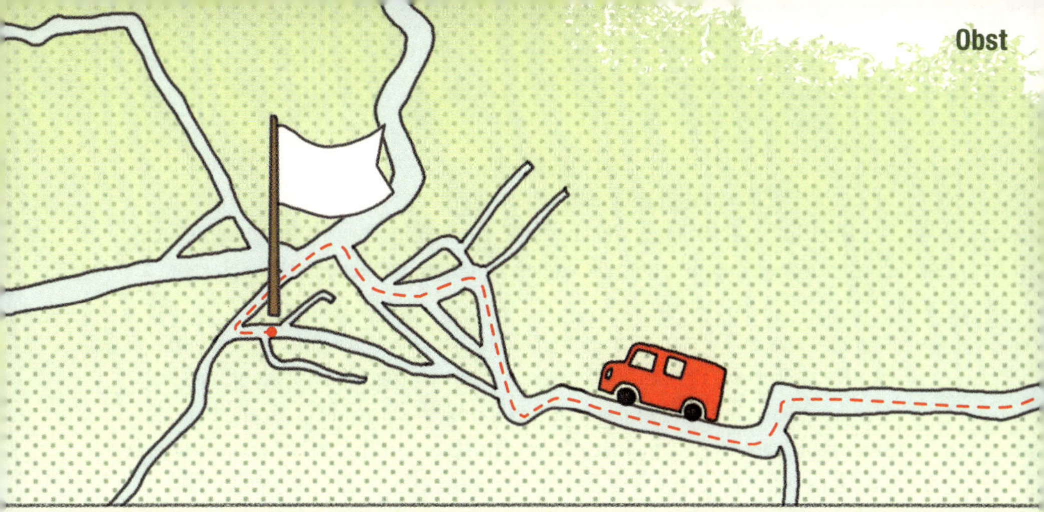

„Falls du mal Erfahrung auf einem relativ intensiv wirtschaftenden Bio-Obstbaubetrieb sammeln willst, melde dich bei mir.“ Mit diesen Worten hat mich Christof damals kontaktiert.

Neben dem Obstbau betreibt die Familie auch einen Obst- und Gemüsegroßhandel für die Gastronomie. Als Christof ein Kind war, ist der Betrieb einmal völlig niedergebrannt. Deshalb ist er heute Feuerwehrkommandant mit einem Faible für alte Feuerwehrautos. Meine Entzückung könnt ihr euch vorstellen. Die Gesprächsbasis war also garantiert.

Gemeinsame Blitz-Aktion

Diesmal wird der Rote Blitz gleich zu zweit gesattelt: Ein ob der Reisegeschwindigkeit und der Lautstärke des Gefährts fluchender Willy und eine überglückliche, vorfreudige Bianca auf dem Weg zu Obst und Feuerwehrautos. Ja, jetzt ist es raus. Der Willy mag den Roten Blitz nicht so besonders. Die Entdeckung der Langsamkeit, die mich so entspannt, macht ihn rasend. Deshalb darf er auch nicht so oft mitfahren. Die Vorfreude auf Christof, das Obst und den gemeinsamen Podcast stimmen ihn dann aber doch milde und machen ihn glücklich.

Durch Wein- und Obstgärten schlängelt sich der dicke alte Rote von Krems aus Richtung Süden. Es ist Ende August. Die Bäume hängen voll mit Früchten. Wir sehen viele Menschen in den Obstanlagen arbeiten. Am Ende einer kleinen, von Obstbäumen und Hagelnetzen gesäumten Straße tauchen eine moderne Halle und drei unterschiedlich alte Feuerwehrautos vor uns auf. Der Blitz hat endlich Freunde. Hier sind wir richtig. Zwar ist unsere Zeit bei Christof etwas knapp, doch wir wollen trotzdem so viel wie möglich sehen.

Bevor es zu den Obstanlagen geht, dürfen wir gleich die sortenreinen Apfelsäfte verkosten. Christof heißt nämlich nur Unfried. Er ist eigentlich sehr friedlich. Beim ersten Schluck vom Kronprinzler-Saft taucht vor meinem inneren Auge der Garten meiner Fürstenfeld-Omi auf. Bis heute wachsen dort alte, knarzige Apfelbäume auf einer Streuobstwiese. Seit meiner Kindheit sind die kleinen, speziellen, saftig-säuerlichen Äpfel meine liebsten. Christofs Erzählungen über den Obstanbau heute schütteln mich aus Großmutters Apfelbaum auf den Boden, auf dem wir uns nun mit dem Traktor auf den Weg zu Christofs Obstanlagen machen.

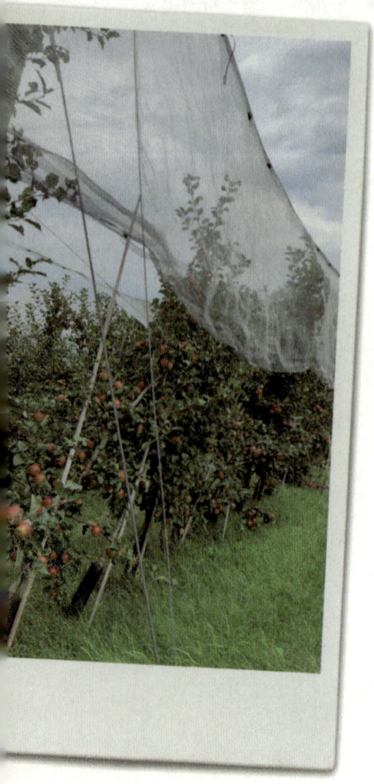

Äpfel im Wandel der Zeit

Christofs Apfelbaumanlagen haben nichts mit dem Bild zu tun, das wir vielleicht im Kopf haben, wenn jemand „Apfelbaum“ oder „bio“ sagt. Sie sehen so aus, wie ein moderner Obstbau eben aussieht: Niedrig, in Reihen gepflanzt, mit Hagelnetz, großteils mit Bewässerungssystem. Die Form, in der sie wachsen, ist für die Arbeiten am Baum optimiert. Die Sorten sind die paar, die wir nun mal gerne essen. Bei den Birnen- und den Kirschbäumen ist es recht ähnlich. Das ist das, was Christof meint, wenn er sagt „intensiv bewirtschaftet.“ „Sie sehen heute eher aus wie Hecken beziehungsweise wie Weinreihen“, beschreibt Christof das, was wir sehen.
Wir marschieren gemeinsam durch die Reihen. Bei den rotbäckigen Kronprinzlern bleibe ich stehen und schaue mich um. Willy und Christof gehen voraus. „Man begreift es echt erst, wenn man es sieht“,

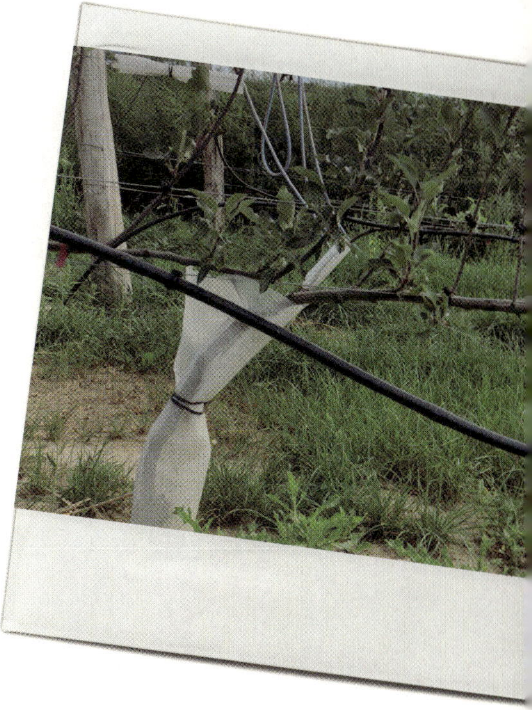

denke ich mir zwischen den niedrigen Bäumen stehend. In der Zwischenzeit sind auch die beiden stehengeblieben. Willy fragt, was die schwarzen Netze über den Bäumen sollen. Gegen die Vögel vielleicht? Um seine Äpfel vor Hagel und Unwettern zu schützen, erzählt Christof, spannt er diese Netze über sein Obst. „Früher war das nicht notwendig", erinnert sich der junge Obstbauer. „Die Wetterextreme haben in den letzten Jahren zugenommen. Das Obst zu schützen, ist ziemlich aufwendig und kostspielig. Aber es kann die Ernte retten. Und die ist am Ende des Jahres mein Einkommen", erklärt er weiter. Ähnlich ist die Situation mit dem Wasser. Ich knie mich auf den Boden und begutachte die schwarzen Bewässerungsschläuche. Aus ihnen tropft zielgerichtet das Wasser zu den Wurzeln der Apfelbäume. „Auch das war früher nicht notwendig", erzählt Christof. „Noch vor zehn Jahren nicht." Wir gehen an einer frisch gepflanzten Anlage vorbei. Heute plant er die Bewässerung schon mit ein, berichtet Christof beim Vorbeigehen. Somit muss man sich alles noch genauer überlegen. Nicht nur, dass er sich als Obstbauer überlegen muss, welches Obst die Menschen in zehn bis 15 Jahren essen wollen, und seine Sorten bei der Baumschule dementsprechend wählen und die Bäume pflanzen. Heute muss er auch noch den Klimawandel mitdenken. Schon Christofs Opa hat hier Obst angepflanzt. Ribiseln damals. Da war alles noch anders.

Kronprinzler mampfend spazieren wir weiter. Vorbei an verschiedenen Apfelsorten und den Kirschen. Da bekommt man plötzlich ein Gespür für diese 14 Hektar.

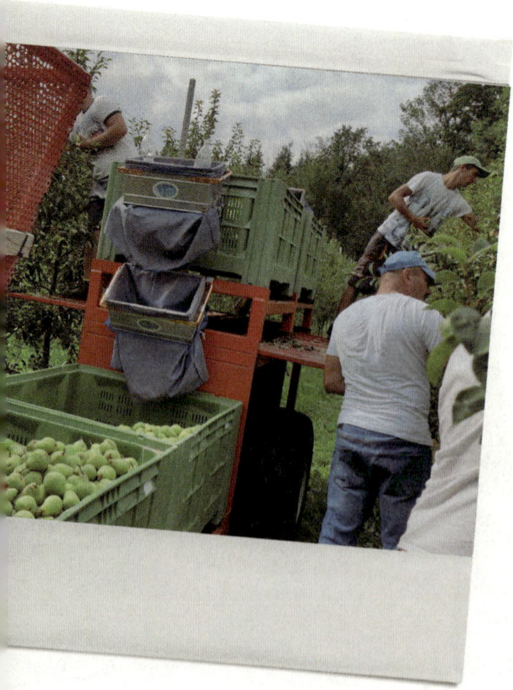

Hände aus dem Osten

Wir hören Traktorengeräusche. Über den Kronen der Birnbäume in der Ferne sehe ich Köpfe auftauchen. Es ist Erntehochsaison. Zu dieser Zeit sind zehn Mitarbeiter am Betrieb. Alle stammen aus Polen. Christof ist alleine, die Ernte und auch die meisten anderen Arbeiten sind reine Handarbeit. Dafür braucht es gerade jetzt viele Hände: Denn wenn das Obst reif ist, ist es reif, und wir wollen weder unreife noch überreife Äpfel und Birnen. Auf die Frage, warum die meisten Mitarbeiter im Gemüse- und Obstbau aus dem Osten Europas stammen, antwortet Christof etwas Spannendes: „Wir in Österreich sind es nicht mehr gewohnt, kontinuierlich zu arbeiten.“ Wenn sie gemeinsam arbeiten, schaut keiner dauernd aufs Handy oder braucht dauernd eine Rauchpause. Da wird bis zum Mittagessen durchgehend gearbeitet. Und danach wieder. Apropos: Mit Anhängern voll Birnen treten wir den Rückweg zur Halle und den Feuerwehrautos an. Dort werden die Früchte gekühlt und gelagert, bis sie weiterreisen.

Obstmarkt

Schon am selben Nachmittag laden wir einen Lkw voll mit Bio-Birnen. Ich stelle mich aus Respekt vor dem Gabelstapler eher ungeschickt an. Bei Christof geht das zackzack. Die Birnen kommen zum Obsthandel von Christofs Bruder. Ein Mitarbeiter steuert den Lkw, wir fahren in einem der alten Feuerwehrautos hinterher. Eine Ausfahrt extra für mich. Willy schüttelt den Kopf. Grinst aber dabei.

Christofs Eltern haben nun schon seit einiger Zeit nichts mehr mit dem Obstanbau zu tun. Seine Mutter führt zusammen mit seinem Bruder nur noch den Handel. Mit seiner großen Leidenschaft für die Bäume und die Obstanlagen war immer schon Christof der Obstbauer. So ergänzen die Brüder einander ziemlich gut. Sie beliefern ausschließlich Gastronomiebetriebe, Gasthäuser, Restaurants und dergleichen. „Warum nicht auch den Supermarkt?", frage ich Christof während unserer Feuerwehrautofahrt. „Wir haben das eine Zeitlang versucht", beginnt Christof zu erzählen, „und dann schnell gemerkt, dass wir da nicht mitkönnen. Die großen Ketten geben ihre Regeln vor, und du musst mitspielen. Die Auflagen und Vorgaben waren für uns oft einfach nicht machbar." Damals hat er noch konventionell Obst angebaut. Die Preise dafür sind immer schlechter geworden. „Gerade wenn man nicht direkt an den Menschen dran ist", erklärt uns Christof. Diese schlechten Preise für konventionelle Äpfel haben dann den letzten Anstoß in Richtung biologischer Anbau gegeben. Denn dort, so Christof, sind die Preise bis heute besser. Was Christof

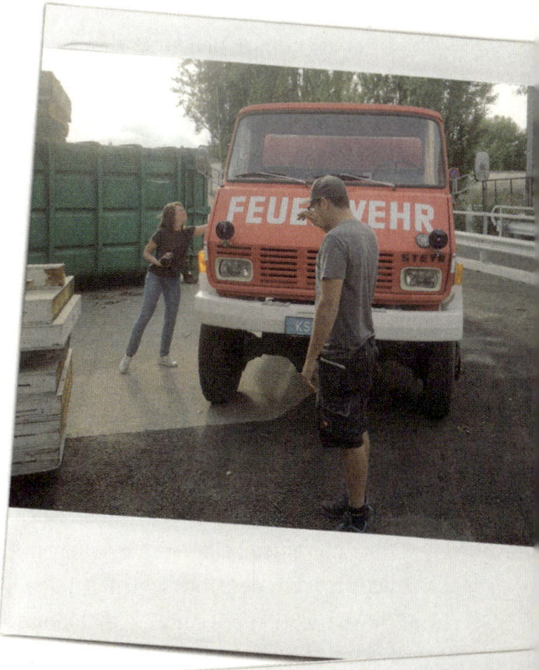

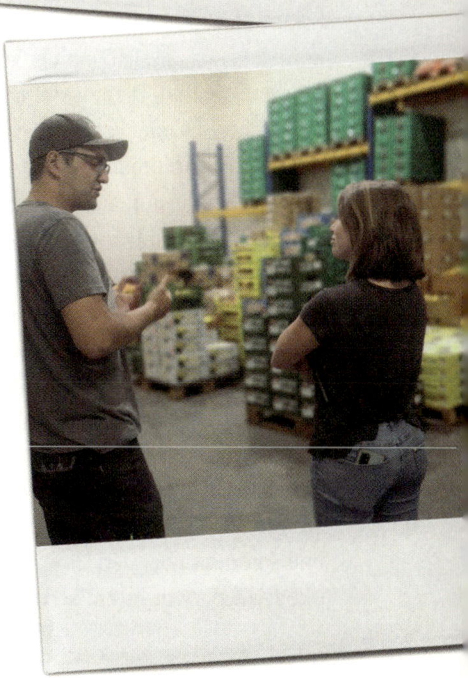

schon lange im Sinn hatte, war dann auch wirtschaftlich zu rechtfertigen. So ist er also umgestiegen. Mittlerweile verkauft er sogar einen Teil seiner Äpfel und die Säfte daraus direkt ab Hof. Wieder am Menschen.
Mittlerweile haben wir Christofs Feuerwehr am Betriebsgelände des Obsthandels seines Bruders geparkt. Unseren Birnen auf der Spur, bekommen wir gleich eine Führung.

Ist das jetzt Äpfel mit Birnen vergleichen?

Oder wo ist jetzt genau der Unterschied zwischen bio und konventionell? An eine der Birnenkisten gelehnt, zwischen allerlei anderem Obst und Gemüse für die Gastronomie, stelle ich die Frage nach dem Unterschied: Wenn ich zwischen den Obstbäumen stehe, könnte ich kaum eine konventionelle von einer biologischen Obstanlage unterscheiden. Auch wenn ich einen Apfel in der Hand halte oder gar hineinbeiße, werde ich eher keinen Unterschied bemerken. „Also worin liegt er jetzt, der Unterschied?", frage ich Christof mit einer unserer geernteten Bio-Birnen in der Hand. „Zuerst einmal ist die biologische Produktion um den Faktor 5 zeitaufwendiger", beginnt er zu erklären. „Das war das Erste, was mir aufgefallen ist, als ich von der konventionellen Produktion auf die biologische umgestiegen bin. Denn wenn ich mit meinen Bäumen arbeite, gibt es drei Hauptunterschiede: erstens, das Düngen: Die Bäume brauchen Nahrung, die darf bei bio nur organisch sein. Also zum Beispiel Kompost. Zweitens darf Unkraut bei Bio-Anbau nur mechanisch bekämpft werden. Man darf keine chemisch-synthetisch hergestellten Herbizide spritzen, die das Unkraut vernichten. Drittens ist der Pflanzenschutz, also der Schutz der Obstbäume gegen Krankheiten und Schädlinge, bei der Bio-Landwirtschaft auf natürlicher Basis und chemisch-synthetisch in der konventionellen." All das sei sehr zeitintensiv. Doch diese positiven Dinge sind die Gründe, aus denen er das macht, sagt Christof. Doch die biologische Obstproduktion hat auch Nachteile. Zum Beispiel für den Boden. Er muss mit dem Traktor viel öfter in die Obstanlage fahren, um sie mechanisch zu pflegen, zu düngen und zu bearbeiten. Das braucht im Umkehrschluss dann auch mehr Diesel. Am Abend sitzen wir beim Heurigen zusammen und sprechen über den Obstanbau im Wandel der Zeit, über Für und Wider der unterschiedlichen Arten, Lebensmittel zu produzieren und zu konsumieren.

[Wie genau Christof das mit dem Anbau von Bio-Äpfeln, Birnen und Kirschen macht, die ganze Geschichte, warum er auch so auf Feuerwehrautos steht wie ich, und seine Gründe, warum er nicht mehr an Supermärkte liefert, hört ihr in unserem Podcast. Begleitet uns in den Obstgarten, wo die Ahaa!-Momente nur so lauern, und lernt Christof Unfried selbst kennen.]

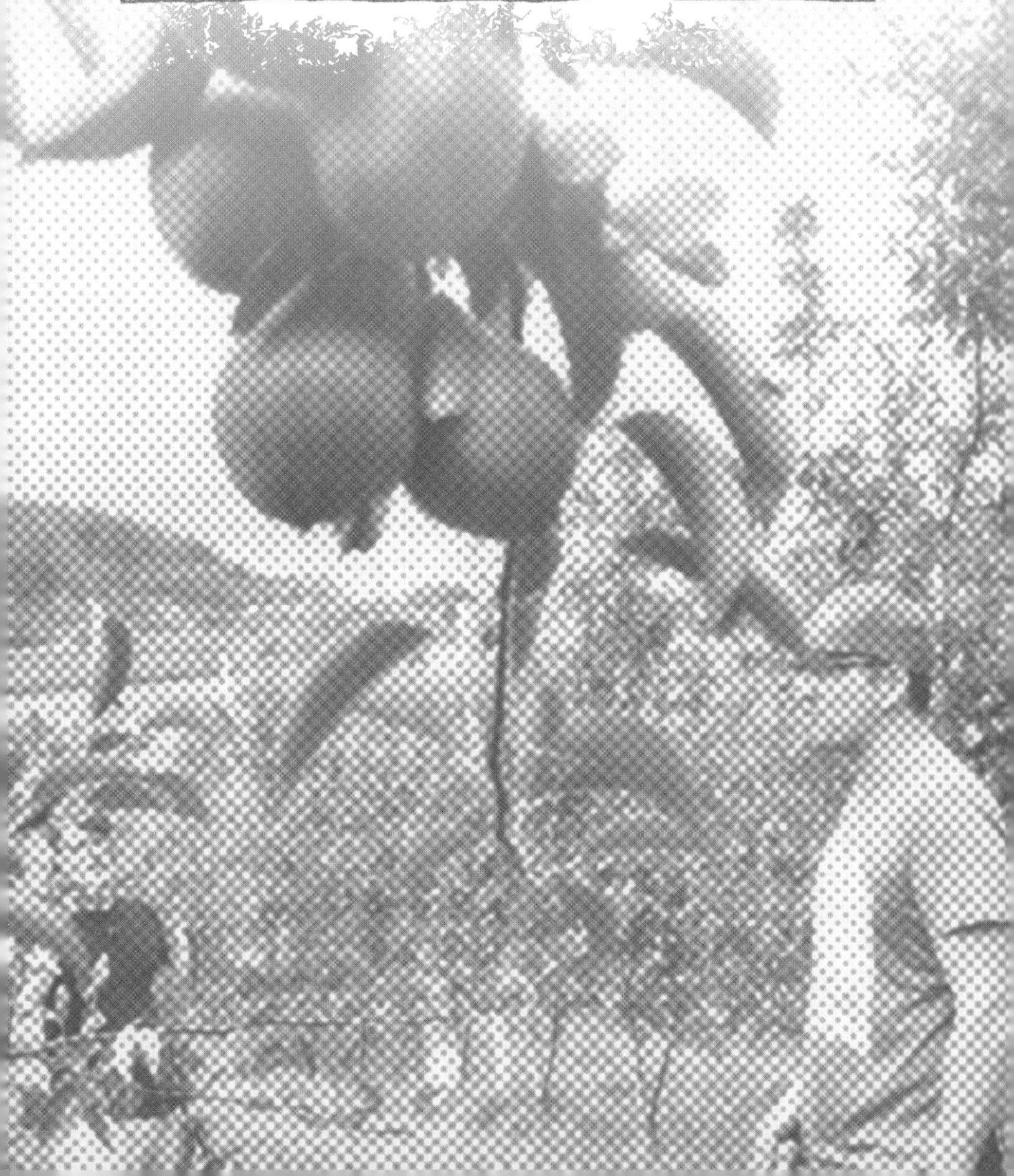

WACHSTUM UND SALAMI

Passend zum Titel geht es im Folgenden natürlich weder um das Wachsen noch um eine Salami.

Bereits im letzten Kapitel musste ich euch quasi enttäuschen, da ich auf die Frage, was denn nun ein Bauer sei, keine abschließende Antwort geben konnte. Gleichzeitig habe ich aber auch versucht darzulegen, warum eine solche Frage, wenn man über die Wortbedeutung eines Duden-Eintrags oder die Beschreibung der Tätigkeiten hinausgehen möchte, nicht zu beantworten ist. Die Lebenswelt jedes Menschen bleibt nur diesem Menschen vorenthalten, und jeder Einzelne hat seine eigenen blinden Flecken. Je näher man dran ist, desto eher kann man die Menschen verstehen, sich in sie hineinversetzen. Dein bester Freund kennt dich am besten, die Freunde auch recht gut, die Bekannten schon etwas weniger, und die Menschen aus dem Bezirk schon fast gar nicht mehr. Und so weiter. Und nur weil ich einen Bauern sehr gut kenne, kenn ich sie dann alle? Es darf bezweifelt werden.

Wir haben nicht genügend Zeit und Gelegenheiten, alle Menschen kennenzulernen und die Lebenswelt dieser Menschen samt deren Tätigkeiten, Wünschen und Beweggründen zu erfahren. Es würde vermutlich an eine Mischung aus Wahnsinn und Naivität grenzen, so etwas tatsächlich zu fordern.

Aus unseren mittlerweile doch recht zahlreichen Gesprächen wissen wir, dass, blickt man nur ein bis zwei Generationen zurück, sehr viele Menschen einen deutlich engeren Bezug zur Landwirtschaft hatten als heute. Man erfährt überraschend oft, dass jemand auf einem Bauernhof aufgewachsen ist, auch wenn er mit Anzug und Krawatte vor dir sitzt und über Volkswirtschaftstheorie spricht. Viele hatten enge Verwandte, die einen landwirtschaftlichen Betrieb führten, anderen wuchsen auf dem Land auf und erzählen von den Erfahrungen.
Wir mögen Kreise. Ich mag sie, weil sie wunderbar illustrieren, was ich euch erzählen möchte, und warum ich davon überzeugt bin, dass es durchaus Sinn macht, Menschen ihre Geschichten und Perspektiven erzählen zu lassen. Weil schlichte Kreise auf einfache und dennoch passende Weise eine gesellschaftliche Entwicklung mit wenigen Strichen auf den Punkt bzw. auf den Kreis bringen können.

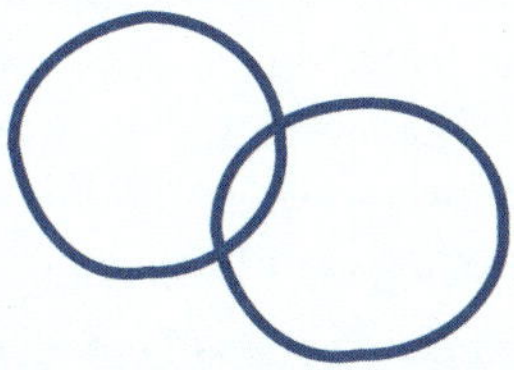

In die beiden Kreise kann man hineinschreiben, was man möchte. Bei uns dreht sich alles um Essen, Menschen und Landwirtschaft, daher steht in einem Kreis „Bauer", und in den anderen schreiben wir, passend zu unserem Titel, „People". Ihr wisst, was gemeint ist. Früher gab es einfach mehr Gelegenheiten für Bauer und People, sich dort und da zufällig über den Weg zu laufen. Diese Gelegenheiten und Momente häuften sich mit der Zeit an, und die Summe der Erfahrungen kam in die passenden Laden in unserem Kleinteilemagazin vulgo Schrank und wurde zu unseren Meinungen und Standpunkten. Der „People" hatte Laden, da stand „Bauer" drauf, und der Bauer hatte seine „People"-Laden. Die unmittelbaren Erfahrungen der beiden entstanden früher und auch heute noch dort, wo sich diese beiden Kreise überlappen. Beim Milchholen, beim Spazierengehen, im Wirtshaus, beim Heurigen, in der Kirche, beim Besuch im Bauernladen, Urlaub auf dem Bauernhof, wo auch immer. Analog verhält es sich zum „Fleischer to the People", „Bäcker to the People" und so weiter und so fort.

Früher gab es einfach mehr Gelegeheiten, die Landwirtschaft, das Handwerk und die Menschen dahinter kennenzulernen. Selbst ohne großes Interesse für die Landwirtschaft nahm man quasi im Vorbeigehen Eindrücke mit und füllte damit seine Laden. Und nein, das wird jetzt kein Plädoyer für die „guten alten Zeiten“, genauso wenig wie wir einer Romantik des Fortschritts das Wort reden wollen und werden.
Speziell in den vergangenen 20–30 Jahren hat sich die Welt um uns dramatisch verändert, die Überlappungen der Kreise wurden zunehmend weniger. Der Spezialisierungsgrad der Gesellschaft stieg, die Anzahl der Kreise nahm also zu. Gleichzeitig verringerte sich die Wahrscheinlichkeit jedes Kreises, sich mit anderen Kreisen zu überlappen.

Mit Computer, Internet, Handy und sozialen Medien haben sich auch die Geschwindigkeit und die Menge der Informationen enorm erhöht. Musste man früher noch für eine Recherche in die Bibliothek und hat einen halben Tag dafür gebraucht, so kann man das heute in fünf Minuten vom Klo aus machen und bekommt statt einer Antwort zwanzig Angebote. Das mag ja für den Fall einer Recherche manchmal ganz gut sein, in Summe kann man diese Menge an Informationen und Angeboten aber nicht verdauen. Die Information ist überall, von überall und jederzeit. Auch am Klo!
Die Folge? Wir schärfen die eigenen Filter nach, um innerhalb unserer Blase vulgo Lebenswelt Ordnung in die Dinge zu bringen. Man liest ausgewählte Medien, abonniert einige, aber sicher nicht alle Podcasts. Man hat seine Kanäle auf Social Media, und auch diese zeigen einem, wie wir wissen, nur perfekt individualisierte Teilmengen des dortigen Gesamtrauschens. Und so weiter.
Gewiss haben wir immer schon Auswahlen getroffen, da unsere Umwelt logischerweise mehr sein muss als der Ausschnitt unserer eigenen Lebenswelt. Der Unterschied zu früher ist jedoch die relative Größe der beiden Welten, Umwelt und Lebenswelt, zueinander. Es gibt heute einfach viel mehr Umwelt im Verhältnis zu dem, was wir in unserer persönlichen Lebenswelt aufnehmen und verarbeiten können. Versucht doch mal die gesamte Atmosphäre in euren Fahrradschlauch zu pumpen. Mal sehen, wie lange das gut geht.

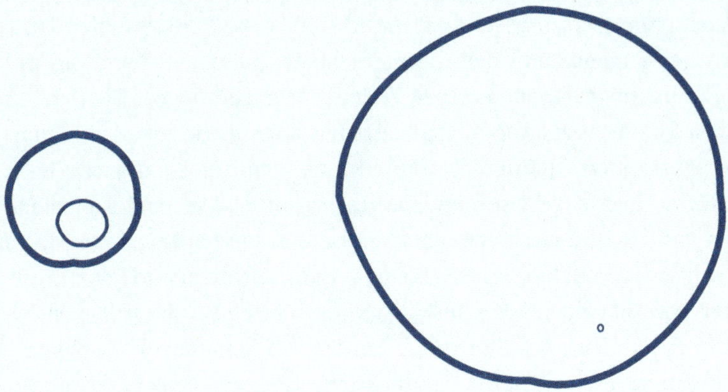

Der deutsche Soziologe Hartmut Rosa spricht hinsichtlich der Beziehung des Menschen zu seiner Umwelt von Resonanz. Resonanz in dem Sinn, dass ich als Subjekt meine Lebenswelt in ein harmonisches „Schwingen“ mit der Umwelt bringen möchte und gleichzeitig versuche, nicht harmonisches Schwingen, also Dissonanz, zu vermeiden. Das ist die soziologisch formulierte Variante von „Ich will meine Ruhe haben“ und ähnlichen Forderungen nach Ruhe, Frieden oder was sonst zur individuellen Zufriedenheit und Harmonie beitragen kann. Der eine findet Entspannung bei skandinavischem Death-Metal, beim anderen ist es Jazz oder ein netter Schlager. Wir sind sehr verschieden, was Schwingungen angeht. Aber ihr versteht schon, worauf ich hinauswill.

[Ein wenig mehr hat Rosa dazu aber schon geschrieben, das Buch hat schlappe 800 Seiten und wurde, wie es sich in der Wissenschaft gehört, natürlich auch kritisiert.]

Ähnlich verhält es sich auch mit dem etwas älteren, aber ungemein illustrativen Konzept der „kognitiven Dissonanz“, das auf den 1989 verstorbenen Sozialpsychologen Leon Festinger zurückgeht. Eine kognitive

Dissonanz tritt dann auf, wenn z. B. die eigene Überzeugung plötzlich in einem Widerspruch zu dem steht, was man beobachtet und erlebt. Wirklich spannend ist dieses Konzept im Hinblick auf die mentalen Tricks, Saltos und Purzelbäume, die wir unternehmen, um doch noch etwas Ordnung in unsere wahrgenommenen Widersprüche zu bringen. Gleichzeitig ist diese Fähigkeit zur kognitiven Elastizität aber überlebenswichtig, um eben mit erlebten Widersprüchen und Krisen umgehen zu können. Gerade diese Theorie klebt sich im Hirn fest, wenn man sie einmal hineingelassen hat. Sie ist nicht immer ganz angenehm, speziell wenn man sie auf sich selbst anwendet. Aber man kommt einfach verdammt oft drauf, wie häufig man sich eigentlich selbst bescheißt, um seine Ruhe zu haben.
Warum erwähne ich das Ganze? Weil unsere Überzeugungen, Ansichten und Meinungen zur Welt durch schleichende Prozesse über einen langen Zeitraum hinweg langsam entstehen. Daher auch die Überschrift zu diesem Kapitel. Wir sehen unsere Kinder nicht wachsen, und trotzdem sind sie auf einmal groß und ziehen aus. Und die Salami ist nach drei dünnen Scheiben auch nicht merkbar kleiner, aber irgendwann ist sie trotzdem weg. Auf diese Weise findet auch der Prozess der gesellschaftlichen Entfremdung statt. Nicht von heute auf morgen, sondern in vielen kleinen, oft nicht wahrnehmbaren Schritten und Prozessen. Prozesse wie das langsame Verschwinden der kleinstrukturierten Landwirtschaft und damit die abnehmende Wahrscheinlichkeit, diese direkt wahrzunehmen, und die zunehmende Wahrscheinlichkeit, sich seine Meinung aufgrund indirekter Informationen zu bilden. Es ist etwas anderes, sein Achterl bei einem echten Heurigen direkt im Weingarten zu trinken, als sich eine Flasche Wein im Supermarkt zu kaufen. Vor Ort bekommt man vieles bewusst und unbewusst mit, was einem sonst nur indirekt über Etiketten, Berichte etc. vermittelt wird. Weniger Heurige, weniger Gelegenheiten. Weniger Fleischer, weniger Gelegenheiten. Weniger Bäcker, weniger Gelegenheiten. Gleichzeitig sind aber Fleisch, Wein und Brot in aller Munde und überall in den Medien.
Ich argumentiere hier übrigens auch nicht völlig frei Schnauze, sondern auf den starken Schultern von Riesen[3], also sehr viel klügeren Menschen, die sich mit Individuen, Gesellschaften und deren Mechanismen beschäftigt haben und beschäftigen. Mit ihrer Hilfe versuche ich, meine Erfah-

rungen und Beobachtungen besser zu verstehen und irgendwie, ja auch hier, in Einklang zu bringen und wie in diesem Buch auch zu erklären. Und weil wir gerade bei den Riesen sind. Einer fehlt uns noch, um mit all dem auch mal auf den Punkt zu kommen. Niklas Luhmann mit seiner soziologischen Systemtheorie. Keine Angst, das wird jetzt kein trockener Ausflug in die Kybernetik und die manchmal doch etwas verkopft-abgehobene Welt der Soziologie.

Setzt man sich die Brille der Systemtheorie auf, so besteht die Gesellschaft aus ungemein vielen großen und kleinen sozialen Subsystemen, die wir gerne als Kreise zeichnen. Klingt kompliziert, ist es aber nicht, wenn man die richtigen Menschen findet, die es verständlich auf den Punkt bringen[4]. Was können solche Systeme sein? Zum Beispiel die Gastronomie, weil wir essen gehen möchten. Würden wir nicht essen gehen, gäbe es das System Gastronomie nicht, weil seine Funktion nicht benötigt würde. Rechtssystem, Fußballvereine, die Sozialversicherung, Trommelbauer, Journalismus, Landwirtschaft, Bäcker und Fleischhauer. Alles, was eine Funktion hat, ist bei dieser Betrachtungsweise ein System. Wird die Funktion nicht mehr benötigt, verschwindet auch das System, verändert sich die Funktion, verändert sich auch das System.

Alle Systeme stehen in Interaktion miteinander, sie kommunizieren, würde Luhmann sagen, indem sie ihre Funktion erfüllen. Manche sind stärker miteinander verbunden, wie z. B. die Landwirtschaft und das Lagerhaus, andere haben eher schwache oder gar keine direkten Verbindungen, wie
z. B. der Frisörsalon und die Neugeborenenstation im Krankenhaus. Aber alle Systeme zusammen bilden unsere Gesellschaft.

Doch wozu jetzt dieser Ausflug in die Systemtheorie? Die Kreise, die ich so gerne verwende, kann man, wie gerade erwähnt, auch als Systeme verstehen. Sofern man nun dieser sehr emotionslosen und analytischen Perspektive, die Gesellschaft zu betrachten, etwas abgewinnen kann, könnte man bei der nachstehenden Abbildung von einer stärker integrierten Gesellschaft sprechen. Dort, wo sich die Kreise überlagern, findet viel Kommunikation statt, insgesamt ist das Gebilde stabiler, da es stärker verbunden bzw. funktional integriert ist. Weniger Kreise deuten auf eine einfachere, weniger komplexe Umwelt hin.

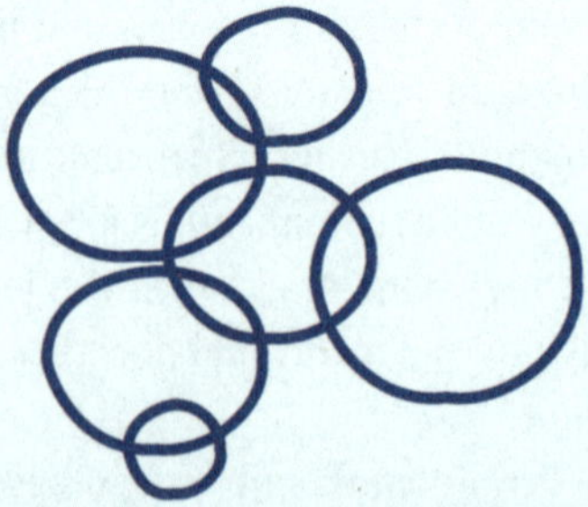

Nun hat sich die Welt weiterentwickelt und ist, wie wir festgestellt haben, deutlich vielfältiger als noch von 20 oder 30 Jahren, und erst recht, wenn man noch weiter zurückblickt. Das ist eine Entwicklung, die mit Innovation, Bevölkerungswachstum, sozialen Veränderungen und vielem mehr einhergeht. Ob wir das nun als gut oder schlecht bewerten würden, ist glücklicherweise keine Dimension der Systemtheorie und damit auch ein Grund dafür, warum uns diese Betrachtungsweise so gut gefällt. Sie wertet nicht.

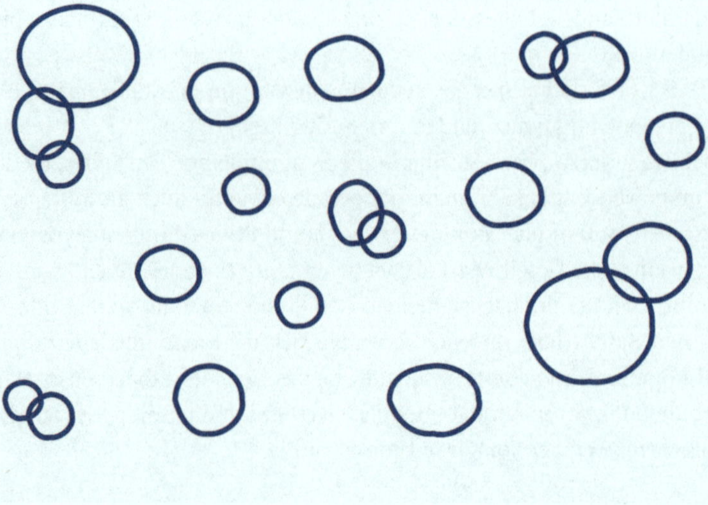

Die Kreise in der obigen Darstellung sind nicht nur der Anzahl nach mehr geworden, sie sind auch weiter voneinander entfernt und weniger miteinander verbunden. Sie sollen die Gegenwart illustrieren.

[Wenngleich die Darstellung auch nur schemenhaft ist und der Illustration der Argumentation dient, so beschränkt sich diese dennoch auf Dienstleistungsgesellschaften (Industriestaaten) wie z. B. Österreich, Deutschland, USA etc., weniger auf sogenannte Schwellenländer und sicher nicht auf sogenannte Entwicklungsländer).]

Was bedeutet das, wenn man sich die Gesellschaft wieder als Ganzes vorstellt? Es gibt viel mehr Funktionen, mehr Informationen, aber immer weniger Austausch vulgo Integration. Wir reden mehr übereinander, aber immer weniger miteinander. Das mittelbare Wissen über „die anderen" erhalten wir zunehmend aus den Quellen der eigenen Blase. In Summe werden Gesellschaften zwar vielfältiger, gleichzeitig verbindet sie aber auch immer weniger. Sie werden instabiler, fragmentierter und entfremden sich zunehmend. Sie sind weniger integriert. Nicht aber, weil uns die anderen egal sind, weil wir uns bewusst zurückziehen und nichts mehr mit ihnen zu tun haben wollen. Nein, einfach deshalb, weil uns Stück für Stück die strukturellen Gelegenheiten zum Kennenlernen abhandengekommen sind, und auch deshalb, weil uns schlicht und ergreifend die Zeit und die Energie fehlen, andauernd die Welt zu hinterfragen und unsere eigenen Vorstellungen und Erwartungen permanent anzupassen. Und nein, nicht weil wir etwa alle faul wären, sondern weil die Batterie irgendwann mal leer ist. Unabhängig von den vielen moralisch verwerflichen Dingen, die unbestritten permanent geschehen, möchte ich mit dieser Darstellung doch die Schuldfrage und die Suche nach Schuldigen aus der Gleichung vieler gesellschaftlicher Entwicklungsprozesse herausnehmen. In letzter Konsequenz hängt zwar jede Handlung an einer individuellen Person, aber viele Handlungen von Personen sind lediglich die manifeste und beobachtbare Folge von dahinterliegenden Strukturen. Wenn wir jedoch auf Symptomebene (Ebene der konkreten Handlung) nach Schuldigen suchen, werden wir gleichzeitig blind für die dahinterliegenden Strukturen, in denen die eigentlichen Ursachen und somit mögliche Lösungsansätze zu finden wären.

Vielleicht habt ihr bereits den Bestseller „Schnelles Denken, langsames Denken“ (engl. Thinking, Fast and Slow) von Daniel Kahneman gelesen oder davon gehört. Darin beschreibt er die Systeme 1 und 2, mit denen unser Gehirn ihm zufolge arbeitet. (Okay, aber das ist jetzt der letzte Riese, auf den wir in diesem Abschnitt steigen.)
Also, System 1 läuft automatisch ab. Wir handeln aufgrund von Gewohnheiten und Erlerntem. Wir denken nicht aktiv an das, was wir gerade tun. Wir handeln rasch, effizient, ressourcenschonend, routiniert. System 2 wiederum benötigt viel Energie. Wir reflektieren darüber, was wir tun, handeln ganz bewusst und haben in diesen Momenten wenige Ressourcen für andere Dinge, wir sind voll fokussiert. Sofern ihr bereits viele Jahre einen Führerschein habt und regelmäßig mit dem Auto fahrt, werdet ihr es gar nicht mehr bemerken, wenn ihr die Gänge wechselt oder punktgenau auf rote Ampeln zubremst. Ihr bewegt das Auto im System 1, quasi automatisch. Ihr habt dann noch ausreichend Ressourcen, um beim Autofahren die Nachrichten zu hören oder über die Freisprechanlage ein Telefonat zu führen. Erinnert euch an die aufregend-anstrengende Zeit als Fahranfänger, als euer Auto noch von System 2 gesteuert wurde. Bewusstes Gangwechseln, der Fokus kurz vor die Motorhaube, den ganzen Verkehr fest im Blick, 3-S-Blick ... Stress, Stress, Stress! Aber sicher auch aufregender als heute.
Mit anderen Worten könnte man das Leben in System 1 auch als unsere Komfortzone oder unsere Blase beschreiben. System 2 ist dann jener Teil unseres Lebens, in den wir von allen Seiten hineingecoacht werden, wenn es darum geht, etwas aus unserem Leben zu machen oder etwas zu erreichen. „Raus aus der Komfortzone!“, heißt es dann immer. In System 2 handeln wir bewusst, mit allen Sinnen, mit Fokus und erhöhtem Einsatz unserer Energie. Dass die Komfortzone aber durchaus Vorteile hat, zeigt das obige Beispiel des Autofahrens. Ein reines Verharren im 1er-System könnte jedoch langfristig etwas passiv und langweilig werden.

[Und natürlich sind auch Kahnemans Systeme deutlich vielschichtiger und tiefgreifender, ich habe nur Aspekte daraus hervorgehoben bzw. stark vereinfacht. Wer es ganz genau wissen will, dem empfehle ich, das Buch zu lesen.]

Wie beim Autofahren gehen nach und nach auch andere Bewegungsabläufe, Wissen und alles, was eine Handlung oder einen Prozess ausmacht, langsam in einen automatisierten Modus über. Unterschiedlichen Menschen gelingt dies bei unterschiedlichen Dingen besser und schlechter. Man hat eben selbst eigene Talente, und manche haben eher die anderen. Wo es uns gelingt, entstehen Fähigkeiten, Routinen, Erfahrung, und gleichzeitig werden wieder Ressourcen frei, der Stress beim Tun nimmt ab und wir können uns dabei sogar entspannen, fühlen uns sicher, fühlen uns wohl. Die Resonanz stimmt, wir haben unsere Ruhe.
Stellt euch mal vor, ihr würdet alles, was ihr über den Tag so macht, bewusst machen. Nur im fokussierten Modus eures 2er-Systems. Aufstehen, Zähneputzen, Anziehen, zur Arbeit fahren, alles in der Arbeit ... Ihr ahnt schon, worauf das hinausläuft: Es wäre nicht machbar. Routinen helfen uns dabei, die Komplexität der Welt, in der wir leben, auf ein für uns erträgliches Maß zu reduzieren. Sie sind kein Zeichen von Faulheit und Wurstigkeit, sondern in den allermeisten Fällen schlicht und einfach überlebensnotwendig.
Also, der Weg zurück in die Vergangenheit der wenigen Kreise ist keine Option, und unsere Routinen sind wichtig. Klingt festgefahren? Ist es bis zu einem gewissen Grad auch, und die Herausforderungen werden uns sicher nicht ausgehen. Gibt es hierfür einen Lösungsansatz? Ich hätte da zumindest eine Vermutung, was zu einer Lösung beitragen könnte. Völlig überraschend und unerwartet wird auch B2P ein Teil dieser Vermutung sein.
Unsere eigene Lebenswelt ist ein Kleinteilemagazin. Ein paar Schubladen sind größer und gut erreichbar, rundherum sind aber viele, viele kleine Laden, und die werden wir unweigerlich vollpacken. Und nein, viel von dem ganzen Krimskrams wird dort nicht bewusst landen. Wir schnappen hier etwas im Vorbeigehen auf, dort was nebenher. Ein Beitrag hier, ein Fetzen da.

Es geht um die Qualität der Fetzen, den Inhalt der Laden. Wenn, dann sollte man einen „g'scheiten" Fetzen haben. So weit wie möglich sollte die Information über die anderen auch direkt von diesen stammen. Auch wenn sich das unmittelbare Kennenlernen nicht immer ausgeht, so sollte doch

das Vermittelte so nah am „Original" sein wie möglich. Durch die Vielseitigkeit und Komplexität unserer Umwelt haben sich Lücken zwischen uns aufgetan, Lücken, die natürlich mit allerlei gefüllt werden können. Und um es frei nach Watzlawick zu sagen: „Man kann Lücken nicht nicht füllen."
Im Original heißt es zwar, man könne nicht nicht kommunizieren.

[Okay, der Watzlawick ist auch ein Riese. Ich trau es mich jetzt aber nur mehr in einer Randnotiz zu schreiben ... Ist jetzt aber echt der letzte, versprochen!]

Angesichts dessen, dass es sich um kommunikative Lücken handelt, werden diese aber wohl auch mit Kommunikation gefüllt werden. In diesen kommunikativen Lücken und Gräben gibt es ausreichend Platz für Vorurteile, Fehlinformationen und falsche bzw. zu einfache Vorstellungen. Auch hier gilt: Vieles davon landet dort nicht mit böser Absicht, von langer Hand geplant oder als Resultat sonstiger bewusster und moralisch fragwürdiger Handlungen.

[Denkt einfach an das Spiel „Stille Post", erhöht die Anzahl der Spieler von fünf auf zwanzig und nehmt einen längeren Satz mit zwei Nebensätzen. Genau! Die Wahrscheinlichkeit, dass der Output nach den zwanzig Weitergaben dem ursprünglichen Input entspricht, ist zwar denkbar und möglich, aber im Gegensatz zur Variante mit fünf wesentlich geringer.]

Die Anzahl der unmittelbaren Schnittmengen zwischen den Kreisen nimmt also ab, und die Lücken nehmen zu. Dadurch nimmt die Stabilität des Gesamtsystems insgesamt ab. Die Instabilität ist vorwiegend ein Fehlen von qualitativer Information über andere und damit gehen fehlendes Verständnis, eine höhere Wahrscheinlichkeit falscher Annahmen und das Ausbleiben von Empathie einher. Man hat nichts mehr miteinander zu tun, der „andere" wird immer abstrakter und immer weniger ein Teil der eigenen Lebenswelt. Man sitzt scheinbar nicht mehr im selben Boot.
Mit Blick auf unsere gegenwärtige Gesamtgesellschaft und unter der Annahme, dass die Wahrscheinlichkeit für diese Entwicklungen immer höher wird, bleibt es letztlich jedem von euch frei, die eigenen Erfahrungen ein wenig mit dem hier Geschriebenen zu vergleichen.

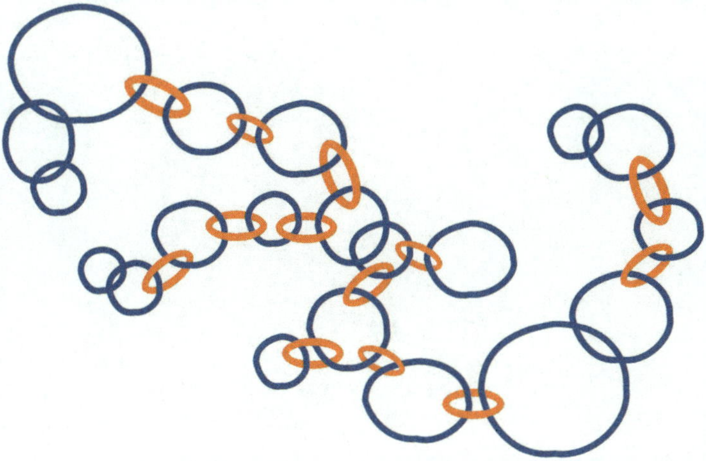

Ich bin jedoch überzeugt, dass man die Lücken nicht als gegeben zur Kenntnis nehmen darf und dabei zulässt, dass sich diese über kommunikative Verwehungen langsam selbst füllen. Vielmehr entsteht für mich daraus ein neuer Bedarf (= Funktion vulgo Kreis) der Gesellschaft, diese Lücken zu schließen oder vielleicht auch Brücken zu schlagen, um die Verbindungen zwischen den übrigen Kreisen, Systemen und Lebenswelten zu stärken. In unserem Fall von B2P mit Geschichten, Ahaa!-Momenten und vielen kleinen oder größeren Fetzen rund um Essen, Menschen und Landwirtschaft. Um letztlich das wieder herzustellen und herzuzeigen, was wir in so vielen Werbesendungen, Plakaten und Postings als „Authentizität" präsentiert bekommen und auch oft selbst in Gesprächen fordern. Natürlich ist dieser Begriff inzwischen ausgelutschter als jede vorweihnachtliche Keksteigschüssel, dafür kann aber der Begriff an sich nichts. Er wurde nur über die Zeit zu dem, was wir in ihn hineingeleert haben. Genauso wie in die Hülsen von Nachhaltigkeit, Zukunftsfähigkeit oder auch Regionalität. Zum Begriff der Direktvermarktung haben wir ein eigenes Kapitel geschrieben (siehe „Der rosarote Panzer"). Wie gesagt, die Lücken sind da, und es ist wichtig, was wir in diese hineinfüllen oder womit wir die Brücken bauen. Damit wir von den Fetzen am Ende kein Kopfweh bekommen.
Vielleicht fragt sich jetzt jemand, was die Überschrift soll. Die ist irgendwie langsam im Text verschwunden und liegt jetzt scheibchenweise zwischen den Zeilen.

EIER

ZAHLEN, DATEN, FAKTEN

Was war zuerst da, die Henne oder das Ei?

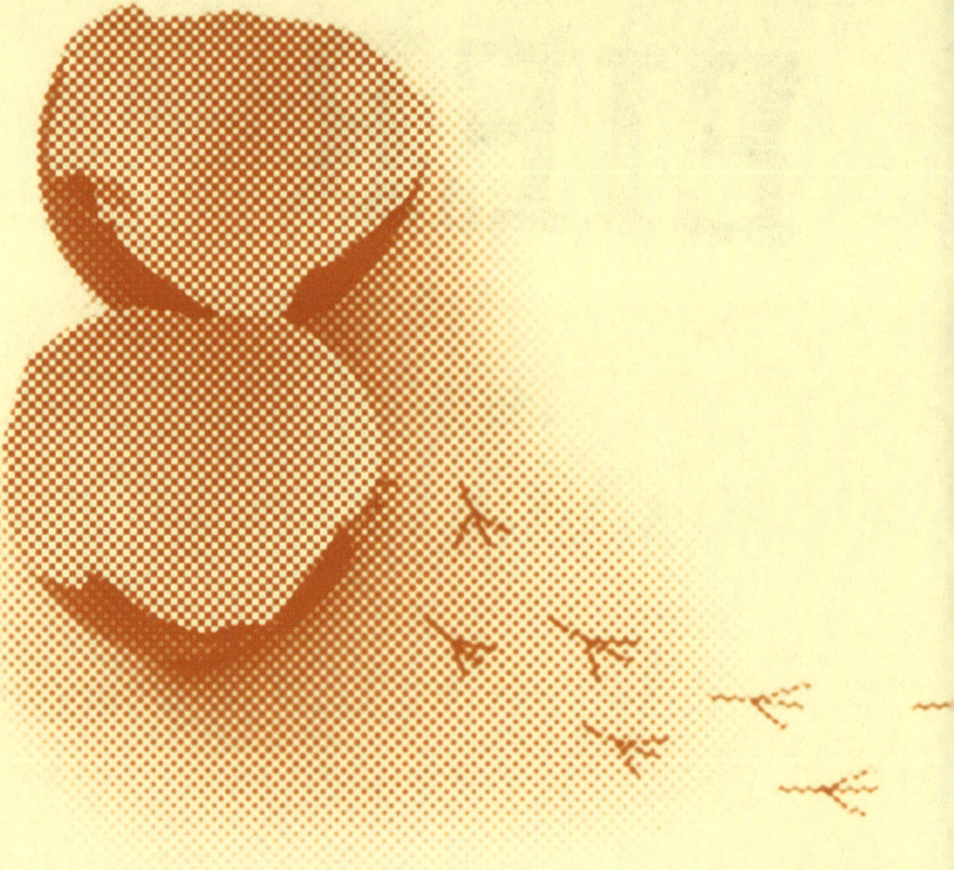

Wir und das Hendl

236 Eier essen wir pro Jahr und Nase, die Hälfte davon in verarbeiteten Lebensmitteln wie Nudeln und Kuchen, Herkunft unbekannt.
7,1 Millionen Hennen legen jährlich rund 2 Milliarden Eier in Österreich, somit können 90 Prozent der Nachfrage durch heimische Landwirtinnen und Landwirte abgedeckt werden. Zwei Drittel dieser Eier stammen aus Bodenhaltung.
Aber woher kommen die übrigen Eier, wie leben die Hennen, und welche Geschichten und Gesichter stecken dahinter?

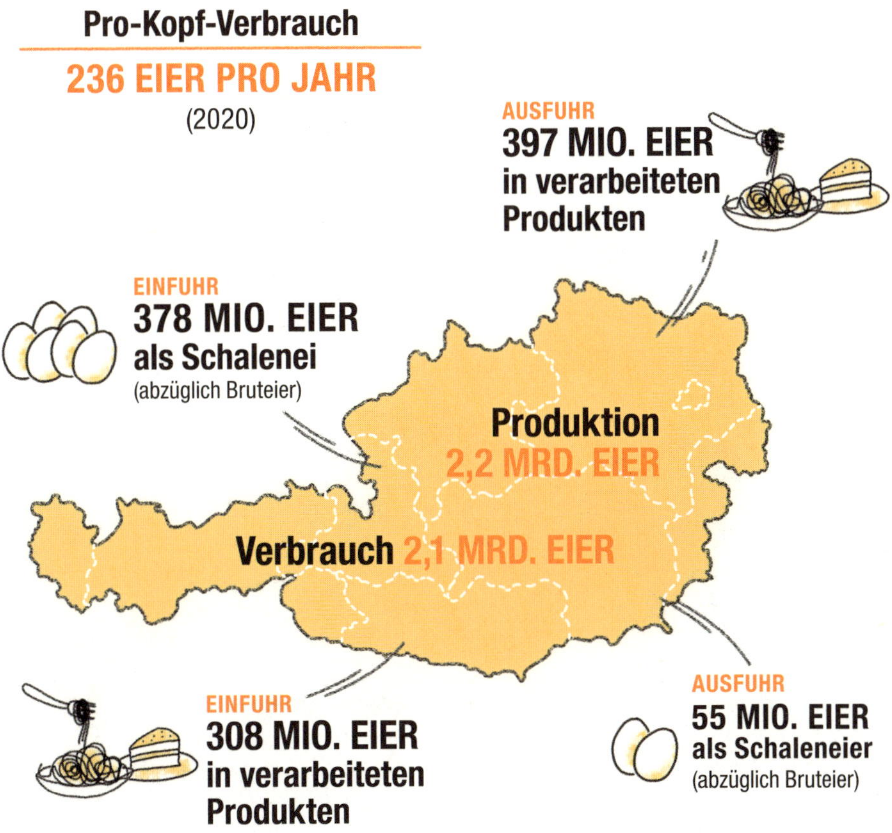

Hendl ist nicht gleich Hendl

Heute ist das Huhn, das unsere Eier legt, nicht mehr jenes, das wir im klassischen Sinne essen. Da gibt es jeweils spezielle Rassen: Die einen sind dafür gezüchtet, besonders viele Eier zu legen, die anderen dafür, möglichst viel Muskelmasse, also Fleisch, anzusetzen. Ja, ihr habt recht, das war nicht immer so. Früher gab es sogenannte Zweinutzungsrassen. Diese Tiere haben Eier gelegt, und irgendwann wurden sie geschlachtet und gegessen. Seit sich unsere Welt und so auch die Landwirtschaft immer mehr spezialisiert hat, sind es auch unsere Nutztiere. Natürlich gibt es die Zweinutzungsrassen trotzdem noch. Die sind aber mit dem Stempel „Nicht wirtschaftlich" versehen, rechnen sich also nicht im klassischen Sinne und sind somit eine Nische geworden.

DIE LEGEHENNEN-HENNEN bis zum Elterntierbetrieb

1) Großelternbetrieb
Lohmann hält und züchtet die Tiere.

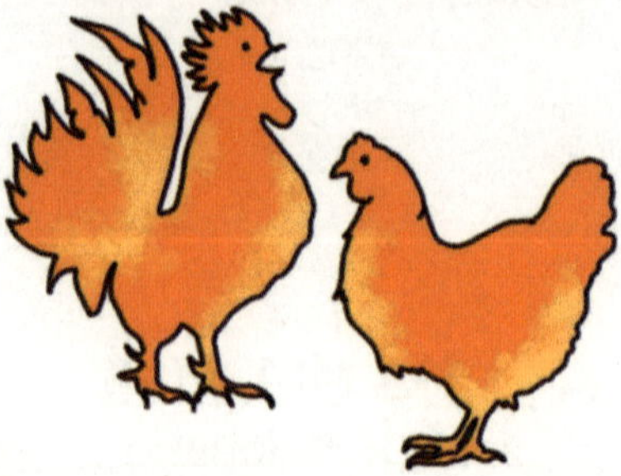

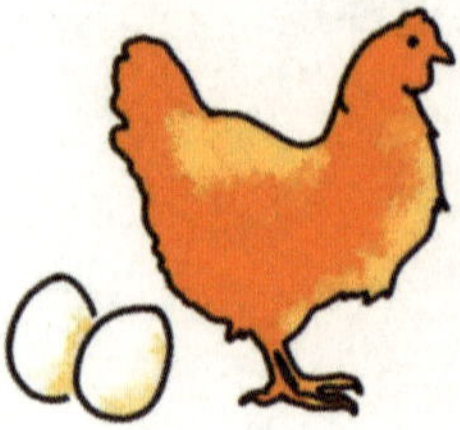

2) Elterntierzucht
Lohmann züchtet die Tiere.

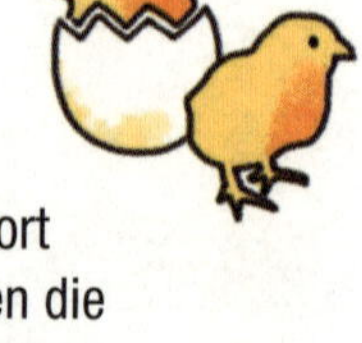

3) Elternbetriebe
Elterntiere legen dort jene Eier, aus denen die Legehennen schlüpfen.

Der Weg des Hendls

Ja, die Landwirtschaft ist hochspezialisiert, und so auch die Eierproduktion. Dem Legehennenbetrieb, also der Station, wo die Hühner tatsächlich ihre Eier legen, sind fünf Stationen vorgeschaltet. Die Reise der Hennen beginnt bei der Firma Lohmann. Weltweit stammen fast alle Legehennen ausschließlich von diesem Zuchtunternehmen. Dort leben die Vorfahren – auch Großelterntiere genannt – der Legehühner. Das Unternehmen züchtet in einem aufwändigen Verfahren dann die Elterntiere, die jene Eier legen, aus denen die späteren Legehennen schlüpfen. Die meisten Eier, die wir essen werden von diesen Hochleistungstieren gelegt. Nach circa 1,5 Jahren und im Durchschnitt einem Ei pro Tag werden sie zum Suppenhuhn beziehungsweise eher zum Suppenpulver.

DIE LEGEHENNEN bis zum Legebetrieb

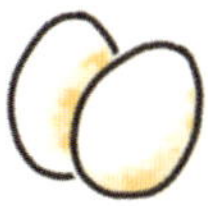

4) Brüterei
Dort werden die befruchteten Eier ausgebrütet, aus denen die zukünftigen Legehennen schlüpfen.

5) Junghennenaufzucht
An ihrem 1. Lebenstag kommen die weiblichen Küken zu einem eigenen Betrieb. Dort werden sie 18 Wochen großgezogen.

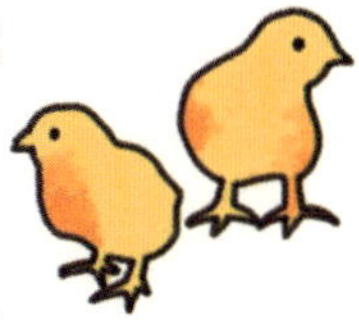

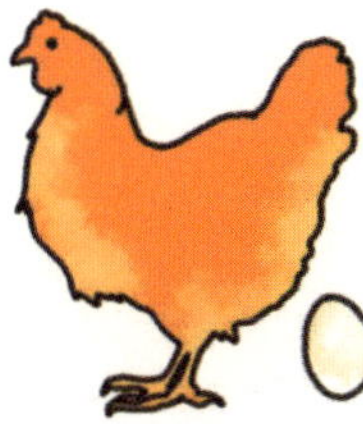

6) Legebetrieb
Das ist der Ort, wo die Tiere tatsächlich Eier legen, wenn sie nach der Aufzucht alt genug sind.

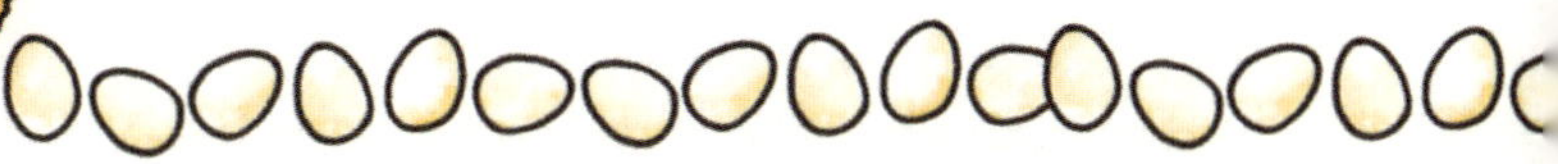

AM ENDE der Schlachthof

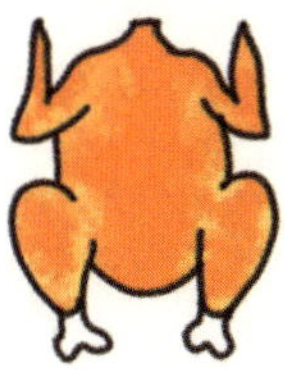

7) Suppenhennen-Schlachthof
Spezieller Schlachthof nur für Legehennen. Der Weg der Legehenne endet hier.

Eisprung

„Das Hühnerei ist das Vogelei der Haushenne und dient biologisch der Erzeugung ihrer Nachkommenschaft. Als landwirtschaftliches Produkt wird es vom Menschen als Nahrungsmittel verwendet“, erklärt Hans-Peter Schlegel, unser Eierbauer des Vertrauens. So weit, so gut. Was heißt das aber im Umkehrschluss? Jedes Ei ist ein Eisprung. Fällt es euch gerade genauso wie Schuppen von den Augen wie uns damals? Findet ihr es genauso schräg und ein bisschen grauslich? Uns ist es zumindest so gegangen. Seitdem betrachten wir unser Frühstücksei mit anderen Augen. No na, eine Henne legt das Ei eigentlich, um Nachkommen zu produzieren. Bevor es so weit ist, essen wir es halt.

Die Brüder der Hennen

Ein schwieriges Thema. Es liegt in der Natur der Sache, dass nur die weiblichen Hühner Eier legen. Was also tun mit den Brüdern der Hennen? Sie werden großteils innerhalb von 24 Stunden nach dem Schlüpfen getötet. Sie erfüllen allerdings auch dann einen Nutzen, sagt Hans-Peter in unseren Ahaa!-Momenten. Die männlichen Küken dienen nach dem Töten als Futter für Heim- und Zootiere. Ab 2022 hat man sich in Österreich geeinigt, dass alle männlichen Küken entweder verfüttert oder aufgezogen werden müssen.

Bei uns werden die Brüder der weiblichen Bio-Küken nicht getötet, sondern aufgezogen und für den Verzehr gemästet. Obwohl sie kaum Fleisch ansetzen. Kein anderes EU-Land lässt sämtliche männlichen Bio-Eintagesküken am Leben. Rechnen tut sich das allerdings nicht und ist ergo entweder ein Minusgeschäft oder wird über den Preis der Eier mitfinanziert. Das heißt, damit die Brüder der Hennen leben dürfen, zahlen wir mehr pro Ei.

Es gibt auch Forschungsprojekte, in denen das Geschlecht schon im Ei bestimmt wird und die männlichen Eier gar nicht erst ausgebrütet werden.

Wie die Hühner wohnen oder Die Haltungsformen

In Österreich sind wir eiertechnisch besonders aufgestellt: Anders als fast überall sonst auf der Welt gibt es bei uns keine Legehennen, die in Käfigen gehalten werden. Im Gegensatz zu anderen tierischen Lebensmitteln muss bei frischen Eiern (also denen mit Schale im Packerl) EU-weit im Supermarkt ganz klar gekennzeichnet sein, wie die Legehennen gehalten werden. Bei anderen tierischen Produkten wissen wir nicht, wie die Tiere leben. Bei uns gibt es Bodenhaltung, Freilandhaltung und Bio-Haltung. Käfighaltung ist in Österreich mittlerweile verboten. Die Käfigeier schummeln sich allerdings in verarbeiteten Lebensmitteln wieder zu uns.

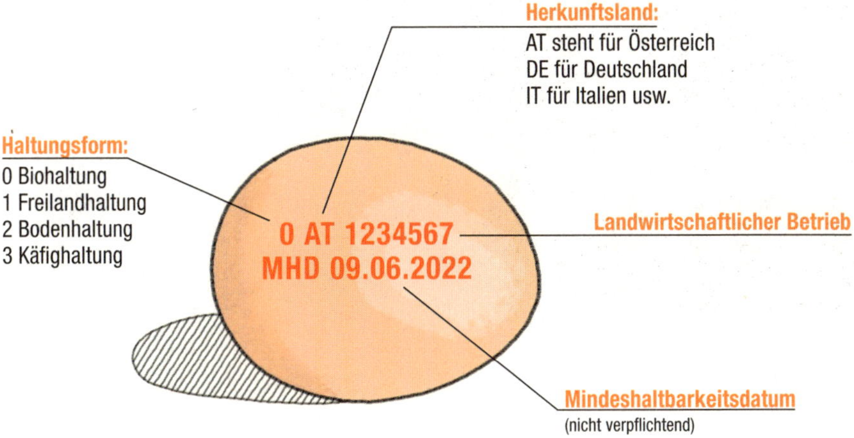

Käfighaltung: der Lockdown für Legehennen

Die Haltung der Hühner in Käfigen hatte ursprünglich einen sehr pragmatischen Grund. Und der hatte in erster Linie nichts mit dem Preis der Eier zu tun. Wie wir Menschen während der Pandemie wurden in den 70er-Jahren die Hendln räumlich voneinander getrennt, um Krankheiten in den Griff zu bekommen. Warum? Man vermutete Krankheitserreger damals im Kot. Käfige verhinderten, dass die Hühner beim Fressen den Kot der anderen aufpickten und sich so gegenseitig ansteckten. Im Käfig konnten sie gezielt gefüttert und getränkt werden, so die damaligen Überlegungen. Die Idee: gesundes Tier – gesundes Ei. Seit den 90ern werden die Tiere gegen Krankheiten geimpft. Mit Hygieneschleusen wird zusätzlich verhindert, dass Krankheitserreger von außen in den Stall gelangen. Käfige wurden so eigentlich wieder obsolet.

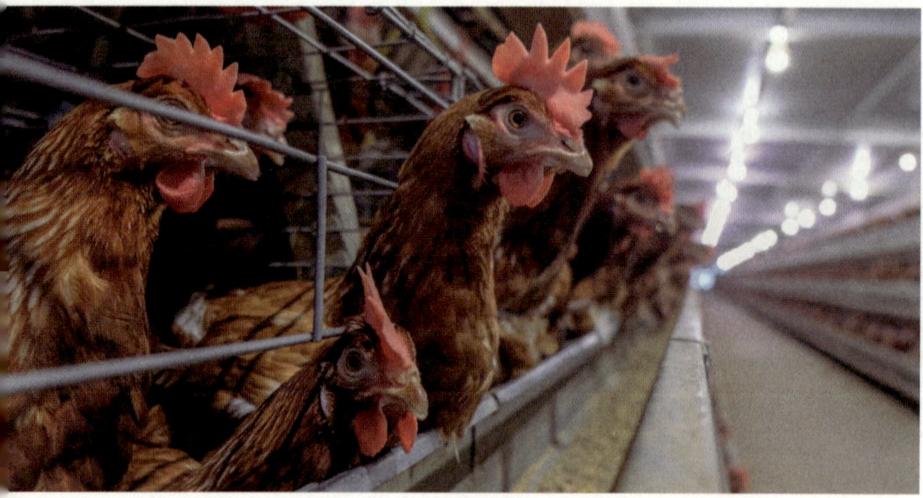

In Österreich ist die Käfighaltung seit Beginn des Jahres 2020 ausnahmslos verboten. Weltweit sind Käfige aber nach wie vor die mit Abstand weitestverbreitete Haltungsform bei Legehennen. Weil sie schlicht am billigsten ist.
Die traditionelle Haltung in Käfigen ist EU-weit bereits seit 2012 nicht mehr erlaubt. Was dennoch gestattet ist, sind sogenannte „ausgestaltete Käfige". Dort leben die Hennen in Gruppen in Etagen übereinander und haben etwas mehr Platz.
Der Import von Käfigeiern ist jedoch weiterhin möglich. Freihandelsabkommen öffnen Käfigeiern die Türen in die EU. So sind die meisten Eier, die wir täglich nach Österreich importieren, egal ob Schaleneier oder als Eiprodukt, meist Produkte aus Käfighaltung.

Das versteckte Ei: Ist schon wieder Ostern? Nein! Wovon wir sprechen, sind die Eier, die sich in unseren Lebensmitteln verstecken. In Nudeln, Keksen, Schokoriegeln, Eis und vielen anderen Produkten wird Eipulver verarbeitet. Ja, Pulver. Das kommt meist von Käfigeiern. Wenn wir uns überlegen, dass in jedem zweiten verarbeiteten Lebensmittel etwas vom Ei drinnensteckt, können wir uns diese Mengen gut vorstellen. Der Grund ist einfach: auch hier der Preis.
Die Ukraine produzierte das Kilo Volleipulver aus Käfighaltung um 4 Euro, die USA für 5. Selbst wenn man den Importzoll von rund 1,40 Euro pro Kilo und die Transportkosten obendrauf rechnet, können weder die EU noch Österreich mit dem Preis mithalten. Das Volleipulver aus alternativen Haltungsformen ist mit rund 6 Euro aus der EU und 8 Euro aus Österreich wesentlich teurer. Vor allem weil wir hier in Tonnen rechnen und nicht in Kilos. Diese Recherche hat die Zentrale Arbeitsgemeinschaft für Geflügel angestellt. Das ist der Österreichische Dachverband rund ums Geflügel.

Bodenhaltung: Hühner am Boden

Zwei Drittel unserer Eier stammen also aus Bodenhaltung. Abgesehen von der Käfighaltung sehen die meisten Haltungsformen im Stall ziemlich ähnlich aus.
Bei allen drei Haltungsformen können sich die Hendln im Stall frei bewegen. Bei der Bodenhaltung haben sie jedoch keinen Auslauf ins Freie. Überall, egal ob Boden-, Freiland- oder Biohaltung, gibt es zwei Möglichkeiten, wie so ein Stall aufgebaut ist: In der ersten Variante besteht das Stallsystem aus einer Ebene. Dort befinden sich die Sitzstangen und die Legenester meist in der Mitte. Moderner ist die zweite Variante: Dort können sich die Hennen auf mehreren Ebenen – maximal vier – bewegen. Das nennt man „Volieren". Eine Ebene umfasst Fütterung und Tränken. Darunter befindet sich die Entmistung. Das ist nichts anderes als ein Förderband, auf das der Hühnermist fällt und das automatisch entleert werden kann. In einer weiteren Eben sind die Legenester. Klingt romantisch, ist aber nichts anderes als ein ruhiges Platzerl mit Plastikvorhang, an das sich die Hühner zum Eierlegen verziehen können. Im Stallinneren können die Hühner hoch

hinauf. Überall sind Sitzstangen und Sitzmöglichkeiten. Vor allem in der Nacht ist das super, da wollen sie als Vögel zum Schlafen möglichst weit oben sitzen.

In der Bodenhaltung ist die Gesamtgröße eines Stalls nicht limitiert. Die Besatzdichte allerdings schon, sprich wie viele Hühner pro Quadratmeter gehalten werden dürfen. Im System mit einer Ebene darf man sieben Hennen pro Quadratmeter halten. Im Stall mit mehreren Ebenen, also den Volieren, dürfen es auf einem Quadratmeter neun sein. In jedem Fall muss auf mindestens einem Drittel des Stallbodens Einstreu für die Hendln vorhanden sein. Damit die Hühner auch Hühnerdinge tun können, wie Scharren und Sandbaden. Die Größe und Beschaffenheit von Elementen wie Legenestern und Sitzstangen ist gesetzlich genau definiert.
Ihr Bedürfnis nach der Futtersuche im Freien können die Hühner in der Bodenhaltung nicht ausleben. Außerdem haben sie wenig natürliches Licht. Die Eier sind dafür günstiger, weil diese Art der Haltung einen geringeren Arbeitsaufwand und weniger Platz erfordert.

Freilandhaltung: Ei, Ei – wir sind so frei

Im Stallinneren erkennt man keinen Unterschied zwischen Boden- und Freilandhaltung. Für den Stall der Freilandhendln gelten dieselben Vorschriften wie für die Bodenhendln. Den Unterschied macht der Auslauf. Der muss in Österreich mindestens 8 Quadratmeter pro Tier betragen. Die Hennen müssen jeden Tag ins Freie können. Ihre sozialen Strukturen und ihre Angst vor Raubtieren halten manche Tiere davon ab rauszugehen. Ursprünglich kommen Hühner nämlich aus dem Urwald, und ihre erste Sorge ist der Schutz vor Räubern. Deshalb bringen hektarweise Freiland nichts, wenn die Hendln keine Möglichkeit haben, sich zu verstecken. Dann gehen sie nämlich nicht raus und bleiben lieber im sicheren Stall. Der Auslauf bleibt ungenutzt. Das gilt auch für Bio-Hendln. Was wir oft gesehen haben: leere Flächen um den Stall und ein paar mutige Hühner, die den Auslauf nutzen. Der Aufenthalt im Freien ist auch ein zusätzliches Risiko, sich mit Krankheiten zu infizieren.

Bio-Haltung: Bio, logisch!

Der Stall und der Auslauf sehen meist ganz gleich aus wie bei den Freilandhühnern. Auch die gesetzlichen Regelungen sind ähnlich: Sind alle Hennen im Stall, dürfen maximal sieben Tiere pro Quadratmeter gehalten werden. Bio-Legehennen müssen tagsüber jederzeit Zugang zu ihrem Auslauf im Freien haben. Laut Bio-Austria-Regeln sind das mindestens 10 Quadratmeter pro Tier. Die EU-Verordnung würde grundsätzlich 4 Quadratmeter vorschreiben.

Den Hauptunterschied machen die Anzahl der Tiere pro Stall und das Futter. Damit ein Bio-Ei auch „bio" sein darf, muss die Henne Futter aus biologischer Landwirtschaft gefressen haben. 5 Prozent ihres Futters dürfen aus konventioneller Landwirtschaft stammen, sofern gentechnikfrei. Die Anzahl der Hendln pro Stall ist bei Bio-Eiern begrenzt – anders als in den anderen Haltungsformen. Insgesamt sind pro Stall 3.000 Hennen erlaubt. Allerdings dürfen Bio-Bauern mehrere Ställe haben, die auch direkt aneinanderstehen dürfen. Die Besatzdichte, also wie viele Hühner pro Quadratmeter Stall gehalten werden dürfen, ist dieselbe wie bei der Boden- und Freilandhaltung. Dabei gilt: Bio ist nicht gleich bio. Das ist übrigens bei jeder Haltungsform so, überall wo es Tiere gibt. So unterscheidet man manchmal nur anhand der Bio-Aufschrift am Futtersack von einem konventionellen Stall. Oder es hüpfen Hennen rund um Mobilställe durchs Gras und haben massig Platz, indoor wie outdoor. Die können dann genauso konventionell wie bio sein. Und alles dazwischen gibt es auch. Es ist eben nichts schwarz oder weiß.

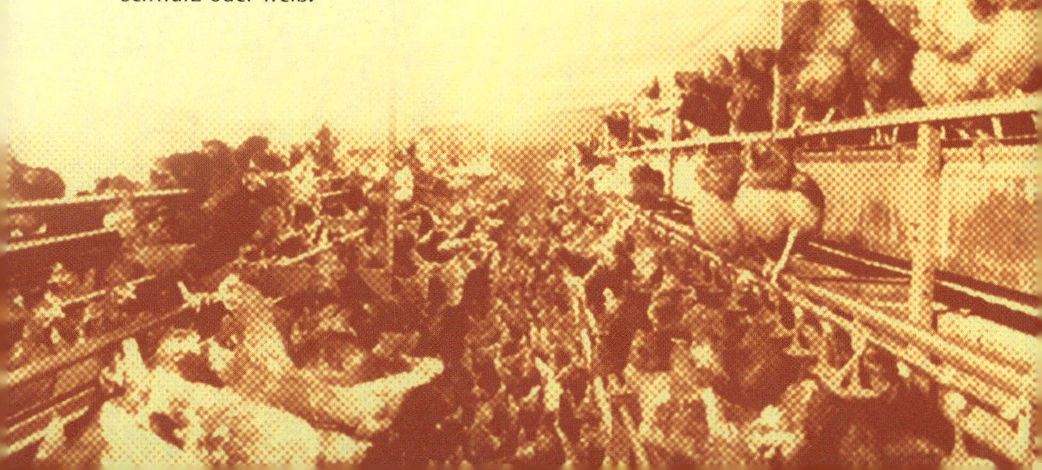

HANS-PETER
EI, EI KÄPTEN

Hans-Peter Schlegl ist 25 und hält mit seinen Eltern Peter und Monika 14.500 Legehennen in Boden- und Freilandhaltung. All diese Eier vermarktet die Familie direkt an ihre Kunden.
Klingt viel, findet ihr? Ich lerne: Das ist ein Hühnerfurz verglichen mit anderen Ländern. Dort beherbergt ein Hof auch mal 100.000 Hendln.
Es sind trotzdem viele Tiere.
HP sagt: Es kommt nicht darauf an wie viele, sondern darauf, wie es ihnen geht.

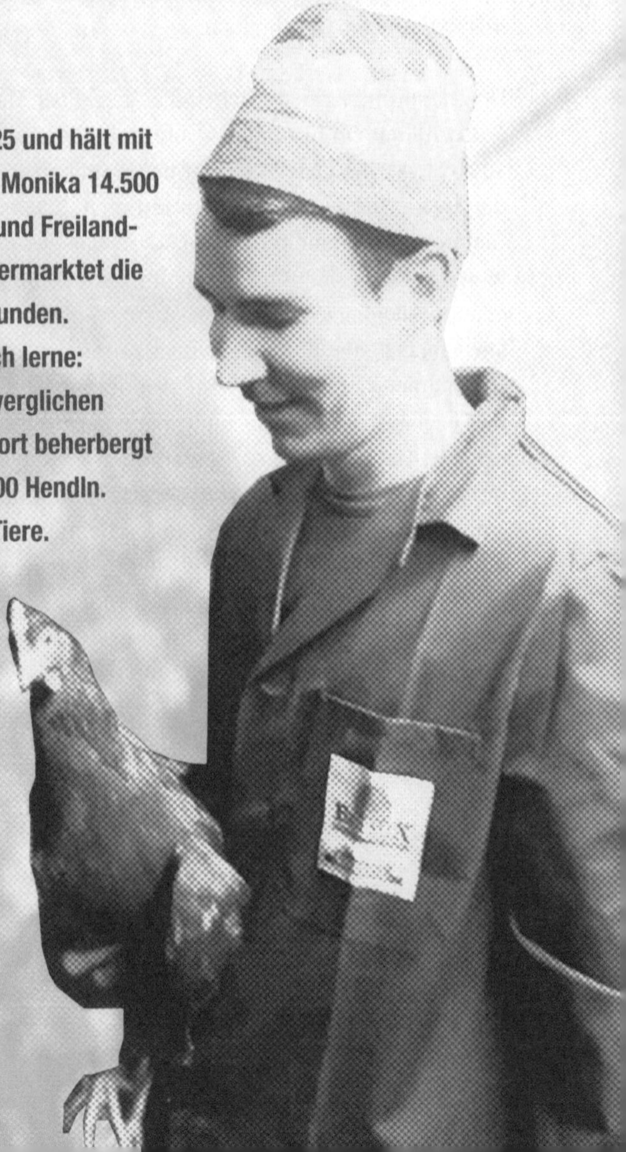

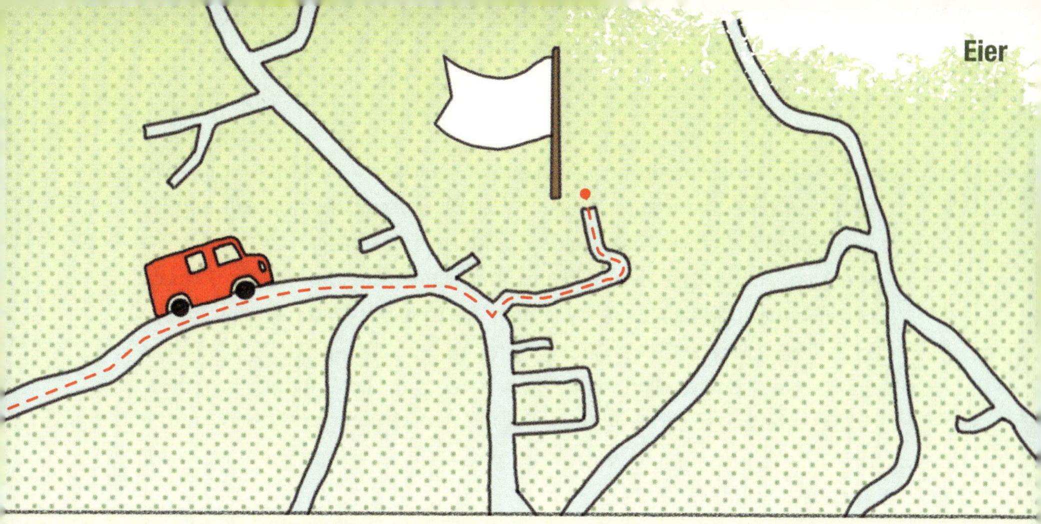

Wie alles begonnen hat

Wir wollen HP verpodcasten und fahren dafür Richtung Graz. Wir biegen um ein hügeliges Eck in Graznähe. An diesem Eck steht ein Automat in Blau und Gelb mit Eiern vom Hofveitl, so der Hofname. Mit inzwischen neun Automaten in und rund um Graz vertreibt Hans-Peter eigene Produkte und Produkte lokaler Bauern und Produzenten. Ein Stückchen weiter den Hügel hinauf erreichen wir den Hof. Samt Hund Karli wartet HP schon auf uns.

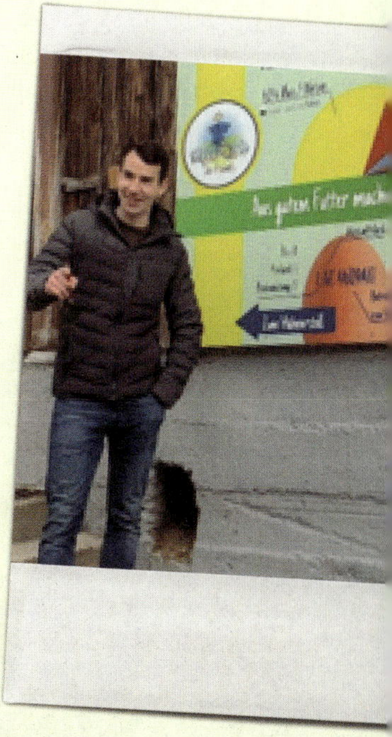

Hans-Peter ist zielstrebig. In seinem jungen Alter strahlt er ein Selbstbewusstsein und eine Sicherheit aus, die man bei einem so jungen Mann noch nicht vermutet hätte. Bei der Hofrunde sitzen die Sätze, die Info-Tafeln, die er auf dem ganzen Hof installiert hat, erscheinen uns wie „Bauer-Point-Folien". Und noch etwas fällt sofort auf. Ordnung. Der Hof ist völlig auf Vordermann. Nichts liegt herum, alles wirkt neu, sauber und ordentlich. Hans-Peter sieht sich selbst als Landwirt UND Unternehmer, möchte diese beiden Wirtschaftsweisen auch voneinander getrennt wissen. Auf der einen Seite ist er Landwirt und erzeugt mit seinen 14.500 Legehennen Eier in

Boden- und Freilandhaltung. „Als Landwirt musst du alles wissen, können und nie aufhören zu lernen, was mit deinen Tieren, deinem Acker und überhaupt allem zu tun hat, was das Bauersein ausmacht", sagt HP.
Auf der anderen Seite ist Hans-Peter Unternehmer. Hier am Hof wird knallhart gerechnet und kalkuliert – wie man das in jedem Unternehmen macht, sagt er. Tatsächlich rechnen die wenigsten in der Landwirtschaft, schon gar nicht ihre Arbeitszeit. Man merkt, Hans-Peter trägt das Unternehmergen in sich, ist wahnsinnig gut vernetzt, redet mit den Menschen. Mit den Automaten, die ihr schon kennengelernt habt, und noch manch anderer Idee will er sich etwas aufbauen.

Blitzgneißer im Hühnerstall

Ich habe mich der Self-Experience verschrieben, um euch direkt aus dem Hühnerstall berichten zu können. Die Familie Schlegl ist da zum Glück offen. Also bin ich nach der Podcastaufnahme mit dem Roten Blitz nochmal Richtung Graz gekurvt.
Kaum angekommen, stecke ich in der passenden Vollmontur, und wir gehen in einen der fünf Ställe. Es wuselt und gackert und flattert. Dabei staubt und federt es ein bisschen. Was mich wundert: Es riecht zwar nach Huhn, aber es stinkt nicht.

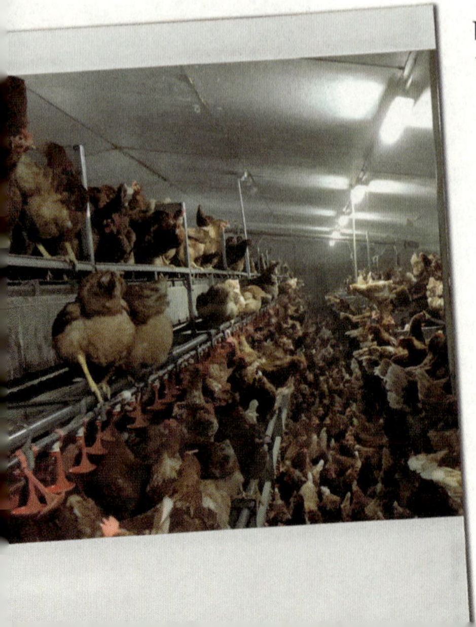

Bei Hans-Peter und seinen Eltern gibt es beide Arten der Bodenhaltung. Hier sehe ich auch das erste Mal mit eigenen Augen, was ich euch oben schon erzählt habe: Die moderne Bodenhaltung bedeutet eigentlich mehrere Böden übereinander. Dort können die Hennen trinken, fressen, Eier legen und auf den Stangen schlafen. Auf dem tatsächlichen Boden können sie scharren und wuseln. Alles hat seine Funktion. Ich bin an dieser Stelle ganz ehrlich: Mir sind es zu viele Hühner auf einem Haufen.

Ein Hühnertag

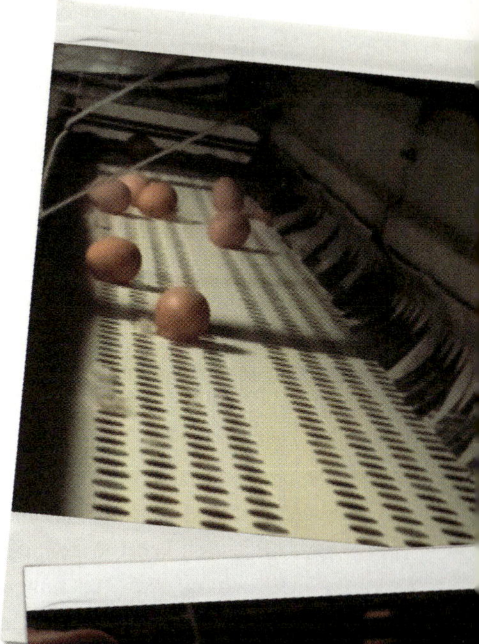

Alles schläft oben auf den Stangen, wenn um 4 Uhr Früh im Hühnerstall automatisch das Licht angeht. Wenn es hell wird, beginnen die Hühner Eier zu legen. Damit wir ab 8 Uhr die Eier verpacken können, fangen sie früh damit an. Allgemeines Gegacker wird laut. Mich haut's auch aus den Federn – kommt das daher? –, weil der Rote Blitz direkt vor einem der Ställe parkt. Fürs Eierlegen gibt es einen speziellen Ort: Er nennt sich Nest, ist aber mehr ein Unterschlupf mit Matten und einem Vorhang, in den sich die Hühner zurückziehen können.

Die gelegten Eier rollen dann sanft vom Nest auf ein Förderband. Aus allen fünf Ställen können die Eier so per Knopfdruck an den Ort befördert werden, wo sie verpackt werden.

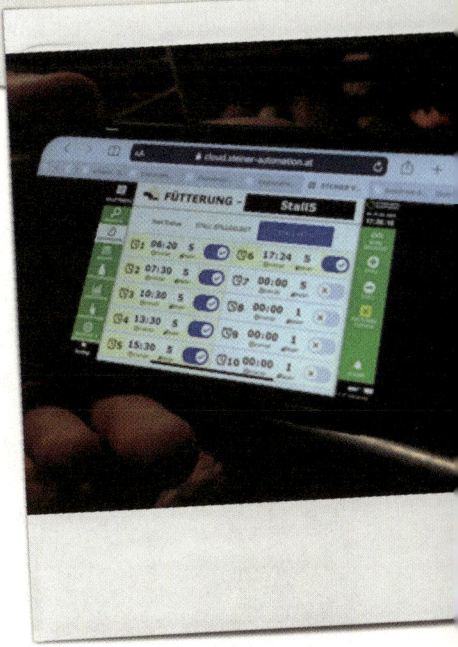

Wenn das Huhn mal muss, wird der Kot ebenfalls mittels Förderband abtransportiert. Das macht das Ausmisten zwar viel einfacher und automatisiert so manches, leiwander ist Hühnerkacke deshalb aber nicht.

Sechsmal am Tag ist Fütterungszeit. Über Förderspiralen wird App-gesteuert eine Mischung aus Mais, Soja, Weizen und Kräutern direkt zu den Hennen befördert. Eine Schlacht am

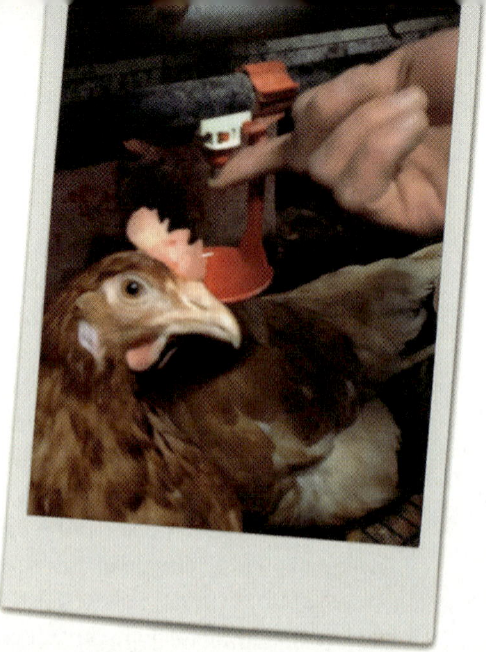

kalten Buffet. Es wird gegackert und aufeinander eingehackt. Wer in der Hackordnung ganz oben steht, darf auch zuerst fressen. Auch das Wasser ist automatisiert. Über Nippeltränken – Gott erhalte uns solche Fachausdrücke – können die Hühner trinken. Sie erinnern an die Tränken, die wir von unseren Hamstern kennen, sind nur kleiner und viel mehr.

Es wird den ganzen Tag gefressen, gescharrt, getrunken, gegackert und vor allem an dem einen Ei gearbeitet. Bei Dunkelheit kehrt Ruhe im Stall ein. Der Staub legt sich, die Hendln ziehen sich auf ihre Sitzstangen zurück und schlafen. Um vier Uhr Früh geht es wieder los.

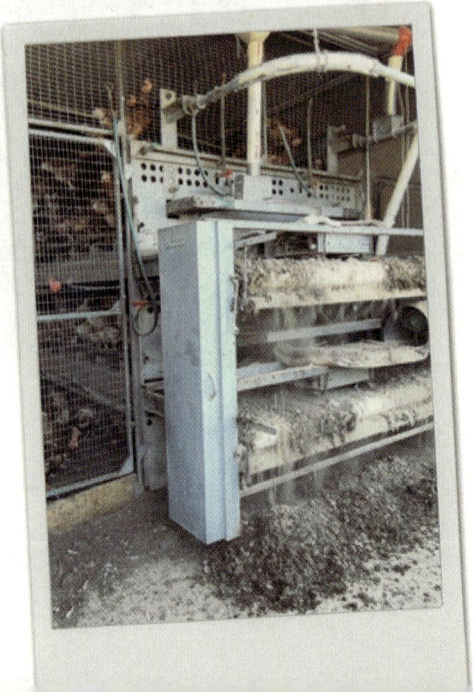

Popo automatisch

Der Grund, aus dem es im Hühnerstall nicht stinkt? Einmal in der Woche wirft Papa Peter das Kot-Förderband an, und der Hühnerkot plumpst automatisch einen Stock tiefer in einen Mistraum. Ist das schon ein Plumpsklo?
Bei zwei Ställen führen die Bänder nicht direkt ans Ziel. Peter schaufelt den Mist in die Traktorschaufel und bringt ihn

in sein Zwischenlager. Er nimmt mich mit. Im wahrsten Sinne des Wortes eine Scheißhackn. Hühnermist schaufeln wird definitiv nicht meine Lieblingsaufgabe, vor allem nicht bei 36 Grad. Gehört aber nun mal dazu.

Warum eigentlich Hendln?

Die Schlegls hatten früher eher großes Getier im Stall: Milchkühe. Jeden Tag in der Früh und am Abend melken. Viel Arbeit und wenig Verdienst. Wie es früher halt so war, gab's auch am Hof der Schlegls ein paar Hendln, die mitgelaufen sind. Das war oft so, deswegen zählen viele Bauern die Hühner auch nicht auf, wenn man sie fragt, welche Tiere sie auf dem Hof haben oder hatten. Die überschüssigen Eier haben HPs Eltern auf dem Markt verkauft. Die waren immer heiß begehrt und sofort weg. Da hat das Umdenken angefangen. Kurzerhand sind Peter und Monika zu einer befreundeten Familie, die 300 Hühner hält, gefahren, um sich das Ganze anzuschauen. Dann haben sie zu kalkulieren begonnen. Angefangen haben die beiden mit ein paar Käfigen in der Garage – zum Test. Peter wollte auf Nummer sicher gehen. So gab es Milch und Eier. Die Kinder mussten Eier sammeln gehen, wenn sie schlimm waren.
Vor rund 35 Jahren war die Käfighaltung gang und gäbe, und Peter wollte den Kuhstall in einen Käfighaltungsstall für Legehennen umbauen. Ein gewiefter Vertreter hat geahnt, dass der Trend bei den Konsumenten eher in Richtung Bodenhaltung gehen wird und Käfige bald kein Leiberl mehr haben werden. So sind die Kühe gewichen, und die Ställe wurden für die Hühner umgebaut. Ein Glücksfall, wie Peter heute meint. Später kam dann die Freilandhaltung dazu, was aufgrund der arrondierten, also direkt an den Hof angrenzenden Flächen, gut möglich war.

Der Schmäh vom Freilandhuhn?

Auch bei Hans-Peter fällt eines auf: viel Freiland, aber wenige Hühner. 6 Hektar Platz hätten die Legehennen hier im Freien. Doch nutzen tut das Federvieh nur einen kleinen Teil dieser Fläche. Gerade mal ein paar Meter

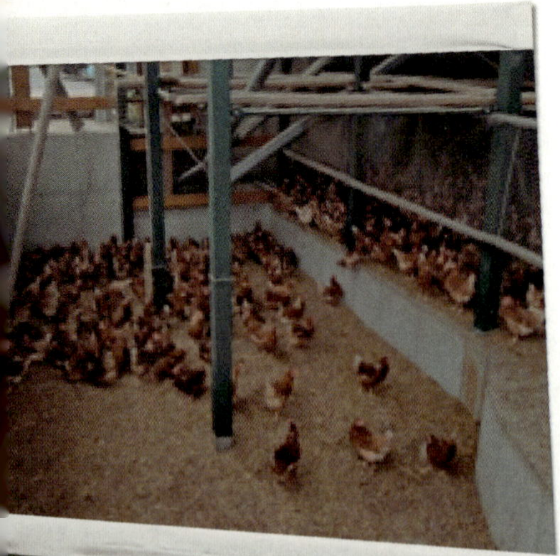

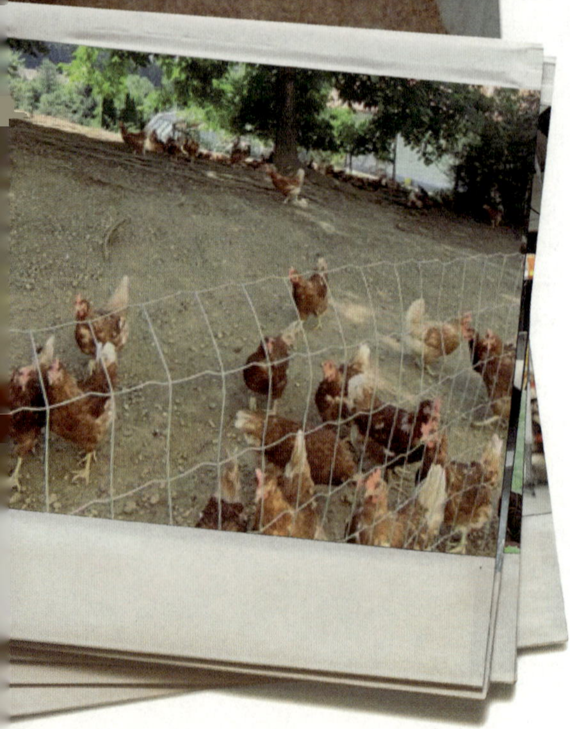

um den Stall. Wo es Bäume und Sträucher zum Verstecken gibt, gibt es auch Hendln.
Viele gehen gar nicht raus. Gerade wenn es zu heiß ist oder zu kalt oder es regnet. Warum sie dann so viel Platz haben, frage ich HP. Weil es so vorgeschrieben ist, wenn man Freilandhühner hält, erklärt er.
Hat das mal jemand den Hühnern erklärt?

Hendlfutter

Wenn man Tiere hat, muss man sie auch füttern. No na, werdet ihr denken. Es wäre sinnvoll, wenn man auf den Feldern, die man selbst hat, auch so viel anbauen kann, dass man auch die Möglichkeit hat, seine Tiere damit zu versorgen. De facto ist das selten der Fall. Hühner fressen eine Mischung aus Getreide, Mais und Soja. Das Soja liefert das Eiweiß und der Rest die Kohlehydrate, damit sie die nötige Kraft haben. Denn Eierlegen ist ein Hochleistungssport. Ein bisschen Kalk für die Eierschale kommt auch ins Futter. Schlegls bauen rund 50 Prozent des Hühnerfutters selbst an, den Rest kaufen sie.

Vom Hühnerpopsch bis ins Packerl: Alles vom Fließband

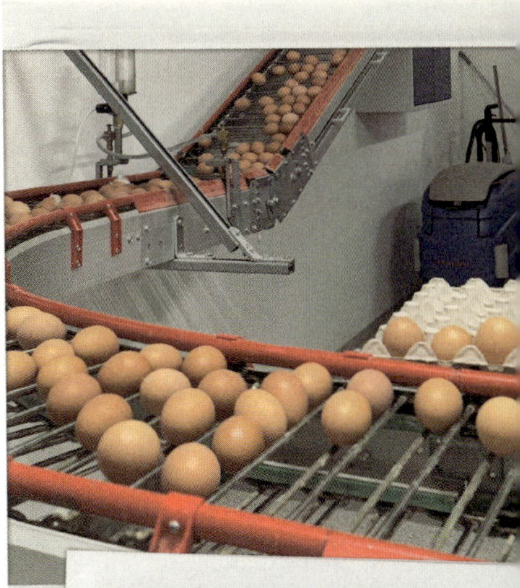

Die Hendln werden automatisch gefüttert, bekommen Wasser, die Eier rollen auf Förderbänder, der Kot auch. Ein großer Teil des Eiersortierens und des Verpackens läuft ebenfalls automatisch.

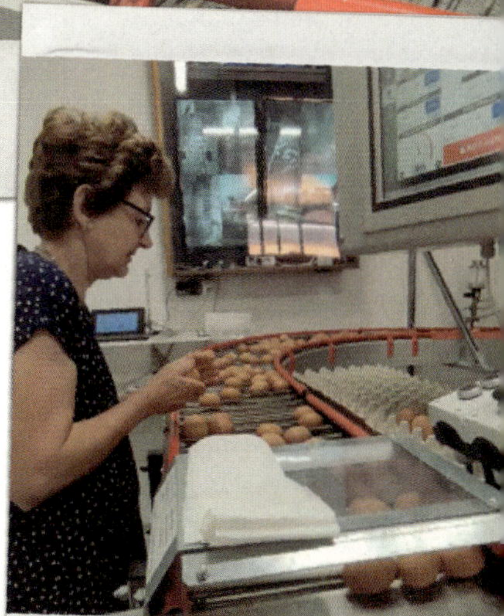

Warum die ganze Technik? Wer Peter und Monika Schlegl zuhört, lernt schnell: Diese Menschen hackeln ihr ganzes Leben quasi ohne Urlaub und mit viel Leidenschaft. Hans-Peter erzählt mir, dass Papa Peter schon am Ende seiner Kräfte war. Ich kann mir das gar nicht vorstellen, bei dem tiefenentspannten, lieben und geduldigen Menschen, der mir alles zeigt und mich Stadtkind machen lässt. Das wird wohl ein Grund für die Automatisierung sein. Ein weiterer ist die nächste Generation: Hans-Peter arbeitet viel und gern, aber er will auch Freizeit. Die drei arbeiten ohnehin schon viel. Peter mit den Hühnern im Stall, Monika liefert aus, HP ist Springer und managt die Bestellungen. Beim Eierverpacken helfen alle zusammen. Die Automatisierung bedeutet nicht, dass alles von selbst läuft. Sie ist Arbeitserleichterung. Ich habe das Gefühl, ohne die vielen ratternden Förderbänder und Geräte wäre das alles nicht zu schaffen.

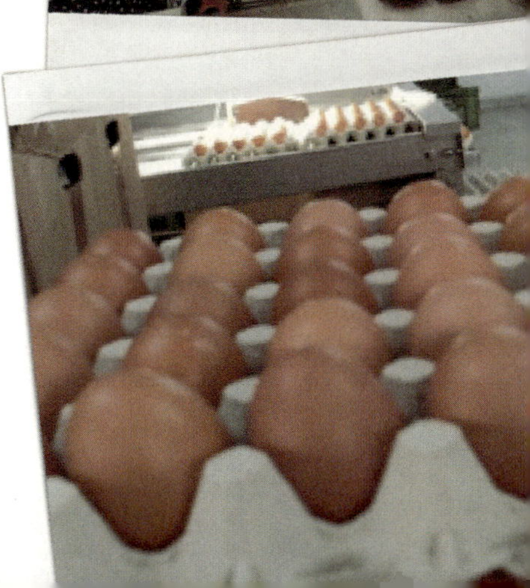

Apropos automatisch

Seit dem ersten Lockdown im Frühjahr 2020 sind in die Vermarktung Automaten eingezogen. Neun Stück rund um Graz, befüllt mit Eiern und allem, was man als Mensch so an Essen braucht. Alles, was die Schlegls nicht selbst produzieren, kauft Hans-Peter in der Gegend ein und vermarktet es in seinen Automaten.

Circle of Life

Im besten Fall ist ein Bauernhof ein geschlossener Kreislauf: Getreide wird am Feld angebaut, Huhn frisst Getreide, Hühnerkot düngt Feld, auf dem das Getreide wächst. Sehr vereinfacht ausgedrückt. Geschlossen ist dieser Kreislauf auf den wenigsten Höfen, allerdings kommt bei HP der Hühnermist tatsächlich als Dünger wieder aufs Feld.

Hinter der Fassade

Ois nur Leit. Also: Alles nur Menschen. Denke ich mir mittlerweile ganz oft. In Hans-Peter, dem rhetorisch geschulten, gut vernetzten 25-jährigen Unternehmer steckt ein ganz normaler Mensch, der sich ein gutes Leben, Freizeit und vielleicht eine Familie wünscht. Hinter der Fassade wollen wir doch alle nur zufrieden sein. Das ist allerdings für jeden Menschen anders definiert. Das hat mir die Zeit auf dem Hof der Schlegls einmal mehr bewusst gemacht.

[Wer die Geschichte von Hans-Peter und seiner Familie aus ihrem Mund hören will – einfach den QR-Code scannen und abonnieren.]

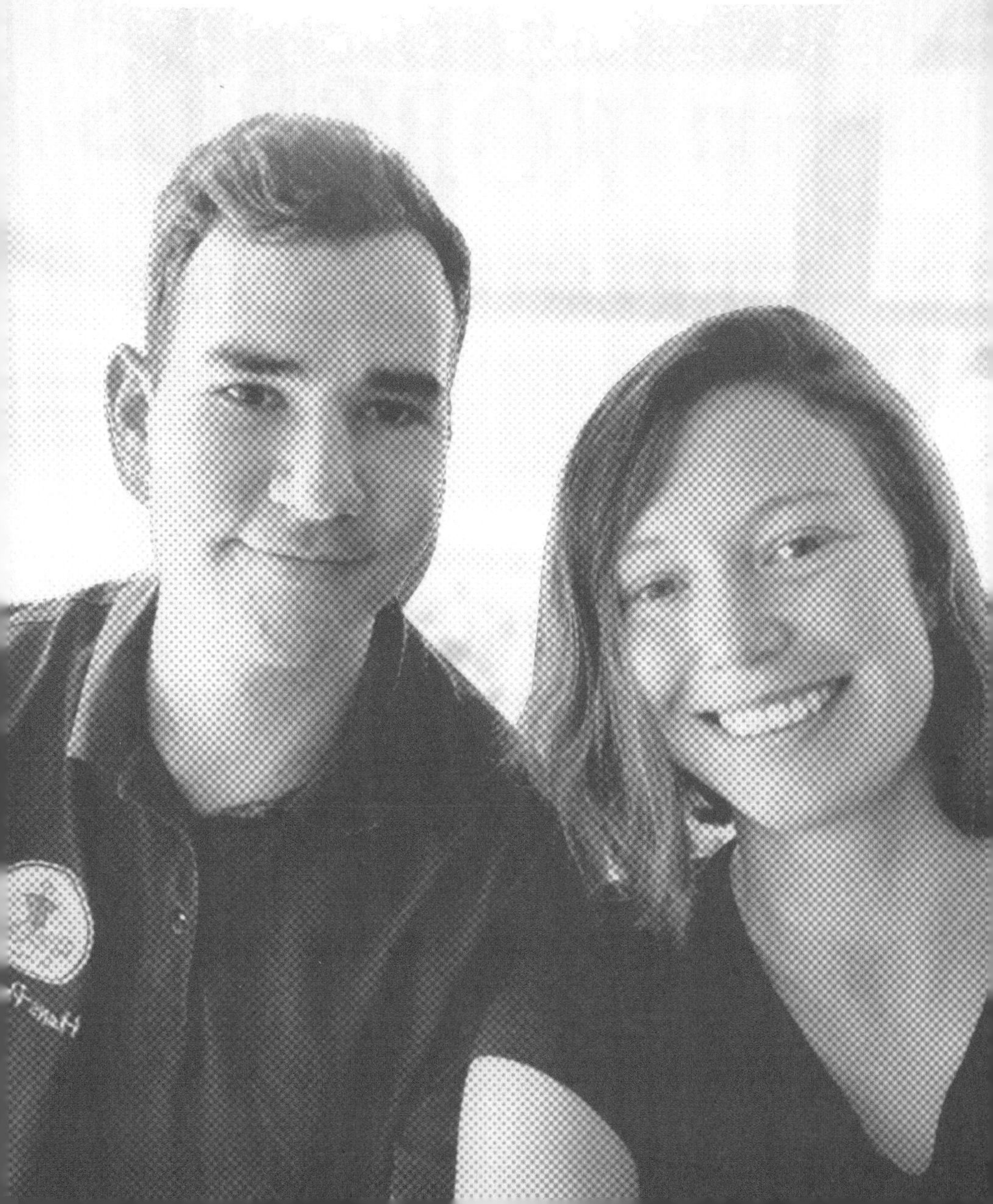

DIE KÖBERLS

EIER AUF RÄDERN

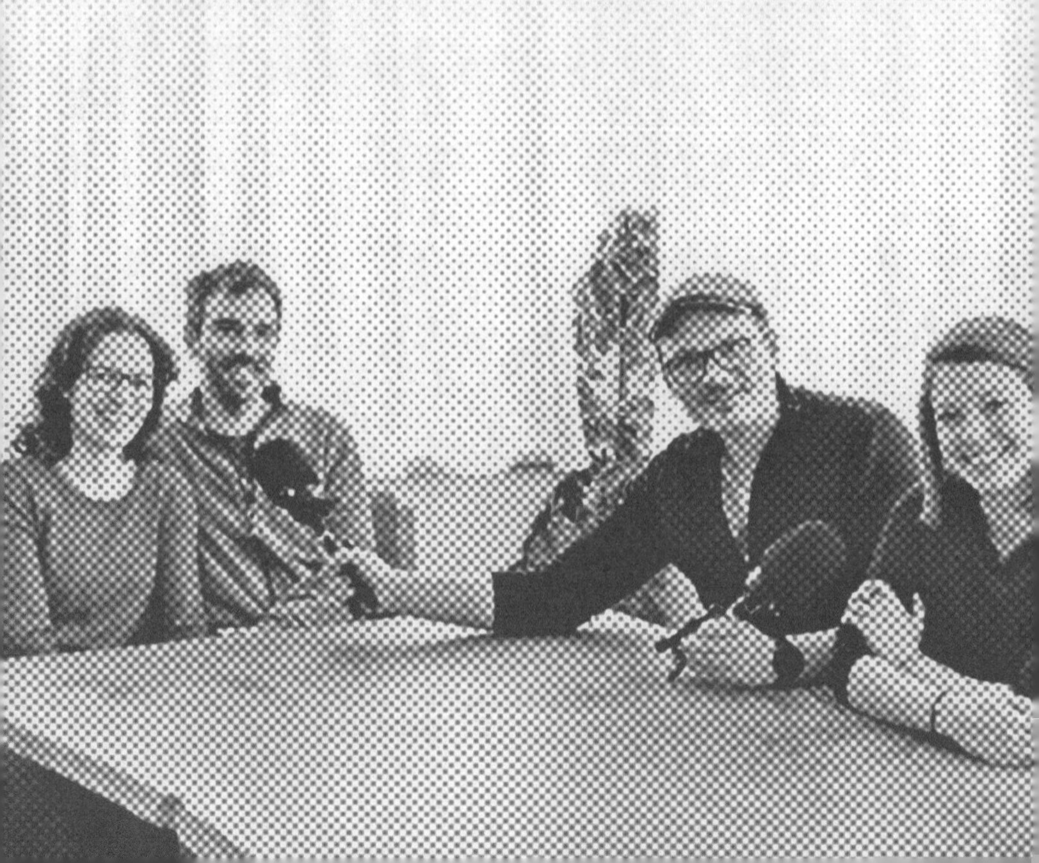

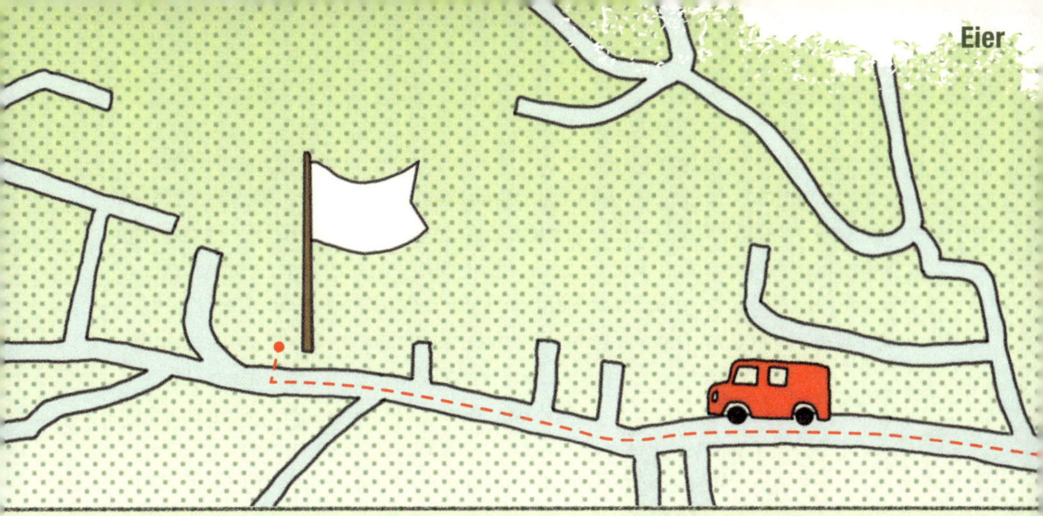

Von Hans-Peter und seinen 14.500 Hühnern tuckere ich nach einem kurzen Stopp und einem Drink in der Grazer Innenstadt weiter Richtung Straßgang am Stadtrand von Graz. Dort wuchern die Einfamilienhäuser über die landwirtschaftlichen Flächen. Zwischen dem Vorstadthäusereinheitsbrei liegt der Hof von Stefanie und Ferdinand Köberl an einem Bach. Der Rote Blitz darf auf dem Basketballplatz hinter dem Haus direkt am Waldrand stehen. Für unseren Podcast waren Willy und ich kurz vor Ostern das erste Mal bei den Köberls. Damals Schneegestöber und Gatsch, heute Hochsommer und drückende Hitze. Wetterhuhn oder Wetterhahn, fragt man sich da.

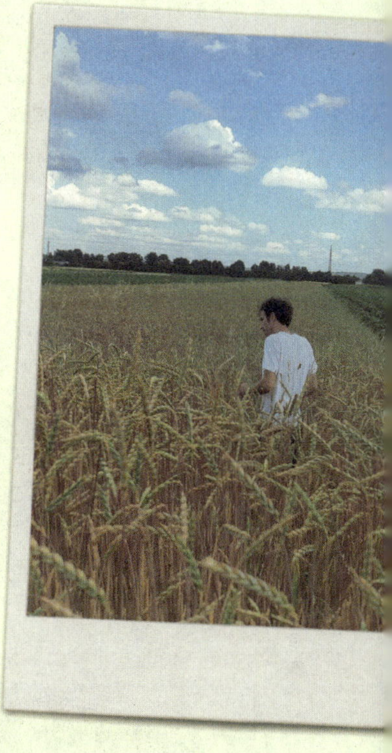

Und ich habe gedacht, die haben Eier

Beim Ankommen sieht Ferdinand erschöpft aus: ein Bandscheibenvorfall mit 40, nicht der erste. Trotzdem schnappt er mich, und wir ziehen los auf die Äcker. Wir fahren zum Dinkelfeld. Der Urweizen wiegt seine rötlichen Halme im Wind.

Mit der Schaufel heben wir ein Stück Erde aus. Ferdinand will mir den Acker zeigen, um mir ein Gespür dafür zu geben, wie er beschaffen ist. Oder besser, wie er sein sollte. Trocken und scharfkantig bricht der Boden. Das metallische Knirschen lässt erahnen, wie lange es nicht geregnet hat. Wir zerbröseln die durchwurzelte Erde in unseren Händen. Gegen das Klima kommt selbst ein Bio-Bauer nicht an. Danach geht es zum Kartoffelacker, den Kürbissen und dem Waldstaudenkorn. Das ist eine alte Roggensorte, die mannshoch wird. Anschließend in die Gemeinschaftsgärten, die Ferdinand in Graz betreut. Strohballen liefern. Ich bemühe mich, ihm den körperlichen Part abzunehmen, um sein Kreuz zu schonen. Aber Loslassen ist wohl nicht sein Ding.

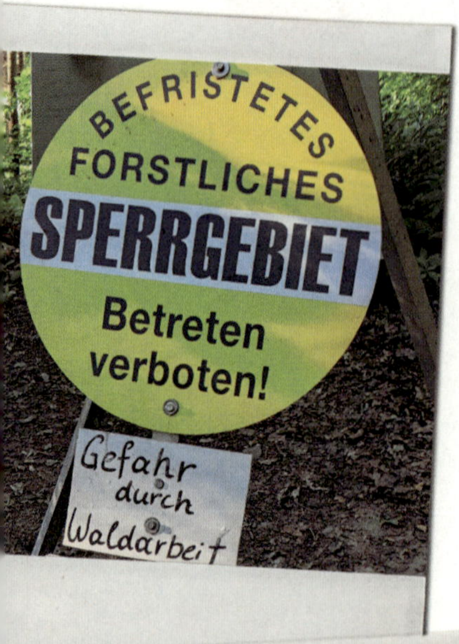

Nächster Zwischenstopp: der Wald. Der Borkenkäfer treibt sein Unwesen, und eine Fichte muss unbedingt gefällt werden, damit die Käfer nicht die umliegenden Bäume befallen. Wir schärfen die Motorsäge und bauen ein Warnschild für die Waldarbeit am nächsten Tag. Dann holen wir noch schnell die Seilwinde bei einem Verwandten, um den befallenen Baum aus dem Wald ziehen zu können. Auf dem Rückweg nehmen wir mit dem Traktor Eis für die Kinder mit. Nachdem die süße Rasselbande versorgt ist: ab zu den Hühnern und Eier holen. Ach ja, Eier haben sie auch. Eigentlich sogar hauptsächlich. Für einen Tag ein ziemliches Programm. Aus dem Getreide und den Eiern machen die Köberls Nudeln, Haferflocken und Mehl. Fast schon nebenbei.

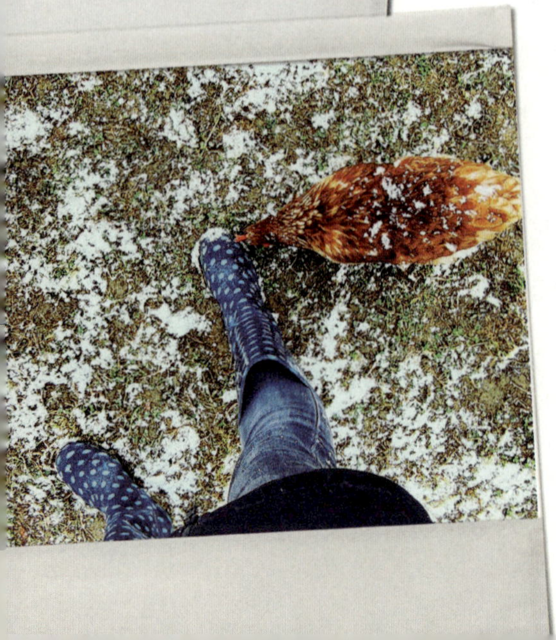

Stefanie und Ferdinand Köberl (vulgo Gredlbauer) hatten beide normale Jobs und Schnecken im Garten. Dann hatten sie keine Schnecken mehr, weil sie sich sechs Hühner zulegten. Die Eier haben nicht nur der Familie geschmeckt, und so entstand, long story short, der Kern der heutigen Landwirtschaft. Die Landwirtschaft selbst übernahmen sie von Ferdinands Eltern, der Garten war schneckenfrei, und für Eier gab es eine Nachfrage. Einzige Bedingung: Es muss bio sein. Scheinbare Nebenbedingung (von uns festgestellt): Ein Teil des Betriebes muss auf Rädern stehen. So umgesetzt bei Hühnerstall und „Roll-Laden“ aka Lastenrad.

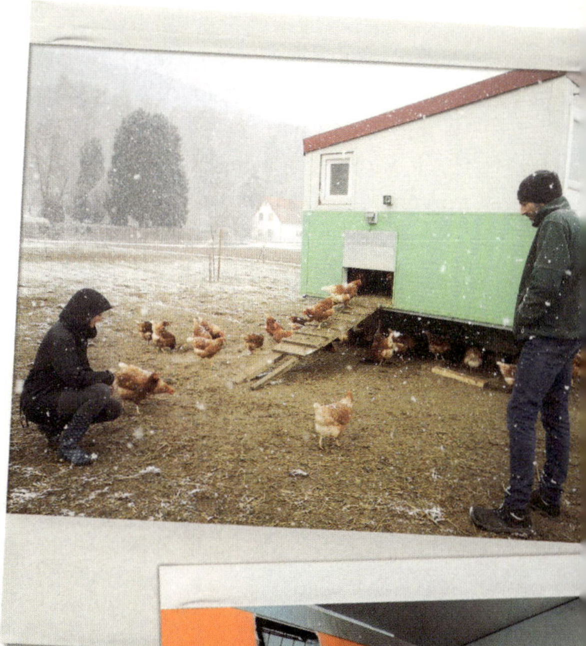

Die Köberls halten ihre 300 Hühner in Mobilställen. Aktuell ist schon der dritte selbstgebaute Stall in Betrieb. Die Hühner, drei bis vier Rassen, laufen hier gemischt durch die Gegend, haben ca. 30 Quadratmeter Auslauf, die Bio-Verordnung schreibt mindestens 10 Quadratmeter vor, pro Huhn versteht sich. Alle paar Wochen werden die Flächen gewechselt, die Hennen-Karawane zieht weiter.

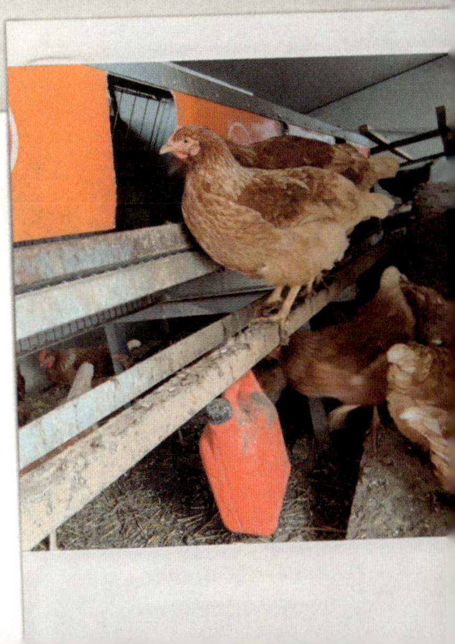

Wie so ein Mobilstall aussieht? Eigentlich ist er ein umgebauter Container. Drinnen gibt es Nippeltränken, Legenester und Sitzstangen, wie überall sonst auch. Nur eben in kleineren Einheiten. Hähne leben in so einer Herde natürlich keine, da die Eier nicht befruchtet werden sollen.

Die Lage direkt in Graz ist optimal für die Direktvermarktung. Nach und nach ist auch der Hof der Köberls Teil der Stadt geworden. Man lebt hier mit vielen Anrainern mittlerweile in einem Wohngebiet, mittendrin scharren, gackern und flattern die Hühner. „Auch ein Vorteil, wenn der Stall Rollen hat", grinst Ferdinand, „so kann man rasch umziehen." Probleme gibt es aber keine. Stefanie und Ferdinand sind seit 2016 in der Landwirtschaft. Es macht ihnen sichtlich Spaß, den Betrieb nach ihren Vorstellungen aufzubauen.

Bio, lokale Direktvermarktung, Vielfalt. Zweimal in der Woche fahren sie mit ihrem Lastenrad aus. Das Rad hat auch schon ein Update bekommen und schafft mittlerweile 350 Kilo Zuladegewicht, also zwei Europaletten. Ja, wir sprechen von einem Fahrrad. Einzig die zwei Autoreifen an der Vorderseite deuten darauf hin, dass hier ein wirkliches Lastkraftrad unterwegs ist. An zwei Tagen werden jeweils zwei Touren gefahren. Wer auf der Tour liegt, hat Glück, wer zu weit weg ist, Pech. Na ja, Pech ist relativ. Man kann bei den Köberls auch bestellen und sich die Produkte direkt auf dem Hof abholen. Den Trend zu Automaten und SB-Hofläden wollen die beiden ganz bewusst nicht mitgehen. Direktvermarktung heißt „direkt" im Sinne von Kontakt mit den Kunden, sagen die beiden. Viele davon sind inzwischen zu Freunden geworden, das „Tratscherl" beim Ausliefern wird fix eingeplant. Das muss man mögen, dann macht es aber

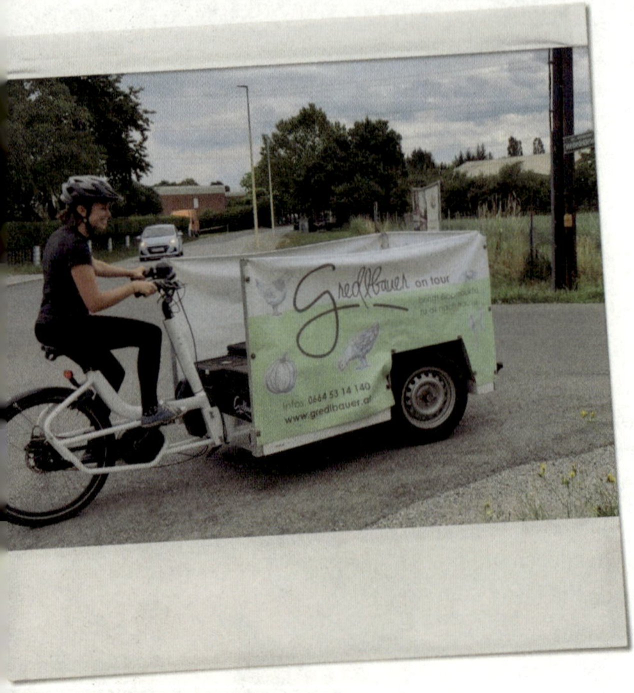

auch Spaß. Für die beiden ist es die perfekte Art der Landwirtschaft, die genau zu ihnen und ihrer Lebenseinstellung passt. Sie fahren auch gerne mit dem Rad, solange es nicht schneit oder gewittert.

Zwischen den Hühnern, drei Kindern, dem Acker und dem Lastenrad finden noch die hauseigene Nudelproduktion, das Verpacken der Lieferungen, der Wald und die Maschinen Platz. Es ist ein Haufen Arbeit. Ein bunter und vielfältiger Hof eben. Klingt stressig? Es ist den ganzen Tag was los, Ferdinand hat seinen Bandscheibenvorfall wahrscheinlich nicht ohne Grund. Doch bei den Köberls bin ich tiefenentspannt. Jeder darf so sein, wie er ist, das kommt mir entgegen. Vielleicht liegt es an meiner Anwesenheit, aber Gelassenheit kann man nicht heucheln. Ich weiß, wovon ich spreche. Auf dem Weg zum Milchholen ruft die Schule an, der älteste Sohn hat sich wehgetan und möchte abgeholt werden. Stephanie bleibt ruhig. „Den nehmen wir gleich auf dem Rückweg mit." Gesagt, getan – alles halb so wild. Auf dem Weg zum Mittagessen stellen wir noch Eier zu. Am Hof angekommen, satteln Stephanie und ich das Lastenrad für die erste Liefertour. Ich habe selten so viele unterschiedliche Dinge an einem Tag getan, noch dazu mit Kindern rundherum, und bin trotzdem entspannt gewesen. Interessant.

Der Tag des toten Huhns

Die Hühner laufen in der blühenden Wiese, finden Schutz unter Büschen und Bäumen, scharren in der Erde und können den ganzen Tag Hühnerdinge tun. Was für ein kitschig-idyllisches Hühnerleben. Doch was, wenn ein Huhn krank wird? Wenn nichts mehr hilft, hilft nur der Tod, die – gibt es ein adäquates Wort dafür? – Euthanasie. Ich halte das Huhn fest, und Ferdinand holt ein Beil. Ein paar Flügelschläge später ist es vorbei. Ferdinand hat zuvor ein Video aufgenommen, um mit der Tierärztin abzuklären, was dem Huhn gefehlt hat. Wir recherchieren in einem dicken Buch mit Hühnerkrankheiten. Ferdinand ruft Tierärzte durch, um sich unterschiedliche Meinungen einzuholen. In meiner Zeit bei den Köberls ist nicht herauszufinden, was da los war.

Die Hühner-Poolparty

Es ist heiß. Auch Hühner müssen trinken. Die mobilen Hühner-Waggons stehen verteilt am Stadtrand von Graz. Futter, Wasser, Einstreu: Alles muss zu den Ställen gebracht werden. Wir füllen einen Wassertank mit 300 Litern, satteln den Traktor und rumpeln durch die Freitagmittag-Rushhour in der Grazer Vorstadt. Mit Schlauch und Pumpe bewaffnet füllen wir Wasser von unserem Anhänger in den Tank im mobilen Hühnerstall. Dabei kommt mir der Schlauch aus, und es entstehen Lacken und rasch eine spontane Hühner-Poolparty. In meiner Freude über die badenden und trinkenden Hühner stelle ich ein Video davon auf meinen Instagram-Account.

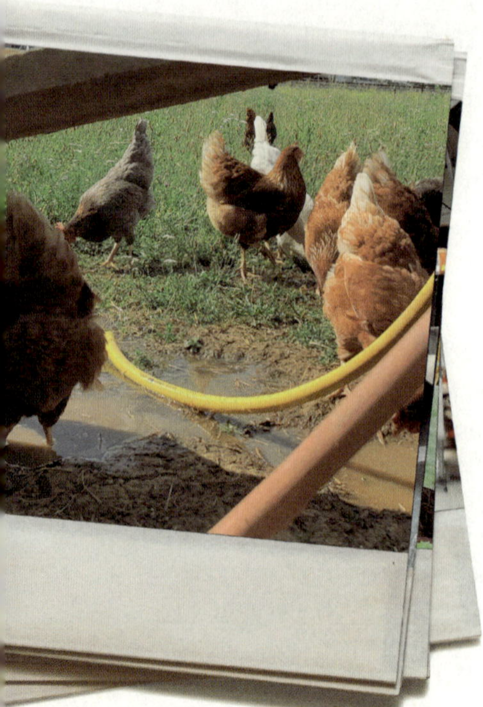

Dann der nächste Ahaa!-Moment: Ein befreundeter Bauer aus Tirol, Vorreiter der mobilen Hühnerhaltung, schreibt mir: Lacken und Poolparty-Hühner? Ganz schlecht! Das Wasser in den Pfützen ist oft voll mit Parasiten und Würmern. Beim Trinken und Plantschen kommen die Hühner damit in Kontakt und können krank werden. Sichtlich ein Riesenthema bei der der Hühnerhaltung im Freiland und Mobilställen. Die andere Seite der Medaille. Wieder etwas gelernt.

[Hört rein in den Podcast und erfahrt mehr über mobile Hühnerställe, warum Hühner ziemliche Rassisten sind und wie man Direktvermarktung verstehen kann. Außerdem erzählen wir von der Leichtigkeit des Lastenrads und der Vielfalt im Kleinen.]

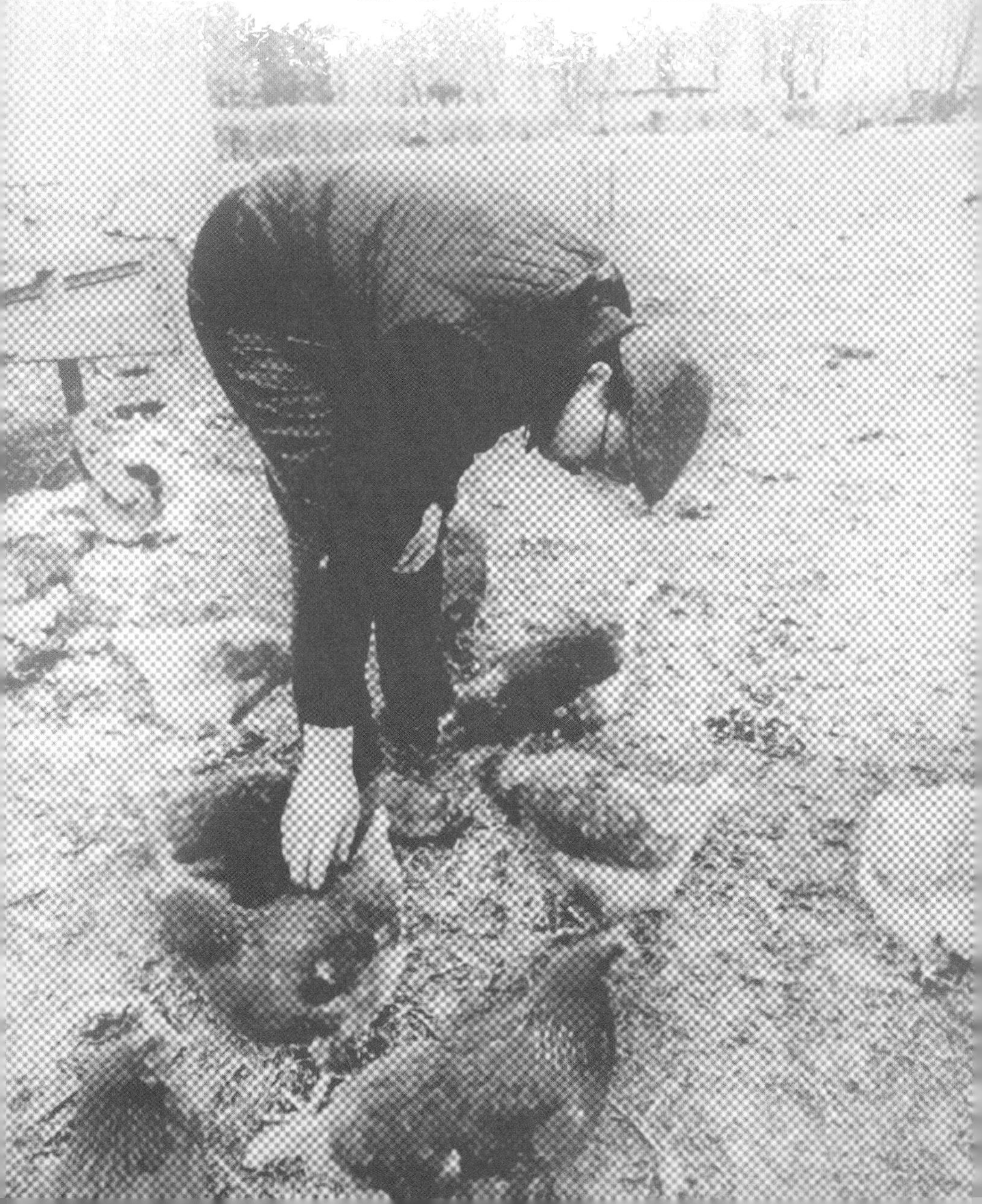

AUS DEN AUGEN, AUS DEM SINN?

In diesem Abschnitt wollen wir ein paar Fakten vom Anfang des Kapitels aufgreifen und auf deren Basis ein paar Überlegungen anstellen. Der erste Teil soll anhand einiger Fakten und Darstellungen nochmals für das Thema sensibilisieren, der zweite Teil dann ein paar Fragen aufwerfen, über die man dann, wenn man Lust hat, nachdenken und weiterdiskutieren kann.

Henne und Ei

Österreich ist international gesehen sicher ein Vorreiter in Sachen Tierwohl. Schon 2004 hat das österreichische Parlament das Ende der herkömmlichen Käfighaltung von Hühnern eingeläutet. Eine fünfjährige Übergangsfrist für bestehende Betriebe lief bis Ende 2008. Waren mit

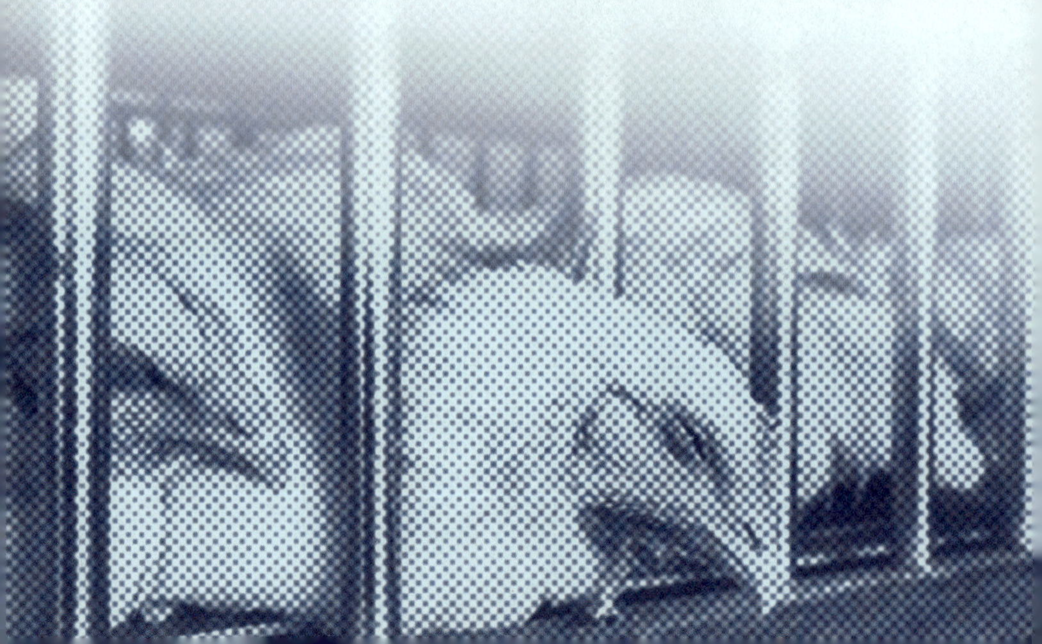

2009 die klassischen Käfige verboten, so dauerte es noch bis 2020, bis nach einer weiteren Übergangsfrist von 15 Jahren auch die sogenannten „ausgestalteten" Käfige endgültig aus den heimischen Betrieben verschwanden. Ausgestaltete Käfige bieten mit 750 cm^2 pro Huhn mehr Platz als die klassischen Käfige mit 550 cm^2. Auch in der EU ist die klassische Käfighaltung seit 2012 verboten. Ein Verbot der ausgestalteten Käfige wird zwar bereits diskutiert, könnte jedoch noch viele Jahre dauern. Die behäbigen, institutionellen Riesen, denen wir später noch begegnen werden (siehe „Zukunft der Schweinebranche") schreiten also in Österreich und Europa langsam, aber stetig voran. Um euch die Entwicklungsschritte besser vorstellen zu können, findet ihr nachstehend einen proportionalen Vergleich der verschiedenen Haltungsformen zueinander und im Verhältnis zur geläufigen Größe einer A4-Seite.

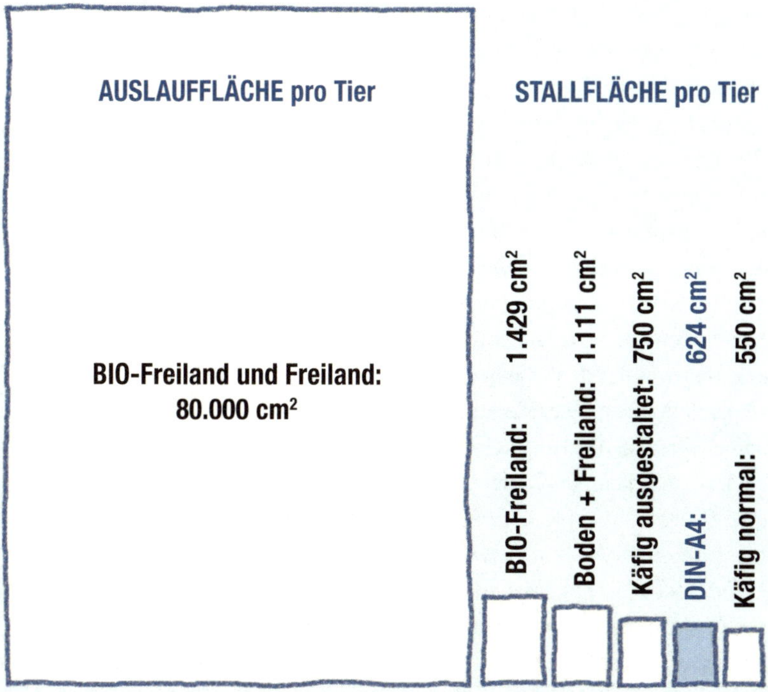

Das Krähen der Hähne

Ein weiteres Thema, welches gerade im Bereich der Legehennen kontrovers diskutiert wird, ist die Situation der männlichen Küken vulgo Bruderhähne, wie sie auch liebevoll und familiär konnotiert bezeichnet werden. Die befruchteten Eier werden in Elterntierbetrieben produziert, die selbst eine eigene, hochspezialisierte Betriebsform entlang der Wertschöpfungskette darstellen. Ausgebrütet werden die Eier dann einen Schritt weiter in sogenannten Brütereien, wo sowohl weibliche als auch männliche Küken schlüpfen. Nun liegt es in der Natur der Sache, dass Hähne keine wirklich gute Performance an den Tag legen, wenn es um das Eierlegen geht.

Während die Hühner auf den „guten alten" Bauernhöfen immer Zweinutzungsrassen waren, so haben sich im Laufe der Zeit nicht nur die Betriebe, sondern auch die Tiere immer stärker spezialisiert. Wir sehen also, dass auch das Huhn an sich aus der Perspektive der Systemtheorie als System begriffen werden kann. Das ursprüngliche System war die „Zweinutzungsrasse" mit der Funktion „Fleisch & Ei". Heute gibt es spezielle, also funktional ausdifferenzierte, schlanke Hühner mit einer hohen Legeleistung für die Funktion „Ei" und Rassen für die Mast, die ihr Futter hauptsächlich in Körpergewicht, also die Funktion „Fleisch" umwandeln.

Während in der Mast das Geschlecht keine dominierende Rolle spielt, ist es in der Eierproduktion im wahrsten Sinne des Wortes ein Knock-out-Kriterium, um die gewünschte Systemfunktion zu erfüllen. Lange konnte das Geschlecht der Küken erst nach dem Schlüpfen festgestellt werden. Mit dem technologischen Fortschritt ist es nun immer besser möglich, das Geschlecht bereits im befruchteten Ei festzustellen und somit rechtzeitig einzugreifen. Die Verfahren hierzu fallen unter den Überbegriff der In-ovo-Geschlechtsbestimmung bei Hühnerembryonen. Aktuelle Studien gehen davon aus, dass bis zum siebten Tag nach der Befruchtung kein Schmerzempfinden ausgeprägt ist. Über den Zeitraum zwischen den Tagen 8 und 14 ist man sich uneins. Ab dem 15 Tag besteht wiederum ein Konsens, dass ein Schmerzempfinden gegeben ist. Die Gesamtdauer der Ausbrütungsphase liegt übrigens bei 20–21 Tagen.[5] Auch das ist eine Diskussion mit einer ausgeprägten ethischen Komponente.

In puncto Bruderhähne ist Deutschland Vorreiter. Mit Anfang 2022 greift das Verbot zur Tötung von Küken.[6] In Österreich gibt es seit dem 15. Dezember

2021 ebenfalls eine Entschließung des Nationalrates mit entsprechenden Gesetzesvorhaben.[7] Die Lage der Brüder scheint sich also auch hierzulande stetig zu verbessern.

Gut, oder?

Auf Basis der beiden Beispiele von Käfighaltung und dem Umgang mit männlichen Küken würde ich nun gerne ein paar kurze und durchaus provokante Überlegungen in den Ring werfen, ohne jedoch eine abschließende Bewertung abzugeben.

Österreich verbietet also jegliche Formen der Käfighaltung, in Deutschland ist das Töten von Küken verboten. Doch was ist damit erreicht? Gesellschaftlich gesehen kann man sich als Bürger dieser Länder auf die Schulter klopfen und weiß die Moral und das gute Gewissen auf seiner Seite. Wir sind Vorreiter, wir handeln verantwortungsvoll und sind ein tierethisches Vorbild für den Rest der Welt. In diesem „Rest" werden jedoch nach wie vor zwischen 90 und 95 Prozent aller Eier mittels klassischer Käfighaltung produziert. Wir sprechen hier von einer weltweiten Produktion von knapp 1,6 Billionen (= 1.600.000.000.000!) Eiern im Jahr 2019. Setzt euch mal hin, macht die Augen zu und zählt bis 1.600. Wenn ihr damit durch seid, dann multipliziert jede der 1.600 gerade aufgezählten Zahlen mit einer Milliarde! Das ist eine enorme Menge an Eiern und tatsächlich unvorstellbar. Wer von euch kann eine Billion denken oder hat einen vorstellbaren Bezug griffbereit? Zehn Finger, 1.000 Teile beim Puzzle für Fortgeschrittene. 10.000 hüpfende Menschen bei einem gut besuchten Konzert in der Wiener Stadthalle und knapp 100.000 Fans im ausverkauften Camp Nou Stadion des FC Barcelona, einem der größten Fußballstadien der Welt. Aber eine Billion? Eine Million Millionen ...

Bei einer Legeleistung von ungefähr 280 Eiern im Jahr macht das knapp 5,7 Milliarden eierlegende Hühner rund um den Globus. Der Anteil der österreichischen Eierproduktion an der Weltproduktion lag 2019 bei knapp 2,1 Milliarden (2.100.000.000) Eiern, also umgerechnet 7,5 Millionen Legehennen. Das entspricht 0,14 Prozent der weltweiten Eierproduktion. Der Anteil Deutschlands belief sich auf 0,79 Prozent. Deutschland und Österreich zusammen kommen also gerade mal auf 0,93 Prozent der weltweiten Eierproduktion, sprich 53 Millionen Legehennenplätze. Die EU-27 liegen insgesamt bei 6,6 Prozent.

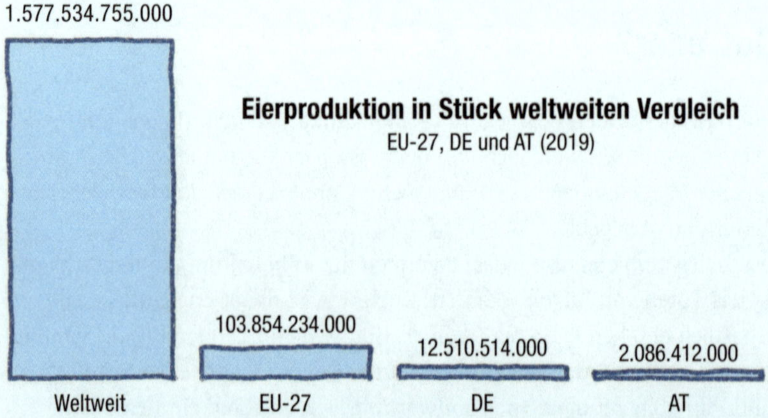

Sind wir also in Österreich, Deutschland und ein paar anderen Ländern mit tierwohlorientierten Gesetzgebungen die moralisch fortgeschrittenen Inseln der Seligen? Global notwendige Vorreiter einer unaufhaltsamen Entwicklung zum Schutz der Tiere? Oder verlagern wir die Probleme einfach von uns weg, in den Aus-den-Augen-aus-dem-Sinn-Teil dieser Welt, der uns scheinbar nicht betrifft?

Wenn vor unseren Augen ein Unfall passiert, nimmt uns das viel mehr mit, als wenn 5.000 km weiter ein noch viel größerer geschieht. Es sei denn, dort ist jemand involviert, denn wir kennen, dann ist er schnell ganz nah. Klar, das ist schon verständlich, und wir erinnern uns an das System 1 und die lebensnotwendige Reduktion der Umwelt-Komplexität (siehe „Wachstum und Salami"). Wir können nicht bewusst Anteil an allem nehmen, was auf der ganzen Welt passiert. Ist damit die Frage schon beantwortet?

2,1 Milliarden Eier pro Jahr in Österreich, Wahnsinn. Jo eh! Faktisch aber ein globaler „Lercherlschaß". Der „Rest" der Welt – um dem Wortsinn eher zu entsprechen – sind nicht die anderen, sondern wir. Bestenfalls das Hintergrundrauschen am weltweiten Eiermarkt. Dem globalen Eiermarkt ist es vermutlich ziemlich wurscht, was hier im alten Europa für neue Ideen entstehen.

Stopp!

Aus der Perspektive des Tierschutzes ist jedes Leben und jedes Leid absolut, egal ob es vor unserer Tür oder am anderen Ende der Welt entsteht oder genommen wird. Bei uns Menschen ist das nicht anders. Der Schmerz, den ich auf der Tiroler Berghütte empfinde, wenn ich mir beim Jausnen in den Finger schneide, ist der gleiche Schmerz, den jemand bei einem ähnlichen Missgeschick in der mongolischen Jurte oder einer finnischen Sauna spürt. Der Schmerz auf der Hütte war jedoch meiner, die anderen nicht. Ich war auch nicht dabei.

[„Wenn ein Baum im Wald umfällt und niemand dabei war, um es zu hören, hat es dann jemals ein Geräusch gegeben?“]

Dem Kilogramm CO_2, um nicht nur von Tod und Schmerzen zu reden, ist es jedoch im Hinblick auf den Klimawandel auch herzlich egal, ob es in Äquatorialguinea, Shenzhen oder in Mödling produziert wurde. Und ob ich nun bei der Entstehung zugegen war oder auch nicht, ändert nichts an dessen Wirkung und Folgen. Und siehe da, es zeigen sich interessante Parallelen zwischen dem Klimawandel und unseren verbannten Billig-Eiern. Genauso wie das Klima in Folge der CO_2-Emissionen nicht am Walserberg durch die Passkontrolle muss

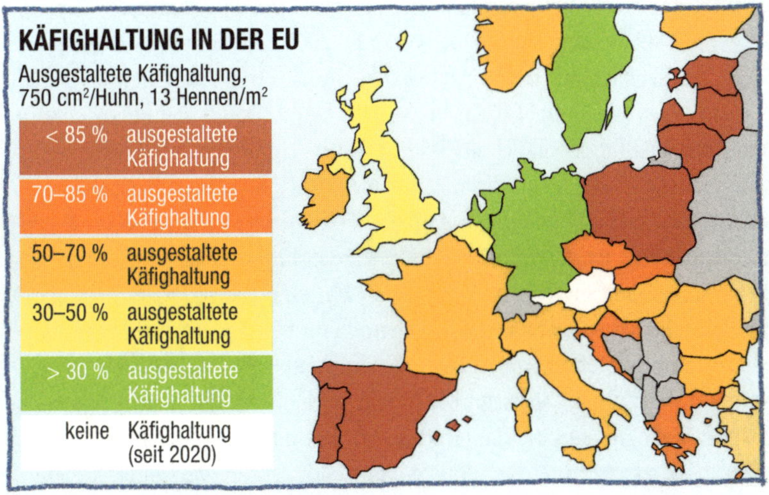

und der Tornado nicht abgeschoben werden kann, kommen auch Käfigeier und andere ausgelagerte Produktions- und Haltungsbedingungen über vielseitige internationale Vernetzungen wieder zurück auf unsere seligen Teller. So isoliert und selig dürfte unsere Insel also doch nicht sein.
In Österreich importieren wir täglich rund zwei Millionen Eier[8] als Schaleneier und sogenannte Schaleneiwerte, also Eier in verarbeiteter Form in unterschiedlichsten Produkten für Handel und Gastronomie. Und hier bekommt der Geschmack aus der Schale seinen schalen Geschmack. Unterschiedlichen Quellen zufolge – hierzu gibt es tatsächlich nur begründete Vermutungen (engl. educated guesses) – stammen die importierten Eier „mehrheitlich" aus genau jenen Haltungsformen, die wir auf unserer Insel zum Wohl unserer Bruderhähne und Legehennenschwestern bereits verboten haben. Rechnet man diese Zahl auf ein ganzes Jahr hoch und vergleicht sie mit dem jährlichen Nahrungsverbrauch an Eiern im Inland, so entspricht das einem Anteil von knapp 40 Prozent im Jahr 2019.
Und jetzt? Suchen wir uns einen Schuldigen? Handel und Gastronomie würden sich gut anbieten. Die kaufen das ja schließlich ein und verkaufen es an uns weiter. Ehrlich gesagt gehe ich ohnehin nicht mehr in der Gastronomie essen. Ich esse auch im Sommer kein Eis, und Kuchen und Kekse mag ich auch nicht. Und diese österreichische Obsession für das Schnitzel habe ich noch nie verstanden. Diese 40 Prozent kümmern sich halt nicht um die Umwelt, denen ist auch das Klima egal. Es gibt einfach viel zu viele dumme Leut' da draußen. Und außerdem, woher hätte ich das bitte wissen sollen? Steht ja schließlich auf keiner Speisekarte, und auf den Produkten im Supermarkt steht auch nicht drauf, wo es herkommt. Da hat die Politik versagt und mich als Bürger wirklich im Stich gelassen. Und auch die EU kümmert sich hier wieder mal nicht, die schauen mehr auf China als auf uns.
Ich erwähne hier zur Sicherheit, dass der letzte Absatz ironisch zu verstehen ist. Sicher ist sicher. Aber im Ernst, was würdet ihr jetzt machen? Wie geht ihr persönlich mit dieser Situation um? Reicht es, diese 40 Prozent einfach so gut wie möglich zu vermeiden? Hat man da als Konsument eine Verantwortung? Kann man überhaupt etwas machen? Und wenn ja, was?
Nehmen wir mal an, ihr hättet die Macht bzw. die Möglichkeit, entsprechende Maßnahmen zu ergreifen. Was würdet ihr tun? Importe reglementieren bzw. ganz verbieten? Globale Großproduzenten wie China, Indien

oder die USA zum Dialog auffordern und im Rahmen von Gipfelgesprächen von einem Umdenken überzeugen? Die Hühnerhaltung generell verbieten oder einfach Eier über regulatorische Maßnahmen wie Steuern zu Luxus-Produkten erklären?

Ein letzter Gedanke

Die Einstellung zu Themen wie Tierschutz oder Fleischkonsum ist eine Entscheidung, die wir sowohl individuell als auch als Gesellschaft treffen müssen. Es sind kulturelle Entscheidungen darüber, wie wir uns verhalten wollen. Hier gibt es jedoch keine absoluten Orientierungspunkte wie in der Natur. Dort gefriert Wasser bei einer bestimmten Temperatur, und die Schwerkraft wirkt unumgänglich und allgemein. Könnten wir die Schwerkraft mit Gesetzen und Vorschriften reglementieren, würde sie bestimmt anders aussehen und vermutlich überall anders wirken. Ich bin ehrlich gesagt ganz froh, dass wir das nicht können. Diese absoluten Orientierungspunkte fehlen im Bereich der Kultur jedoch gänzlich. Es gibt kein absolutes Recht auf Tierwohl im Speziellen oder auf Gerechtigkeit im Allgemeinen, auch wenn uns Herz, Bauch und Hirn oft etwas anderes suggerieren. Es sind permanent zu verhandelnde Übereinkünfte. Somit sind sie einerseits veränderbar, was uns viel Gestaltungsmöglichkeit und Freiheit verschafft. Andererseits sind sie jedoch auch veränderbar, in jede Richtung und in jede denkbare Form. Wenn wir also in Österreich, Deutschland oder der Schweiz in komplexen und langwierigen Aushandlungsprozessen zu einem mehrheitlichen Einvernehmen gekommen sind, die Rechte von Tieren zu stärken, dann müssen wir angesichts dieser kulturellen Relativität auch akzeptieren, dass große Teile dieser Welt diese Sichtweisen (noch) nicht teilen. Auch der oft bemühte absolute und gerechte Weltrat, der so gerne nach ein paar Hopfensmoothies herbeigesehnt wird, ist auf absehbare Zeit nicht in Sicht. Und wenn doch, wer würde diesem Rat vorstehen, und nach welchen kulturellen Einsichten würde er entscheiden? Würde er Tiere als dem Menschen gleichgestellt festlegen? Wäre er ein Bio-Freilandeier-Weltrat oder ein Käfig-Weltrat? Okay gut, sollte mich jemand nach dem Vorsitz fragen, ich würde es schon machen. Aber mich fragt ja niemand.

MILCH

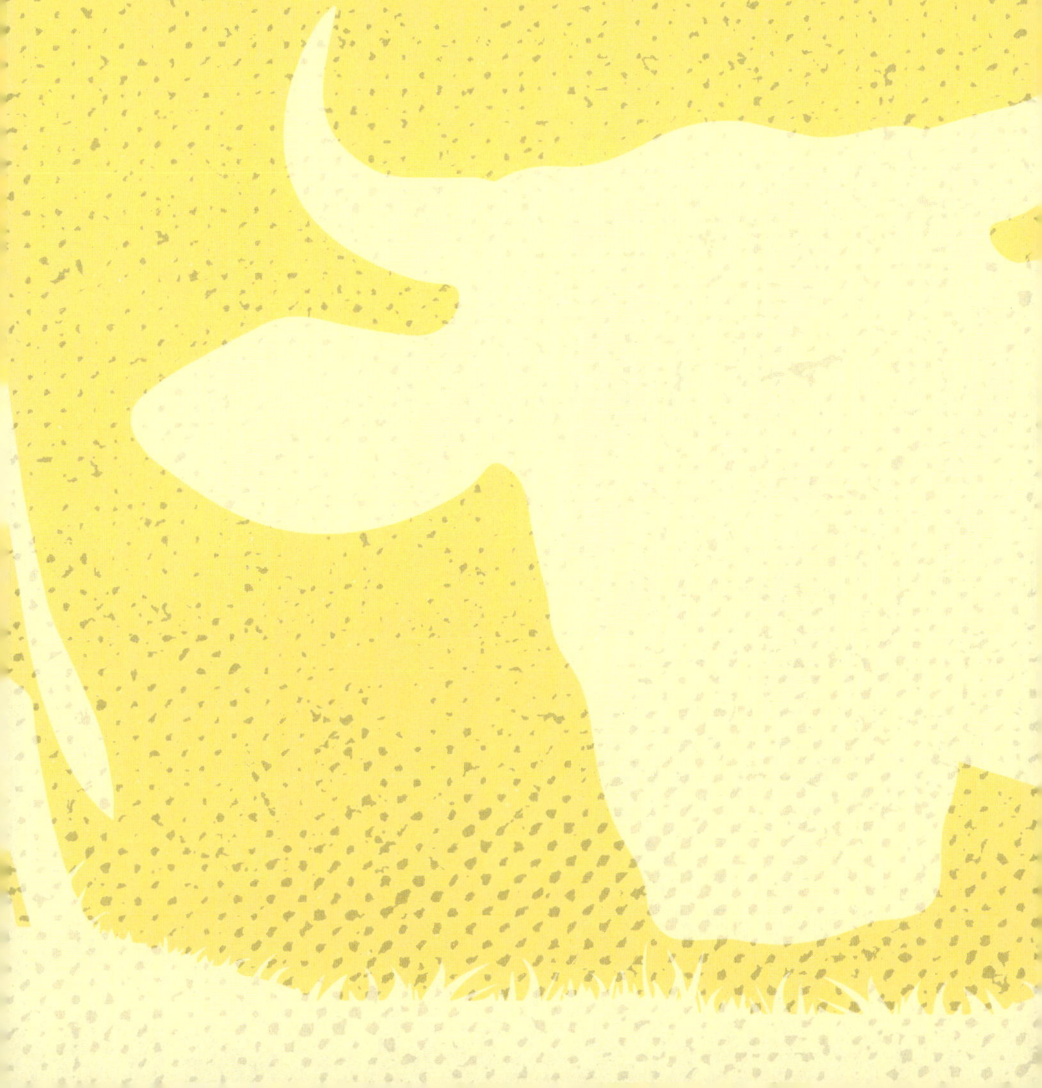

ZAHLEN, DATEN, FAKTEN

Pro Jahr landen im Durchschnitt 75 Liter Frischmilch in unserem Körper. Dazu kommen noch rund 23 Kilo Käse und andere Milchprodukte. Doch wie sieht der Weg der Milch vom Euter bis in den Kaffee aus? Wie laufen diese Prozesse ab, und wer sind die Menschen dahinter?

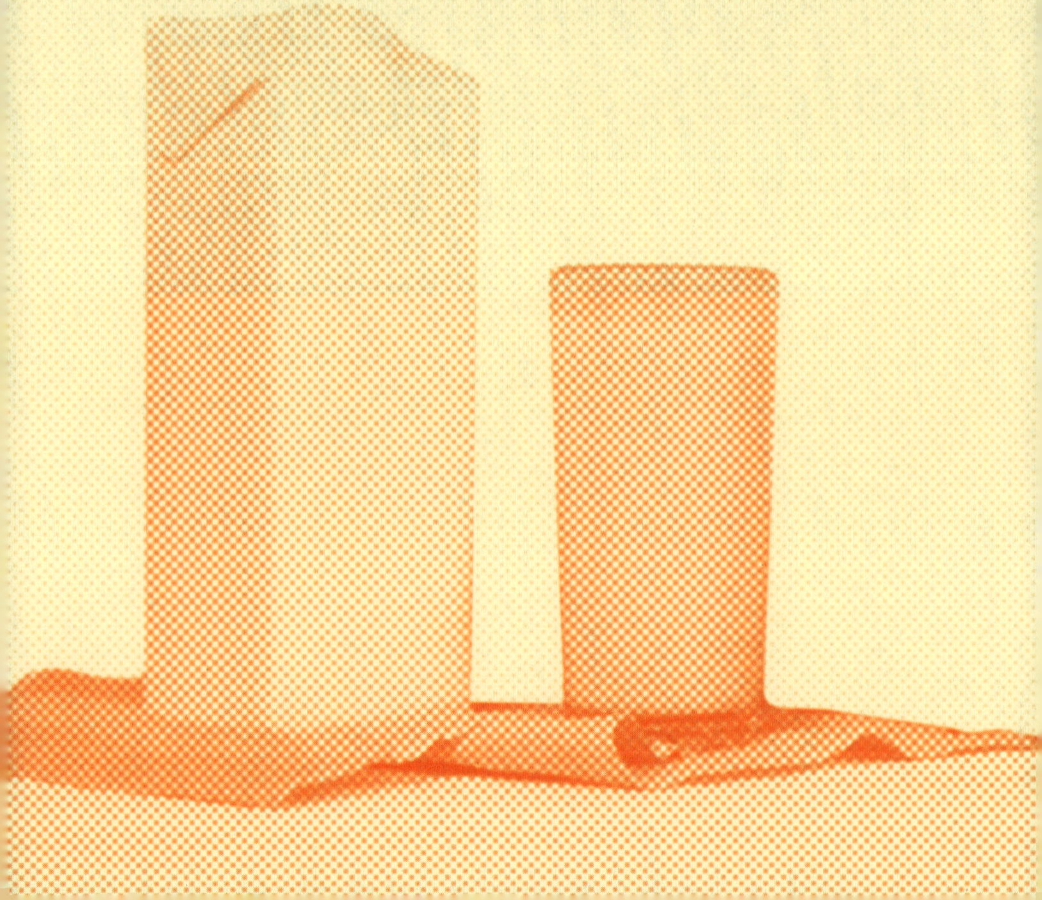

„Wenn man im Inkognito-Modus, also ohne SEO-Altlasten, ‚Milch Kuh' googelt, erscheinen überwiegend Artikel von Tierschutzorganisationen und veganen Magazinen. Ich als Konsumentin würde mir wertfreie Informationen wünschen, wie es läuft." Diese Nachricht hat Bianca zu Beginn unserer Recherchen erreicht.

Tja, zum Glück gibt's uns.

Wir stehen vorm Milchregal im Supermarkt und assoziieren die Kuh nicht mit der Milch. Oder wart ihr schon mal bei einer Kuh? Wissen wir, was sie frisst? Warum sie Milch gibt? Wie der Stall ausschaut? Wer der Mensch ist, der sie betreut? Oder was es alles braucht, bis die Milch im Frühstückskaffee oder auf dem Käsebrot landet? Dabei ist Milch das größte Produktionsfeld der österreichischen Landwirtschaft.

Zusammensetzung des Produktionswerts des landwirtschaftlichen Wirtschaftsbereichs im Jahr 2021

(Produktionswert zu Erzeugerpreisen: 8.469 Mio. Euro)

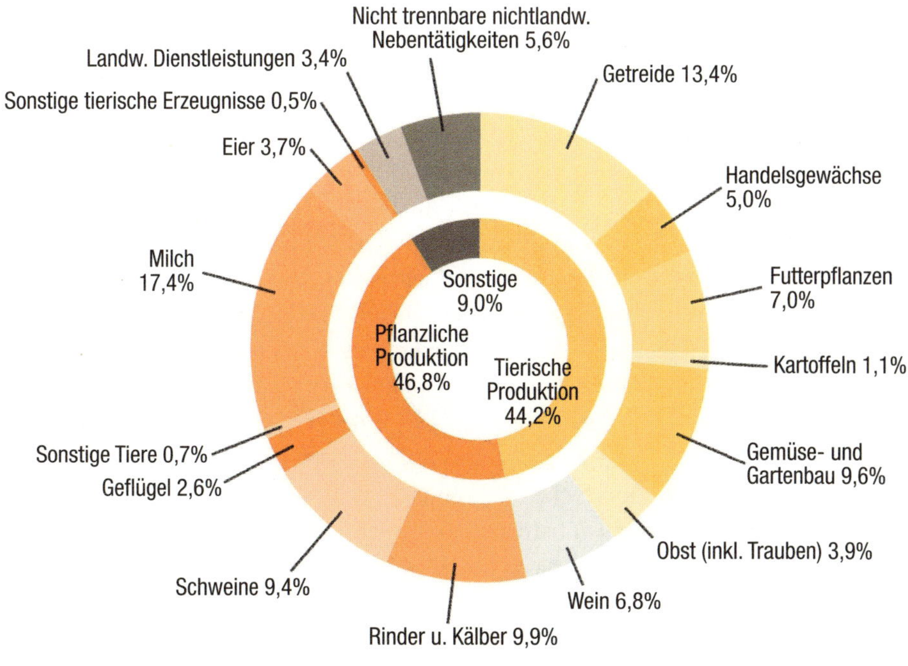

Eine kleine Milchgeschichte

Vor circa 8.000 Jahren hat alles angefangen, mit uns und der Milch. Damals sind wir auf die Idee gekommen, die Milch von Tieren zu trinken. Nicht überall auf der Welt und nicht zeitgleich. Dafür hat das weiße Sekret unsere Geschichte nachhaltig geprägt. Davor haben wir Rinder, Schafe und Ziegen wegen des Fleisches gehalten. Rinder waren außerdem oft Zugtiere. Aber warum überhaupt Milch? Vom heutigen Ungarn und Rumänien verbreitete sich das Milchtrinken über den ganzen Kontinent. Möglich gemacht hat das eine allmählich um sich greifende Genmutation unseres Körpers. Der ist es zu verdanken, dass wir heute ohne Bauchweh Milch trinken können. Denn ein erwachsener Mensch ist nicht dafür veranlagt, Milch zu verdauen. Ihr wisst: Milch ist eigentlich für Babys bestimmt. Heute wieder verbreiteter, waren wir einst tatsächlich alle laktoseintolerant. Aber warum können Europäer zum Großteil Milch verdauen und anderswoher stammende Menschen nicht? In vielen Teilen Afrikas und Asiens sind Menschen bis heute laktoseintolerant. Im rauen und kalten Europa hat uns die Milch früher viel gebracht: Kalorien, die auch in der kalten Jahreszeit verfügbar waren. In Zeiten von Pest und Ruhr war sie eine sichere Nahrungsquelle. Als das Brunnenwasser verseucht war, war es die Milch, die das Überleben in gewissen Regionen ermöglichte. Und der Wein. Auch den konnte man trinken. Aber ihr wisst ja, was der mit unserem Kopf macht.

Apropos Wein und warum ich ihn an dieser Stelle erwähne: Zum Wirtschaftszweig wurde die Milch erst Anfang des 20. Jahrhunderts. Mittlerweile ist sie über alle westlich geprägten Teile der Welt verbreitet. In Nordamerika wird sie getrunken, ebenso wie in Australien und Neuseeland – stammen ja ursprünglich alle aus Europa und sind von daher großteils laktosetolerant. Seit damals wird Milch auch im großen Stil pasteurisiert, also hoch erhitzt und dadurch entkeimt und haltbarer gemacht. Daher auch der Konnex zum Wein: Bereits 1863 hatte Louis Pasteur, seines Zeichens Franzose und Weinliebhaber, dieses Verfahren entwickelt – ursprünglich eben für Wein.
Besonders Stadtmenschen hatten damals einen immensen Milch-Durst, beziehungsweise Hunger. Milch ist ja eher ein Lebensmittel als ein

Getränk. Wie heute auch, hat es in den Städten kaum Milchkühe und -bauern gegeben. Selbst die Produktionsmengen in Stadtnähe reichten bei weitem nicht aus. So wurden die Molkereien „erfunden", um die großen Städte mit Milch beliefern und den oft weiten Weg vom Land bis in die Stadt mit diesem so heiß begehrten und schnell verderblichen Lebensmittel bewerkstelligen zu können. Molkereiwesen und Pasteurisierung gingen Hand in Hand das Problem der Milchversorgung der großen Städte an.
Dieses Problem haben wir längst gelöst. Heute geht unser Milchdurst massiv zurück. Oder wer von euch trinkt noch ein Glas Milch? Heute produzieren wir viel mehr, als wir selbst verbrauchen. In ganz Europa, aber auch in Österreich.

Wie aus Kalb Milch wird

Ahaa! Oag, eine Kuh muss trächtig sein, um Milch zu geben? Ja, bei uns hat's auch klick gemacht. Eigentlich logisch. Bei uns Menschen ist das nicht anders. Trotzdem ist dieser Fakt kaum jemandem bewusst. Oder habt ihr euch darüber schon mal Gedanken gemacht?
Jedenfalls wird die Kuh trächtig, bekommt ein Kalb und gibt dann Milch. Bis das Kleine sechs Monate alt ist, sagen wir „Kalb". Mit acht bis zehn Monaten werden die weiblichen Teenagerkühe geschlechtsreif. Man nennt sie dann Kalbin. Mit circa eineinhalb Jahren werden die Kalbinnen belegt: Das bedeutet besamt, meist künstlich. Der sogenannten „Natursprung", wo ein tatsächlicher Stier den Job macht, wird immer seltener. Das hat vor allem Platz- und Sicherheitsgründe. Wie wir Menschen ist die Kalbin dann neun Monate lang trächtig. „Schwanger" sagt man bei Tieren nicht. Nach der Geburt des ersten Kalbs wird die Mutter dann zur Milchkuh. Das passiert mit durchschnittlich zweieinhalb Jahren. Ab diesem Zeitpunkt gebärt die Kuh jedes weitere Jahr wieder eines. Circa zwei Monate vor jeder Geburt werden die Milchkühe trockengestellt. Das bedeutet, sie werden nicht mehr gemolken, um sich auf die Geburt vorzubereiten und ihnen eine Pause zu gönnen. Das ganze Ding nennt sich Laktationszyklus. Das ist also der Zyklus, in dem die Kuh Milch gibt.

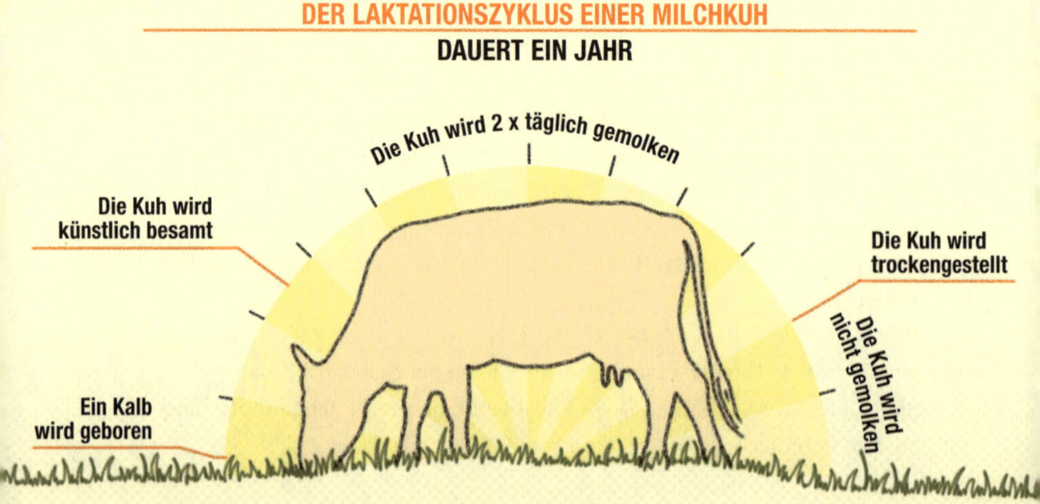
DER LAKTATIONSZYKLUS EINER MILCHKUH
DAUERT EIN JAHR
Die Kuh wird 2 x täglich gemolken
Die Kuh wird künstlich besamt
Die Kuh wird trockengestellt
Die Kuh wird nicht gemolken
Ein Kalb wird geboren

Die Milch trennt Kuh und Kalb

In Österreich ist es üblich, Kuh und Kalb in den ersten Tagen zu trennen. Jeder handhabt die Trennung anders. Sie erfolgt entweder in den ersten Stunden, am ersten oder zweiten Tag, einige Tage oder eine Woche nach der Geburt. Generell ist alles erlaubt und wird auch praktiziert. Die am weitesten verbreitete Variante ist die Trennung recht kurz nach der Geburt. Was für die Kälber überlebensnotwendig ist, ist das Trinken der Biestmilch bei der Mutter. Das ist eine dickflüssige, gelbliche Substanz, die alle weiblichen Säugetiere direkt nach einer Geburt bilden. Auch wir Menschen. Man sagt auch „Kolostrum“ dazu. Darin sind Stoffe enthalten, die wir Säugetiere zum Aufbauen unseres Immun- und Verdauungssystems brauchen. Nachdem das Kalb seine Biestmilch von der Kuh getrunken hat, bringt man es die ersten Tage in einem sogenannten Kälberiglu und anschließend in einer Gruppe Gleichaltriger unter. Aber warum machen wir das überhaupt?

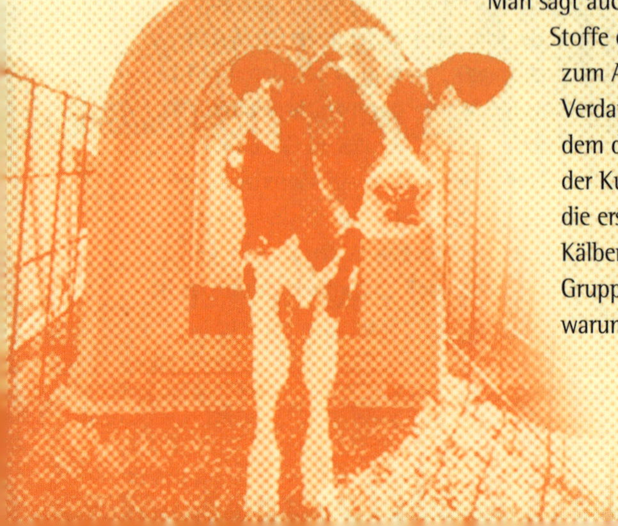

Die Gründe dafür sind:

1. Der geringere Aufwand und bauliche Gegebenheiten.
   Kuh und Kalb brauchen einen eigenen Bereich im Stall. Das erfordert Platz und Arbeitszeit. Für das Neugeborene besteht außerdem in der Herde das Risiko, von den anderen erdrückt zu werden. Auch das bedeutet mehr Aufwand in der Betreuung. Manche Ställe bieten gar nicht die Möglichkeit, Kalb und Kuh beisammenzulassen.

2. Der Trennungsschmerz.
   Die meisten Stimmen aus Wissenschaft und Praxis gehen davon aus, dass gleich nach der Geburt noch kaum Bindung zwischen Kuh und Kalb vorhanden ist. Deshalb trennt man sie gleich. Wer einmal eine Kuh nach ihrem Kalb schreien gehört hat, weiß, wovon wir sprechen.

3. Das Kalb trinkt Milch – viel Milch.
   Das führe zu einer Leistungsreduktion der Kuh, erklärt Werner Zollitsch in einem Ö1-Beitrag darüber, wer unser Essen macht, mit dem Titel „Als das Schnitzel noch ein Schwein war". Er ist Professor für Nachhaltigkeit tierischer Produktionssysteme an der Universität für Bodenkultur Wien. Er ist ein bisschen Biancas Hero, weiß aber nichts davon. Also Werner, wenn du das liest: Bianca wünscht sich ein Autogramm.

Und wenn das Kalb bei der Mutter bliebe?

Weil Werner Zollitsch ein Pragmat ist, beschreibt er die Situation so: „Das Milchtrinken des Kalbes ist das eine. Darüber hinaus sind unsere Ställe nicht darauf ausgelegt, dass Kälber bei Kühen mitlaufen. Wenn wir also wollen, dass die Kälber bei den Müttern bleiben, müssten wir Ställe neu denken. Die gesamten Abläufe neu denken. Für jemanden, der damit konfrontiert ist, er möge sich doch damit auseinandersetzen umzustellen, macht es das schwer. Der schaut seinen Stall an und sagt: ‚Sicher nicht.' Und ich kann das gut nachvollziehen. Das sind Umstellungen, Prozesse, die nicht von heute auf morgen gehen."

Dennoch geht Werner Zollitsch davon aus, dass die muttergebundene Kälberaufzucht Zukunft haben könnte. Nicht zuletzt weil sie zu einer besseren Gesundheit der Kälber führe. „Ich bin mittlerweile zu lange im Geschäft, um nicht zu wissen, dass Abwehr am Beginn jeder Innovation steht. Der Kommentar des Mainstreams: Das geht nicht, das wird sich nicht durchsetzen. Auch ist die Frage, ob ich mir das als Betriebsleiter antun will, ob mir das einfach wichtig ist. Ob das für mich eine Innovationsnische ist, die ich mir gerne erschließen würde. Und ganz, ganz wesentlich hängt es davon ab, ob dies konkret nachgefragt wird.“

Am Ende des Tages bleibt das alles eine Frage von politischen Rahmenbedingungen und des Preises, den wir bereit sind zu zahlen. Eine Frage des Markts, der Nachfrage. So ist unsere Welt aufgebaut. Marktlogik, wieder einmal. Wenn wir muttergebundene Kälberaufzucht wollen, dann kostet der Liter Milch entsprechend mehr. Sind wir bereit, das zu bezahlen? Gibt es politische Rahmenbedingungen dafür, das Ganze vielleicht zu fördern? Gibt es überhaupt Menschen, die das zu dem Preis kaufen? Also, gibt es überhaupt einen Markt?

Muttergebundene Kälberaufzucht – eine Frage des Geldes?

Das Verbleiben bei der Mutter wirkt sich positiv auf das Sozialverhalten aus: Kühe sind immerhin Herdentiere. Außerdem schafft es das Kälbchen, das Euter der Mutter zu „reparieren“. Nach der Geburt ist das Euter oft hart und neigt zu Entzündungen. Durch das Saugen des Kalbs gibt sich das schneller. Muttergebundene Aufzucht ist jedoch trotzdem die Ausnahme. Letztlich geht es ums Geld. Wenn man dieses Thema aufgreift, sollte man wissen, dass es auch eine wirtschaftliche Frage ist, ob das Kalb bei der Kuh bleiben kann. Beim durchschnittlichen Milchpreis von rund 37 Cent, den Bäuerin und Bauer bekommen, können sie sich muttergebundene Aufzucht schlicht nicht leisten. Der Zeitaufwand ist zu groß und der Platz dafür oft nicht vorhanden.

Wer hat meine Milch ausgetauscht?

Fragt sich das Kalb. Nach der Trennung von der Mutter gibt es für die Kälber entweder weiterhin frische Milch oder Milchersatz (Milchaustauscher). Oft werden die Kälber mit Milchaustauschern gefüttert – einer Mischung aus Milchpulver und Pflanzenfetten. Diese gelten als einfach in der Handhabe, bekömmlich und vor allem als billiger. Die Rohstoffe hierfür kommen aus der Molkerei, in erster Linie Eiweiß. Zudem enthält der Milchaustauscher Pflanzenfette wie Palmöl, damit ihn die Kälber besser verwerten können.
In der biologischen Landwirtschaft ist der Einsatz von Milchaustauschern nicht erlaubt. Ab der zweiten Lebenswoche ist die zusätzliche Fütterung mit Raufutter wie Heu oder Gras gesetzlich vorgeschrieben.

Kuh mit Horn

Rinder haben von Natur aus meistens Hörner. In Österreich werden die Kälber zum Großteil enthornt. Dabei wird die Hornanlage mit einem Brennstab zerstört, entweder vom Tierarzt oder von den Landwirten selbst. Das Kalb muss dabei betäubt sein. Umstritten ist, ob die Hörner für Kühe eine Bedeutung haben. Das Hauptargument für die Enthornung ist das verringerte Verletzungsrisiko für Tier und Mensch, vor allem im Laufstall.

Wer Milch trinken will, muss auch (Kalb-)Fleisch essen

... heißt es vielleicht in einer nie erschienenen Werbung. Um Gottes Willen, werdet ihr vielleicht aufschreien. Milch ist doch vegetarisch. Oder? Milch und Fleisch sind tatsächlich untrennbar miteinander verbunden. Schon einmal darüber nachgedacht, was mit den männlichen Kälbern passiert, oder mit einer Kuh, wenn sie nicht mehr genug Milch gibt? Richtig. Sie werden geschlachtet und gegessen. Milchkühe werden oft so gezüchtet, dass sie viel Milch geben, aber auch Fleisch ansetzten. Da sind wir wieder bei der Zweinutzungsrasse: also ein Tier, das zwei „Verwendungszwecke" hat. Früher hatten Kühe vier Funktionen: Sie waren auch Zugtiere und halfen Äcker zu pflügen und Karren zu ziehen. Am Ende ihres Lebens wurde dann aus ihrer Haut Leder gemacht. Rinder hätten eine Lebenserwartung von rund 20 Jahren. Das Leben einer Milchkuh ist meist kürzer und wird in Laktationsperioden gemessen. In Österreich verbleibt die Kuh im Durchschnitt sechs Jahre - also vier Laktationsperioden - am Betrieb, danach wird sie geschlachtet. Etwa ein Drittel des gesamten heimischen Rindfleischs stammt von solchen Milchkühen.

Noch ein Bruder

Für die Milch braucht es also ein Kalb. Es liegt wieder in der Natur der Sache, dass nur weibliche Kälber später Milch geben können. Also müssen die Brüder der Milchkühe einen anderen Weg gehen: die Fleischproduktion. Bei der Zucht der Rinder ist es deshalb sinnvoll, den Fokus auf die Milch- und die Fleischleistung zu legen. Anders als bei den Hühnern werden viele Rinderassen in Österreich für die Milch- und die Fleischproduktion verwendet und dementsprechend gezüchtet. Nur die wenigsten der männlichen Kälber taugen zum Zuchtstier. Die einzige Option, die also bleibt, um ein Stierkalb in der Milchproduktion wirtschaftlich zu nutzen, ist die Mast. Hier sind wir wieder bei den unterschiedlichen Rassen: Jene, die nur auf ihre Milchleistung gezüchtet wurden, setzen kaum Muskeln und damit Fleisch an. Sie werden meist schon nach vier Monaten geschlachtet und gegessen. Männliche Kälber von Rassen, die für die Milch- UND die Fleischproduktion gezüchtet werden, nehmen auch Muskeln zu und werden zu Jungstieren gemästet. Je nachdem, wie ein Hof aufgestellt ist, bedeutet das für manche Kälber einen Umzug in einen anderen Bereich im Stall. Andere kommen zu einem Mäster in Österreich und wieder andere werden ins Ausland transportiert.

Das fahrende Kalb

Immer wieder sind diese Kälbertransporte in den Medien. Über weite Strecken werden sie teils ohne Pause bis in den Libanon gekarrt. Wegen dieser langen Reisen und oft unzureichender Tierwohlstandards sind diese Transporte in der Kritik. Bei den fahrenden Kälbern handelt es sich meistens um die männlichen Jungen der Milchkühe.

Wie die Kühe wohnen oder Die Haltungsformen

Die Haltung von Milchkühen ist in Österreich sehr vielfältig. Grundsätzlich lassen sich die Formen einteilen in:

Ganzjahresanbindehaltung

Bedeutet genau das: Die Kuh ist das ganze Jahr im Stall angebunden. Früher verbreitet, ist sie heute grundsätzlich verboten und nur in Ausnahmefällen zulässig: aus Sicherheitsgründen für Mensch und Tier, wenn geeignete Weideflächen und Auslauf nicht vorhanden sind oder bauliche Gegebenheiten am Hof keine andere Haltungsform zulassen. Schätzungen zufolge haben rund 3,2 Prozent der Betriebe diese Haltungsform. Pragmatisch gesehen ist es, wie wir gelesen haben, manchmal einfach nicht anders möglich.

Laufstallhaltung

Die Kühe sind hier entweder das ganze Jahr im Stall oder haben um den Stall Auslauf. Im Stall können sie sich zwischen Fress- und Liegebereich frei bewegen, also – wie der Name schon sagt – herumlaufen.

Weidegang

Ungefähr 35–45 Prozent der Kühe weiden, wobei eine Zunahme bemerkbar ist. Die Zeiten für den Weidegang sind von mehreren Faktoren abhängig, unter anderem Witterung oder Bodenverhältnisse.

Almhaltung

Das ist eine Sonderform der saisonalen Weidehaltung. Dabei sind die Tiere nicht auf einer Weide im Tal, sondern werden auf die Almen getrieben und bleiben den ganzen Sommer über dort. Früher haben die Bauernfamilien die Sommer mit ihren Tieren auf der Alm verbracht. Diese Art der Almhaltung wird immer seltener.

Kombinationshaltung

Die gibt es vor allem bei kleineren Höfen im Berggebiet. Dort ist meist kein Platz für einen großen Laufstall. Bei dieser Haltungsform werden die Kühe abwechselnd im Stall in Anbindehaltung und auf der Weide, einer Alm oder im Auslauf gehalten. Ein Auslauf ist nichts anderes, als was das Wort beschreibt: Direkt an den Stall grenzt ein Bereich, in den die Kühe hinauskönnen. Wie groß der sein muss, um als Auslauf zu gelten, ist gesetzlich geregelt. Der Auslauf ist keine Weide und keine Alm, er kann auch eine Betonfläche sein. Kühe müssen bei der Kombinationshaltung verpflichtend 90 Tage im Jahr Auslauf und/oder Weidegang haben. Die Kombination aus Haltungsformen ist meist den unterschiedlichen Jahreszeiten und Gegebenheiten geschuldet.

Die Vorschriften für den Stall sind in der Tierhaltungsverordnung und dem Tierschutzgesetz geregelt. Darin ist z. B. festgelegt, dass schädliche Zugluft vermieden werden muss oder dass die Lärmbelästigung so gering wie möglich zu halten ist. Auch die Beschaffenheit des Bodens ist so geregelt, dass sich die Kühe möglichst wohlfühlen, sich nicht verletzen können und gesund bleiben. Die Böden müssen rutschfest und sicher sein, auch die Spaltenbereite ist genau definiert.
Ja, Ställe können in den unterschiedlichsten Formen und Gestalten daherkommen. Das Erste, was wir zu dem Thema gelernt haben und uns einprägen sollten, ist: Auf der einen Seite gibt es den gesetzlichen Rahmen, auf der anderen Seite eine Kuh, ihre Verhaltensweise und ihre Art, Kuh-Dinge zu tun. In der Mitte sind vielleicht der bereits vorhandene Stall und der Mensch und seine Mittel. Wenn man alle Aspekte in Erwägung zieht und in einem sinnvollen Verhältnis abwägt, gelingt im besten Fall der Balanceakt zwischen Tierwohl und Wirtschaftlichkeit.

Futter: Vom Gras ins Glas?

Eine Kuh kann sozusagen Gras in Milch und Fleisch umwandeln. Ihre vier Mägen und die Bakterien, die dort wohnen, ermöglichen es den Wiederkäuern, das Protein der Pflanzen, die in den Wiesen wachsen, umzuwandeln und so zu nutzen. Wir Menschen können das nicht. Auf diese Weise wird also aus dem für uns nicht essbaren Gras etwas, was wir essen können. Ziemlich kuhl, oder? Und eigentlich auch ziemlich öko. Vor allem, wenn man daran denkt, wie viel Grünland es auf der Welt gibt und wie viel CO_2 die Wiesen binden können.

[Wie und ob man durch das Nutzen dieser Weideflächen die ganze Welt auch ökologisch ernähren könnte, beschreibt Urs Niggli in unserem Podcast.]

Klimakiller Kuh?

AAABER, und das ist ganz fett, warum werden die Kühe dann immer als Klimakiller hingestellt? Furzen die wirklich so viel Methan, aus dem dann CO_2 wird, und braucht ihre Futterproduktion so viel Fläche? Weil unsere Welt nun mal so ist, wie sie ist, sind auch die Kühe, ihre Milch und ihr Fleisch einer Marktlogik unterworfen.
Damit wir auf dem Weltmarkt mitspielen können, werden Milchkühe so gezüchtet und gefüttert, dass sie immer mehr Milch geben und diese immer billiger und effizienter produziert wird. Damit so eine „Turbo-Kuh" mehr Milch gibt, bekommt sie anderes Futter. Man nennt es Kraftfutter. Zusätzlich zu Heu oder Silage (Sauerkraut für Kühe aus Gras) gibt es also Getreide und Soja. Sie haben so mehr Energie, also Kalorien, zur Verfügung, geben mehr Milch und setzen schneller Muskeln und Fett an. Das Kraftfutter muss irgendwo angebaut werden, benötigt also Ackerfläche. Hier wird die Kuh klimarelevant und steht noch dazu in Nahrungsmittelkonkurrenz mit uns Menschen. Diese Tatsache wird zusätzlich kritisiert, da sie zu Lasten der Gesundheit der Tiere geht. Ihre Mägen sind dafür gemacht, Futter mit viel Struktur und Fasern, wie Gras und Heu, zu verdauen. Für die schnell verfügbaren Proteine und Kohlehydrate aus dem Kraftfutter ist ihr Verdauungssystem nicht ausgelegt. Auch hier gilt: Die Dosis macht das Gift. Ein Grund, warum Kühe im Schnitt

nur vier Laktationen erleben, also mit rund sechs Jahren geschlachtet werden. Die Milchleistung wird dann geringer, und die Kuh ist nicht mehr wirtschaftlich. Durch die falsche Fütterung werden die Tiere außerdem häufiger krank. Wenn die Tierarztkosten den Milcherlös übersteigen, muss die Kuh weichen.
Wenn wir unsere Kühe also mit Heu und Gras füttern, auf das ihr Organismus ausgelegt ist, ist dann alles wieder gut? Na ja, JEIN. Denn für die Weiden, das Gras, das die Kühe fressen, brauchen wir verhältnismäßig viel Fläche. Das bedeutet dementsprechend viel CO_2-Ausstoß pro Liter Milch oder Kilo Fleisch. Jetzt müssen wir uns überlegen: Wie viel Fläche Weide- und Grasland haben wir in Österreich zur Verfügung? Wo sind diese Flächen, und was könnte man aus ihnen noch machen? Wie viele Kühe können wir dort halten und damit füttern? Und nicht umgekehrt. Wenn wir also wollen, dass alles wieder gut wird, oder zumindest eine positive Entwicklung anstoßen wollen, dann müssen wir unsere Kühe mit dem füttern, wofür sie gebaut sind. Dann dürfen wir nur so viele Kühe halten, wie wir Weidefläche haben, mit der wir sowieso sonst nichts anfangen können. Gerade in den Berggebieten haben wir davon genug.

Verarbeitung und Produktion: Vom Euter in den Kaffee

Der Weg der Milch ist mittlerweile weit und komplex. Selbst in unserem kleinen Land:
Da die Bauern meist nicht auf ihrem Hof stehen und die Milch in Fläschchen abfüllen, braucht es viele Schritte vom Euter bis ins Kaffehäferl. Jemand muss zum Beispiel die Milch vom Hof abholen und zur Molkerei bringen. In der

Vom Euter ins Häferl – Der Weg der Milch

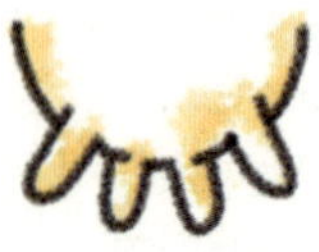

Zuerst wird die Kuh gemolken.

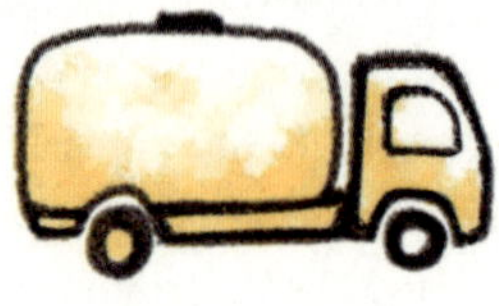

Die Milch wird vom Hof abgeholt ...

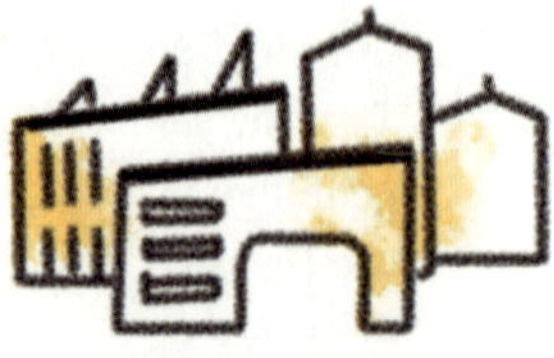

... und in die Molkerei transportiert.

Molkerei kommen die unterschiedlichen Milche (ja, das ist die Mehrzahl!) von den unterschiedlichen Höfen an und werden auf ihre Qualität geprüft. Damit wir alle Milch von gleicher Qualität im Packerl haben, wird sie anschließend homogenisiert. Dabei werden Fettanteil und Wasseranteil der Milch zu einer homogenen Flüssigkeit. Anschließend wird sie auf eine bestimmte Temperatur abgekühlt und verpackt. Dann führt der Weg wieder über Transportwege in Zentrallager. Von dort in die Supermärkte und von dort aus zu uns in unseren Kaffee.

Die weiße Nullg'schicht

„Das Schwierigste am Stadtleben war für mich die Milch." Bianca hat sie angeschaut wie ein Autobus. Diesen Satz hat eine Bekannte zu ihr gesagt. Er hat sich für immer in ihr Hirn eingebrannt. Ihre Bekannte ist in der Steiermark auf einem Milchbetrieb aufgewachsen, zum Studieren nach Wien gegangen und dann picken geblieben. Aber warum war die Milch die schwierigste Umstellung? Weil es in der Stadt die Milch nur im Packerl aus dem Supermarkt gibt. „Und die schmeckt im Vergleich wie weißes Wasser." Diese Unterhaltung hat Bianca unvermittelt in ihre früheste Kindheit katapultiert: als sie mit ihrer Omi in Fürstenfeld mit der Milchkanne zum Nachbarbauern gegangen ist. Die euterwarme Milch hat Biancas Oma damals abgekocht und eingefroren. Ja, eingefroren! Und erst heute ergibt das für Bianca Sinn. Sie hat die Milch haltbar gemacht. Als Stadtkind war es für Bianca normal, in den Supermarkt zu gehen und eine Packung Milch

In der Molkerei wird sie kontrolliert und verarbeitet ...

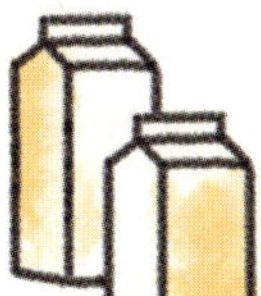

... und anschließend verpackt.

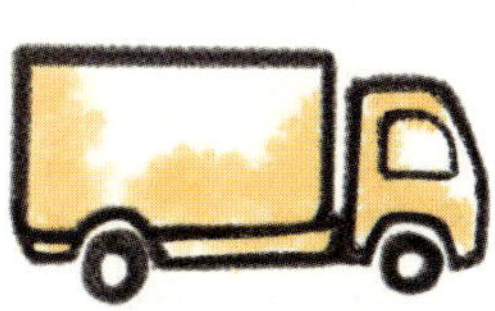

Die Milchprodukte werden in den Handel transportiert.

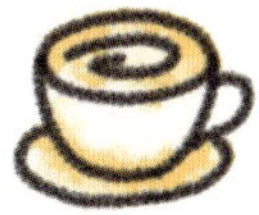

Nun gibts eine feine Melange!

fürs Müsli zu haben. Eine, die im Kühlschrank ohne ihr Zutun fast ewig hält. Immer direkt nach dem Milchholen hat sie einen Kakao von ihrer Omi bekommen. In die kuhwarme Milch hat sie einen Löffel Benco gerührt. Bis das Häferl vor ihr stand, war schon eine Haut auf dem Kakao. Bianca hat es gehasst. Bis heute wird ihr schlecht, wenn sie an diesen Kakao denkt. Für ihre Omi war er wahrscheinlich der Inbegriff des Verwöhnens. Milch und Kakao! Als sie ein Kind war, war eine Semmel das Highlight des Jahres. Das hat Bianca gespürt und den ungewohnten, für das Stadtkind grauslichen Kakao getrunken.
Aber warum hat sie die frische Milch grauslich gefunden und ihre Bekannte genau diese Milch so vermisst? Gewohnheit. Weil jeder von uns mit einer anderen Milch aufgewachsen ist. Und mit Ungewohntem tun wir Menschen uns bekanntlich schwer, gerade weil uns Geschmäcker und Geschichten rund ums Essen von Kindheit an begleiten und prägen. Aber ist die Milch aus dem Supermarkt jetzt schlecht? Tatsächliche eine weiße Nullg'schicht? Müssen wir uns jetzt wieder alle eine Kuh in den Garten stellen oder raus aufs Land neben den nächsten Milchbauern ziehen? Die Antwort ist ein klares JEIN! Der Weg von der Kuh bis in unser Häferl ist komplex, wie ihr seht. Milch ist ein schnell verderbliches Produkt. Damit sie länger haltbar bleibt, muss sie pasteurisiert werden. Wie Biancas Oma es damals gemacht hat.
Die Milch direkt von der Kuh, also die sogenannte Rohmilch, hat genauso ihre Vorteile: Sie schmeckt, wie Milch eigentlich schmeckt. Sie hat völlig unbehandelt alles drin, was drin sein soll. Und am Ende des Tages ist vielleicht das unverarbeitete Lebensmittel das bessere? Es ist einfach etwas anderes. Bei der Menge an Milch, die wir pro Kopf im Durchschnitt trinken, ist der Weg direkt vom Euter ins Häferl einfach nicht gangbar. Und noch später an diesem Tag kann jeder von euch selbst entscheiden, was er oder sie will. Und ob ihr überhaupt Milch trinken wollt oder nicht.

Der ominöse Strukturwandel oder Bauernsterben für Klugscheißer

Seit dem EU-Beitritt 1995 haben mehr als 50.000 Milchbauern ihre Betriebe stillgelegt. Dafür sind die verbleibenden immer größer geworden und haben immer mehr Kühe im Stall. Die Gründe dafür sind vielfältig. Doch eines ist fix: Überversorgung von 177 Prozent und das Mitspielen auf dem Weltmarkt zu entsprechend niedrigen Preisen geht sich am Taschenrechner nicht aus. Der Auszahlungspreis für Milch stagniert seit mehreren Jahren bei durchschnittlich 37 Cent pro Liter. Viele Milchbauern vergrößern daher ihre Betriebe und versuchen, durch erhöhte Produktion ein Einkommen zu erzielen. Auch wenn somit das Angebot – im Gegensatz zur Nachfrage – nur noch weiter steigt. An dieser Stelle müssen wir uns die Frage nach sinnvollen Lebensmittelpreisen, Kostenwahrheit und den gesetzlichen Rahmenbedingungen dafür stellen. Gründe für das Bauernsterben sind unter anderem der hohe Arbeitsaufwand, fehlende Finanzmittel für notwendige Investitionen und die unsichere Milchpreisentwicklung. Milchvieh zu halten, bedeutet zweimal am Tag melken. 365 Tage im Jahr. Da fragt man sich, wer sich das noch antun will?

Überproduktion

Zu 177 Prozent sind wir mit Milch überversorgt. Aber warum? Hauen wir uns nicht selbst die Preise zamm, wenn man die Logik von Angebot und Nachfrage kennt und ableitet, dass die Preise für Milch immer weiter sinken, je mehr Angebot da ist? Seit dem Kapitel Essen und Landwirtschaft – Jetzt macht alles Sinn (S. 86) wissen wir ein bisschen besser, warum die Dinge sind, wie sie sind. Der Status quo ist: Die Märkte sind offen, wir spielen theoretisch auf dem Weltmarkt mit und exportieren, was wir selbst nicht brauchen, und importieren, was billiger ist, als wir es selbst herstellen können. Die globale Nachfrage ist also da. Zu Weltmarktpreisen, wohlgemerkt. Dank Ausgleichszahlungen und Förderungen geht es sich irgendwie noch aus, dass die Bauern ein Einkommen erwirtschaften.
Wir kleines Land mit Bergen, kleinen Strukturen und verhältnismäßig schwierigen Bedingungen konkurrieren trotzdem mit der ganzen Welt: Wir importieren Milch aus Ländern, wo sie noch billiger produziert werden kann. Dort schauen dann aber auch die Haltungsbedingungen, das Futter der Tiere und die Qualitätsstandards anders aus als in Österreich. Die Importware wird großteils entweder weiterverarbeitet, landet als Eigenmarke im Supermarkt oder in den Kochtöpfen der Gastronomie. In den Ländern,

in die wir Milch exportieren, beeinflussen wir die dortigen Märkte. An dieser Stelle müssen wir uns die Frage stellen: Wirtschaftswachstum oder Wachsdumm? War jetzt früher alles besser? Waren die Milchkontingente doch super? Was müsste ein Liter Milch kosten, wenn wir uns tatsächlich auf einem offenen Markt ohne Ausgleichzahlungen und Förderungen bewegen? Wo sollen wir also hin?

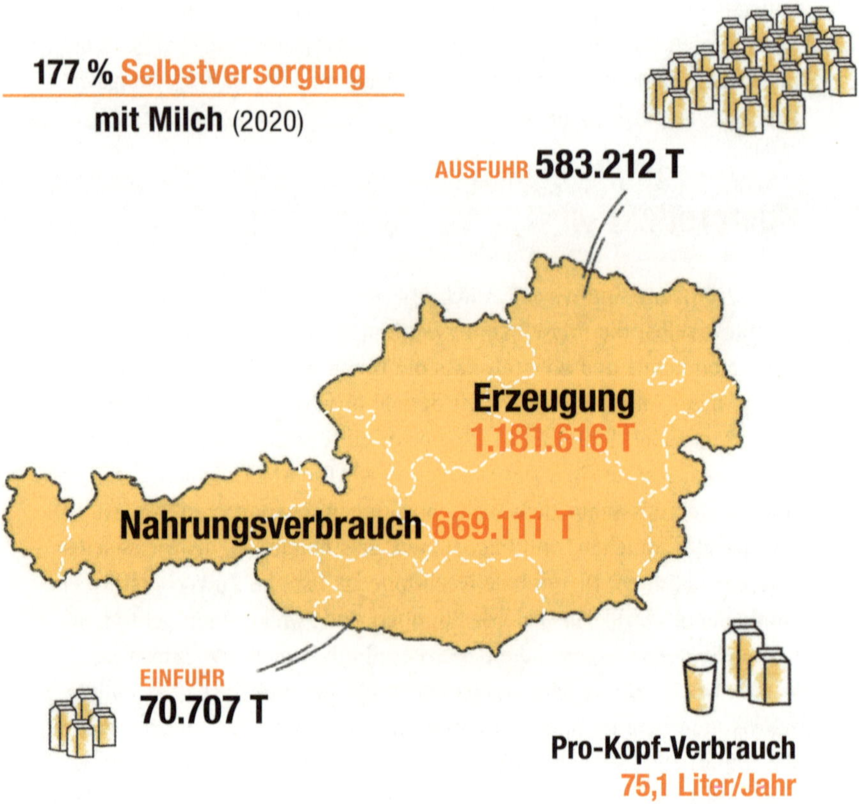

Und zum EU-Vergleich:

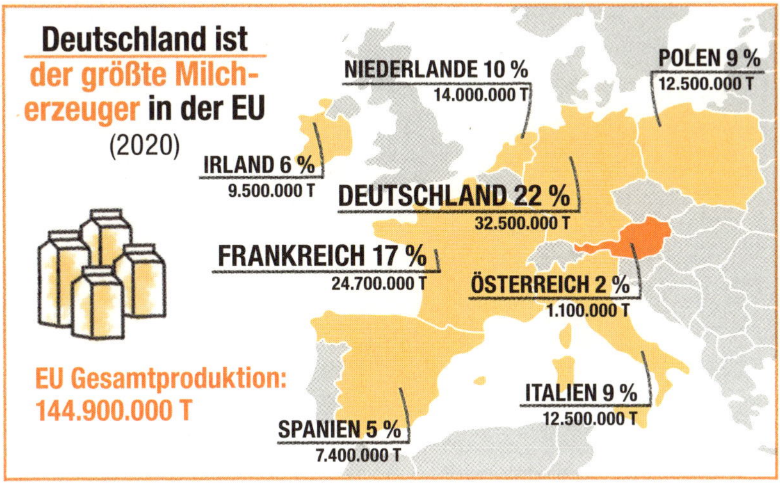

Konsum

Wir trinken ein Glas Milch pro Tag, sagt die Statistik. Aber wer von euch trinkt tatsächlich noch pure Milch? Richtig. Genauso wie das Milchholen beim Bauern nebenan ist das eher ausgestorben. Wir konsumieren Milch im Kaffee, im Müsli, in verarbeiteter Form in Kuchen und anderen solchen schönen Dingen. Wir Österreicher stehen auf tierische Produkte. Wir stehen auch auf Milchprodukte. Pro Jahr landen im Durchschnitt 75 Liter Frischmilch in unserem Körper. Wenn wir uns anschauen, wofür wir wie viel ausgeben, wird's richtig interessant. Momentan kostet ein Liter Milch im Supermarkt im Schnitt circa 1,20 Euro. Was tankt ihr denn so pro Liter in euer Auto rein? Warum ist die Frischmilch so billig? Ihr erinnert euch an den „offenen Weltmarkt" und die Förderungen, die Bauern zum Ausgleich bekommen? Das ist die eine Seite der Erklärung. Doch die Antwort zieht sich durch die gesamte Wertschöpfungskette: Wir produzieren so viel Frischmilch, dass die Molkereien froh sind, wenn sie sie loswerden. Handelsketten weisen die Milchverarbeiter stetig auf die Möglichkeit billiger Importe hin. Die Frischmilch, also das Packerl Milch,

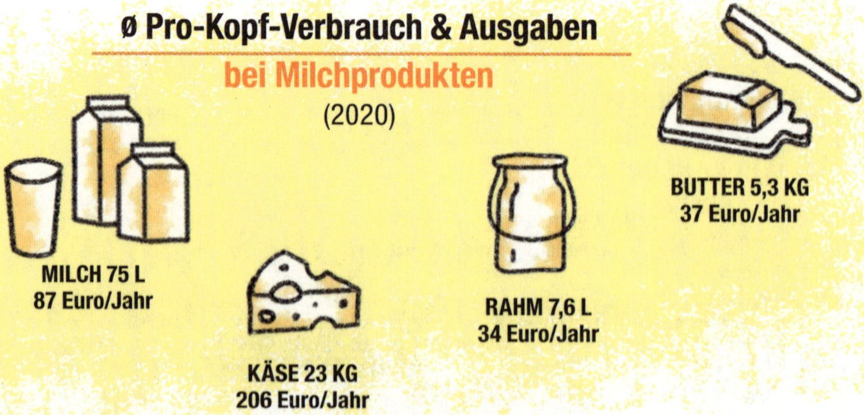
Ø Pro-Kopf-Verbrauch & Ausgaben
bei Milchprodukten
(2020)
MILCH 75 L
87 Euro/Jahr
KÄSE 23 KG
206 Euro/Jahr
RAHM 7,6 L
34 Euro/Jahr
BUTTER 5,3 KG
37 Euro/Jahr

das wir kaufen, ist das Mittel, mit dem uns die Supermärkte locken. Deshalb muss der Preis niedrig sein, sonst wirkt's nicht. Und wir kaufen's, weil welche Wahl haben wir? Oder? Und weil wir uns gerade eh so viele Fragen stellen, sollten wir uns wieder die der gesetzlichen Rahmenbedingungen stellen? Die Milchwirtschaft ist zum Beispiel für eine verpflichtende Herkunftskennzeichnung als Teil der Lösung. Wenn dann die Milch teurer wird, sudern aber wir Konsumenten wieder. Also was ist die Lösung?

Apropos Frischmilch: Weil unser Leben sich verändert hat, kaufen wir immer mehr Milch, die länger hält, also hocherhitzt und damit haltbar gemacht wird. Ihr erinnert euch an die weiße Nullg'schicht?

Trotz allem Erlebten und dem Wissen über die Produktionswege steht ein Häferl Milchkaffee neben Bianca, während sie schreibt. Diese Themen sind so komplex. Beim Nachdenken und Schreiben verknoten sich ihr manchmal die Hirnwindungen – obwohl sie sich seit Ewigkeiten damit auseinandersetzt.

Außerdem macht es in der Praxis gefühlt jeder anders. Die Perspektiven und Philosophien zu diesen kritischen Fragen unterscheiden sich. Selbst nach jahrelanger Erfahrung platzt ihr manchmal der Schädel ob der Komplexität. Durch die Erfahrungen am eigenen Leib ist ihr vieles bewusst geworden. Dazu später mehr.

Milchalternativen

Wir dachten, wir können dieses Thema auslassen, aber wir können es nicht. Es ist einfach zu sehr in unsere Mitte gerückt. Wenn ihr bei allem, was ihr wisst, oder aus anderen Gründen keine Milch oder Milchprodukte mehr wollt: verstehen wir. Sogar sehr. Unsere kreative Wirtschaftslogik hat in diesem Bedürfnis eine Lücke erkannt und einen neuen Industriezweig aufgebaut. Wobei wir Industrie gar nicht negativ meinen. Fast jedes Produkt, das wir heute auf klassischem Wege kaufen, entspringt einer „Industrie".

Denkt an den Weg, den die Milch bis in unser Häferl zurücklegt, und dann überlegt euch diesen Weg für Hafer und Soja. Wir sind grundsätzlich große Fans davon, das, was auf dem Acker wächst, direkt zu essen, anstatt es vorher durch ein Tier „durchzulassen" und deren Produkte zu konsumieren. ABER auch hier haben wir angefangen uns zu überlegen:
Wo ist der Hafer gewachsen und unter welchen Umständen? Wenn diese Rahmenbedingungen für uns ersichtlich sind und der Hafer so angebaut wurde, dass wir damit leben können, überlegen wir uns noch, wie die Hafermilch hergestellt und verarbeitet wurde, bis sie zu uns kommt. Wenn sich alles mit unseren Überzeugungen vereinbaren lässt, finden wir Alternativen zu Milch durchaus großartig. Wie bei so vielen Themen auf dieser Welt gilt auch hier: Es gibt Fifty Shades of Essen und nicht Schwarz oder Weiß, Gut oder Böse.

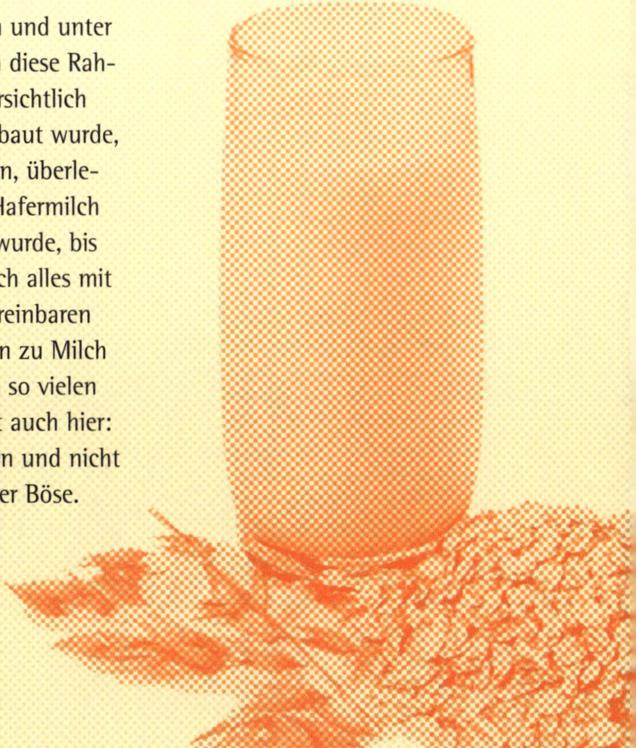

MARKUS UND OLGA VOGLAUER

EINMAL GENUG IST GENUG!

In der Kärntner Gemeinde Ludmannsdorf/Bilčovs betreiben Olga und Markus Voglauer einen Milchviehbetrieb mit 15 Jersey-Kühen und regionaler Direktvermarktung ihrer Heumilch-Produkte. Ihr Motto: logische Landwirtschaft. Olga und Markus Voglauer sind beides: ganz normale Bauern und nicht ganz normale Bauern.

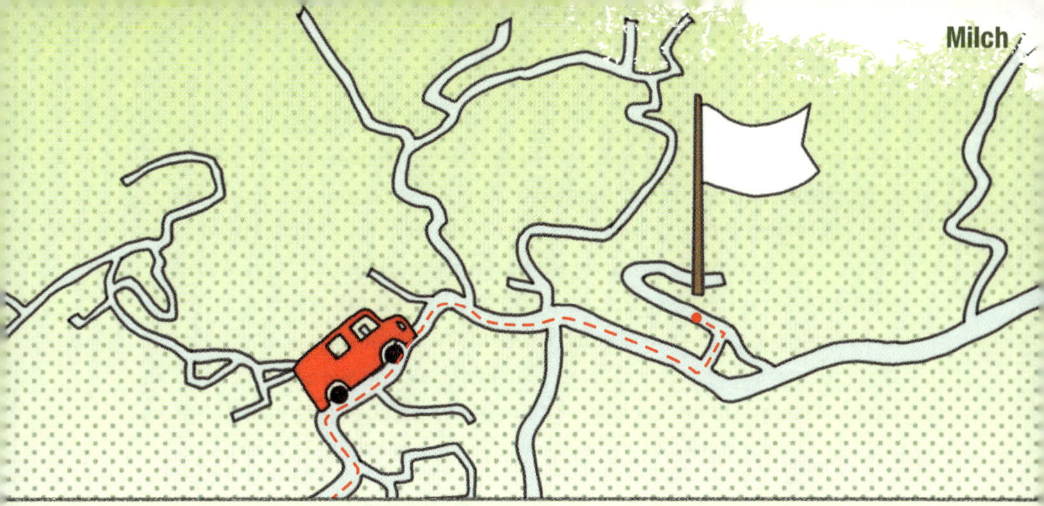

Ankunft über den Kuhweg

Über die Soboth an der Grenze zwischen der Steiermark und Kärnten quält sich der Rote Blitz mit rauchenden Bremsen Richtung Rosental. Die Google-Maps-Stimme mault durch meine Boxen: „Jetzt links abbiegen, dann befindet sich Ihr Ziel auf der linken Seite." Ich rumple über einen engen Weg zwischen Stall und Haus auf den Hofplatz. Markus taucht in meinem Rückspiegel auf. „Du bist wohl mit Navi gefahren, das schickt alle über den Kuhweg", grinst er mir entgegen.
Ich stehe noch auf dem Trittbrett des Roten Blitzes, als er mich fragt: „Schmutzig oder sauber?" „Ähhh ... schmutzig?" Also mit Olga Kühe holen und melken.

Markus hat an der BOKU nach dem Ausschlussprinzip Wasserwirtschaft studiert, wollte das aber gar nicht machen. Eigentlich wollte er schon immer einen Bauernhof. Hin und wieder demonstrierte er und engagierte sich während des Studiums an der ÖH (Österreichische Hochschülerschaft). So weit, so (un)logisch. Olga, als Kind schon irrsinnig stur und vom bäuerlichen (Groß-)Elternhaus zum Freigeist erzogen, demonstrierte zum Glück am gleichen Tag wie Markus gegen die damaligen politischen Verhältnisse. Aus ähnlichem Verhalten wurde ein eheliches Verhältnis und viele Jahre später ist Markus Familienbeauftragter, Bauer und Hausmann auf dem ersehnten Bauernhof, während Olga für die Grünen im Nationalrat sitzt. Es hätte auch anders kommen können. Ist es aber nicht. Mit ihren Kühen produzieren die beiden Heumilch, Joghurt und Topfen für die umliegende Region. Aus der anfänglichen Milchlieferung wurde ein Ab-Hof-Milchautomat, das Sortiment wird ständig erweitert, gewachsen ist man dennoch nicht. Olga, Markus, ihre Kinder und die Großeltern können vom Hof leben. Könnten, denn aktuell arbeiten noch drei weitere Personen auf dem Hof, weil Olga unter der Woche in Wien ist. Sonntag ist jedoch ihr Stalltag. Vom klassischen landwirtschaftlichen System, so die beiden, könnten sie mit ihren 15 Kühen und ca. 85.000 Litern Milch pro Jahr nicht leben. Wie es ihnen dennoch gelungen ist, wie es dazu gekommen und dass nicht immer alles leiwand ist, lest ihr hier.

Das Morgenritual oder The Same Procedure as Every Day, Markus?

Schon bei unserem ersten Treffen erzählt Markus Willy und mir von seinem Morgenritual im Sommer: Um 6 Uhr die Kühe holen, das ist sein Moment der Entschleunigung, bevor der bunte, turbulente Tag seinen Lauf nimmt. Ab heute nimmt er mich mit. Der Rote Blitz parkt vor der Tenne. Vom Geräusch der Heutrocknung eingelullt, habe ich geschlafen wie ein Stein. In freudiger Erwartung war der Wecker trotzdem nicht notwendig. Nur auf meinen Reisen bin ich in der Früh so motiviert und glücklich. Ich rolle mich aus dem Bett und öffne die knarzige Blitztüre. Es dämmert. Hinter den Karpaten geht die Sonne auf. Es riecht nach Stall und Heu und altem Auto. Ich hüpfe in die Gummistiefel und stiefle zum Haus, wo Markus und Kaffee warten. Wir stapfen in morgendlicher Schweigsamkeit am Stall vorbei, über die Landstraße, über die Weide.

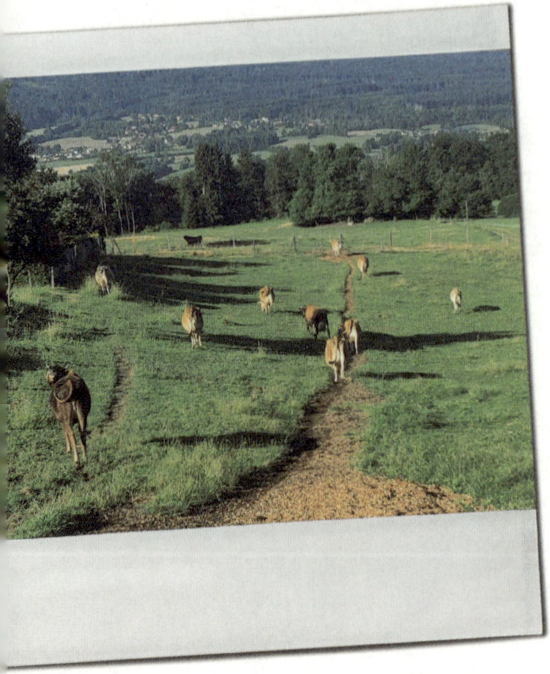

Die Fliegen sind schon wach und lästig. Der Morgen liegt noch kühl über den Halmen, die Sonne blinzelt zwischen den Bäumen durch und lässt den Morgentau glitzern. Die Gang steht gemütlich wiederkäuend beim Frühstück auf der Wiese. Kühe kennen eben keinen Stress.

Die Straßengang

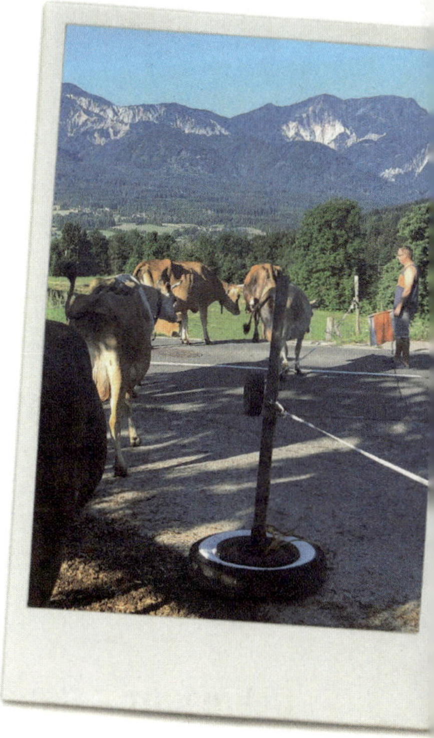

Zweimal am Tag werden die Kühe gemolken. Pünktlich um 6 und um 18 Uhr. Zwischen dem Stall und der Weide liegt die Landstraße. Dort brausen Autos, Lkws und Busse vorbei. Doch Markus und Olga haben sich in den Kopf gesetzt, die Kühe im Sommer auf der Weide zu halten. Sie kommen nur zum Melken in den Stall. Also kann uns auch die Landstraße nicht aufhalten. Weil's die Kühe nicht so mit der Straßenverkehrsordnung haben, gibt es sozusagen Kuhleitschienen. Also zockelt die Gang viermal am Tag mit schaukelnden Eutern über die Straße. Kurzerhand wird diese mit einem Band abgesperrt. Kuh-Safety first. Wir schwingen eine Fahne und signalisieren den Autofahrern: Halt, Stopp, Kühe! Viele lächeln und sehen es entspannt. Olga und Markus erzählen mir allerdings von einigen unangenehmen Begegnungen und Anzeigen. Wenn man bio und Weidehaltung durchziehen will, braucht es oft gute Nerven.

Melkpolitik

Beim Melken kann Olga normalerweise am besten abschalten. Der perfekte Ausgleich zur Politik. Den letzten Wahlkampf habe sie vom Melkstand aus gemanagt, erzählt mir Markus einmal. Der Melkstand ist eng, aber

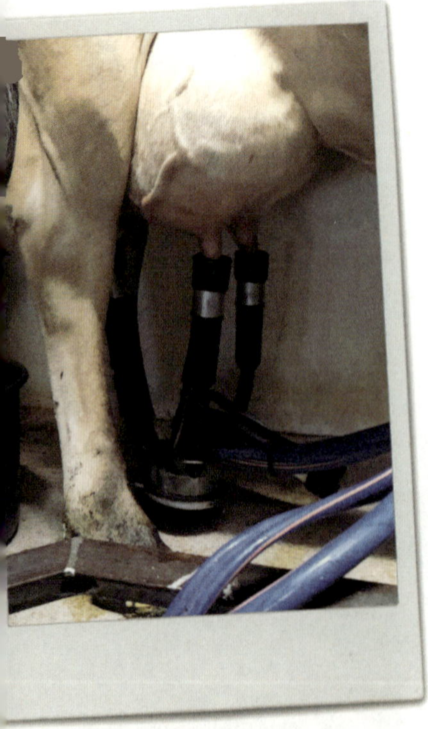

gemütlich. Er ist für drei Kühe ausgelegt. Während mir Olga vom Zitzenwaschen bis zum Melkzeuganlegen alles erklärt, muhen die Ladys schon ungeduldig. Das Euter drückt schon recht. Es riecht angenehm nach Stall, Heu und Milch. Während ich die warmen Euter mit einem Tuch putze und mich mittelgeschickt beim Melkzeuganlegen anstelle, fangen wir an zu debattieren. Wir wundern uns über den Sinn einer Regelung, die Schweinen 10 Prozent mehr Platz im Stall beschert - was der Größe eines A4-Blatts entspricht- und als Tierwohl 10 bezeichnet wird. Tierwohl? Wir sprechen über die politischen Rahmenbedingungen und eine unsichere Zukunft der Landwirtschaft. Als die letzte Kuh nach dem Melken wieder Richtung Weide spaziert, sind wir entspannt. Kühe kennen keine Politik. Wenn morgen die Welt untergeht, stehen sie trotzdem pünktlich am Weidezaun und muhen, weil sie gemolken werden wollen.

Dobro jutro – Guten Morgen

In den ersten Tagen fühle ich mich seltsam fremd. Zwar bin ich in Kärnten, werde aber trotzdem in einer Sprache begrüßt, die ich nicht verstehe. Hinter dem Stall und dem Rosental erheben sich die Karpaten. Bei Sonnenaufgang so kitschig und klar, dass sie wie gemalt wirken. Sie verlaufen entlang der heutigen Grenze zu Slowenien. Ihre Schönheit lässt die bewegte Geschichte der Kärntner Slowenen nicht erahnen.
In Teilen von Kärnten wird seit über 1.400 Jahren Slowenisch gesprochen. Lange noch vor der deutschen Sprache hat sich das Slawische hier etabliert. Mittlerweile sind die Ortstafeln wieder zweisprachig. Der Weg

dorthin war steinig. Den Kärntner Slowenen wurden zwischen den Kriegen die Förderung und der Erhalt ihrer Kultur und Sprache versprochen, sollten sie dafür stimmen, bei Österreich zu bleiben. Doch es blieb nur bei den Worten. Der Slowenisch sprechende Teil der Bevölkerung wurde auf unvorstellbare Weise gezwungen, Sprache und damit seine Identität aufzugeben. „Die Menschen haben nur Arbeit gefunden, wenn sie Deutsch gesprochen und der Kärntner Fahne die Treue geschworen haben", erzählt mir Olgas Vater Miha einmal. „Diese Wunden sind bis heute tief", erklärt er. Auch Olgas Eltern sind Kärntner Slowenen. Mit Anfang des Zweiten Weltkriegs wurde die Unterdrückung noch schlimmer: Die slowenische Bevölkerung wurde ausgesiedelt, um Platz für Südtiroler zu schaffen, die Italien verlassen hatten. Mehr als 1.000 Kärntner Slowenen wurden von ihren Bauernhöfen vertrieben. Viele von ihnen widersetzten sich dieser Deportation. Sie „gingen in den Wald", wie man sich heute noch erzählt. Das bedeutete, sich den Partisanen anzuschließen. Das taten auch Olgas Eltern. Bis heute spricht die Familie untereinander nur Slowenisch und engagiert sich politisch für den Erhalt von Kultur und Sprache. Als ich ankomme, fühle ich mich seltsam ausgeschlossen. „Warum sprecht ihr nicht Deutsch, wenn ich dabei bin?", frage ich Markus ehrlich. „Wenn wir immer Deutsch sprechen, wenn jemand dabei ist, der kein Slowenisch versteht, dann sprechen wir gar nicht mehr Slowenisch, und die Minderheit stirbt ganz aus. Eine Lose-lose-Situation", resümiert Markus.

Stall-Jour-fixe

Peter lehnt auf einen Besen gestützt entspannt in der Stalltüre. Seine Augen blitzen freundlich. Markus steht ihm mit Hund Viki an der Seite gegenüber. Die beiden Männer besprechen jede Kuh: Welche der Damen gerade stiert, also paarungsbereit ist, wie sie es mit den Müttern und ihren Kälbern angehen, wie sie mit der Milch tun. Im Hintergrund muht es energisch. „Na, dann geh ma's an ...", wird die morgendliche Besprechung beendet, und Peter geht Melken. Die zwei haben wohl nie einen Stall-Jour-fixe vereinbart. Er ist einfach so entstanden und macht das Morgenritual erst komplett.

Die rauen Hände und die Falten um Peters Augen erzählen die Geschichte eines harten Lebens. Er ist aus der Gegend, kommt selbst von einer Landwirtschaft und arbeitet seit einiger Zeit bei der Familie. Er erledigt die Stallarbeiten, melkt die Kühe, sitzt stundenlang auf dem Traktor, führt Heu ein und macht alles, was zu machen ist. An seinem ersten Arbeitstag hat er zuerst nach den Namen der Kühe gefragt. An meinem zweiten Tag hier erwischt er mich mit einem Mikrofon bewaffnet im Stall. „Was machst du da eigentlich? Kälberinterview?" Nachdem ich mich ertappt fühle, erzähle ich ihm von unserem Buch über Essen und Landwirtschaft und die Perspektiven der Menschen dahinter. Ein breites Grinsen: „Solche Bücher lese ich nicht." Am nächsten Tag streckt mir Peter ein bunt gestreiftes Papiersackerl mit drei Krimis entgegen und lacht mich an: „Damit du was G'scheits zum Lesen hast."

Elsa ruft nach ihrem Kalb
Die Kälber und ihre Mütter

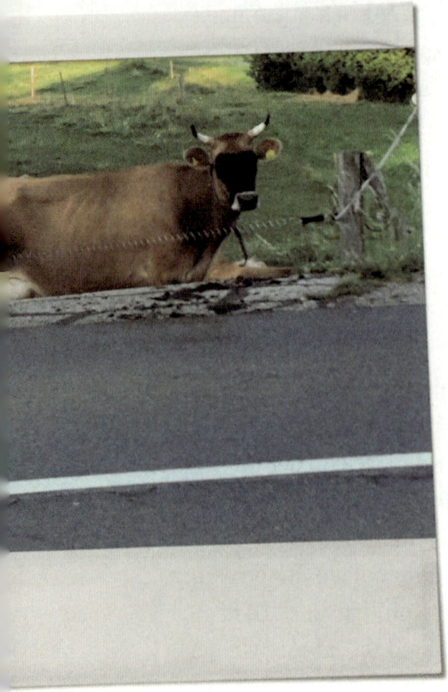

Es muht. Es muht anders als sonst. Diesmal ist es ein vehementes Muhen, ein stetig bittendes, eindringliches. Elsa ruft nach ihrem Kalb. Wie ihr gelesen habt, ist es in Österreich üblich, Kuh und Kalb in den ersten Tagen zu trennen. Markus und Olga probieren diesbezüglich die unterschiedlichsten Dinge aus. Elsa hat gerade ihr Kalb Egon bekommen. Sein erster Impuls: Milchtrinken. Egon rappelt sich auf. Als wir beim Melken im Stall sind, schauen wir immer wieder zu ihm, feuern ihn an. Plötzlich wankt er wie Bambi auf dem Eis Richtung Euter und dockt an. Ich hänge fasziniert am Stallgitter. Egons Schmatzen beim Trinken ist lauter als die Melkmaschine. Ohne die erste Milch aus dem

Euter der Kuh ist das Immunsystem des Kalbs wehrlos. Das ist bei uns Menschen nicht anders, lerne ich hier. Meistens ist danach der Zeitpunkt gekommen, das Kalb von der Mutter zu trennen. Doch Egon bleibt. Gut für das Euter, gut für die Bindung der beiden und somit für das soziale Gefüge der Herde. Elsa und Egon haben einen eigenen abgegrenzten Bereich im kleinen Stall. Doch beim nächsten Stall-Jour-fixe am Morgen danach ist klar: Elsa geht mit den anderen Kühen auf die Weide. Egon ist zu klein und bleibt im Stall. Als wir an diesem Abend die Meute von der Weide holen, ist etwas anders. Elsa steht bereits oben an der Straße und muht und muht und muht. Die Nachbarin grüßt schon etwas genervt. „Was hat sie denn?", frage ich Markus. Elsa ruft nach ihrem Kalb. Als wir die Kühe zum Stall und zum Melken treiben, ist die gemütliche Elsa plötzlich die Erste im Stall. Wir lassen sie zu Egon, damit er trinken kann. Üblich wäre, dass das Kalb getrennt von der Mutter seine Milch aus dem Kübel trinkt und die Kuh bei der Herde bleibt. So wäre der Trennungsschmerz nicht groß, da die beiden noch kaum Bindung zueinander haben. Aber aus genannten Gründen darf Elsa ab sofort jeden Tag vor und nach der Weide zu Egon. Nach dem Trinken wird die restliche Milch gemolken: Elsa ist dann wieder bei der Herde. Diese Nacht ist eine unruhige für mich. Denn auch Egon im Stall ruft nach Elsa auf der Weide und umgekehrt. Mein Roter Blitzt steht dazwischen. Beim Frühstückskaffee lerne ich, dass auch das von Kuh zu Kuh unterschiedlich ist. Manchen ist die Trennung ganz egal, manche rufen tagelang nach dem Kalb. Meistens ist das Ganze aber recht unspektakulär und gemütlich, erklärt mir Markus.

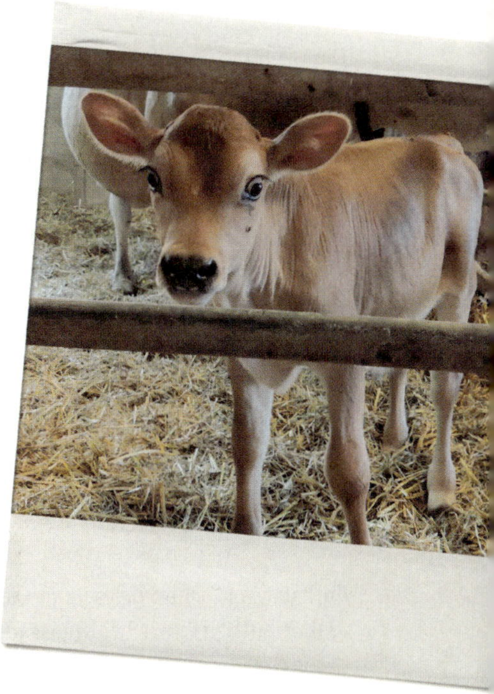

Aus Egon wird Schnitzel

Olgas simple Antwort auf die Fragen, was mit männlichen Kälbern bei den Voglauers passiert: „Die essen wir. Und sind glücklich über so gutes Fleisch." Vier Monate sind die Kälber nach der Geburt auf dem Hof, dann werden sie geschlachtet. Ich finde heraus: Jersey-Kühe sind eine Rasse, die rein für die Milchproduktion gezüchtet wurde. Deshalb setzen sie kaum Fleisch an und werden relativ früh geschlachtet. Schon Olgas Vater hat sich damals für diese Rasse entschieden, weil die Tiere klein sind. Also quasi familienfreundlich im Handling. In der Recherche danach habe ich gelernt, dass das Rindfleisch, das wir in Österreich essen, oft das von den Brüdern der Milchkühe ist. Bei Zweinutzungsrassen werden die männlichen Kälber gemästet, bis sie ca. eineinhalb Jahre alt sind, und dann geschlachtet.

Kuh oben ohne?

Ihr habt es ja schon gelesen, in Österreich werden die meisten Kühe enthornt. Die Hörner bei Kühen müssen manchmal einfach ab. Oft wird mit der Verletzungsgefahr untereinander und für die Menschen argumentiert. Kühe sind grundsätzlich friedliche Tiere, doch mit ihren Hörnern machen sie sich die Rangordnung aus. Wenn man sich so die Pöpsche der Jerseys anschaut, wird einem das erst bewusst. Da zeichnen sich schon die einen oder anderen Ritzer der Kolleginnenhörner ab. Oft werden die Kühe also aus Sicherheitsgründen enthornt. Hier lernen wir: Kuhhörner sind durchblutet. Bei mir macht's wieder klick. Habt ihr das gewusst? Olga und Markus lassen die Hörner also bewusst dran:

- weil Hörner einfach ein Teil dieser Kühe sind.
- weil Kühe die Hörner zur Kommunikation untereinander verwenden und sich die Hierarchie in der Herde auf diesem Weg ausmachen.
- weil die Hörner die Klimaanlage der Tiere sind: Über die durchbluteten Hörner können sie überschüssige Wärme ableiten, so einen kühlen Kopf bewahren und vor allem ihr Gehirn schützen.

- weil an vielen Funktionen der Hörner noch geforscht wird und wir sie schlichtweg noch nicht kennen.
- und um Olgas Vater Miha zu ärgern, weil er es früher anders gemacht hat, erzählen die beiden augenzwinkernd.

Olga würde außerdem sagen: weil wir das Enthornen nicht mehr erklären konnten. „Und nur, was man in zwei Sätzen erklären kann, ist logisch und wird vom Konsumenten mitgetragen", sagt Olga. Und wohl auch, weil sie und Markus mit der Art, wie sie Landwirtschaft machen und ihre Produkte vermarkten, in einer Nische angesiedelt sind. Und dort sind Hörner eben auch Teil der ganzen Philosophie. Markus' Worte, nicht meine.

Das Kuhloft?

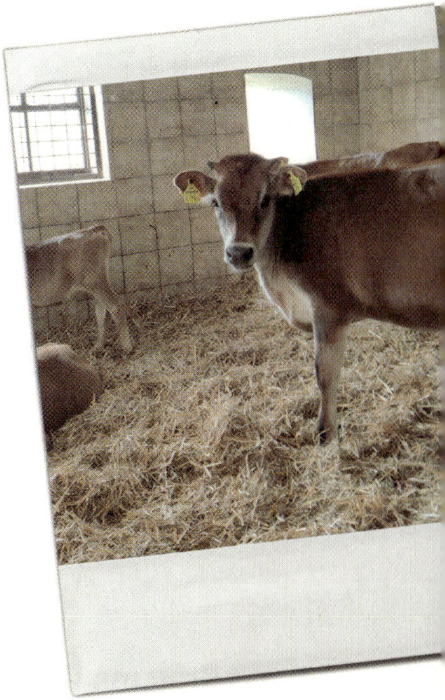

Apropos Philosophie. Olgas Vater Miha hat den Stall vor 30 Jahren zu dem gemacht, was er heute ist: ein Laufstall. Also ein großer Raum mit unterschiedlichen Bereichen zum Fressen, Schlafen und Bewegen. Der Stall ist nicht groß, doch für die kleine Herde reicht es bei weitem. Die Ladys haben genug Platz. Warum er damals schon gewusst hat, wie heute die Vorschriften sein werden, sodass der Stall jetzt noch den gesetzlichen Anforderungen entspricht, frage ich ihn. Miha schaut mich an und schweigt. Dann lächelt er. Er habe sich überlegt, was für die Kühe am besten ist und wie man das mit den Gegebenheiten am Hof bestmöglich vereinen kann. Dann hat er ein bisschen Computer gespielt und das Ganze geplant, grinst er. Auf Mindestvorgaben beim Platz hat er damals nicht geschaut. Deshalb ist der Stall auch heute noch Kuh- und Menschengerecht. Ja, auch die älteste Generation am Hof ist speziell.

Gandalf der Schlaue oder Erinnerungen an die Zukunft

Friedlich wirkt er, wie er da an seinem Esstisch sitzt. Der graue Bart, der fließend in den ebenso grauen Haarkranz übergeht, der sonnengebräunte Kopf mit den sanften Stirnfalten, darunter ein ruhiger und entspannter Blick. Er könnte der beste Freund von Gandalf dem Grauen sein, und ich sehe die beiden beinahe vor mir, wie sie gemeinsam an einem Tisch sitzen und Pfeife rauchen.
Wenn also der Altbauer Miha nicht grade mit Gandalf abhängt und Pfeife raucht, dann ist er selbst aktiv und blickt auf ein wahnsinnig spannendes und ereignisreiches Leben zurück. Dass er Bauer werden würde, war lange nicht klar. Mathematik und Physik waren seine Leidenschaft. Früh war er schon ein schlauer Fuchs, hat seinen Mitschülern die fertigen Rechenaufgaben verkauft und rasch auch Lehrmethoden und Lehrplan hinterfragt. Dann passierte viel, Klavierfabrik dort, Jugendbetreuer da, was „konsequenterweise" dazu führte, das Miha zwölf Jahre lang ein Reisebüro führte, Yugotours. Klar, oder?
Eine weitere Verkettung von Ereignissen brachte Miha dann aber zurück an den elterlichen Hof, den er dann nach seinen Vorstellungen weiterführte und vor ein paar Jahren an seine Tochter und deren Mann übergab.
Mit Miha haben wir den Anfang einer Podcast-Serie gestartet, in der wir mit der Generation der „Alten und Weisen" sprechen möchten, wie sie die Veränderung der Welt in den letzten 50, 60, 70 Jahren erlebt haben. „Erinnerungen an die Zukunft" heißt das Format deshalb, weil wir über die Geschichte oftmals ein besseres Verständnis der Gegenwart und neue-alte Ideen für die Zukunft gewinnen können.
Mihas Geschichten aus seiner Jugend sind jedenfalls zum Schmunzeln und zum Nachdenken und bestärken uns in dem Vorhaben, noch mit vielen weiteren Menschen aus seiner Generation zu sprechen.

Vom Gras ins Glas

Kühe fressen Gras. So weit, so gut. Ihr habt gelesen: Kühe können Gras zu Milch und zu Fleisch machen. So weiter, so besser. Hier sind die Ladys den ganzen Sommer auf der Weide und fressen dort. Beim Melken bekommen sie eine Schaufel Kraftfutter dazu, eine Mischung aus Getreide und Ölen. Und im Winter? Für die kalte Jahreszeit wird aus dem Gras oft Silage gemacht. Fermentieren und damit haltbar machen ist ja gerade superschick. Gras-Silage ist nichts anderes als Sauerkraut für Kühe, also mit Milchsäurebakterien fermentiertes Gras. Markus und Olga haben sich bewusst dagegen entschieden. Sie sind überzeugt: Das säuerliche Futter überträgt seinen Geruch und Geschmack auf die Milch. Außerdem ist Heu besser für die Tiere, erklären mir die beiden. Also haben sie sich eine Anlage angeschafft, die das Heu trocknet. Und so entsteht die Heumilch. Im Sommer gibt es Gras von der Weide, im Winter Heu.

Hackeln, egal bei welchem Wetter

36 Grad, die Luft steht, die Hitze flirrt über den Wiesen. Während der Wind aus der Ferne fröhliches Geplätscher und lachende Stimmen zu uns trägt, sitzen drei Männer auf ihren Traktoren. Zwei Generationen sind seit 6 in der Früh auf den Beinen und Traktoren, mähen Wiesen und führen Heu ein. Immer wieder tönt das Ruckeln und Scheppern der großen Maschinen auf der Fahrt Richtung Tenne über den Hof. Die Ladewägen sind voll mit frischem Gras, das die Männer abladen. In der Tenne brummt die Heutrocknungsanlage. Auf diese Weise behält das Gras auf dem Weg zum Heu die meisten Nährstoffe für die Kühe. Um 4 Uhr nachmittags setzt sich der 72-jährige Vater das erste Mal in den Schatten und trinkt Essigwasser aus seiner Thermoskanne. Wenn nicht alle ihre Kräfte bündeln, haben die Kühe im Winter kein Futter. Wenn das Gras im Grünland die richtige Länge hat, sind auch die darin enthaltenen Nährstoffe für die Kühe optimal. Die Wiese fragt nicht nach dem Wohlbefinden und dem Wetter. Jetzt oder nie.

Selber machen lassen

Zweimal am Tag melken, die Kühe versorgen, Stallarbeit, Feldarbeit und dann noch die Milch direkt weiterverarbeiten, weil sie sonst verdirbt, verpacken und verkaufen. Und das 365 Tage im Jahr. Das Milchrad hört

nicht auf, sich zu drehen. Es nimmt keine Rücksicht darauf, ob man krank ist, mal nicht mehr kann oder mag. Bei Markus und Olga lerne ich einmal mehr, was Direktvermarktung in der Landwirtschaft wirklich bedeutet: Die ganze komplexe Wertschöpfungskette – vom Feld auf den Teller – findet an einem Ort statt. Sie haben einen kleinen Hofladen mit Milchautomaten und ein Joghurt- und Topfenkarussell.
Klingt ursuper und entspricht vielleicht dem Idealbild, das wir haben. Nüchtern betrachtet bedeutet das Direktvermarkten viele Arbeitsschritte, viel Wissen, viel Zeit, viel Papierkram. Alle arbeitsteiligen Etappen in unserer Wertschöpfungskette, die sonst hochspezialisiert und effizient arbeitet, sind plötzlich wieder an einem Ort: auf dem Bauernhof. Aber warum dann das Ganze? Markus und Olga haben 15 Kühe, die Milch geben. Wenn sie direkt an die Molkerei liefern würden, könnten sie vom Milchpreis, den es dafür gibt, nicht leben. Es würde sich schlichtweg nicht ausgehen. So können sie den Preis selbst gestalten, sagen sie. Anstatt mehr zu produzieren, regeln sie ihr Einkommen über den Preis. Die Menschen mögen ihre Milchprodukte so gern, dass sie bereit sind, auch dafür zu bezahlen. Die beiden haben sich bewusst für diesen Weg entschieden. Er bedeute Unabhängigkeit. Direktvermarktung bedeutet auch, die Wertschöpfung in der Region zu haben, und dass dem Bauern am Ende des Tages mehr Gewinn bleibt, wenn er alles selbst macht. Aber wer in der Branche rechnet schon seine Arbeitszeit?

Auf die Butterseite gefallen?

Von 120 Litern Milch bleiben ca. 20 Liter Rahm. Schlagobers für die Ostösterreicher unter uns. Im Butterfass trennt sich durch das Rühren die Flüssigkeit vom Fett. Übrig bleiben bei der Menge ca. 6 Kilo Butter. Oida, das ist alles eine Hackn. Aber von Anfang an: Wir treiben die Kühe von der Weide in den Stall zum Melken, die Milch wird in den Kessel gepumpt und erhitzt. Danach kommt das Ganze in die Zentrifuge, um den Rahm von der Magermilch zu trennen. Der Rahm wird über Nacht gekühlt. Am nächsten Tag ab damit in die Buttermaschine. Nachdem Butter und Buttermilch getrennt sind, wird die Butter gewaschen. Mit Schürze und Handschuhen bewaffnet schlage ich das Wasser aus der Butter. Es ist heiß draußen, die Butter rinnt fast davon. Anschließen wieder kühlen. Das fein säuberliche Reinigen und Desinfizieren der Geräte und Arbeitsflächen dauert fast länger als die Herstellung selbst. Der Geruch der Lauge zum Waschen erinnert mich an den Boden meiner Großmutter. Der wurde auch immer abgelaugt. Die gekühlte Butter in Formen streichen, dann noch verpacken und versandfertig machen. Erst als ich jetzt darüber schreibe, wird mir so richtig bewusst, wie viele Arbeitsschritte das sind.

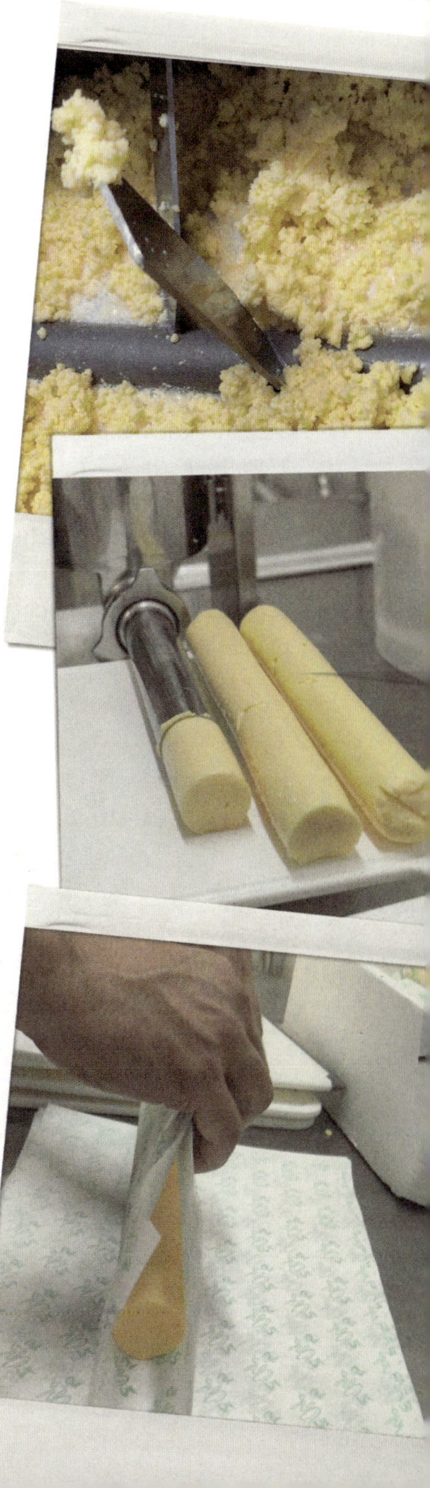

Milch – nichts für Schussel und Schleißige

Die Kühe sind gemolken. Und jetzt? Bei den meisten Bauernhöfen holt im Laufe des Tages der Milch-Lkw der nächstgelegenen Molkerei die Milch. Bei Voglauers wird sie einen Stock höher gepumpt. Im ehemaligen Silo ist heute eine kleine, aber feine Milchverarbeitung, quasi eine Mini-Molkerei. Plätschernd füllt sich der Käsekessel. Beim Öffnen der Tür schlägt mir feuchte Wärme und fein säuerlicher Joghurtgeruch entgegen. Das Rührwerk bewegt die frische Milch und wartet geduldig auf die Bakterien. Wie jetzt, Bakterien in der Milch? Früher wurde die Milch einfach stehen gelassen, bis sie aufgrund der natürlich enthaltenen Milchsäurebakterien sauer wurde. Das war dann der Bauerntopfen. Aus dem hat man auch Käse wie Quargel hergestellt. Heute erhitzt man die Milch und fügt gezielt bestimmte Bakterienstämme hinzu, um den ganzen Prozess kontrolliert ablaufen zu lassen. Im Halbstock leuchtet mir der Milchkessel entgegen. Nach Milch duftende Edelstahlromantik mit automatischem Rührwerk. Stapel von kuscheligen Käsetüchern, die nur darauf warten, mit frischem Topfen gefüllt zu werden. Ein Markus mit Bürste und Putzmittel versperrt mir den Weg zu diesem Himmel. Ist das der Endgegner?

„Beim Milchverarbeiten wirst du hauptsächlich waschen", grinst er mich an. Mit Plastikschürze und einem Kübel mit Seifenlauge und Bürste bewaffnet schiele ich vom Waschbecken aus zum Käsekessel. Milch ist nun mal eine sensible Sache. Um also den besten Topfen und die feinste Butter zu machen, braucht es vor allem eines: Hygiene und Achtsamkeit. Für Grobmotoriker und Schussel wie mich ist das die Herausforderung. Ja, jedes Eckchen schrubben und spülen, damit der Milch nichts passiert, damit das Joghurt nicht sofort nach dem Abfüllen schlecht wird, damit die Qualität der Produkte sichergestellt ist. Immer weiter schrubben. Zufrieden begutachte ich die sauberen Utensilien. Die Belohnung wartet im Halbstock. Markus und ich schöpfen gemeinsam den molketriefenden Topfen in Stoffwindeln und hängen ihn zum Abtropfen auf. Er findet das Ganze nur mehr mittel-romantisch, weil er es andauernd macht. Für mich ist das plätschernde Topfen-in-Windeln-Füllen aber neu und sehr großartig. Meine Haut wird weich, das Haarnetz

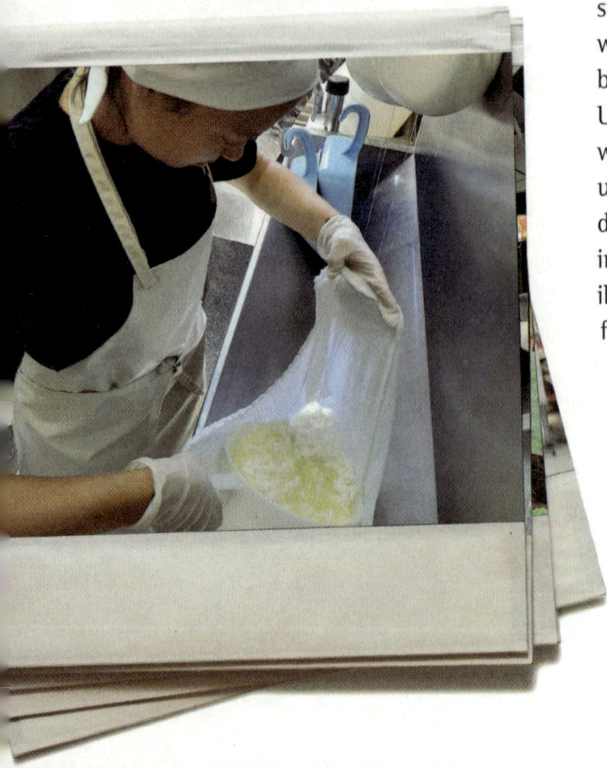

sitzt, und es riecht nach Frischkäse. Ja, Topfen ist Frischkäse. Fun Fact am Rande: Als Kind hat wohl irgendwer vergessen, mir die Stoffwindel wegzunehmen, deshalb ist es für mich bis heute fast unmöglich, ohne so ein Ding zu schlafen, geschweige denn zu reisen. Ich nenne es „Kuschiwindi", und es wartet gut behütet im Roten Blitz auf mich. Umso besser gefällt mir der Anblick vom abtropfenden Topfen, der in eben diese Stoffwindeln geknotet auf Haken hängt. Man wird ja wohl zumindest einen Spleen haben dürfen.

Hinter der Glitzerwelt oder Die Lieferanteneingänge der Hotels

Liefertag. Schon um 8 Uhr Früh haben wir das Auto mit Bestellungen vollgeladen: Topfen, Butter, Fruchtjoghurt, Molke. Alles, was die Milch hergibt. Die Produkte sind beliebt in den Spitzenhotels und Restaurants rund um den Wörthersee. Ein paar der Häuser kenne ich von längst vergangenen Urlauben. Übernachtet habe ich dort nie. Apothekerpreise. Die Lieferanteneingänge zeigen sich von einer anderen Seite als die wunderschönen Lobbys und Restaurants der Hotels. Über einen Hintereingang und muffige Gänge rollen wir unsere wertvolle Fracht Richtung Küche. Wir schlichten handgemachte Bio-Joghurts neben Tetrapack-Eierspeis in ein Kühlhaus. Willkommen im 4-Sterne-Luxusresort. Markus und Olgas Bio-Joghurts dienen als grünes Mascherl für das Frühstücksbuffet. Doch auch dort stellt sich die Frage: Whom to blame? Am Ende des Tages hat auch die Tetrapack-Eierspeis ihren Grund.

Direkt in den Wahnsinn oder Warum reicht Bauersein nicht mehr?

Direktvermarkter sind Tausendsassas. Von der Arbeit in der Landwirtschaft, über die Produktion bis hin zum Verpacken, Vermarkten und was sonst noch alles dazugehört, müssen sie alles können. Sie brauchen das Know-how einer ganzen Wertschöpfungskette und auch die Arbeitskraft dafür. Markus und Olga haben sich über die letzten zehn Jahre ihre Vision einer Landwirtschaft aufgebaut – einer logischen Landwirtschaft: mit den Tieren im Kreislauf der Natur hochwertiges, gesundes Essen produzieren. Die Bude brummt, es kommt nicht selten vor, dass die beiden Anfragen ablehnen müssen. Eines Abends stehen Markus und ich beim Melken. Unvermittelt schaut er mich an: „Warum reicht Bauersein eigentlich nicht mehr? Wenn ich nur die Landwirtschaft machen würde, also das Grünland bewirtschaften und die Kühe melken, könnten wir unmöglich davon leben. Wir würden beide arbeiten gehen und die Landwirtschaft nebenher führen – Nebenerwerb heißt das. Warum kann man heute von der Landwirtschaft in ihrer Urform nicht mehr leben?“ Ich weiß, Markus erwartet keine Antwort von mir. Denn wir beide kennen sie nur zu gut. Mit 15 Kühen kann man nicht zu Weltmarktpreisen produzieren. Mit 150 übrigens auch nicht. Solange wir in Österreich zu 170 Prozent mit Milch überversorgt sind, die Preise für Lebensmittel sind, wie sie sind und sich auch an den politischen Rahmenbedingungen nichts ändert, werden immer mehr kleine Landwirtschaften aufhören. Warum Markus überhaupt daran denkt? Schließlich haben sich die beiden bewusst für die Direktvermarktung entschieden. Es ist schlichtweg ein ewiges Radl, das sich um die Kühe, die Wiesen, das Milchverarbeiten und Vermarkten im Kreis dreht. Dieses Rad dreht sich stetig weiter. Dass man sich da manchmal nicht raussieht, kann ich nur allzu gut nachfühlen.

Kurz vor dem Druck unseres Buchs erfahren wir, dass Markus und Olga mit der Direktvermarktung aufhören. Zwischen unserem ersten Podcast und somit ersten Treffen und dieser Entscheidung liegen knapp eineinhalb Jahre. Über das „Warum“ und das „Wie geht es jetzt weiter“ wollen wir in einer neuen Podcast-Folge mit ihnen reden.

[Für unseren Podcast mit Olga und Markus hier entlang.]

[Für die Erinnerung an die Zukunft mit Miha aka Gandalf dem Schlauen hier entlang.]

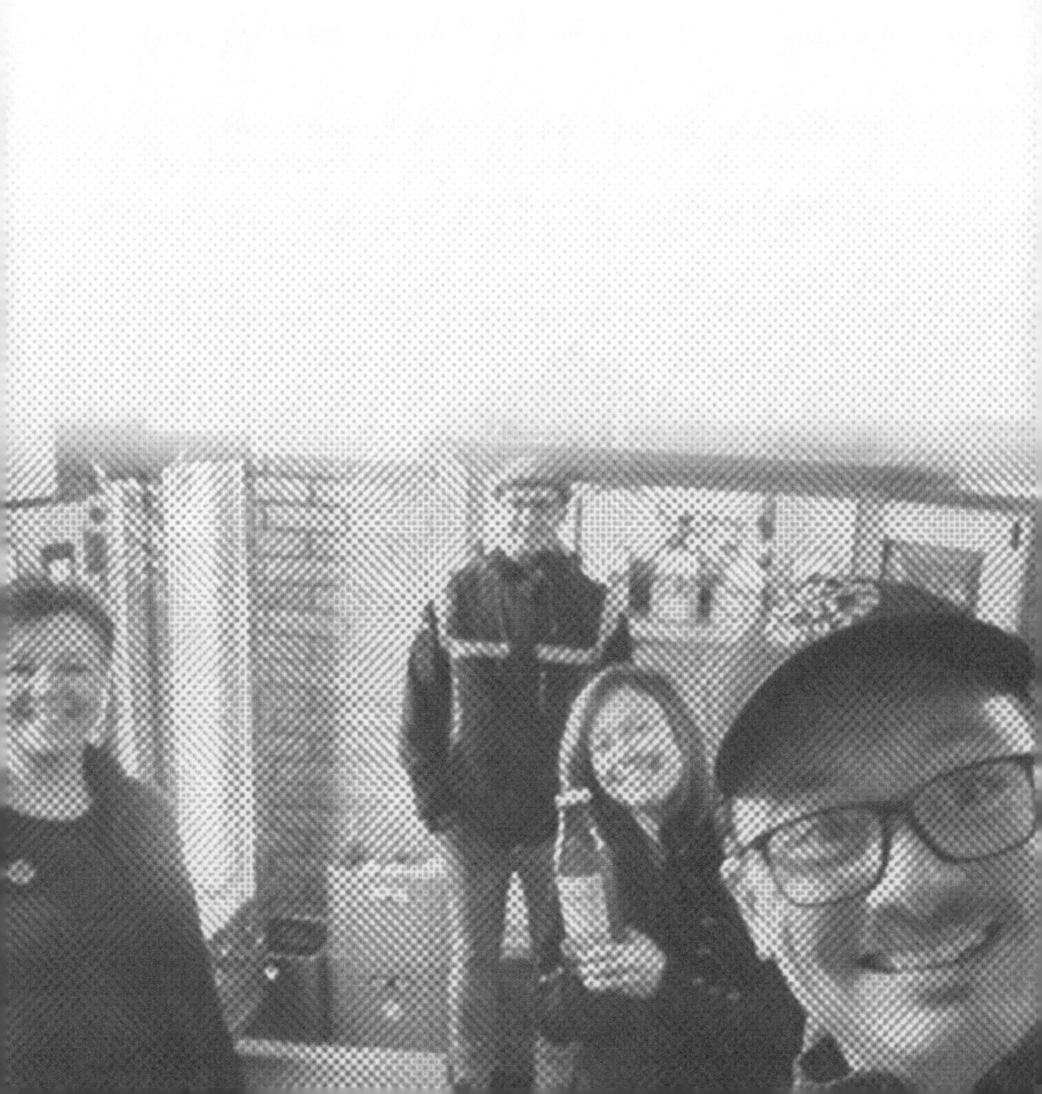

MARKUS GRUBER

HIGHTECH MEETS TRADITION

Markus Gruber ist 28 und führt mit seinen Eltern den wohl modernsten Milchviehbetrieb in Österreich. Alles machen Roboter. Wirklich alles? Das musste ich sehen.

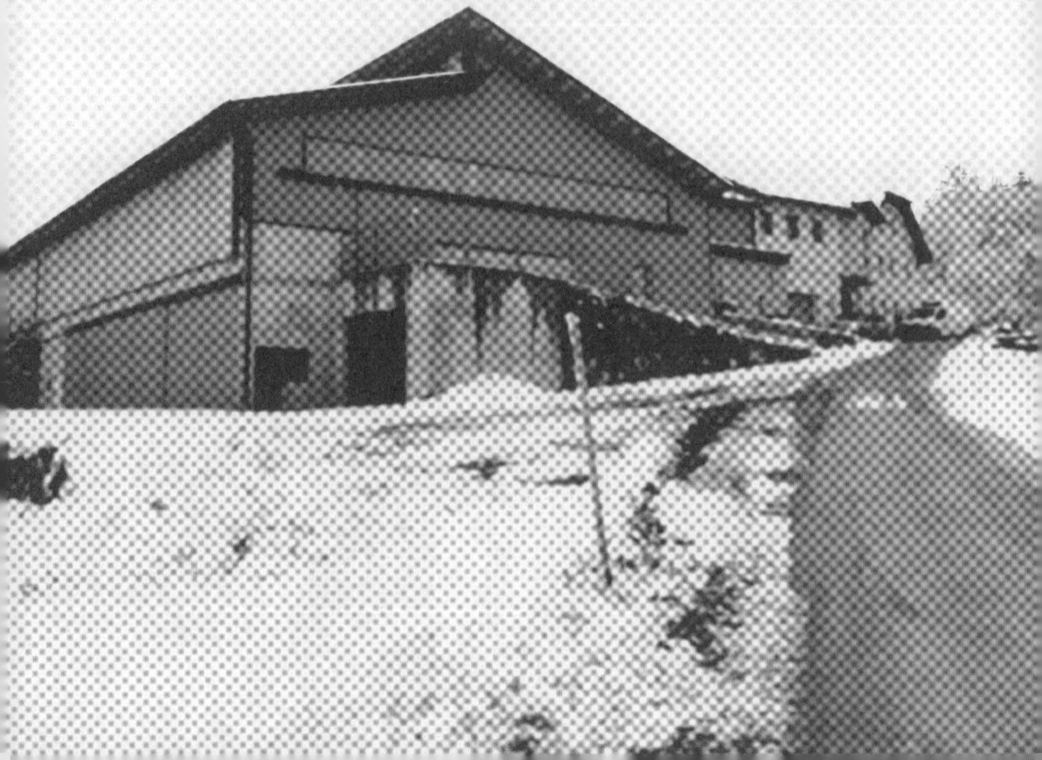

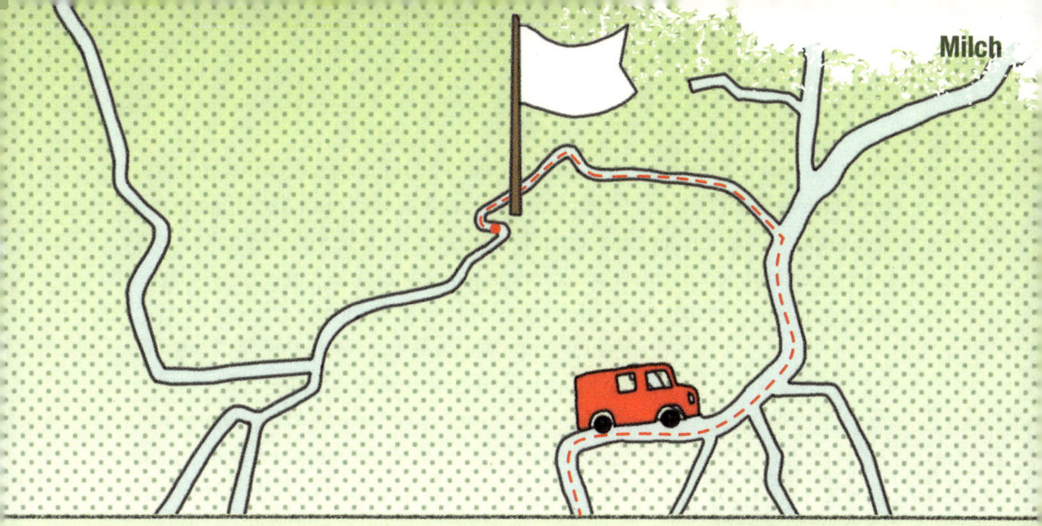

Ich habe Markus vor Coronazeiten bei einer Veranstaltung kennengelernt. Es gibt Menschen, da denke ich mir: Mit denen kann man gut reden. Gesagt, getan. Das Auto wird gesattelt, und Willy und ich fahren ins verschneite Mühlviertel. Der Rote Blitz ist im Winterschlaf, und wir borgen uns ein Mobil mit Winterreifen und einer Durchschnittsgeschwindigkeit von über 60 km/h aus. Der Hof der Familie Gruber schmiegt sich, auf einem Hügel gelegen, an den Waldrand. St. Georgen am Walde heißt's, eh klar also. Markant sticht das moderne Stallgebäude ins Auge. Markus und seine Eltern halten hier über 70 Kühe, die am Tag rund 2.000 Liter Milch geben. Die Milch wird direkt von der Molkerei abgeholt. Wir schleifen uns vor dem großen gelben Wohnhaus ein. Markus kommt uns entgegen und führt uns durch den Hof, ein paar Stufen hinauf ins Büro. Ein Büro mit Fenstern hinunter in den Kuhstall! Ich frage mich, ob das ein Konzept für einen Kuh-Working-Space wäre. Ich wäre jedenfalls dabei.

Markus, Tier und Technik

Markus ist hier aufgewachsen und war schon als Kind am liebsten bei den Viechern, wie er sagt. Er besuchte eine Landwirtschaftsschule. Nach Matura und Bundesheer führt ihn sein Weg zuerst in einen Job – aber nur Teilzeit, auf dem Hof bei den Kühen ist er immer dabei. Markus kennt mit Mitte zwanzig beide Welten, die des Angestellten und die des Bauern. Für ihn ist mittlerweile klar:

wenn Landwirt, dann ganz. Zusammen mit seinen Eltern hat er den modernsten Milchviehstall Österreichs geplant und gebaut. Nicht um der Modernste zu sein, sondern um mit technischer Unterstützung so viele Kühe zu halten, dass beide Generationen davon leben können, gleichzeitig die Arbeit zu schaffen ist und man dabei flexibel wird. Stichwort: Work-Life-Balance.

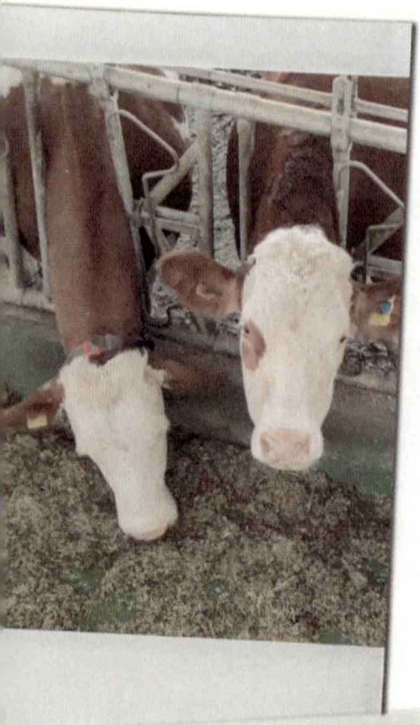

Es gibt einen Melkroboter, einen, der das Futter für die Kühe mischt und zu ihnen bringt, und einen, der den Stall ausmistet. Markus erklärt, dass er wohl genauso viel Zeit im Stall verbringt, wie jeder andere Milchbauer auch. Hä? Rund um mich herum arbeiten Maschinen im Wert von vielen 10.000 Euro, der Stall hat knapp eine Million gekostet, der Milchpreis liegt bei durchschnittlich 37 Cent pro Liter. In meinem Kopf fängt ein Abakus an zu scheppern. „Was? Wozu dann das Ganze, wenn du genauso viel im Stall sein musst?" Markus schmunzelt: „Ich kann mir selbst einteilen, wann das ist. Denn ohne die technischen Helfer müssten wir in der Früh und am Abend in den Stall gehen, melken, füttern und ausmisten. Die Kuh gibt den Rhythmus vor. Mit den Robotern sind wir flexibler. Man wird mehr zum Manager." Er kennt alle seine Milchkühe beim Namen. Durch die Technik bleibt ihm mehr Zeit, auf jede individuell einzugehen. Ihm geht es darum, dass es seinen Tieren gut geht und sie die beste Versorgung und das beste Futter haben. Sie wirken jedenfalls zufrieden.

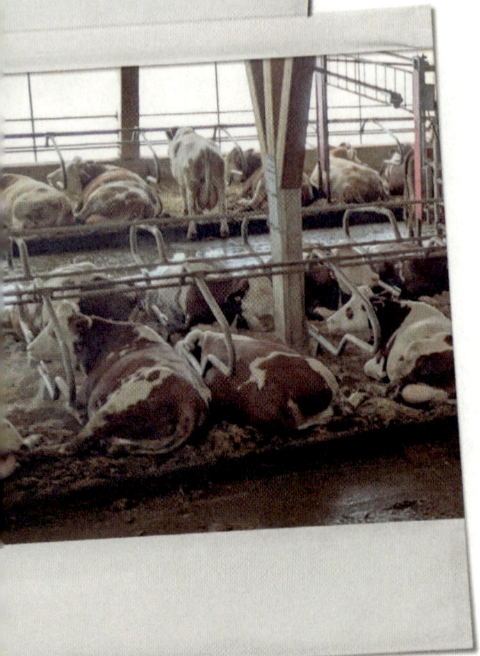

Als Landwirt ist man auch Unternehmer, sagt Markus. Der Stall mit allen Stückeln, die er spielt, ist genau durchkalkuliert und eine Investition fürs Leben. Genau wie jeder andere Unternehmer will Markus von dem leben, was er tut. Er freut sich jeden Tag, in den Stall zu gehen und ist mit Leib und Seele Landwirt. Am Ende des Tages verdient er mit dem, was seine Tiere leisten, sein Einkommen. Umso wichtiger ist es, dass es den Tieren gut geht. „Wie bei jedem Unternehmer – vom Nixtun kommt auch nix", sagt Markus.

Hightech im Kuhstall

Beleuchtung, Beschattung, Lüftung, Stromversorgung, Wasserversorgung, etc. – alles kann bequem über Markus' Handy gesteuert und überwacht werden. Während wir uns noch unterhalten, piept der Melkroboter. Dann die Handy-App. Markus tippselt am Handy herum. Damit scheint die Sache erledigt zu sein. Ein Kuhmputer quasi. Die Kühe sind sogar mit Mikrofonen ausgestattet. Diese nehmen die Gleichmäßigkeit des Wiederkäuens auf. Warum ein Bauer wissen will, wie viel seine Kühe kauen? Weil die Häufigkeit des Wiederkauens direkt mit der Gesundheit der Kühe zusammenhängt. Ahaaa! Oag. Wieder was gelernt.

Manni, der mürrische Melkroboter

Markus führt uns vom Büro mit Kuh-View hinunter in den Stall. Eine ziemlich steile Stiege führt in den weitläufigen Laufstall. Die Kühe wirken entspannt.
Das Herz des ganzen Stalls ist der rote Melkroboter. Dort wird das Lebensmittel gemolken: die Milch. Er piept, blinkt, bürstet, wäscht und pumpt. Er ist groß und rot. Da muss schließlich eine Kuh hineinpassen. Wir schlüpfen in das Innere des Roboters, an die Schaltzentrale der Milch.

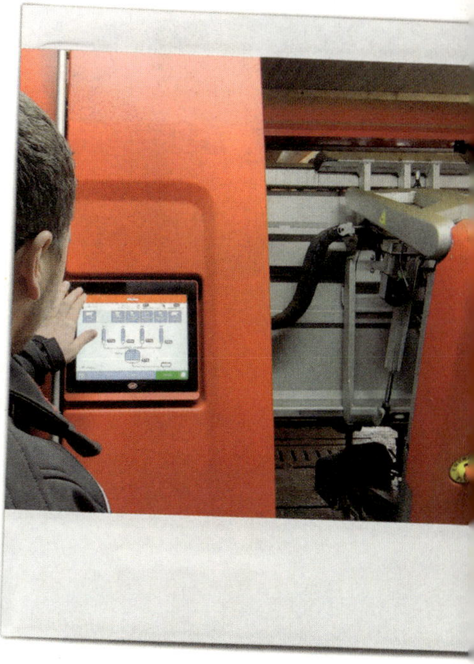

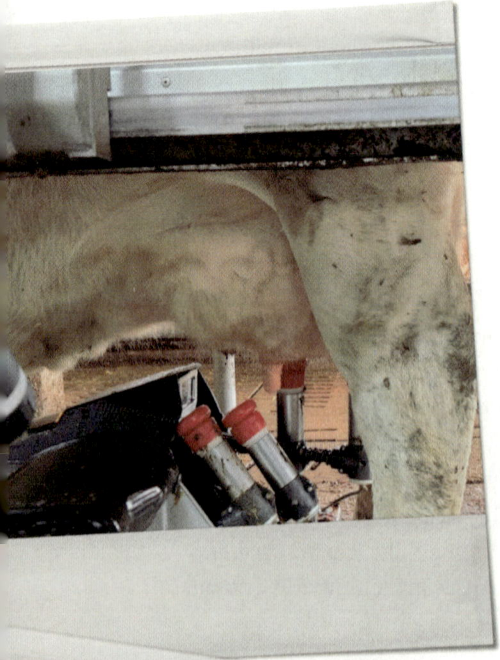

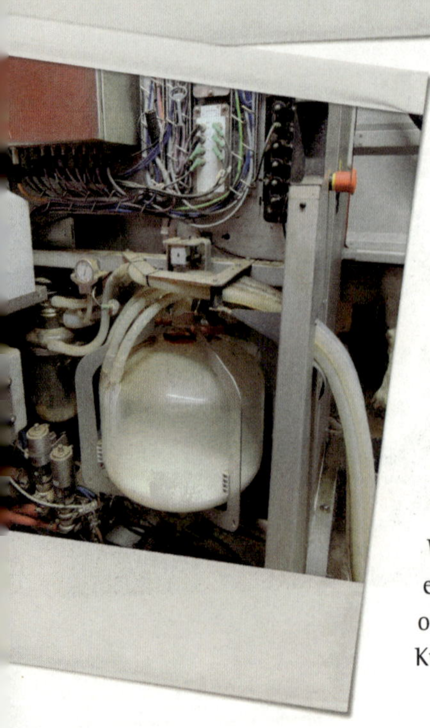

Die Kühe können selbst melken gehen, wann immer sie wollen. Ich sehe nur vier Haxen und ein Euter gemütlich davonzockeln. Die nächsten Haxen mit Euter betreten den Roboter. Freiwillig. Das Euter drückt, und es wartet ein Leckerli. Jede Kuh hat ein Halsband. Der Roboter erkennt damit jedes einzelne Tier. Dann geht's los: Die Kuh kommt herein und bekommt eine auf sie persönlich zugeschnittene Belohnung als Motivation: eine bestimmte Menge Kraftfutter. Ein Laser tastet währenddessen die Zitzen ab. Mit einer automatischen Bürste und Reinigungsmittel werden diese anschließend gesäubert. Ich sehe nur Euter und kleine Rundbürsten. Wie in der Zitzenwaschstraße. Dann werden die Zitzen wieder mit Laser abgetastet, damit der Roboter genau weiß, wo sie sind, und das Melkzeug automatisch angelegt werden kann. Die Vakuumpumpe macht ein mir vertrautes Plopp und Schlürf. Wie überall, wo Kühe gemolken werden. Durch den Unterdruck wird die Milch aus dem Euter gemolken.

Auf einem Bildschirm sehen wir, aus welchem Euterviertel wie viel Milch kommt. In Echtzeit. Schon kuhl.
Wenn man weitertippt, sieht man für jede Kuh eine Statistik: Wie viel Milch gibt sie pro Tag? Wie oft geht sie melken? Wie lange dauert es? Wie viel Kraftfutter bekommt sie? Und noch viel mehr. Bei

all dem Hightech darf man aber nicht vergessen, dass rundherum Tiere leben. Tiere, die ihren eigenen Kopf und ihre eigenen Gewohnheiten haben.

Die Arbeitserleichterung und eine gewisse Flexibilität klingen im Melk- und Stallalltag verlockend. Die Umstellung braucht allerdings oft Monate, ja sogar Jahre, bis sich jede Kuh an den Melkroboter gewöhnt hat. Außerdem ist er eine komplexe Maschine, für die man nicht nur viel Wissen braucht, sondern die auch so ihre Fehler und Macken hat, mit denen man dann sofort umgehen muss. Diese Zeit ist kein Honiglecken, lernen Willy und ich im Laufe der Zeit von vielen Bauern. Mehr als in dieser Zeit waren die Grubers nie im Stall, hören wir da. Abgesehen davon seien diese Roboter kein Schnäppchen.

Roboter-Kellner für Kühe?

Auch das Füttern übernimmt ein Roboter: Über eine Rutsche wirft ein Greifarm die einzelnen Futterkomponenten von der Tenne in den Futterroboter. Heu, Silage, Kraftfutter, Mineralien und Vitamine. Der Roboter mischt das Ganze und fährt damit zu den Kühen. Mittels Laser tastet er den Futtertisch ab und streut genau so viel Futter aus, wie die Tiere brauchen.

Mist-Roboter: Scheißjob?

Selbst das Stallausmisten übernimmt ein Roboter. Er sieht aus wie ein überdimensionierter Rasenmähroboter und beschwert sich nicht über seinen Job. Die Kühe haben außerdem sogar eine Fußbodenheizung, damit die Kuhfladen nicht festfrieren und der Mist-Roboter seinen Job machen kann, wenn es im Winter kalt wird. Meine Wohnung ist eine Bruchbude im Vergleich.

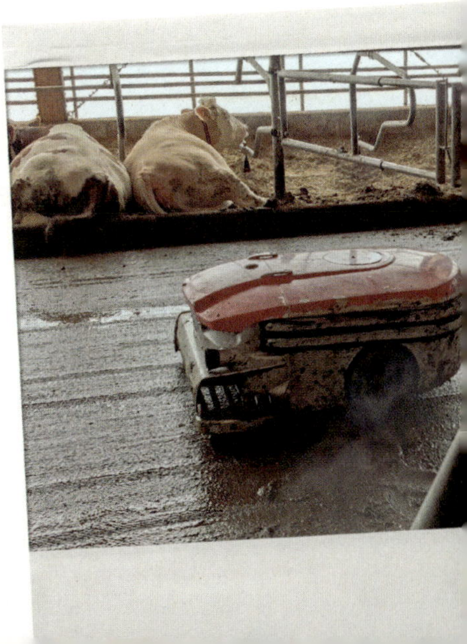

Hightech-Kuh? Von Tierwohl, Technik und Wirtschaftlichkeit

Markus schaut wieder auf sein Handy: „Ich weiß zu jedem Zeitpunkt, was bei uns im Stall los ist, und kann so schauen, dass es den Tieren zu jedem Zeitpunkt gut geht."

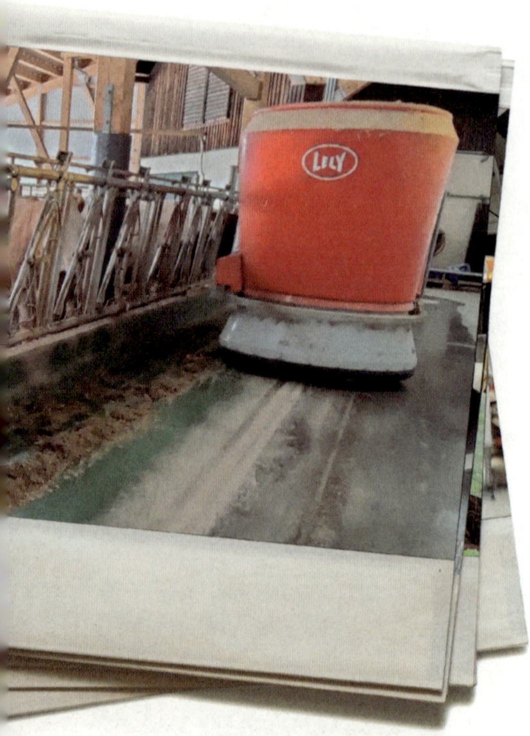

„Tierwohl 4.0" wurde der 2018 errichtete, vollautomatisierte und preisgekrönte Laufstall von Markus genannt. Einen Weidezugang haben die Kühe nicht, da dies ein eigenes Konzept und zusätzliche Arbeit bedeuten würde. Die Arbeitskräfte sind am Hof schlichtweg nicht vorhanden. Somit habe sich die Familie dagegen entschieden, erklärt der Bauer. Für das Tierwohl sei dennoch gesorgt.

Tierwohl definiert sich für eine Kuh stark über Platz, Licht und Luft, habe ich von Markus gelernt. Er ist 365 Tage im Jahr mindestens fünf bis sechs Mal jeden Tag im Stall. „Ich traue mich zu behaupten, dass ich sehr genau weiß, was Tierwohl bedeutet, und einschätzten kann, ob es einer Kuh gut geht", erzählt Markus am Weg zu den Kälbern.

Weil die Auszahlungspreise für Milch seit Jahren stagnieren, vergrößern viele Milchbauern ihren Betrieb. Durch die erhöhte Milchproduktion versuchen sie ein Einkommen zu erzielen. So auch Markus und seine Familie. Auch wenn somit das Angebot – im Gegensatz zur Nachfrage – nur noch weiter steigt.

Ihr habt's schon gelesen: Österreich ist heute zu 170 Prozent mit Milch überversorgt. Die Frage, ob die Strategie einer erhöhten Produktion nun gut oder schlecht sei, stelle sich aber schlicht nicht mehr, erklärt Markus. Meine Schultern wandern beim Wundern fast bis zu den Ohren. Welche Wahl hätte er, überlege ich auf dem Weg zu den Kälbern.

Von Biestmilch und Kälber-Iglus

Wir gehen quer durch den Laufstall an den anderen Kühen vorbei zu den Kälbern. Bei Markus wohnen sie, wie bereits beschrieben, in Kälber-Iglus. Dorthin kommen sie am ersten Tag nach ihrer Geburt. Vorher trinken sie bei der Mutter die Biestmilch. Danach wird die Kuh gemolken und das Kälbchen getrennt von der Mutter aufgezogen. Die getrennte Aufzucht in den Iglus hat vor allem einen arbeitswirtschaftlichen Hintergrund, weil die Betreuung so für den Bauern leichter ist, erklärt Markus. Die Kälber bekommen zwölf Wochen lang Milch und werden schön langsam mit einer speziellen Futtermischung an Heu und Kraftfutter gewöhnt. Am Anfang leben sie einzeln in ihren Iglus, weil sie in den ersten Tagen ungestört das Trinken und Fressen lernen müssen. Später kommen die Kälber in eine Gruppe. Sie sind soziale Tiere und fühlen sich in der Herde besonders wohl, lernen und spielen miteinander. Markus füttert seine Kälber mit Milch. Wie ihr gelesen habt, ist das auch dann nicht selbstverständlich, wenn die Milchkuh direkt neben dem Kalb steht. Denn Milchaustauscher gelten als einfacher im Handling, bekömmlicher fürs Kalb und vor allem als billiger.

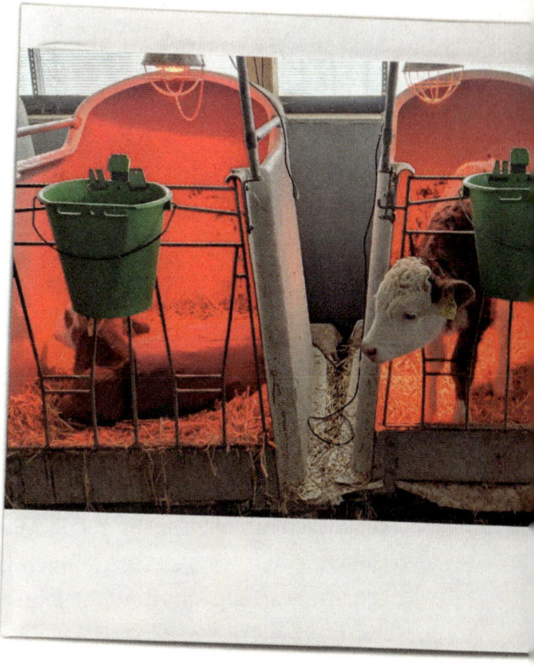

Mit alles, ohne Horn

Eines der Kälbchen hat blaue Farbflecken, dort wo später Hörner wachsen würden. Die kommen vom Blauspray – also vom Desinfektionsmittel. Wenige Tage nach der Geburt wird den Kälbern bei Markus der Hornansatz entfernt. Mit Betäubung und anschließender Pflege. Warum? Kühe sind Herdentiere. Bei Markus sind sie alle gemeinsam in einem großen Laufstall. Dort können sie sich frei bewegen und kämpfen so auch um die Rangordnung. „Mit Hörnern wird das sehr blutig und hässlich. Das will ich nicht für meine Tiere", erklärt er.

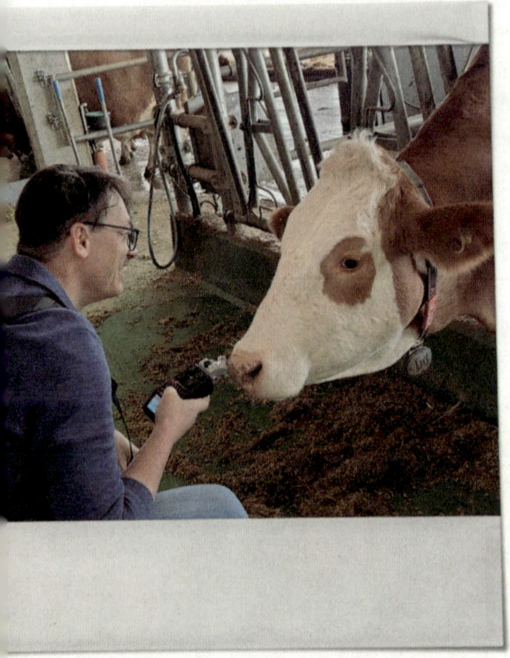

Zweinutzungsrasse? Fleckvieh!

Wir biegen um ein Eck in einen angrenzenden Stall mit lauter Teenager-Kühen, auch Kalbinnen genannt: alles Mädels vor dem ersten mal Kälbchenbekommen. Markus und seine Familie haben sich für das Fleckvieh entschieden. Das ist die braun-weiß gefleckte Klischeekuh, an die wir fast alle denken – abseits der Milka-Kuh. Weil wir ja den Bezug verloren haben, ihr versteht. Fleckvieh-Kühe sind eine Doppelnutzungsrasse. Die weiblichen Kälbchen werden im Kreislauf der Milch wieder zur Milchkuh aufgezogen. Wenn beim Fleckvieh eine Milchkuh nicht mehr genug Milch gibt, hat sie trotzdem genug Fleisch, damit wir sie essen können. Rinder haben grundsätzlich eine Lebenserwartung von rund 20 Jahren. Bei Markus bleiben die Kühe im

Durchschnitt sechs Jahre – also vier Laktationsperioden – am Betrieb. Das ist ziemlich exakt der österreichische Durchschnitt. Danach werden sie abgeholt und geschlachtet. Etwa ein Drittel unseres gesamten Rindfleischs stammt von solchen Milchkühen. Heute ist Fleckvieh die am häufigsten gehaltene Rinderrasse Österreichs. Ich sag ja, Klischee-Kuh. Über 100 Jahre Zuchtarbeit und Kraftfutter haben die Kühe zu wahren Meisterinnen von Milch, Fleisch und Fruchtbarkeit werden lassen.

Wenn nun ein Fleckvieh-Kälbchen männlich ist, kann man es mästen, und es wird fleißig Fleisch ansetzten. Bei Rassen, die rein auf die Milch gezüchtet werden, sind die männlichen Kälber eigentlich zu wenig zu gebrauchen, weil sie kaum Fleisch haben. Sie werden oft zu Hundefutter. Auch beim Fleckvieh ist die Lebenszeit der männlichen Kälber um vieles kürzer bemessen als die ihrer Schwestern. Sie geben keine Milch und werden nur selten für eine Zucht benötigt. Markus und seine Familie haben einen ständigen Abnehmer und Partner gefunden, der die Brüder kauft, mästet erst nach eineinhalb Jahren als Jungstiere schlachtet. Viele andere Milchproduzenten können ihre Kälber jedoch nicht im Inland verkaufen. Während billiges Kalbfleisch nach Österreich importiert wird, werden heimische Kälber lebend aus dem Land exportiert. Vor allem nach Italien und Spanien, teils auch über EU-Grenzen hinaus. Männliche Kälber gelten daher immer noch als Achillesferse der Milchproduktion, weil es für Kalbfleisch aus Österreich kaum einen Markt gibt, erklärt uns Markus. Wir sind das weiße Fleisch der Milchkälber aus Holland gewöhnt. Dort werden die Kälber bis zum Schlachten mit Milch, vor allem aber auch mit Milchaustauscher gefüttert. Dadurch bleibt ihr Fleisch hell, fast weiß und mürbe. Das sind wir als gelernte Schnitzelesser so gewöhnt. Ein Kalb würde allerdings von Natur aus ziemlich bald anfangen, zusätzlich zur Milch Gras oder Heu zu fressen. In der Milchmast in den Niederlanden bekommen die Kälber das einfach nicht. Bei uns hingegen schon. Dadurch wird ihr Fleisch aber eher rosafarben und fester. Und das mögen wir im Wirtshaus gar nicht. Wir sind es eben nicht gewöhnt. Viele Gastronomen klagen auch darüber, dass die Qualität von österreichischem Kalbfleisch stark schwankt. Das liegt an den unterschiedlichen Herangehensweisen der Bauern, wie sie die Kälber füttern. Sie sind halt am Ende des Tages Tiere. In den Niederlanden ist die Fütterung oft standardisiert. „Wenn eben das Kalbfleisch aus Holland nachgefragt ist und nicht das aus Österreich, haben wir ein Problem", sagt Markus. Dann kann es natürlich sein, dass die Kälber in andere Länder weiterverkauft und dort gemästet werden. Wir importieren sie dann wieder als Kalbfleisch. „Das können wir sofort verbieten. Da wird kein österreichischer Landwirt dagegen sein, da muss man was machen", insistiert Markus vor den Kälbern stehend. Was er meint, ist wohl die Möglichkeit, alle männlichen Kälber in Österreich zu mästen, damit sie nicht so weit fahren müssen. Dazu müssten sich vom Futtermittelhändler über den Bauer bis hin zum Schlachthof, der Gastronomie, dem Handel und uns Konsumenten alle Beteiligten zusammensetzen und eine Lösung suchen. Reden und so. Es gibt Bestrebungen in diese Richtung, doch es geht langsam. Und wieder reden nur ein paar wenige Player miteinander.

Apropos Zucht

An der Stallwand und auch im Büro mit Kuh-View hängen Bilder von besonders stattlich aussehenden Kühen. Also für den Laien. Markus ist beim Jungzüchterverband engagiert. Zucht heißt in diesem Fall: Kühe mit Eigenschaften, die man will – wie Gesundheit, Langlebigkeit, effiziente Futterverwertung, hohe Milchleistung – mit Stieren zu kreuzen, die ebenfalls Eigenschaften haben, die man sich für die zukünftigen Generationen an Kälbchen wünscht. Die Bilder zeigen die besonders wertvollen Zuchttiere.

Kuh-Spa?

Schon wieder eine Waschstraße? Diesmal in Kuhgröße? Eine große, an der Wand montierte Bürste beginnt brummend zu schrubben. Und zwar eine Kuh. Eine Kuh, die extra zur Bürste geht, um sich den Rücken massieren zu lassen. Kühe sind sehr verspielte, aktive Tiere und brauchen Beschäftigung. Bei Markus gibt es Bürsten, die die Kühe massieren,

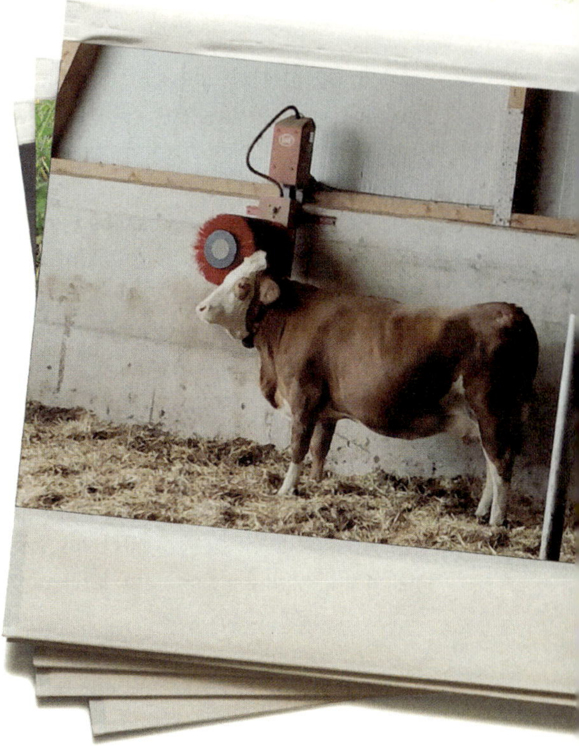

sobald sie sie berühren. Die Kühe sind außerdem sehr reinliche Tiere und wollen ihr Fell dementsprechend in Ordnung wissen. Prädikat: äußerst gmiadlich.

Von Wirtschaftlichkeit und Tierwohl

Am Ende des Tages geht es auch um die Zahlen. Weniger gmiadlich, ganz nüchtern: um Umsatz und Gewinn. Um ein Einkommen. Es braucht eine bestimmte Menge an produzierter Milch, um die Fixkosten zu decken. Es soll außerdem noch etwas übrig bleiben.
Eine durchschnittliche Kuh in Österreich gibt mittlerweile rund 20 Liter Milch pro Tag. Die Fleckvieh-Kühe bei Markus geben täglich rund 35 Liter Milch. In der Tierhaltung hat sich über die Jahre viel getan. Alles wird effizienter. Die Kühe, das Futter und die Technik. Markus erklärt die überdurchschnittliche Milchleistung seiner Kühe genau mit diesen Rahmenbedingungen, in denen sich seine Kühe besonders wohlfühlen. Der Stall, das Futter, die Zucht, alles ist auf das Wohl der Tiere ausgelegt, sagt er. „Da kann man gar nicht verhindern, dass die Kuh viel Milch gibt", ergänzt er. Die Wirtschaftlichkeit des Betriebs definiert sich sehr stark über den Milchverkauf. Je mehr Liter Milch Markus verkauft, desto mehr Einkommen hat die Familie. Milchmädchenrechnung quasi. Dementsprechend ist es wichtig, gesunde Kühe zu haben, die viel Milch geben. Wenn Markus weniger Kühe hätte, die weniger Milch geben

würden, könnten er und seine Familie in dieser Form davon nicht leben. Ich stehe im „modernsten" Kuhstall Österreichs und kratze mich am Kopf. Und der Abakus beginnt wieder zu rattern. Fixkosten. Roboter, modernster Stall, 37 Cent im Durchschnitt pro Liter Milch. Wie geht sich das alles aus? Natürlich muss man immer mehr Milch produzieren, damit in diesem System etwas übrig bleibt.

An dieser Stelle dürfen wir uns die Frage nach sinnvollen Lebensmittelpreisen, deren Produktion und den gesetzlichen Rahmenbedingungen dafür stellen. Vater, Mutter und Sohn leben alle im Vollerwerb von der Milchproduktion. Um sich breiter aufzustellen zu können, gibt's das Doppelnutzungs-Fleckvieh. Es werden also Milch, Jungtiere für die Mast sowie jene für die Zucht verkauft.
Mein Abakus bleibt stehen und blinkt grün – Lösung erkannt! Ja er ist analog und digital gleichzeitig. Willkommen in meinem Hirn.

„Markus, warum vermarktet ihr eure Milch nicht selbst? Dann hättet ihr den Preis in der Hand und die ganze Wertschöpfungskette am Hof." Markus schaut mich an: „Weil wir nicht können und nicht wollen." Der Hof der Grubers liegt ziemlich abgeschieden, weg von den Menschen. Ein Hofladen ist hier wenig sinnvol – Grund 1. Es braucht die Infrastruktur und das Know-how, um die Milch zu verarbeiten, beides gibt es hier nicht – Grund 2. Die Grubers wollen ihre Milch außerdem gar nicht selbst verarbeiten. Weil man da wieder sieben Tage die Woche unflexibel und angehängt ist. Und genau aus diesem Radl wollten sie mit ihrem automatisierten Stall raus. Das ist Grund 3. Und diese Gründe verstehe ich alle ziemlich gut. Und ihr?

[Markus’ Perspektive findet ihr hier.]

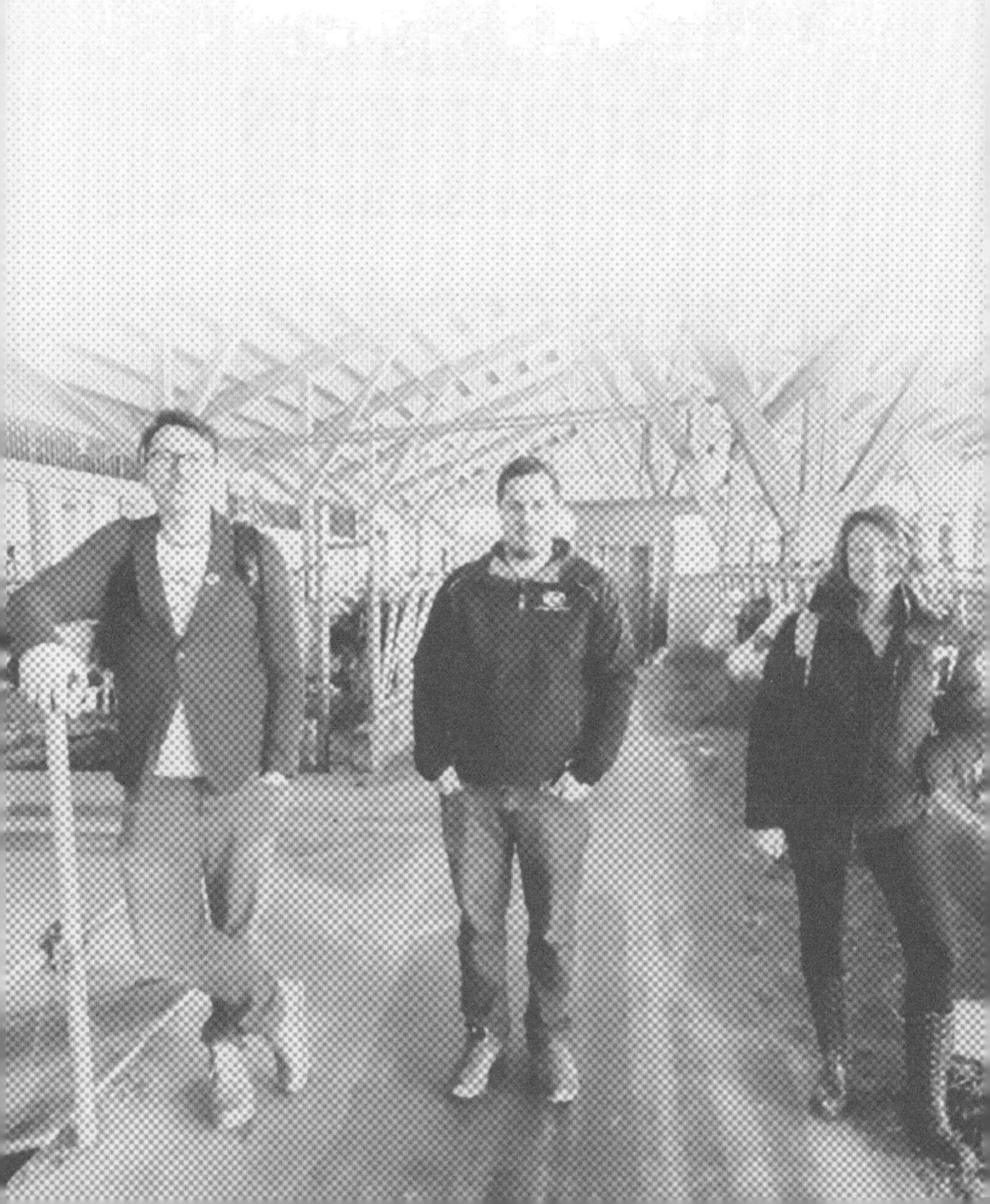

WACHSDUMM UND ANDERE DENKPATSCHEN

... ODER VON DER VeRMESSenHEit DER WERTE

[Denkpatschen: Ein möglicher Patschen beim Über-etwas-Nachdenken. „Patschen" bezeichnet auf Österreichisch entweder einen Hausschuh oder den Defekt an einem Reifen. So interessant auch eine Interpretation des Denkpatschens im Kontext eines Hausschuhs vulgo Schlapfen wäre, ist doch der Patschen im Sinne des Reifendefekts gemeint. Mit einem Patschen kann man zwar eine Weile etwas wackelig vorankommen, irgendwann ist aber die Felge kaputt und in späterer Folge wohl auch das ganze Fahrzeug gebrauchsuntauglich.]

Nun aber zum Thema: „Wenn man in einer Rechenaufgabe die falschen Zahlen verwendet, kommt am Ende auch ein exaktes Ergebnis heraus."
(Hat irgendwann mal irgendwer gesagt, oder so ...)
Gut, der Bart der Diskussion rund um die Grenzen des Wachstums hat inzwischen selbst einen Bart, der Barbier ist in Pension, und die Hände zum Rasieren sind hinter dem Rücken zusammengebunden.
Also reden wir über Wachstum oder besser darüber, was wächst. Eine Perspektive mehr kann nicht schaden.
Die Wirtschaft braucht Wachstum. Ohne Wachstum können wir unseren Lebensstandard nicht erhalten, den Wirtschaftsstandort nicht garantieren, keine Arbeitsplätze sichern oder gar neue schaffen. Ohne stetiges Wachstum würde unsere Welt nicht funktionieren. Aber was ist dieses Wachstum eigentlich, was wächst da, und was wird gemessen?

Wenn in den Medien vom Wirtschaftswachstum die Rede ist, dann geht es um das BIP, also das Bruttoinlandsprodukt. Dieses berechnet den Gesamtwert aller Güter (Waren und Dienstleistungen), die innerhalb eines Jahres und innerhalb der jeweiligen Landesgrenzen einer Volkswirtschaft (z. B. Österreich) als Endprodukte hergestellt wurden, abzüglich aller Vorleistungen.
Über die Diskussion zum BIP kann man Bibliotheken füllen, die Details sind hier jedoch nicht von Bedeutung. Wichtig ist in dieser Betrachtung lediglich der Fokus auf den „GesamtWERT aller Güter". Wert bedeutet in diesem Zusammenhang Geldwert, also Euro.

Wir schweifen kurz ab …

Ihr kennt vielleicht den Spruch: „Intelligenz ist das, was der Intelligenztest misst." Je höher der IQ eines Menschen, desto intelligenter sollte dieser sein. Die Formel lautet also: Intelligenz = IQ. Und aus. Was sagt jetzt euer Bauch zu dieser Formel? Fehlt euch etwas? Ein paar von euch werden jetzt vielleicht an den EQ, also den Wert für „emotionale Intelligenz" denken. Auch hierfür gibt es allerlei Fragebögen und Messmethoden. Vielleicht seid ihr aber auch der Meinung, dass dieses IQ-Konzept völlig überholt ist, also IQ = Voodoo.
Legt man an gegenwärtige Meinungen und Betrachtungsweisen, wie zum Beispiel über die Intelligenz, eine Zeitachse an und dreht diese ein wenig zurück, dann relativiert sich vieles jedoch wieder. Ein bewährter und zumeist völlig unbewusster Denkpatschen ist es, Zeitpunkte und Sichtweisen der Vergangenheit mit den Augen der Gegenwart zu bewerten. Ohne böse Absicht übersehen wir dabei, dass inzwischen viele Jahre, Jahrzehnte oder gar Jahrhunderte vergangen sind und sich in dieser Zeit einiges getan hat. Die Vorstellung und Formulierung von Intelligenz nahm irgendwann in der Vergangenheit ihren Anfang. Man machte sich Gedanken darüber, versuchte es zu verstehen, übte sich an Definitionen und letztlich natürlich auch daran, Intelligenz zu messen. Mit der Zeit lernte man immer mehr dazu, sodass wir heute über ein ungleich differenzierteres Verständnis von Intelligenz verfügen als etwa vor 100 Jahren. An das einfache Zahlenmaß und den Begriff IQ haben wir uns aber gewöhnt, und aufgrund seiner eleganten Einfachheit

haben wir auch oft den Eindruck, diesen zu verstehen. Der nächste mögliche Denkpatschen wäre zu glauben, dass wir heute abschließend wüssten, was Intelligenz ist, und somit die Gegenwart als letztes Maß der Dinge sehen. In 100 Jahren ... Wenn ihr selbst noch nie solche Denkpatschen hattet, dann ging und es geht es halt nur mir manchmal so. Betrachtet mich als geoutet.

Was kosten unsere Werte?

Doch zurück zu unserem ursprünglichen Zahlenmaß. Für einen Euro bekommt man ungefähr einen Liter Milch. Das ist zwar völlig vereinfacht, aber für den Zweck der Darstellung genügt es. Ein Liter Milch hat also den Wert = Preis = EUR 1,-. Die Basis des Wertes bilden die Kosten, um das Gut zu erzeugen, die Gewinnmarge des Erzeugers und die Einnahmen des Staates vulgo Steuern. Die Gewinnmargen werden von Unternehmer und Markt festgelegt, Steuern sind der Ausdruck einer politischen Willensbildung. Beides für sich genommen sicherlich keine einfachen Unterfangen. Uns interessieren hier jedoch die Kosten.

[Subventionen werden übrigens bei der Ermittlung des BIP nach der sog. Entstehungsrechnung (Produktionsansatz) wieder von den Einnahmen des Staats (=Steuern) als Ausgaben abgezogen.]

In die Vorleistungen der Milch fließen unterschiedlichste Arbeitsschritte mit ein, die mit den unterschiedlichsten Kosten verbunden sind. So ist die Heuernte z. B. mit den Kosten für Traktoren, Diesel oder den verwendeten Geräten verbunden.

[Die Bewertung bzw. Wertschätzung der Arbeitszeit des Landwirts ist für sich ein sehr spannendes und wichtiges Thema, würde in diesem Kontext aber zu weit- und vom eigentlichen Thema wegführen.]

Nun greifen wir uns aus diesen Kostenfaktoren den Diesel heraus, da es an dessen Beispiel am plakativsten darzustellen ist. Diesel wird aus Erdöl hergestellt. Erdöl ist ein fossiler und somit begrenzter Energieträger und verursacht die inzwischen allseits bestens bekannten CO_2-Emissionen mit den entsprechenden Klimafolgen.

Im Preis für den Liter Diesel sind jedoch nur die Herstellungskosten für diesen enthalten zzgl. der Gewinnmarge und allfälliger Steuern. Was jedoch im Dieselpreis nicht enthalten ist, sind z. B. jene Kosten, die im Zusammenhang mit den verursachten CO_2-Emissionen entstehen. Man spricht deshalb auch von „externen Kosten". Das sind all jene Kosten, die zwar faktisch entstehen, den jeweiligen Verursachern (z. B. Förderunternehmen) anteilig jedoch nicht spezifisch zugeordnet werden. Somit finden diese auch in der weiteren Wertschöpfungskette (z. B. Raffinerien > Tankstellen > Diesel für Traktor) keine ökonomische Berücksichtigung und haben so auch keine steuernde Wirkung. Die gegenwärtigen Diskussionen um CO_2-Abgaben sind ein erster Versuch, einen kleinen Teil dieser externen Kosten an die entsprechenden Verursacher bzw. Güter zu binden.
Die genannten CO_2-Emissionen sind jedoch nur ein Aspekt dieser externen Kosten. Weitere ökologische Themen, die man da und dort immer wieder hört, sind z. B. der Verlust an Biodiversität, das Bienensterben, die Degradierung (= Abwertung) der Böden, Peak Phosphor (Überschreitung des Fördermaximums von Phosphor), die Eutrophierung (= Nährstoffüberversorgung) der Gewässer oder der langsame Anstieg des Meeresspiegels, um nur ein paar zu nennen. All diese Veränderungen, die ganz wesentlich auf den Einfluss des Menschen zurückzuführen sind, werden auch gravierende soziale, gesellschaftliche und politische Herausforderungen mit sich bringen und sich ebenfalls in Kosten niederschlagen. Unmittelbare Kosten in der Gegenwart, vor allem aber absehbare Kosten in der Zukunft.

[Daher bezeichnet die mittlerweile breit etablierte Wortschöpfung „Anthropozän" explizit das „Zeitalter des Menschen", vom altgriechischen ánthropos, also Mensch. Und nein, ich kann kein Altgriechisch!]

Am Ort des Geschehens

Auf dem Markt werden Güter gehandelt. Es gibt ein Angebot und es gibt eine Nachfrage. Neben all den Eigenschaften, die diese Güter mit sich bringen und weshalb wir diese benötigen, haben wir uns global darauf verständigt, diese Güter über einen Preismechanismus miteinander zu

tauschen und in Relation zu setzen. Der Preis ist dabei zu einer Art universellen Sprache geworden, die überall auf der Welt verstanden wird und die jeder sprechen kann. Gleichzeitig ist der Preis auch ein wesentlicher Faktor für die Kaufentscheidung. Nicht ausschließlich, blickt man speziell auf Luxusgüter, aber eben wesentlich. Bei Massengütern mit geringem Distinktionswert, also der fehlenden Möglichkeit, sich durch deren Konsum von anderen Menschen zu unterscheiden, sind oft nur ein paar Cent Preisunterschied für die Kaufentscheidung ausschlaggebend. Hier versucht man natürlich mit Design, Marketing und sonstigen Maßnahmen entsprechende Entscheidungen zu beeinflussen. Denken wir wieder an den Liter Diesel. Der Preis ist letztlich der wichtigste Verteilungsfaktor für Güter, speziell Massengüter. Er entscheidet stark darüber, was wir kaufen, und somit auch darüber, was vermehrt produziert wird und was eben nicht.
Wenn jedoch die oben angeführten externen Kosten nicht an den jeweiligen Gütern hängen und somit nicht im Produktpreis enthalten sind, dann haben diese Kosten auch keine steuernde Wirkung im alles verteilenden Preismechanismus. Hinzu kommt der faktische Umkehrschluss, dass Kosten, die nicht individuell an Güter bzw. Verursacher gekoppelt sind, weitgehend vergemeinschaftet werden und somit aus staatlichen Budgets oder erhöhten Kosten für Absicherungen bezahlt werden müssen. Nochmals, diese Kosten, so schwer sie auch im Einzelfall zu bestimmen sind, sind tatsächliche Kosten, die zwar ursprünglich nicht in Euro berechnet wurden, aber zu vielseitigen Konsequenzen führen, die früher oder später sehr wohl in Euro bezahlt werden müssen. Das ist auch keine persönliche Meinung, sondern ein Faktum, an dessen grundsätzlichem Fundament nur mit größter postfaktischer Ignoranz zu rütteln ist.

An dieser Stelle wollte ich eigentlich anhand des Milchpreises pro Liter die Milch aus der Bio-Landwirtschaft mit konventioneller vergleichen. Das Ergebnis war: Der Liter Bio-Milch inklusive aller externen Kosten müsste günstiger sein als der konventionelle Liter inklusive ebendieser Kosten. Irgendwas fühlte sich an diesem Vergleich jedoch faul an, so als hätte ich etwas übersehen. Es hat ein wenig gedauert, es herauszufinden, und ich habe mich dazu entschlossen, euch an meiner Logik-Fehler-Erkenntnis-Vermutung teilhaben zu lassen. Bewertet selbst.

Ein paar Zeilen zuvor haben wir ja schon den Denkpatschen mit der Vergangenheit kennengelernt. So einen ähnlichen Patschen hatte ich hier auch. Gleichzeitig war ich auch ein wenig dem Denkmuster der Hineinvereinfachung anheimgefallen, dem zu entkommen wir überhaupt erst mit B2P angetreten waren. Also gleich zwei Denkpatschen ... Jessas!

[Ja okay, ursprünglich heißt es „Jesses" und kommt noch ursprünglicher von Jesus. Inzwischen wurde daraus „Jessas", hat nichts mehr mit Jesus zu tun und ist nach wie vor sinngemäß ein Ausruf der Verwunderung und des Erschreckens. So wie unsere Ahaa!s ... Könnten also auch Jessasse heißen. Hmm.]

Denkpatschen 1 – (Hinein-)Vereinfachungen und ihre Konsequenzen

Mit dem Vergleich würde ich aus Sicht der Gegenwart zumindest andeutungsweise Bio-Landwirte zu guten Landwirten erklären und konventionell wirtschaftende zu bösen. Die einen wissen um die oben erwähnten Faktoren, haben sich bewusst für bio entschieden und leisten damit einen selbstlosen Beitrag zum Erhalt des Planeten. Die anderen pfeifen hingegen einfach drauf, produzieren aus Gier, zerstören dabei unbekümmert unsere Zukunft und meucheln unsere gute Mutter Erde. Ich würde also ungewollt in eine Kerbe schlagen, die es in der Realität in dieser Form einfach nicht gibt und damit gerade jener Polarisierung das Wort reden, der wir mit B2P eigentlich entgegenwirken möchten. So vielfältig die Menschen auf dieser Welt sind, so vielfältig sind auch die Landwirte, ihre Lebenswelten und ihre Wirtschafts- und Arbeitsweisen. Es gibt auch nicht nur, wie das Beispiel suggeriert hätte, zwei Preise (bio & konventionell) sondern sehr viele unterschiedliche. Gleichzeitig erzeugen die Begriffe „bio" und „konventionell" Kategorien der Realität, in die man als Landwirt gnadenlos hineinvereinfacht wird, ohne diese Begriffe gar jemals für sich selbst als bedeutsam oder relevant zu akzeptieren.

Der Denkpatschen war hier weniger die zugrundeliegende Überlegung, sondern vielmehr die Einfachheit in der Darstellung. In der Kommunikation

spricht man von Sendern und Empfängern. Dabei ist mir ein Satz hängengeblieben, der mich seither fast mantraartig begleitet. „Der Sender ist verantwortlich für den Inhalt seiner Nachricht." Das bedeutet nicht, dass man es als Sender in der Hand hat, was der Empfänger glaubt zu hören. Das ist schlicht unmöglich. Ich habe jedoch als Sender die Möglichkeit und die Verantwortung, alles mögliche zu unternehmen, um die Wahrscheinlichkeit zu erhöhen, dass das von mir Gemeinte auch dem entspricht, was vom Empfänger unter der Botschaft verstanden wird. Diesen und viele andere Absätze und Abschweifer in diesem Buch (und meinem ganzen Leben, seit mich dieser verfluchte Satz verfolgt) habt ihr also diesem Mantra zu „verdanken".
Der Dualismus „bio" vs. „konventionell" ist eine solche ungerechtfertigte und wirklichkeitsfremde Vereinfachung, die zwar leicht von der Hand geht, in der Welt jedoch nichts Sinnvolles zu greifen vermag.

Denkpatschen 2 – Falsche Fragen in der falschen Welt

Die Entscheidung für eine landwirtschaftliche Wirtschaftsweise ist vielschichtig und die oben genannte „Hineinvereinfachung" in naive Dualismen wirklichkeitsfern. Sprächen also aus heutiger Sicht neben all den anderen Faktoren rein ökonomische Überlegungen durchaus für eine nachvollziehbare Entscheidung „gegen bio", so würden sich diese Überlegungen unter Annahme der Kostenwahrheit gar nicht erst stellen. Schauen wir uns das mal kurz aus der Perspektive einer Welt an, in der die Kostenwahrheit gegeben wäre.
Wir würden den Dualismus von bio und konventionell nicht diskutieren, weil es bio, so wie wir es kennen, schlichtweg nicht geben würde, es gäbe keinen Bedarf. Die gesamte Landwirtschaft wäre nicht so stark mit der Gewinnung und dem Verbrauch fossiler Energie verschränkt, Makronährstoffe wie Phosphor würden nicht – mithilfe fossiler Energie – um die halbe Welt transportiert und dann großflächig und in riesigen Mengen ausgebracht. Die gesamte Struktur der (Land-)Wirtschaft würde zwar derselben Logik folgen, aber völlig anders aussehen. Wir würden auch andere Begriffe verwenden, um sie zu beschreiben. Dass bio dann dabei wäre, ist zu

bezweifeln, und wenn, dann mit einer völlig anderen Bedeutung. Konventionell schon eher, da wir auch in dieser Welt gewohnte Dinge in eine „Konvention" gießen würden, um sie von etwas außerhalb der Konvention zu unterscheiden. In einer solchen „utopischen Welt" mit Kostenwahrheit würde es diesen Dualismus also schlichtweg nicht geben, in einer Welt, in der wir Kostenwahrheit etablierten, würde er langsam verschwinden. Die dem Menschen eigenen Wesenselemente wie Gier, Neid, Lust und was auch immer man in diese Aufzählung noch inkludieren möchte, würden auch in diesem Utopia gleichermaßen existieren und funktionieren. Und dort, wo sie auf den Markt treffen, würden sie zu Handlungen werden. Wir könnten uns ja mal vorstellen, wozu das vielgefeierte Marktprinzip der „unsichtbaren Hand" als Folge der individuellen Maximierung des Eigennutzens unter Kostenwahrheit führen würde? Was würden wir hier optimieren? Was maximieren? Was produzieren? Was konsumieren? Vielleicht hatte der Theoretiker Adam Smith nicht ganz Unrecht mit seiner Behauptung, das Gemeinwohl sei lediglich ein Nebeneffekt von individueller Profitmaximierung. Bei Milliarden von Kaufentscheidungen, die täglich weltweit getroffen werden, tragen wir sichern nicht bei jedem Liter Milch, jedem Bleistift oder jeder Mahlzeit einen sorgenvollen Weltgeist in uns und die Verantwortung der ganzen Welt auf unseren Schultern. Adam Smiths Marktmodell funktionierte jedoch nur auf Basis weniger, sehr vereinfachter Annahmen über eine außerhalb der Theorie nicht wirklich existierende Welt. Implizit, denke ich, ging Smith zu dieser Zeit auch davon aus, dass die Preise im Grunde sämtliche Kosten repräsentierten.

Zurück zum Thema

Es geht also um Kostenwahrheit oder die „Internalisierung externer Effekte". Soll heißen: Der Produktpreis „zeigt die Kostenwahrheit", da alle Kosten berücksichtigt werden: ökonomische, ökologische und gesellschaftliche Kosten. Insgesamt wird diesem Thema bisher aber nur sehr wenig Aufmerksamkeit geschenkt, wenngleich die bereits erwähnten Vorstöße wie Emissionshandel und CO_2-Steuern in diese Richtung abzielen. Umso spannender, sich endlich auf dieses Thema einzulassen: Einen ersten Vorstoß hierzu hat die deutsche REWE-Tochter „Penny“ unternommen. Dort hat man zusammen mit Tobias Gaugler von der Universität Augsburg[9] nach dem Prinzip des sogenannten „True Cost Accounting“ versucht, die wahren Kosten („True Cost“) von acht handelsüblichen Lebensmitteln zu ermitteln, und diese dann in einer Berliner Filiale, auch ausgeschildert. Der Versuch beschränkte sich jedoch nur auf eine Filiale, und bezahlt wurden die gewohnten Preise. Aber immerhin ein guter und durchaus mutiger Schritt, der zumindest den elementaren Aspekt der Argumentation klar untermauert: Die aktuellen Preise sind zu niedrig, viel zu niedrig. Und ja, auch hier wurde wieder vereinfacht zwischen konventionell und bio unterschieden, da inzwischen die Unterscheidung selbst zur Konvention geworden ist.

Produkt	**Verkaufspreis zum Zeitpunkt der Ausschilderung** (VKP in DE)	**„Wahre“ Kosten**
Junger Gouda 1 kg	4,98	9,36
Hackfleisch gemischt 1 kg	5,58	15,25
Hackfleisch gemischt bio 1 kg	9,00	20,38
Mozzarella 1 kg	4,72	7,15
H-Milch 1 l	0,79	1,75
Frisch-Milch bio 1 l	1,09	1,84

Der Kreis schließt sich

Es ist schon spannend, wie dieses Kapitel eigentlich mit Wachstum und wirtschaftlichen „Werten“ angefangen hat und dann bei der Kosten-„Wahrheit“ gelandet ist. Das war keineswegs beabsichtigt, sondern ist, wie so vieles andere auch, im Zuge des Tuns entstanden und zeigt ungewollterweise doch einen spannenden Zusammenhang auf.

An dieser Stelle ist jedoch noch ein Hinweis wichtig. Auch wenn die Berücksichtigung von externen Kosten durchwegs schlüssig und wichtig erscheinen mag, so darf diese nicht darüber hinwegtäuschen, dass vieles eben nicht in Preisen ausgedrückt werden kann und vermutlich auch nicht werden sollte.
Der Liter Milch muss letztlich einen Preis haben, und in diesem sollten idealerweise auch möglichst viele Kostenbestandteile enthalten sein. Das Thema Tierwohl bzw. vielmehr das Wohl eines Tieres kann jedoch nicht nur in Kostenfaktoren bemessen werden. Das wäre schlichtweg zynisch und entspräche einem Vereinfachungsdenkpatschen mit Lehrbuchcharakter! Viele Fragen, vor allem aus Ethik und Moral, können und sollten nicht „vom" oder „am" Markt beantwortet werden, ein Preis ist hier zudem sicher auch der falsche und vermessene Indikator.
Kommen wir zum Beginn dieses Kapitels zurück. Vielleicht können wir uns darauf verständigen, dass der Markt zwar nicht für alles, jedoch für sehr vieles von dem (mit-)verantwortlich ist, was wir heute als „Welt" wahrnehmen. Produktauswahl, Verkehrsmittel und Infrastruktur, Städteplanung, Kleidung, Landwirtschaft, Lebensmittel oder Ernährung.
Wir haben auch gesehen, dass die Preise am Markt viele Kosten unberücksichtigt lassen, den Produkten also die falschen „Werte" zugeordnet sind. Wenn also der Markt hauptsächlich über Preise kommuniziert und die Entscheidungen auf diesem Markt einen wesentlichen Teil unserer Realität mitgestalten, sollte es uns dann nicht zu denken geben, dass diese „große Rechnung" seit langer Zeit mit den falschen Zahlen vulgo Werten geschieht? Und wenn dem so ist, dann müsste doch laut Adam Riese auch das Ergebnis falsch sein? Und kann man wirklich richtige Entscheidungen auf Basis falscher Ergebnisse treffen? Abschließender Gedanke. Wenn wir also vom Wirtschaftswachstum vulgo BIP sprechen und ständig alles wächst und weiterwachsen muss: Was genau wächst da eigentlich? Ich frag für einen Freund ...

[Adam Ries, auch Adam Riese (~1492–1559) war ein deutscher Rechenmeister.]

ALMEN – ZWISCHEN WANDERIDYLL, KLIMAWANDEL UND WOLF

Eine Geschichte vereint meine Familie noch mehr als die des Essens: die von der Alm. Und dem Essen dort. Meine Großeltern und Eltern haben schon sommerlang dort Urlaub gemacht. Und ist es nicht genau das, womit wir Almen verbinden? Erholung, Urlaub? Saftiggrüne, duftende Wiesen in den Bergen. Kühe, Schafe, Almhütten mit Kässpätzle und Speckbrot, das kühle Bier aus der eiskalten Quelle vor der Tür? Genau das war sie für mich auch, so eine Alm.

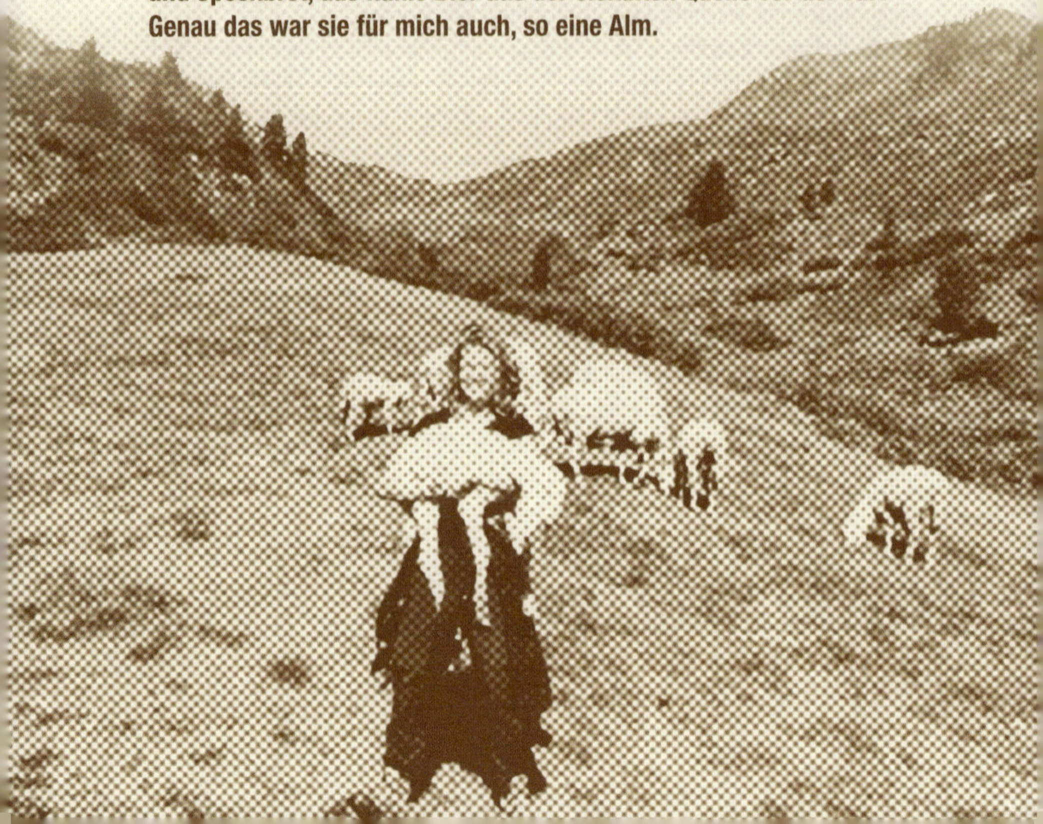

Das alles hat sich geändert, als ich den Roten Blitz Richtung Tirol zu Patricia und ihrem Vater Walter gesteuert habe. Wir haben uns beim AgrarThinkTank kennengelernt, einem Zusammenschluss aller landwirtschaftlichen Jugendorganisationen in Österreich. Als ich dort von meinen Plänen erzählt habe, war Patricia die Einzige, die gesagt hat: „Komm zu uns. Arbeit gibt's immer." Gesagt, getan. Außerdem haben sie Schafe. Killerargument für mich.
In Wörgl angekommen, biege ich neben einem großen Bürogebäude ein. Plötzlich Stall und Wiesen. Mir kommt der tirolerischste Tiroler entgegen, den ich je kennengelernt habe. Er sieht aus, als würde er in genau diesem Moment, als ein altes Feuerwehrauto mit einer Wienerin an Bord um die Ecke biegt, denken: „Alter, womit habe ich das verdient?" Seine Tochter hat ihm ein paar Tage Wienerin verordnet und mir ein paar Tage Alm mit Walter.

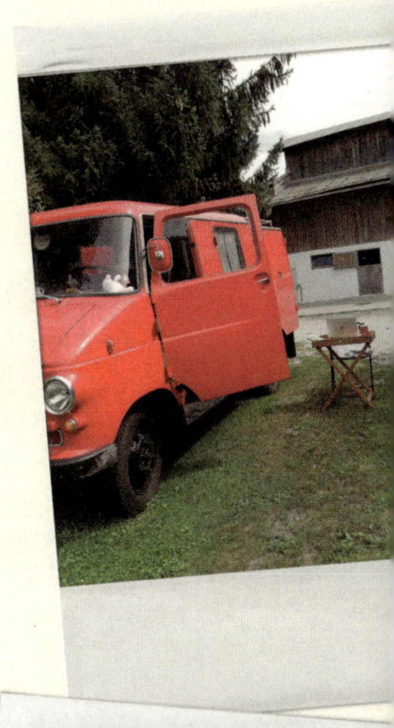

Die Koflers züchten Tiroler Bergschafe in Wörgl. Im Sommer sind die 100 Schafe samt Walter auf der Alm. Eine Stunde westlich von Wörgl haben die Koflers 100 Hektar Alm samt Hütte gepachtet. Wir lassen den Blitz beim Stall in Wörgl stehen. Man stelle sich bitte das gurgelnde Tiroler R bei der Aussprache vor. Wörrrrrrgl.

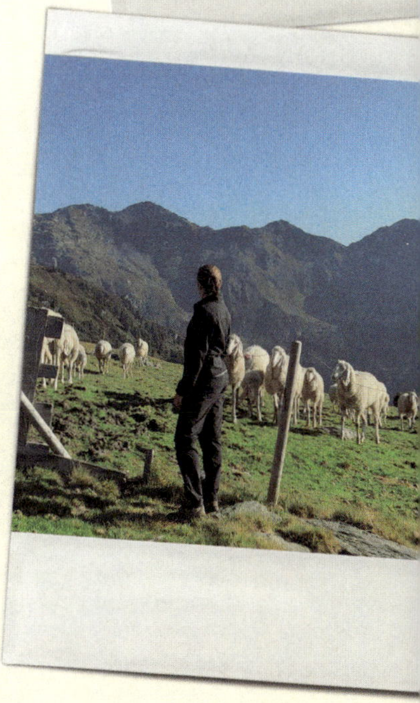

Schäfchen zählen

Walter rumpelt mit mir den weiten, kurvigen und steilen Weg zur Alm. Die Hütte lassen wir links liegen und fahren gleich noch höher. Zuerst die Schafe. Dann der Rest. Walter steht mit dem Gucker in der Hand da und zählt. Ich

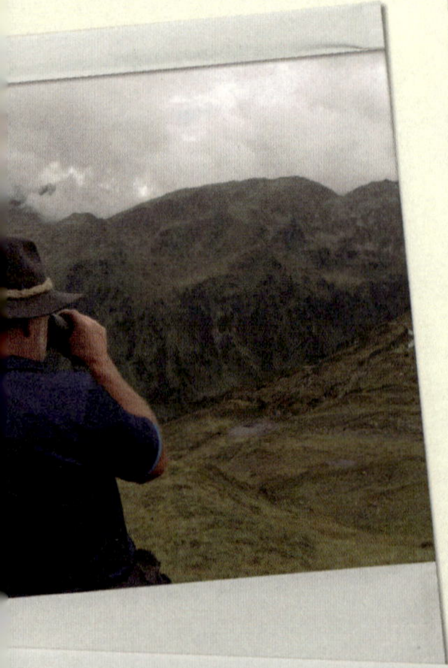

beobachte ihn. Er drückt mir das Fernglas in die Hand „Wie viele?“, fragt er knapp. Ich versuche, die Schäfchen zu zählen.

Anstatt müde zu werden, bin ich hoch konzentriert. Ich zähle 73. „Sicher?“, fragt's. „Dann müssen wir suchen gehen.“ Oje, was, wenn ich mich verzählt habe? „Walter, ich bin nicht sicher.“ Der strenge Blick wird noch strenger: „Du musst schon wissen, wie viele es sind.“ Wer von euch schon mal durch ein Fernglas eine Herde Schafe zählen musste, weiß, wovon ich rede. Für einen Laien fast unmöglich. Der strenge Blick wird milder und fast zu einem Lächeln. „Na ja ungefähr kommt's schon hin. 89 habe ich gezählt“, erklärt er mit seinem unvergleichlichen Tiroler Slang. „Ich mach das ja seit Jahrzehnten“, entschuldigt er meine Schafzählungenauigkeit. Also erste Aufgabe: verlorene Schafe suchen. Man möge sich vorstellen, 100 Hektar und Schafe ohne Verständnis für Grundstücksgrenzen. Walter drückt mir einen Hirtenstab in die Hand: „Ohne Stock gehen wir nicht ins Gelände.“ Mit meinem neuen dritten Bein stapfe ich Walter hinterher. Er erzählt mir von den Anfängen der Almwirtschaft hier oben. Zeigt mir eine alte Sennerei auf unserem Weg. Nichts mehr als ein kleiner Steinverschlag, in dem Menschen und Tiere gemeinsam gewohnt haben. Hier oben haben sie die Tiere gemolken.

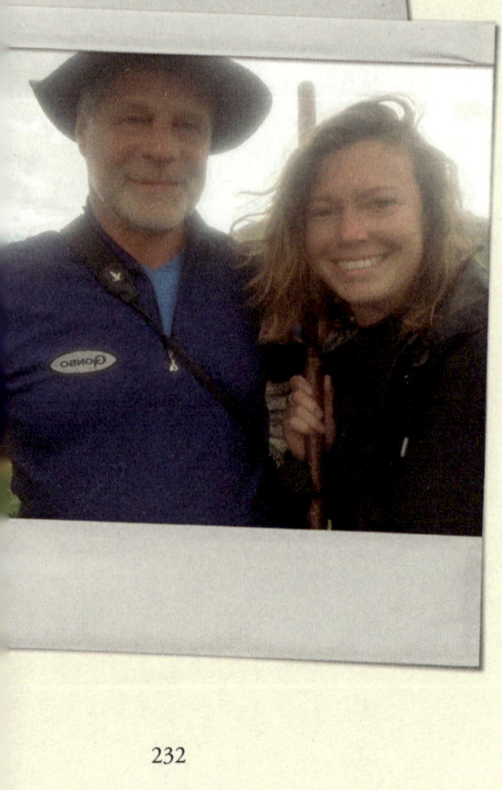

Zu Transport- und Haltbarkeitszwecken wurden Käse und Butter gemacht. Kein Mensch zu sehen. Nur die Wanderwege schlängeln sich durch die idyllische Bergwelt. Das Heidelbeergestrüpp leuchtet schon jetzt im August rot. Am Berg ist früher Herbst. Nach knapp drei Stunden Marsch erreichen wir den höchsten Punkt am Grat.

Walter erzählt von den Soldaten, die sich hier im Krieg versteckt haben. In der Ferne sehen wir einen Haufen weißer Punkte. Okay, Walter sieht sie. Die abgängigen elf. Nach einer weiteren Stunde haben wir sie erreicht.
Jetzt müssen wir sie nur noch zu den anderen treiben. Walter geht mit Leckerli vorne, ich hinten. So treiben wir sie in die Richtung, aus der wir gekommen sind, zur Herde zurück. Im Streckschritt, damit die agilen Klettertiere beisammenbleiben. Nicht nur einmal haut's mich fast auf die Pappn. Hat keiner gesehen, bin eh hinten. Nur die Schafe sind Zeugen.

In der Dämmerung kommen wir wieder bei der Almhütte an und machen Feuer. Beim gemeinsamen Bier verrät mir Walter grinsend, dass er mir mit unserem Marsch eigentlich nur die Gegend zeigen und die Geschichte erzählen wollte. Er wusste schon ungefähr, wo die Schafe waren. Sie wären nach einer halben Stunde auch schon erreicht gewesen. So sollte es in den kommenden Tagen weitergehen. Walter tut nichts, ohne daraus eine pädagogisch wertvolle Lektion für mich zu machen. Als ich ihm Speck und Würste als Gastgeschenk überreiche, ist das Eis zwischen uns endgültig gebrochen.

Alm – gottgegeben oder gottverdammt viel Arbeit?

Nach einem ausgiebigen Frühstück schnappt Walter mich, eine Motor- und eine Handsäge. Gemeinsam stapfen wir von der Hütte talabwärts zu den Kühen, um sie zu zählen. Eigentlich sind es Kalbinnen. Ihr erinnert euch: die Teenie-Kühe, die noch kein Kalb bekommen haben. Walter betreut sie hier über den Sommer für andere Bauern. Wir wandern über die saftige Almwiese und zählen die Kühe, als das Gelände immer unwegsamer wird. Wo vorher noch Wiese war, ist jetzt menschenhohes Gestrüpp und dazwischen Nadelbäume. Kein Wandervergnügen mehr. Prädikat sehr beschwerlich. Mitten im

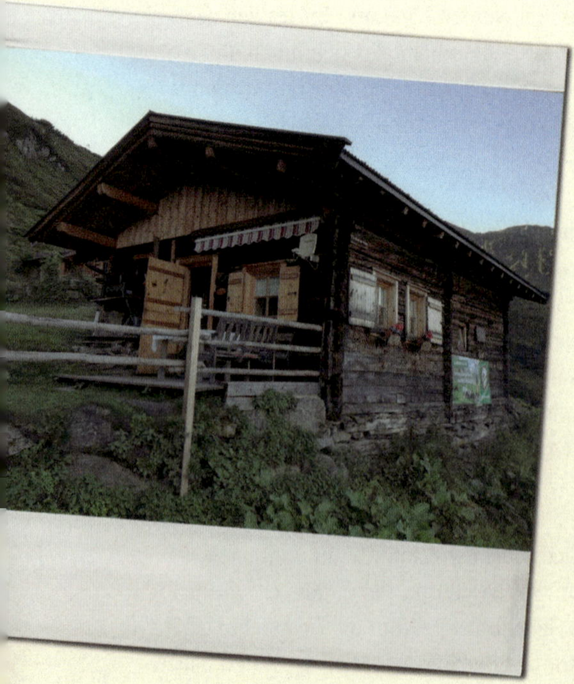

Dickicht im Steilhang bleibt Walter stehen. „Verstehst du jetzt, was die Kühe und die Schafe hier machen?" Verstecken?, denke ich mir nur. „Als ich die Alm damals gepachtet habe, hat hier alles so ausgesehen", spricht er weiter. „Die Kühe und ich haben aus dem Unterholz, aus den Büschen, wieder Alm gemacht. Ich mit der Säge, sie mit ihren Hufen, Klauen und ihrem Fressen."

Zum ersten Mal macht's bei mir Klick. Ohne Tiere und Bauern keine Alm. Was wir so toll zum Urlauben finden, ist nicht einfach gottgegeben. Kapiert man auch erst mittendrin. Ich lerne auch: Werden Weiden nicht mehr genutzt, wächst mit dem Gras auch die Gefahr von Lawinen oder Muren. Wer schon mal im langen, nassen Gras auf dem Berg ausgerutscht ist, weiß, wovon ich spreche. Das geht schnell in Richtung Knackbruch. Also schnappen wir uns die Sägen im Steilgelände und schneiden den Kühen Trampelpfade frei. So beginnen sie auch in die unwegsamen Bereiche zu wandern, um dort zu fressen. Je länger und je mehr sie fressen und wandern, desto eher wird aus dem Gestrüpp wieder eine Almwiese.

Schafe im Klimawandel

Schwitzend schnappen wir unsere Sägen und stapfen zurück zu Hütte und Auto. Es ist Mittag, es ist August. Doch für über 2.000 Höhenmeter ist es schon ungewöhnlich warm. Das spüren auch die Schafe. Die letzte Wasserstelle auf ihrer Weide ist fast vertrocknet. Viel früher als in den letzten Jahren, erzählt Walter. Überhaupt führen die Quellen immer weniger Wasser. Es regnet und schneit weniger. Es ist warm. Wir müssen sie allesamt weitertreiben zu einer Weide, auf der noch eine Quelle fließt.

Vom Schlachten und drei Lämmern

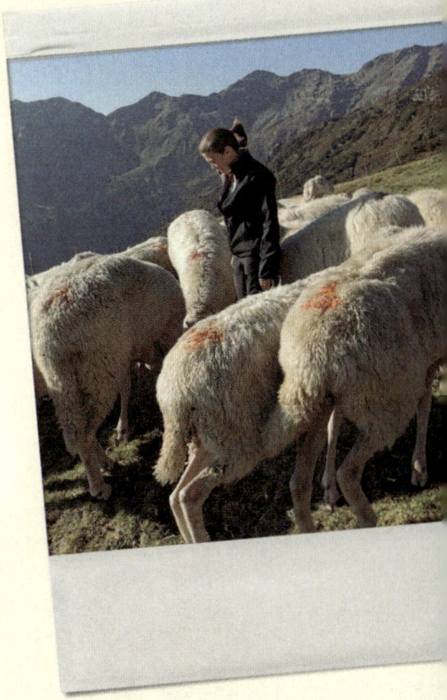

Man könnte es auch ein Schlüsselerlebnis nennen. Walter schlachtet die Lämmer und Schafe noch selbst. Das ist zur absoluten Ausnahme geworden. Während er mir davon erzählt, klingelt sein Handy. Wir stehen gerade im Steilhang und sägen wieder. Eine Bestellung. Drei Lämmer werden noch heute abgeholt. Zerteilt und küchenfertig. Walter tut einen Seufzer. „Du bleibst hier. Ich muss schlachten fahren." Ich zögere. „Nimmst du mich mit? Ich wäre gern dabei." Ich war noch nie dabei. Walter hadert sichtlich. Er glaubt nicht, dass das g'scheit ist. Ob ich das wirklich sehen will? „Ja, bitte", ist meine entschlossene Antwort. Denn in diesem Moment wird mir klar: Ich esse mein Leben lang Fleisch. Aber beim Schlachten dabei gewesen bin ich noch nie. Geschweige denn habe ich selbst geschlachtet. Wer macht das heute noch selbst? Eben. Also musste ich die Gelegenheit bei der Wolle packen. Wir rumpeln mit drei Lämmern im Anhänger über eine Stunde ins Tal. Ihr stellt euch die jetzt bestimmt so klein vor, wie ich auch dachte, dass sie sind. Doch sie schauen schon fast aus wie ausgewachsene Schafe. Sie werden geschlachtet, bevor sie geschlechtsreif werden. „Sonst ist ja nix dran", erklärt Walter. Im Frühjahr sind sie zur Welt gekommen. Den Sommer haben sie auf der Alm verbracht. Wir parken vor Walters Schlachtraum in Wörgl. Mit Stricken führen wir die drei Lämmer in den weiß gefliesten

Raum. Es riecht sauber und ein bisschen metallisch. Walter legt sich eine Plastikschürze an und reicht mir auch eine. Wir steigen in frische Gummistiefel. Walter erklärt mir mit seiner pädagogisch wertvollen Art jeden Schritt. Ich halte immer noch die drei Lämmer an den Stricken. Mit einer Elektrozange, die er an den Lämmerkopf hält, betäubt Walter das erste Lamm. „Damit es nichts mehr spürt", sagt Walter. Dann folgt der Schnitt durch die Kehle. „Erst durch den Blutverlust tritt der Tod ein", erklärt er. Bei den zwei anderen Lämmern das gleiche Prozedere. Bis ich nur mehr mit drei Stricken in der Hand in einem Eck des Schlachtraums stehe. Ich beobachte, und Walter beschreibt jeden Schritt. Jetzt hängt er die Lämmer auf, häutet sie, nimmt sie aus und zerteilt sie. Jeder Handgriff sitzt. Er erzählt vom Amtstierarzt, der vorher und nachher zur Kontrolle kommt. Er erzählt von der Tonne, in die die Gedärme zur Entsorgung kommen. Ich habe große Ehrfurcht vor dem Mann, der hier arbeitet. Mit großem Respekt behandelt er die Tiere. Bis ans Ende ihres Lebens und auch dann noch, wenn sie schon zu Fleisch geworden sind. Gemeinsam hängen wir die Lammhälften ins Kühlhaus nebenan. Im Schlachtraum ist es jetzt seltsam still. Es riecht nach Blut und leicht säuerlich nach dem Darminhalt der Wiederkäuer. Wir schrubben und putzen, bis der Schlachtraum aussieht, als wäre nie etwas passiert.

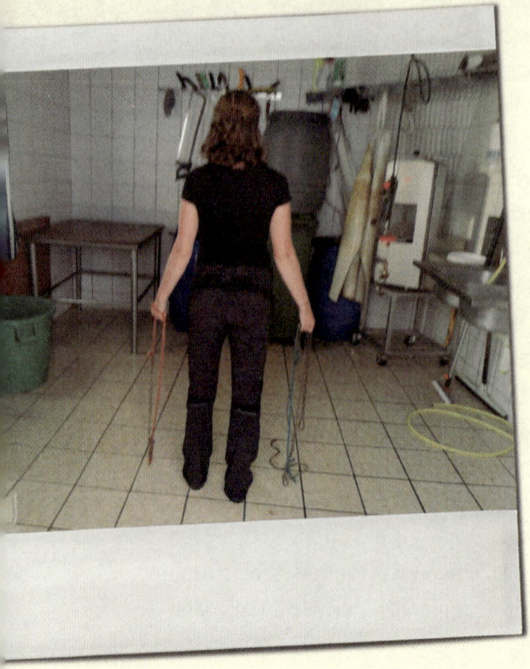

Was übrig bleibt: drei Stricke, 60 Kilo Schlachtkörper und 6 Euro pro Kilo Fleisch. Da passt etwas nicht zusammen, denke ich mir. Die Lämmer sind den ganzen Sommer auf der Alm und fressen nur die besten Kräuter und Gräser. Trotzdem bekommen Patricia und Walter nur 6 Euro pro Kilo Fleisch. Ich lerne, dass die Gastronomie in der Gegend lieber Tiefkühlgermknödel für 30 Cent das Stück einkauft und uns um 6 Euro auf der Hütte serviert, anstatt die Produkte der Bauern im Umkreis zu beziehen. Die Worte eines frustrierten Bauern, denkt ihr? Ein wenig resigniert, würde ich es nennen, nach einem langen Leben voll Bemühungen und Leidenschaft für Tier und Natur. Walter und Patricia haben dafür viele muslimische Kunden, die das Fleisch ihrer Lämmer und auch der Schafe sehr schätzen. Sichtlich erschöpft lässt sich Walter wieder in den Autositz fallen. Nächster Halt: der Stall in Wörgl.

Ammenziege

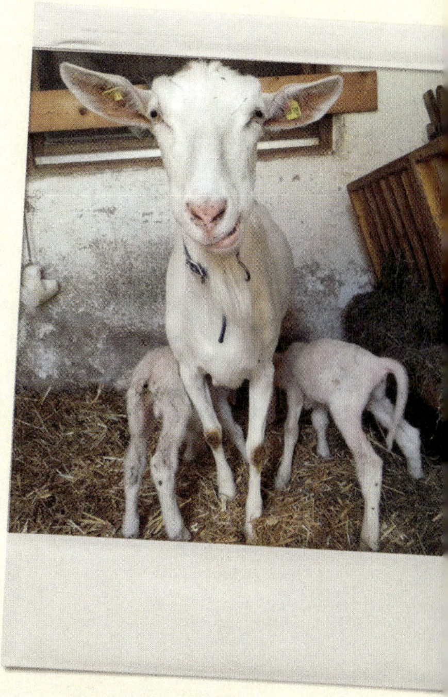

Vor dem Stall, gefühlt mitten im Ort, wartet schon Patricia auf uns. Die Powerfrau ist Schafbäuerin, die erste weibliche Obfrau der Schafjungzüchter in Tirol, und das alles schafft sie neben ihrem Vollzeitjob. Ihre Zuchttiere, die Tiroler Bergschafe, räumen regelmäßig Medaillen bei Zuchtbewerben ab. Die Rassetiere sind teilweise mehrere tausend Euro wert. Reich wird man davon aber trotzdem nicht – ganz im Gegenteil: Ohne Leidenschaft und Idealismus geht gar nichts. Deshalb steht Patricia mit einer weißen Ziege vorm Stall. Letze Nacht wurden zwei kleine Widder geboren. Ihre Mutter hat zu wenig Milch für die beiden, deshalb soll die Ziege die Amme sein. „Ob die das so leiwand findet?", frage ich mich. Doch es klappt. Man glaubt es kaum. Die nächsten zwei Tage bleibe ich hier. Ich versorge die Lämmer, ihre Mutter, die Ziege und mich selbst. Zwischendurch beginne ich neben dem Roten Blitz sitzend mit den Zehen in der Wiese meine Gedanken aufzuschreiben. Hof Office. Schöner kann es nicht sein.

Willy im Stall

Plötzlich sitzt ein Mann mit Schnauzbart und Kappe beim Wirt in Wörgl. Patricia hat sich frei genommen und nimmt uns mit auf eine Erkundungstour durch die Gegend. Dem Willy zeigen wir gemeinsam erst mal den Stall mit unserer Ammenziege. Dann geht es weiter auf eine Sennerei, wo wir alles jausnen können, was es dort so gibt. Wir besuchen auch die Haflinger, die für die Gegend so typisch sind. Und wir nehmen gemeinsam einen Podcast auf. Im Schafstall.

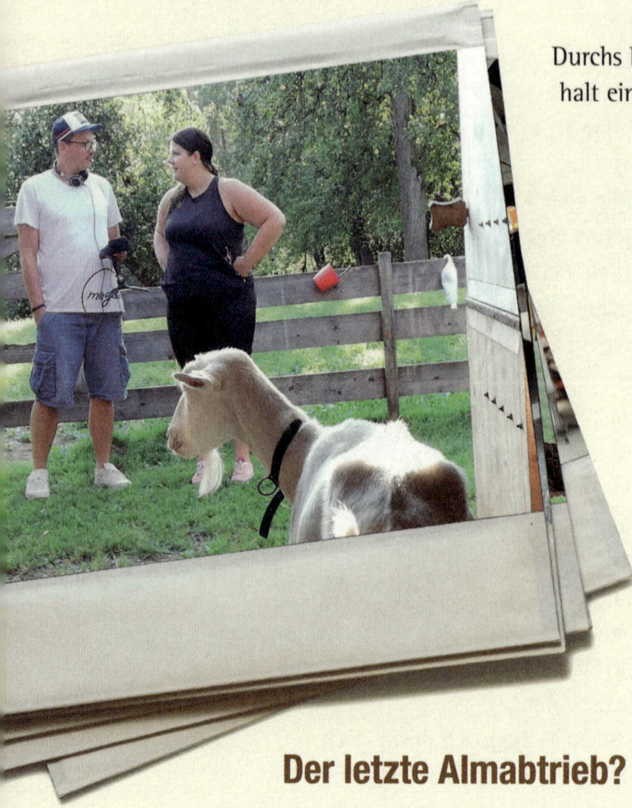

Durchs Reden kommen
halt einfach die Leut' zamm.

Der letzte Almabtrieb?

Ein Jahr später bin ich wieder bei den Koflers. Nach dem vergangenen Sommer überlegen sich viele Tiroler Bauern, ob sie das mit den Almen und den Tieren lassen. Die Rückkehr des Wolfs nach Österreich spaltet die Menschen: Es

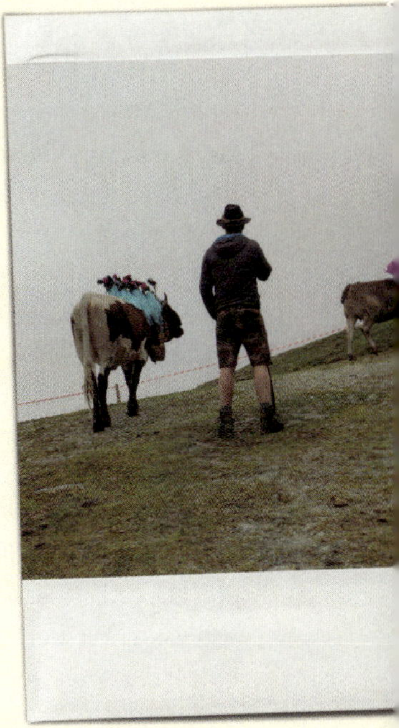

herrscht eine emotionale Diskussion zwischen jenen, die den Wolf schützen wollen, und jenen, die ihre Schafe auf den Almen schützen wollen. Aber was geht uns das an? Im Osten Österreichs bekommt man diese hitzigen Debatten selten mit, außer man kommt zufällig an einem Plakat von Tierschutzorganisation XY vorbei. Wir haben ja auch keinen Bezug dazu. Wie auch? Selbst ich, die seit Jahren inhaltlich damit zu tun hat, habe mir gedacht: „Was regen sie sich denn alle so auf? Sollen sie doch Zäune bauen. Sollen sie doch Hirten anstellen. Sollen sie sich doch Hütehunde zulegen." Bis zu dem Tag, an dem ich selbst wieder auf so einer Alm bin und die Angst der Menschen plötzlich verstehe.

Es ist September, und ich bin wieder bei den Koflers in Wörgl. Ich darf bei ihrem Almabtrieb dabei sein. Kaum in Wörgl aus dem Zug ausgestiegen, geht es nur um die Almen, den Klimawandel und den Wolf. Es fallen Vergleiche zwischen Wolf und Hitler, und im Laufe der Tage werden mir unzählige Smartphones mit Bildern von zerrissenen Lämmern gereicht. Ich verstehe die Polemik und die hochwogenden Emotionen: Das Thema beschäftigt die Menschen hier. Besonders die Bauern. Und das hat einen bestimmten Grund.
Normalerweise freut man sich auf den Almsommer: Die Tiere sind draußen, haben Platz und machen aus den Almgräsern Milch und Fleisch. Mit ihrem Gegrase halten sie die Almen offen. So können wir das Wandern dort genießen. Wer einmal auf einer 100 Hektar großen Alm eine Herde Schafe oder ein verlorenes Kalb gesucht hat und mit der Sense in Steilhängen gestanden ist, weiß, wie viel Arbeit das ist. Ich gehe seither mit anderen Augen wandern. Wer einmal auf der Alm arbeitet, lernt

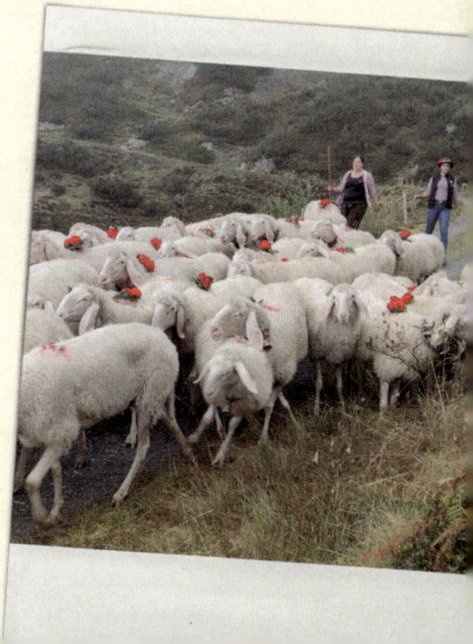

schnell: Landwirtschaft ist mehr als nur Essen. Bauern pflegen unsere Kulturlandschaft. Almen zum Beispiel. Dort machen wir Österreicher Urlaub, deshalb kommen Touristen aus aller Welt nach Österreich. Die wirtschaftliche Relevanz des Fremdenverkehrs wurde uns durch die Covid-19-Pandemie eindrucksvoll vor Augen geführt.

Der Almsommer ist eine jahrtausendealte Tradition. Manchmal kommt es mir vor, als wäre er in der DNA der Tirolerinnen und Tiroler verankert. Er gehört einfach zu ihrer Identität. Doch dieser Sommer war anders. Der Almabtrieb läutet das Ende des Almsommers ein. Mit Wehmut werden die Tiere geschmückt und ins Tal getrieben. Tagelang helfen zig Menschen zusammen und tun das, was wir im Fernsehen nicht sehen: Zäune abbauen. Die Tiere zusammentreiben. Frauen arbeiten traditionell tagelang am Schmuck für die Tiere. Ich bin mittendrin beim Kühe- und Schafezusammentreiben, Schmücken, Schafesuchen, die Alm winterfest Machen.

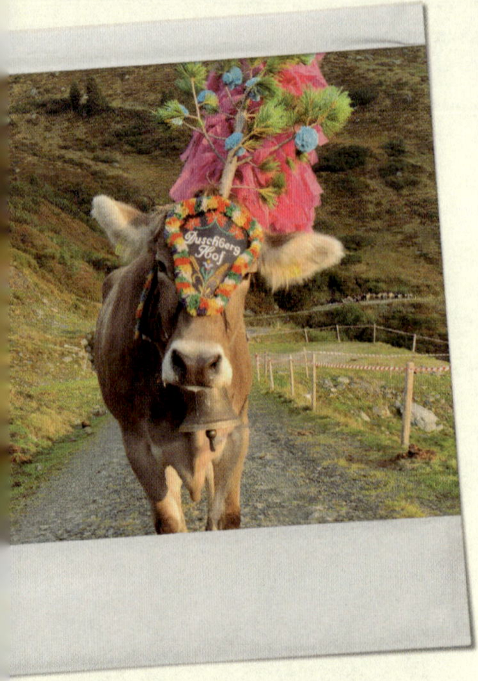

Die Menschen hier vermissen die Alm schon beim ersten Schritt Richtung Tal. So auch die Koflers. Normalerweise. Dieses Jahr ist man nahezu erleichtert, dass es nach Hause geht. Es war einfach zu viel, wird mir erzählt. Die Witterung extrem: von Hagelstürmen bis Dürre war alles dabei. Die Arbeit auf der Alm und der Weg dorthin waren noch beschwerlicher als sonst. Auf einigen Almen in Tirol wurden Schafe von einem Wolf gerissen. Die Angst um die Tiere ist allgegenwärtig. Mir kommt vor, die Wolfsrückkehr ist der große Tropfen, der das Fass zum Überlaufen bringt. „Ich kümmere mich doch nicht das ganze Jahr um meine Schafe, um sie dann dem Wolf auf der Alm zur Jause zu überlassen“, höre ich da. „Die Menschen machen Urlaub hier, aber die Arbeit an der Kul-

turlandschaft zahlt uns ja keiner", heißt es dort. „Dann wird das vielleicht heuer der letzte Almabtrieb gewesen sein", tönt es resigniert. „Du als G'studierte, bis du auf unserer Seite? Was sagst du?"
Ich ziehe die Schultern zu den Ohren. Ich denke über den Unterschied zwischen Tierschutz und Artenschutz nach. „Na dann sollen sie doch Zäune bauen, zum Schutz der Tiere. Oder Hunde holen, die die Herde schützen, oder einen Hirten, der immer da ist", denkt sich das Wienerkind wieder. Und lernt: Die Alm ist 100 Hektar groß, auf über 2.500 Meter Seehöhe gelegen, sausteil, und der Zaun müsste mindestens zwei Meter hoch sein. Selbst wenn der Staat das Material zur Verfügung stellt, wer soll diesen Zaun aufbauen und im Herbst wieder entfernen, damit ihn im Winter die Lawinen nicht umlegen? Wer sagt den Herdenschutzhunden, dass Wanderer Freunde sind und kein Futter? Und wer bezahlt den Hirten? Wer macht so eine Arbeit heutzutage überhaupt noch? Während die Glöckchen der Schafe und Kühe im Morgennebel Richtung Tal bimmeln, versuche ich sachlich und pragmatisch zu bleiben.
Wie kann eine Lösung aussehen? Jede Region ist anders. Wo der eine Weg gangbar, ist dieser woanders unmöglich. Beim ersten Pausenbier nach drei Stunden Almabtrieb denke ich an die Menschen und ihre Traditionen, an die Almen, die Wanderwege, die Tiere und den wirtschaftlichen Faktor. Als zwei Widder aufeinanderstoßen, denke ich an die verhärteten Fronten in dieser emotionalen Diskussion. Als wir nach sechs Stunden ins Tal kommen, wartet eine ganze Menschentraube auf uns. Musik spielt, Kinder freuen sich über die bunt geschmückten Tiere.
Als ich das bunte Treiben von Mensch und Tier aus der Ferne beobachte, denke ich mir: Bei aller Polemik, da müssen sich alle Beteiligten an einen Tisch setzen und reden. Vom Wanderer bis zum Bauern, von der Gastronomie bis zum Handel, vom Tourismusvertreter bis zur Politik. Damit das nicht vielleicht tatsächlich der letzte Almabtrieb war.

[Patricias Perspektive auf all das findet ihr in unserem Podcast.]

GEMÜSE

ZAHLEN, DATEN, FAKTEN

Wir sitzen im Beisl vor unseren Tellern mit gemischtem Salat und schieben nachdenklich ein Stück Tomate und ein paar Stückchen Zwiebel von einem Tellerrand zum nächsten. Wo kommt ihr her und vor allem von wem? Rund 118 Kilo Gemüse isst jeder von uns im Schnitt pro Jahr, aber wie so oft wissen wir wenig darüber, was alles dahintersteckt.

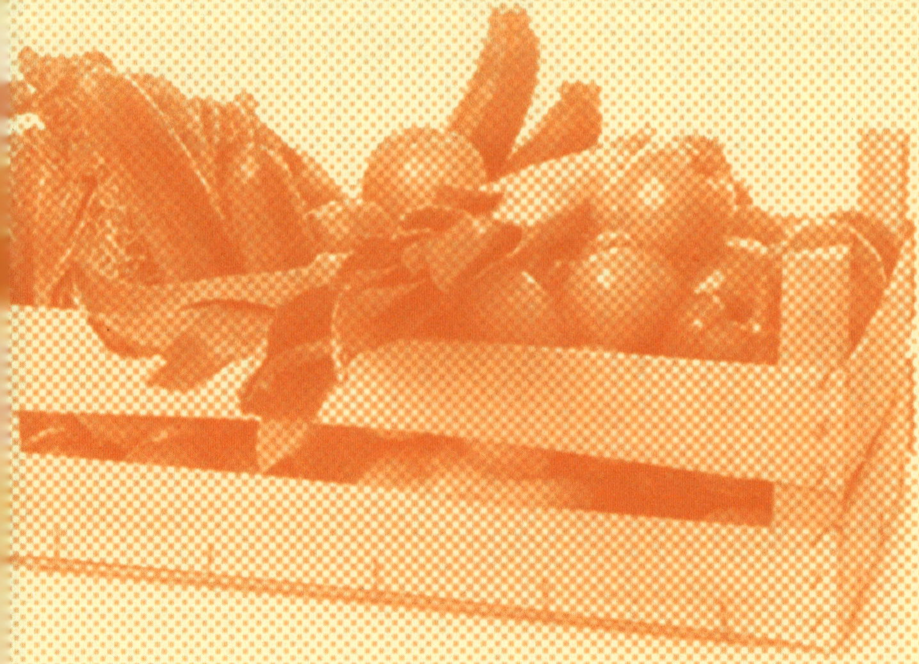

Das Wort „Gemüse“ bedeutete ursprünglich „Mus“ oder „Nutzpflanze“. Heute ist es für uns ein Überbegriff für die essbaren Teile von ein- oder zweijährigen krautigen Pflanzen, wie Blätter, Stängel, Knollen oder Wurzeln. Egal ob wild oder kultiviert. Heute essen wir es roh, gekocht oder konserviert. Gemüse essen wir wegen seiner Vitamine und Mineralstoffe vor allem als Beikost – von Breikost zu Beikost, na okay. Wegen seiner vielen Ballaststoffe hat Gemüse eine Wichtige Funktion für unsere Verdauung.

Nicht zu verwechseln ist das Gemüse mit den Pflanzen, die vor allem wegen ihrer Reservestoffe, wie Fett, Eiweiß und Kohlehydrate, gegessen werden. Zum Beispiel Weizen, Erbsen, Linsen oder Sonnenblumen. Die zählen zu unseren Grundnahrungsmitteln.

Eine kleine Gemüse-Geschichte

Als die Frühmenschen sesshaft wurden, haben sie nicht nur wilde Getreidesorten kultiviert und gezüchtet, sondern auch andere Pflanzen, die in der Nähe der Siedlungen wuchsen. In der Antike musste der städtische Gemüseanbau den Ziergärten weichen, einem Ort zum Lustwandeln, des schönen Anblicks und der Düfte. Die Weiterentwicklung der Ziergärten führte aber wieder zum Nahrungsgewinn: dem Gemüsegarten. Hätten wir ihnen gleich sagen können, dass man von Duft und Liebe nicht leben kann. Für uns macht ein Garten nur Sinn, wenn man ihn essen kann. Aber das ist eine andere Geschichte.
Im Mittelalter hatte schon jeder Bauernhof einen Gemüsegarten. Es wurde angebaut, was man selbst brauchte, und verkauft und konserviert, was zu viel war.

Von Kuchlgarten und Krautacker

Räumlich hatten wir in weiten Teilen Österreichs ein Muster, wie wir Gemüse angebaut haben: Nah am Haus war der umzäunte Kuchlgarten. Dort wurde angebaut, was besonders viel Aufmerksamkeit bedurfte oder schnell

zur Hand sein musste. Im Kuchlgarten gab es Kräuter und Feingemüse wie Salat. Klingt logisch, oder?
Am Rande des Ortes oder des Hofes gab es dann den sogenannten Krautacker: ein größeres Feldstück mit jenen Gemüsen, die einfacher in der Pflege waren und größere Platzansprüche hatten. Dort wuchsen meist Kraut, Zwiebeln, Bohnen und Rüben.

Gemüse mit Migrationshintergrund

Die Antwort auf die Frage, woher unsere Tomate auf dem Teller kommt, finden wir auch in unserer Geschichte. Zum ersten Mal haben die Römer und ihre Eroberungen ziemlich in unseren Gemüsegärten umgerührt. Als Cäsar und seine Truppen unsere Gefilde damals eroberten, brachten sie einen ganzen Gemüsegarten voll neuer Kulturpflanzen aus ihrer südlichen Heimat mit. Ihr habt gedacht, Kraut sei typisch für unsere Breiten? Tja, es stammt wohl eher aus dem Mittelmeerraum. Ab dem 16. Jahrhundert war das Zeitalter der Seefahrer, Entdecker, Eroberer angebrochen. Von ihren Kreuzzügen in den Orient und ihren Entdeckungsreisen in die Neue Welt brachten sie fremde Pflanzen in die alte Heimat. Am Anfang wussten wir nicht recht, was wir mit Tomaten, Kartoffeln und Mais anfangen sollten. Schlussendlich haben diese Mitbringsel unsere Ernährungsgewohnheiten revolutioniert.

Als das Gemüse zum Gewerbe wurde

Als die Städte und ihre Bevölkerung im 16. Jahrhundert wuchsen, war der spezialisierte, gewerbsmäßige Gemüseanbau eine Reaktion darauf. Die ständig wachsende Bevölkerung war auf die Versorgung mit landwirtschaftlichen Produkten aus dem Umland oder der städtischen Peripherie angewiesen. Ab Mitte des 19. Jahrhunderts gab es einen Gemüsebau-Boom in großen Städten. So auch in Wien. Zum einen wollte das wohlhabende Bürgertum frisches Gemüse, zum anderen wuchs die Bevölkerung Wiens zu dieser Zeit abermals enorm. Aus den Kronländern und dem ländlichen Raum kamen immer mehr Menschen dorthin. Der Gemüsebau zog wiederum Saisonarbeiter aus

den ländlichen Gebieten an. Diese wurden oft sesshaft und gründeten ihre eigenen Betriebe. So kam es, dass ein großer Teil der Wiener Gemüsegärtner von Waldviertler Bauernburschen abstammt.
In den Gärtnereien der Großstädte wird bis heute vor allem Feingemüse produziert, das Transportwege oder längere Lagerung nur schlecht verträgt. Früher waren das Salat, Spinat, Fisolen, Erbsen, Gurken und Tomaten, aber auch Radieschen, Kohlrabi und Karfiol. Was damals der Kuchlgarten des Einzelnen war, ist seither die Gärtnerei.

Wie die Bauern Gärtner wurden

In Wien und anderen Großstädten wurde früher noch oft auf warmen Mistbeeten im Freiland angebaut. Die Menschen in der Stadt wurden immer mehr, und ab dem 19. Jahrhundert benötigte die wachsende Stadt dringend Flächen für Siedlungs- und Industriebauten. Infolgedessen gingen die Gemüseanbauflächen in Wien, in Simmering und Kagran, zurück. Auf wenig Fläche viele Lebensmittel produzieren. Mit dieser Herausforderung ist das Gemüse ins Glashaus gewandert, und aus den Bauern in der Stadt sind Gärtner geworden. Je knapper die Flächen, desto effizienter und intensiver muss die Landwirtschaft angelegt werden.

Die, die Bauern blieben

Auch die Gemüseanbauflächen im benachbarten Marchfeld vergrößerten sich. Was früher der Krautacker des Einzelnen, war nun der Feldgemüsebau: In den landwirtschaftlichen Gebieten im Umfeld von Großstädten entwickelte sich die Erwerbssparte des Feldgemüsebaus. Zunächst konzentrierte man sich auf Lagergemüse wie Zwiebeln, Kraut und Rüben.
Ab 1900 haben wir Gemüse vermehrt in Dosen gesteckt und so haltbar gemacht. Also wurden auf dem Feld auch Erbsen und Bohnen für die Konserven sowie Gurkerl und Paprika fürs Essiggemüse angebaut. Ab 1960: ein Hoch auf den Tiefkühler. Seither bauen wir auch Spinat, Karotten und vieles mehr auf dem Feld an und können es in praktischen Packerln tiefgekühlt kaufen.

Um euch einen Eindruck zu geben, wie sehr der Gemüseanbau von der Sorte abhängig ist, schauen wir uns jetzt die Tomate und die Zwiebel auf unserem Salatteller von vorhin etwas genauer an.

Wir stehen auf Tomaten

Einst aus Südamerika zu uns gewandert, sind Tomaten heute unser Lieblingsgemüse.

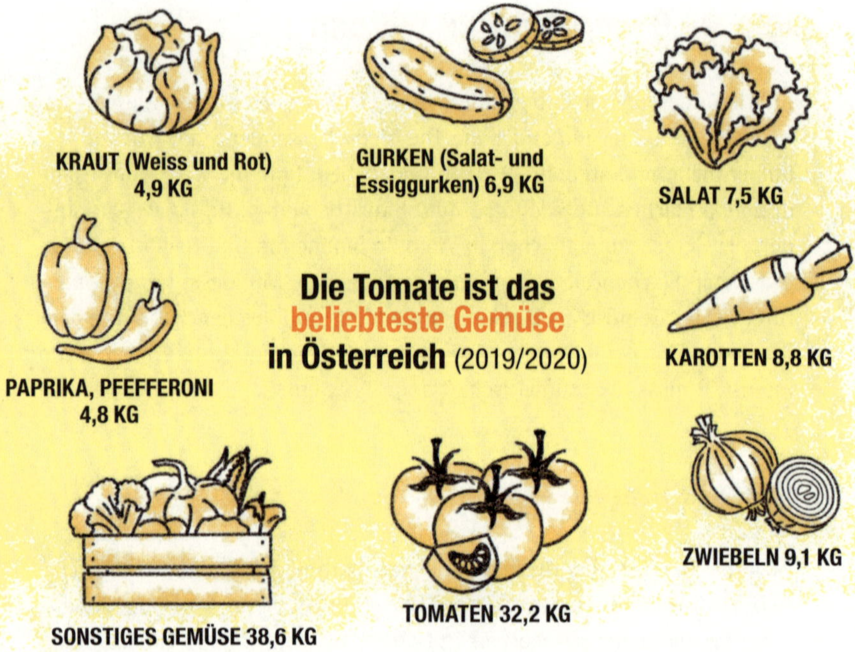
KRAUT (Weiss und Rot)
4,9 KG
GURKEN (Salat- und
Essiggurken) 6,9 KG
SALAT 7,5 KG
Die Tomate ist das
beliebteste Gemüse
in Österreich (2019/2020)
KAROTTEN 8,8 KG
PAPRIKA, PFEFFERONI
4,8 KG
ZWIEBELN 9,1 KG
TOMATEN 32,2 KG
SONSTIGES GEMÜSE 38,6 KG

32 Kilo essen wir jährlich pro Kopf und Nase. Die modernen Glashäuser ermöglichen es uns, fast das ganze Jahr über frische Tomaten anzubauen. Trotzdem können wir unseren Tomatenhunger nur zu 19 Prozent selbst stillen. Grund sind die Tomaten in verarbeiteter Form. Die Hersteller von Ketchup, Sugos und Co. verwenden oft Tomatenmark aus China. Dort werden Sorten speziell dafür gezüchtet und im Freiland angebaut.

Wenn die Tomaten allerdings im Hochsommer zu ihrer natürlichen Reifezeit bei uns Ernte-Hochsaison haben, dann ist Überproduktion angesagt. Vom Hausgarten bis hin zum Glashaus, dem Folientunnel bis hin zum Bio-Bauern haben wir dann einen Überschuss an frischen Tomaten.

Wo werden die meisten Tomaten produziert? (2019)

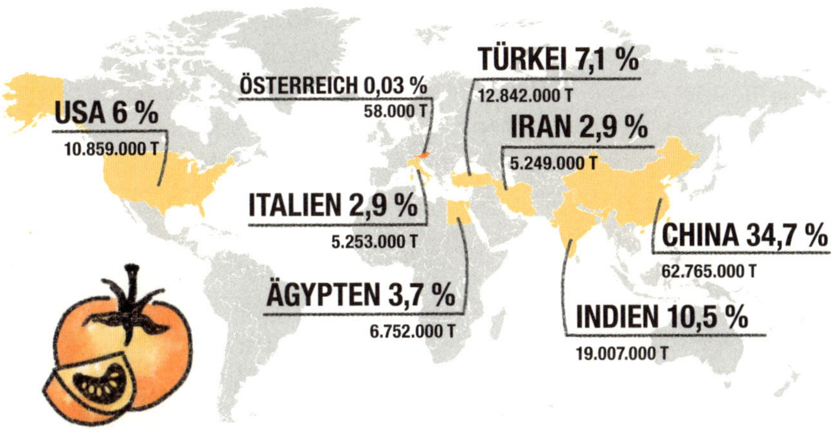

Produktion weltweit: 180.766.000 T

Die Tomate ist eine Wienerin

Die Wiener nennen die Tomate Paradeiser. Biancas Wiener Oma hat nicht selten mit Gnackwatschen gedroht, sollte sie noch einmal „Tomate" sagen. Nicht umsonst haben wir euch so viel über den Wiener Gemüseanbau erzählt: Die größten Gemüse- und vor allem Paradeiserproduzenten sind bis heute dort, wo die meisten Menschen wohnen. In Österreich ist das nun mal Wien und Umgebung. Im Wiener Becken stehen die größten Glashäuser des Landes. Auch heute noch sind diese dafür gedacht, die Stadtbevölkerung mit frischem Gemüse zu versorgen: Die Transportwege zu den Zentrallagern der Supermarktketten sind kurz. Das Klima ist im Osten milder. Das Mehr an Sonnenstunden erleichtert den Anbau und spart Heizkosten in den Glashäusern. Also Win-win Wien.

Deine Tomate hat wahrscheinlich nie Erde gesehen

Ahaa! Oag! Was viele von euch wahrscheinlich nicht wussten: Die meisten Tomaten wachsen nicht in der Erde, sondern im Glashaus auf sogenannten Substraten wie Steinwolle oder Kokosfasern. Wasser und Nährstoffe, also Dünger, werden direkt zu den Pflanzen transportiert. So geht es ganz vielen anderen Gemüsesorten. Gurken, Paprika, Zucchini und Salat zum Beispiel. Schon mal darüber nachgedacht? Das hat den Vorteil, dass auf kleiner Fläche effizient, viel und fast das ganze Jahr hindurch produziert werden kann. Geerntet wird von März bis Dezember.

Gemüseheizung

Wenn wir das ganze Jahr Tomaten wollen, müssen wir ein Glashaus heizen und beleuchten. Das ist in Österreich wegen der klimatischen Bedingungen Standard. Besonders an kalten Wintertagen verursacht das Heizen auf 18 Grad einen hohen Energieaufwand. Für die meisten Gärtner ist die Energie der Hauptkostenpunkt.

Mit Folie und Erde

Ein Teil unserer Tomaten wächst unter Tunneln aus Folie in der Erde. Der Anbau bringt auf diese Weise weniger Ertrag und ist aufwendiger. Die Pflanzen wachsen in Reihen am Boden und sind mit Folie abgedeckt. Auch die Folientunnel muss man beheizen und bewässern. Geerntet wird von Juni bis Oktober. Wann genau die Bauern die ersten Tomaten ernten, hängt davon ab, ob sie beheizen und wie die Witterung im jeweiligen Frühjahr ist. An Schnüren wachsen die Pflanzen nach oben, ähnlich wie ihre Kollegen im Glashaus. Der Boden hat eine wichtige Bedeutung.

Damit er fruchtbar bleibt, sollten maximal vier Jahre hintereinander Tomaten angebaut werden. In der Praxis ist das aus wirtschaftlichen Gründen oft schwierig.
Biogemüse MUSS übrigens in der Erde angebaut werden und wächst oft in solchen Folientunneln. Im Freiland wachsen unsere Tomaten eher selten. Außer vielleicht im eigenen Garten.

Die G'spritzten von Österreich?

„Das Gmias woschn", hör ich die Oma noch sagen. „Des is' g'spritzt."
Nicht nur wegen des Platzmangels und der wachsenden Bevölkerung ist Gemüse ins Glashaus und auf Substrate gezogen. In den 1970ern waren die Böden nach sehr intensiver Bewirtschaftung zum ersten Mal stark ausgelaugt. Auch der Schädlingsdruck wurde damals höher.
In ihren Substraten können die Pflanzen nicht nur ganz gezielt mit Nährstoffen versorgt, sondern auch effektiv gegen Schädlinge behandelt werden. Spannenderweise ist die Tomate eine Frucht, die mit vergleichsweise wenigen chemisch-synthetischen Mitteln gut wächst, weil im Glashaus Schädlinge und Krankheiten kein großes Problem darstellen. Weil geschützte Umgebung und so. Also kaum g'spritzt eigentlich.

Ich hab 'ne Zwiebel auf dem Kopf, ich …

Wenn wir „Gemüse" sagen, denkt ihr dann an Zwiebeln? Wir eher nicht. Dabei ist die Zwiebel die wichtigste Gemüseart für uns: Sie ist das mengen- und flächenmäßig meistangebaute Gemüse Österreichs. Außerdem das zweitwichtigste im Supermarkt.

Die Zwiebel wächst auf dem Feld. Ihr habt gelesen, der Feldgemüsebau hat sich im Umkreis von Großstädten angesiedelt. Insofern ist es nicht verwunderlich, dass knapp 90 Prozent unserer Zwiebeln in Niederösterreich wachsen.
Wir verbrauchen im Jahr pro Kopf rund neun Kilo Zwiebeln. Die Rechnung hat jemand ohne unseren Gulaschtopf gemacht. Wieder eine andere Geschichte.

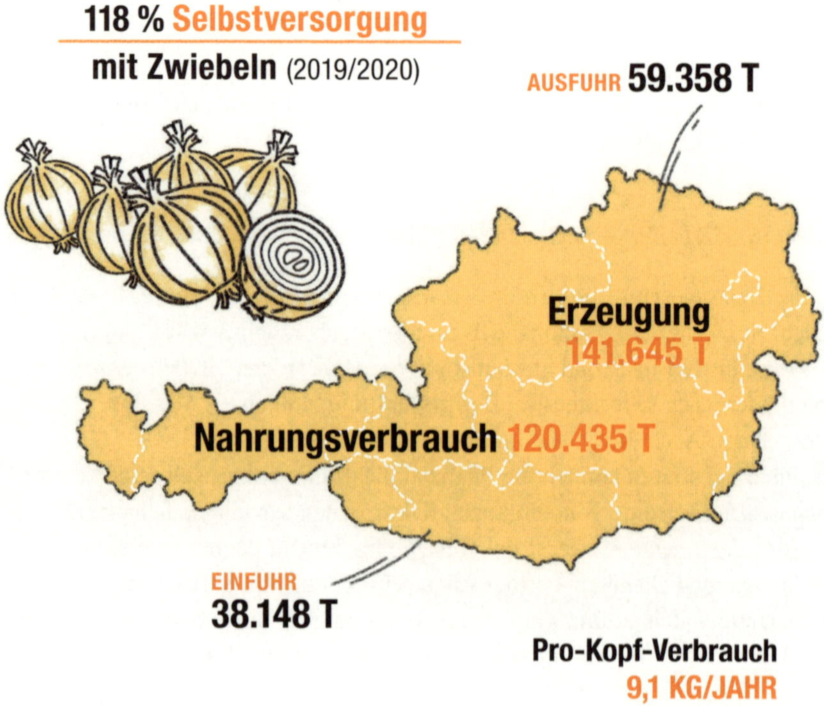

Insgesamt erzeugen unsere Bauern auf ihren Feldern deutlich mehr, als wir selbst essen und verarbeiten können. Unser Selbstversorgungsgrad liegt bei 118 Prozent. 42 Prozent unserer Zwiebel exportieren wir.

Die Zwiebel und ihre Bäuerin

Die durchschnittliche Zwiebelbäuerin lebt im Osten Österreichs und hat meistens einen gemischten Betrieb aus Ackerbau und Gemüseanbau. Also baut – no na– nicht nur Zwiebeln an. Das wäre ja schon allein wegen der Fruchtfolge ein Schwachsinn. Ihr erinnert euch: Das, was auf dem Feld wächst, sollte in regelmäßigen Abständen etwas anderes sein, damit dem Boden nicht immer dieselben Nährstoffe entzogen werden und sich Schädlinge nicht unkontrolliert ausbreiten können. Was die Zwiebelbäuerin braucht, ist eine Bewässerung, wie man sie für viele Gemüsearten benötigt, die am Feld wachsen. Gerade die Zwiebel braucht besonders viel Wasser, denn sie ist – wir kennen es von unseren Tulpen – der Wasserspeicher der Pflanze und besteht auch hauptsächlich aus Wasser. Der Großteil der Zwiebelflächen wird somit bewässert.

Die Feinde der Zwiebel

Weil die Zwiebeln im Freien am Feld unter freiem Himmel wachsen, haben sie auch so einige Gegenspieler. Von Insekten, über Unkraut bis hin zu Krankheiten. Auch die Zwiebel kennt den Falschen Mehltau gut, einen Pilz, der sich auf die Blätter der Zwiebelpflanze setzt und sie zerstört. Die Blätter braucht die Zwiebel aber für die Photosynthese, die der Pflanze Energie liefert. Ihr erinnert euch dunkel an den Biologieunterricht in der Schule? Deshalb muss ihn die Bäuerin mit Fungiziden bekämpfen, sobald eine Infektionsgefahr besteht.

Wie überall in der Landwirtschaft gibt es Kulturpflanzen (wie die Zwiebel) und Wildpflanzen (also Unkraut ... ähm, Beikräuter), die den Nutzpflanzen Platz und Nährstoffe streitig machen. Die Bäuerin kann ein Herbizid gegen das Unkraut einsetzen und muss zusätzlich mit einem Hackgerät Unkraut vernichten. Ohne diese Maßnahmen würde das Unkraut die Zwiebelpflanzen überwuchern und die Zwiebelbäuerin kann sich ihre Ernte aufzeichnen. Und wir uns unser Gulasch und unseren Salat.

Bio-Betriebe haben im Schnitt um die Hälfte weniger Erträge als konventionelle, weil sie schlichtweg weniger Möglichkeiten haben, Schäden an den Zwiebeln zu verhindern.

Du erntest, was du …

Wenn der grüne Teil der Pflanze abstirbt und umknickt, ist die Zeit der Ernte gekommen. Das ist bei den meisten Zwiebeln ungefähr Ende August bis Ende September, wir sprechen hier von Sommerzwiebeln. Ja, es gibt Sommer- und Winterzwiebel. Die Winterzwiebel kann man schon im Juni ernten, weil sie den Winter über am Feld war und bereits im Herbst davor gewachsen ist. Warum machen wir das? Ganz einfach: Damit wir das ganze Jahr mit Zwiebeln versorgt sind.

Apropos: Ganzjahresgemüse?

Man unterscheidet Gemüse eigentlich nach der Erntezeit. Also Frühgemüse, Sommergemüse, Herbst- ... You get the point. Früher war diese Einteilung sehr wichtig für Anbauplanung und Ernährung. Durch den Anbau von Gemüsen in Gewächshäusern, das Haltbarmachen und den internationalen ganzjährigen Handel hat diese Bedeutung stark abgenommen. Oder wusstet ihr, von wann bis wann Tomaten bei uns eigentlich Saison hätten? Eben.

Zu wenig Gemüse

Wir können uns insgesamt nur zu 55 Prozent mit Gemüse selbstversorgen. „Weil's zu den Preisen für österreichische Produzenten unattraktiv ist", sagt Markus Pannagl, ein Wiener Tomatengärtner dazu. Mehr lest ihr gleich. Außerdem ist Gemüse aus dem Ausland billiger, zudem essen wir Gemüse nicht nach Saison. Wir wollen das ganze Jahr Tomaten, Salat, Zucchini etc. Die gibt's dann aber zu wenig oder gar nicht in unseren Breiten. Wenn wir das Gemüse nach Saison konsumieren würden, dann hätten wir das Thema nicht, sagt Franz, Markus' Vater.

Vom Glashaus auf den Teller

Der Weg bis auf unsere Teller ist auch bei Gemüse in unserer spezialisierten, arbeitsteiligen Welt recht weit.
In der ersten Station wird das Saatgut bei einem Züchter hergestellt, meistens in den Niederlanden. Dieses kommt zu einem Jungpflanzenproduzenten, der aus den Samen junge Pflanzen zieht. Weiter geht die Reise dann zu Produzenten wie Markus, Franz und Marion. Bei Marion aufs Feld und in den Folientunnel, bei Markus und Franz ins Glashaus. Nach der Ernte wird das Gemüse dann direkt an uns Menschen vermarktet, oder über eine Genossenschaft an den Handel, also die Supermärkte.
Und dann landet es bei uns auf dem Salatteller.
Wir schieben immer noch die Tomate und die Zwiebelstückchen von einem Tellerrand zum nächsten. Jetzt aber, weil die Tomate letschert und der Zwiebel bitter geworden ist. Dafür wissen wir ein bisschen mehr darüber, wo sie herkommen. Und gleich auch, von wem.

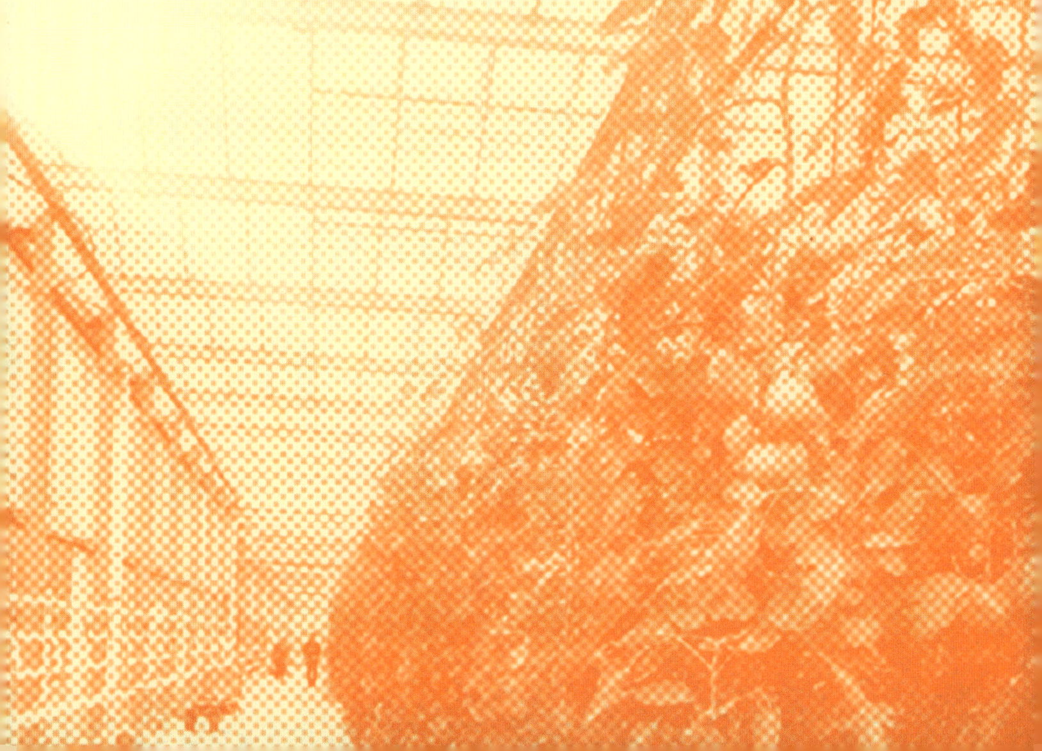

DIE MENSCHEN DAHINTER

FRANZ UND MARKUS PANNAGL

MIT HERZ UND OCHSENHERZ (PARADEISER)

Von der geheimnisvollen Insel oder der Landwirtschaft mitten in Wien

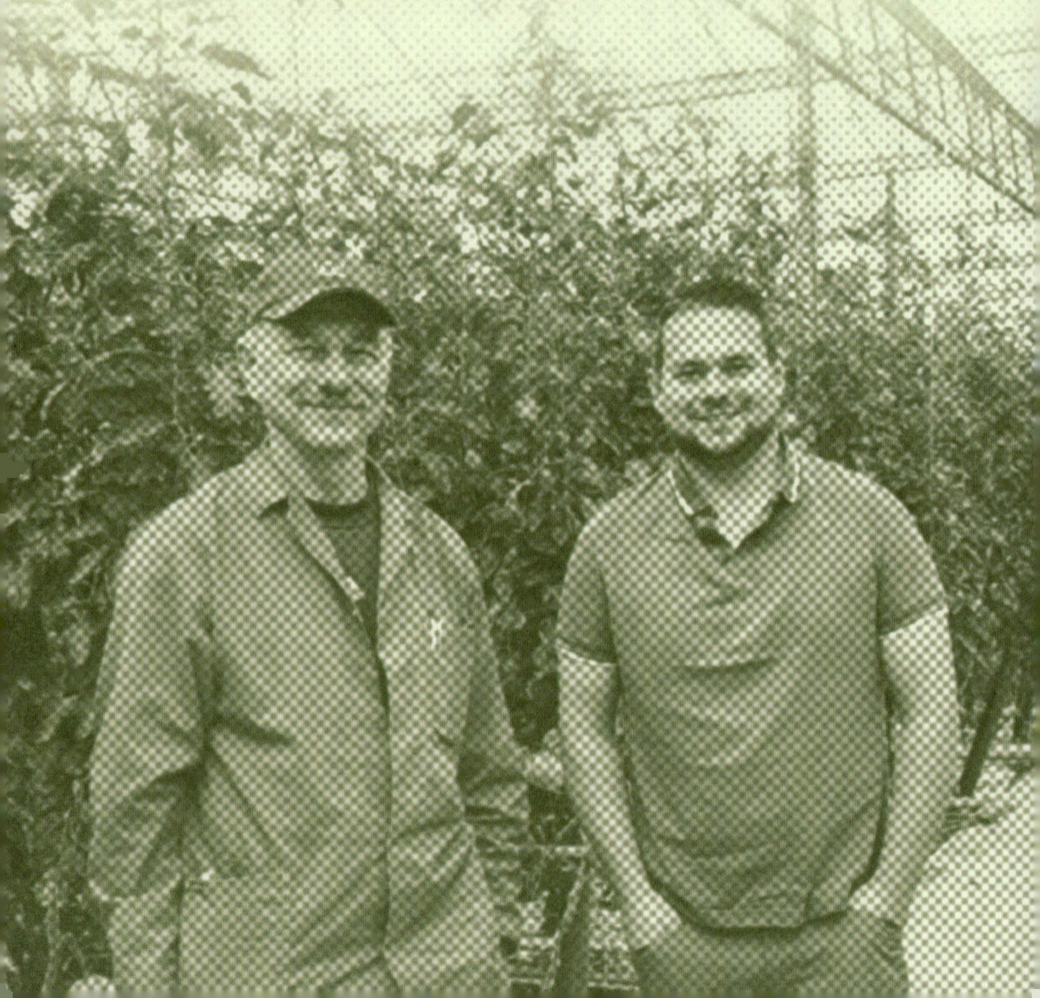

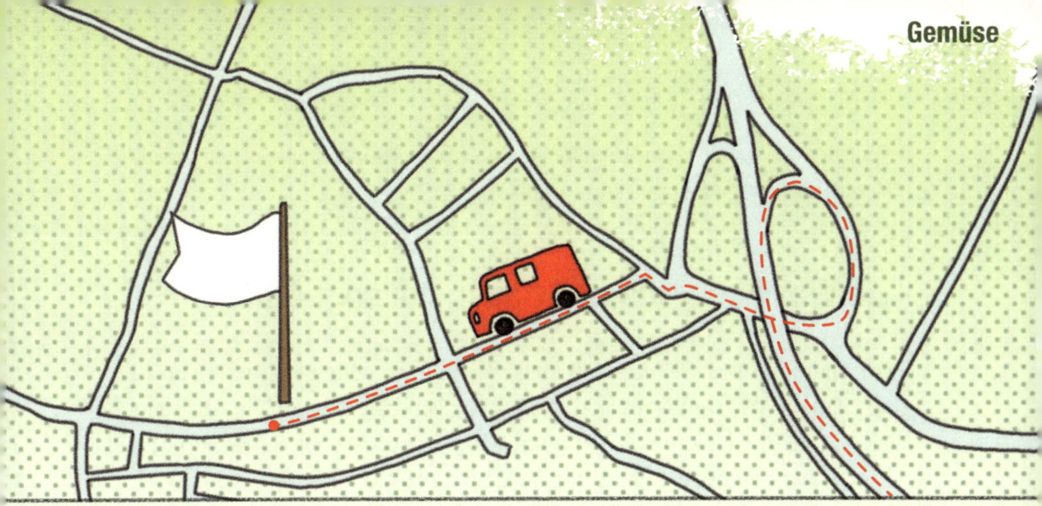

Kennt ihr die Filme, in denen es irgendwo mitten im Meer, im Urwald oder anderswo auf einmal einen verborgenen Ort gibt, von dem die restlichen acht Milliarden Menschen auf der Welt noch nie etwas mitbekommen haben? Dort leben noch Dinosaurier, unbekannte Völker und unbekannte Tierarten. Wir deuten jetzt mal den Kollegen Jules Verne phonetisch, also so, wie man ihn ausspricht, und gelangen über diesen sprachlichen Spagat in die österreichische Hauptstadt. Die geheimnisvolle Insel, von der hier die Rede ist, liegt in der Simmeringer Haide.

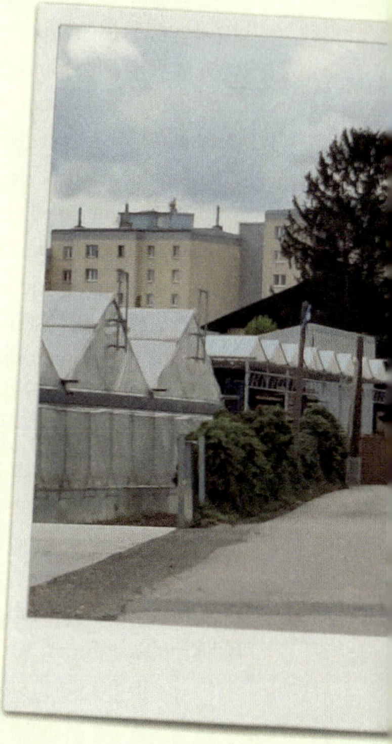

Ich kurve mit dem Autobus durch unbekannte Gassen, an Wohnsiedlungen vorbei. Vor einem Wiener Gemeindebau steige ich aus und schlendere, Melange to go in der Hand, eine Schrebergartensiedlung entlang. Der Alt-Wiener Traum von Ländlichkeit: Haus und Garten. Dort wohnen zwar keine Dinosaurier und unbekannte Völker, zu entdecken gibt es aber so einiges. Am Ende der Gasse reiht sich plötzlich ein Glashaus an das andere. Gerade steht man noch in einer Wiener Wohnsiedlung, ein paar Schritte weiter glaubt man sich schon in einer völlig anderen Welt. Allein deshalb lohnt sich der Spaziergang.

Sportlich wie er ist, kommt mir Willy auf seinem schnittigen Radl entgegen. Heute sind wir gemeinsam unterwegs.

„In Wean sogt ma ned Bauer, ma sogt Gärtner“

Der Mann mit dem Schnauzbart steigt ab, und wir gehen das letzte Stück gemeinsam. Wir kommen vor einem Einfamilienhaus zum Stehen. Dahinter Glashäuser. Die Hausnummer stimmt. Von dort kommt uns ein Mann mit Schnauzbart entgegen. Ein wenig älter, aber um nichts weniger schnittig: im Blaumann. Ich ziehe meine Augenbrauen hoch. „Das ist aber nicht der Markus“, flüstere ich Willy ins Ohr. Markus und ich haben uns auch in einem anderen Leben kennengelernt. Als es ums Gemüse ging, ist er mir sofort eingefallen – der junge, engagierte Wiener Gemüse... – ja, was ist er denn jetzt? Der Mann mit dem Blaumann macht uns das Gartentürl auf: „Servas, I bin da Fronz.“ Mein Wienerherz schlägt höher ob des Slangs. Aus dem Glashaus kommt uns Markus entgegen. Vater und Sohn begleiten uns zu einem Schrebergartenhäusl mitten zwischen Wohn- und Glashaus. Ich lieb' ja Wien, aber in diesem Moment überschlägt sich mein Mundl-Herz. Das Erste, was wir von Franz lernen: „In Wean sogt ma ned Bauer zu die Londwirt. Ma sogt Gärtner.“ In Wien gibt's natürlich auch Bauern: die Weinbauern. „Unter denen hat Markus bevorzugte Freunde“, grinst der Vater Richtung Sohn.
Außerdem lernen wir, dass sich die Dimensionen bei den Gärtnern ändern. Franz erzählt uns, wie die Simmeringer Haide 1860 zur landwirtschaftlichen Fläche für die wachsende Stadt Wien wurde. Er erzählt uns von seinem Waldviertler Großvater, der damals hierherkam und vom Bauernbuben zum Gärtner wurde. Außerdem erfahren wir, wie die Flächen immer knapper wurden und die ersten Glashäuser wuchsen. Spricht man im Ackerbau oder im Feldgemüsebau nur von Hektar Anbaufläche, geht es hier wieder um den uns Konsumenten besser vertrauten Quadratmeter. Wir erinnern uns an die wachsende Bevölkerung, den Platzmangel und den Grund, aus dem die Bauern Gärtner wurden. Franz erinnert sich, wie der Großvater mit dem Pferdewagen zum Markt gefahren ist, und an die Pferde, die den sogenannten Kloppelbrunnen für die Bewässerung des Gemüses angetrieben haben.

„Jeder Gärtner hatte einen Gaul". Der Großvater war damals der erste Gärtner in der Region, der Paradeiser im Glashaus produziert hat.

Mit Herz und Ochsenherz

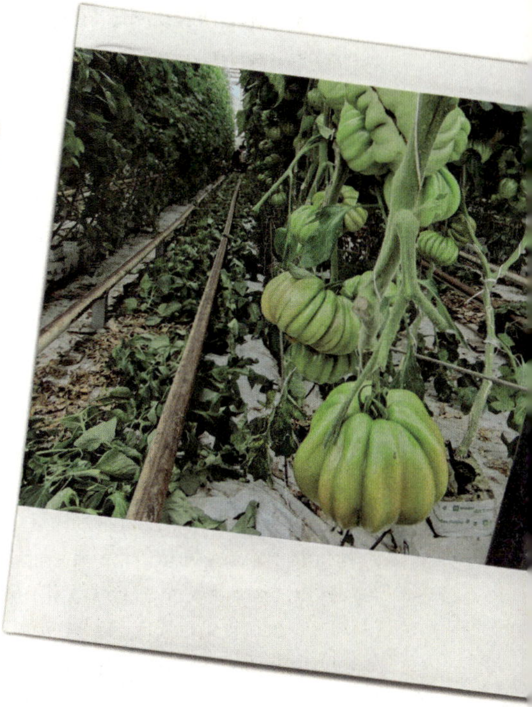

Wir stehen mittlerweile am Eingang des 8.000 Quadratmeter großen Glashauses. Vor uns grüne Laubwände. An Schnüren ranken sich die Pflanzen bis knapp unter das Glasdach. Es schlägt uns der warme, tomatige Duft von Nachtschattengewächsen entgegen.

Ja, Tomaten sind Nachtschattengewächse. „Bei uns sagt man Paradeiser", korrigiert Franz meinen Gedanken. Ich denke an meine Oma. 500 verschieden Sorten Paradeiser sind in diesem Glashaus bereits gewachsen. Das Vater-Sohn-Gespann hat schon viel ausprobiert, bis die beiden vor gut zehn Jahren schließlich auf die Ochsenherzen gestoßen sind. Eine Nische, von der man auch leben kann. Aber keine einfache, erklärt Markus. Schwierig zu produzieren, weil alte Sorte. Neue Gemüsesorten sind oft schon an die Bedingungen im Glashaus angepasst und dementsprechend gezüchtet und viel einfacher in der Handhabe. Zum Vergleich: Der durchschnittliche Ertrag von „normalen" Paradeisern, also Rispentomaten, beträgt 60–70 Kilo pro Quadratmeter und Jahr. Bei Ochsenherzparadeisern ist es nur halb so viel. Die Sorte ist eben alt. Deshalb kosten sie auch ca. um ein Drittel mehr. Warum der Aufwand, fragen wir dann? „Wir haben uns immer schon auf die spezielleren Sorten fokussiert", lachen die beiden. „Außerdem sind wir damit fast die einzigen in Österreich." Wer also im Osten einen Ochsenherzparadeiser kauft, schaut das nächste Mal auf die Produzenten und kann ziemlich sicher sein, dass sie von Markus und Franz kommen.

„Frag' ihn, was er mit dem Boden und gegen die Schädlinge macht!"

Bevor ich zu Bauern fahre, konsultiere ich oft meine beste Freundin Nini und frage sie, was sie wissen wollen würde. Und das war ihre Antwort auf die Frage: „Was würdest du einen Tomatenproduzenten fragen?" Ich war zuerst sprachlos. Erst durch das Gespräch mit ihr ist mir bewusst geworden: Wir alle haben das Bild von der Tomatenpflanze in der Erde im Kopf. Ihr doch auch, oder? Nicht weil wir so deppert sind, sondern weil wir eben keinen Bezug mehr zu unserem Essen und denen, die es machen, haben. Jetzt stehen wir hier im Glashaus vor Wänden aus Tomatenpflanzen, die alle nicht in der Erde wachsen, sondern auf Substraten: auf Kokosfasermatten.

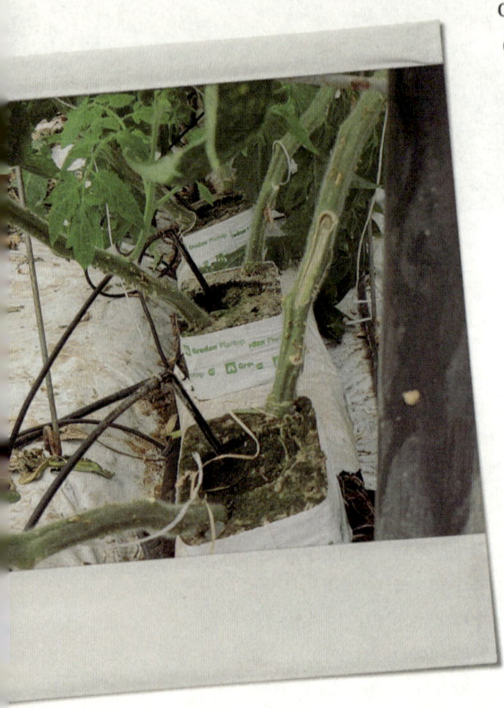

Wie ihr gelesen habt, ist das heute die am weitesten verbreitete Art, Tomaten anzubauen. „Auch aus Gründen der Effizienz wachsen die Pflanzen im Substrat und nicht mehr in der Erde", erklären die beiden. Man kann das Wasser und die Nährstoffe ganz gezielt zu den Pflanzen bringen. Seit Tomaten auf Substraten wachsen, sind auch die Erträge pro Quadratmeter stark gestiegen.

Im Februar kommen die jungen Tomatenpflanzen in die Kokosmatten im Glashaus. Dann wachsen sie erst mal. In die Höhe. Von Ende April bis Ende Oktober wird geerntet.

Wasser und Wärme

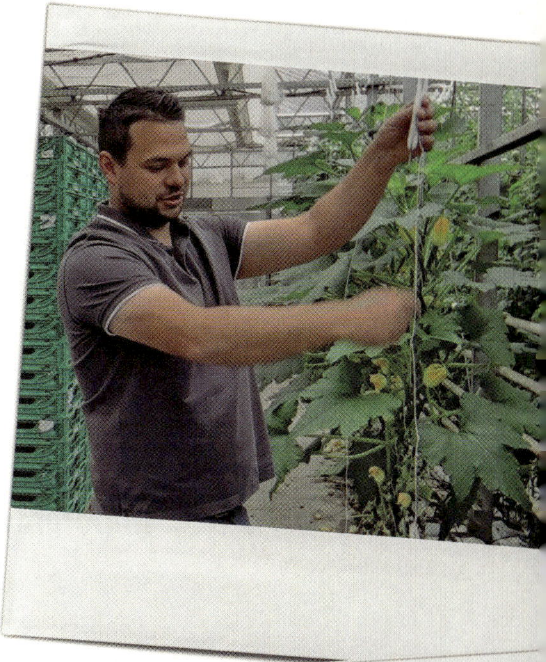

Für ein Kilo Paradeiser brauchen die Pflanzen ca. 30 Liter Wasser. Und vieeel Wärme, erklärt Markus. Die Energie dafür kommt mittlerweile aus einer Hackschnitzelheizung, die die beiden gemeinsam mit einem Nachbarn gebaut haben. Da sich die Energiepreise der Fernwärme Wien in den letzten Jahren verdreifacht haben, blieb ihnen kaum eine andere Wahl. Wir stehen vor den Tomaten in ihren Substraten und ihren Bewässerungsschläuchen und schauen mit großen Augen.

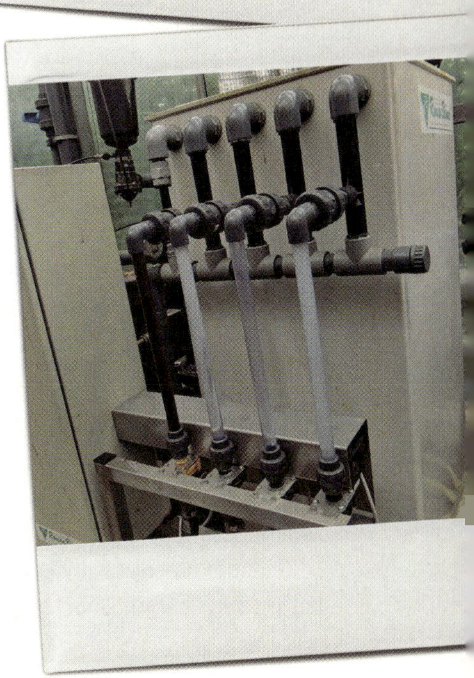

Markus führt uns dorthin, wo Wasser und Nährstoffe, also Dünger, gemischt und zu den Pflanzen geleitet werden. Ich frage ihn, was da alles drin ist. „In der Düngerlösung sind alle Hauptnährstoffe, die eine Pflanze braucht. Also Stickstoff, Phosphor, Kalium und so weiter. Die genaue Menge wird dreimal im Jahr von einem Chemiker berechnet, damit auf der einen Seite unsere Pflanzen optimal versorgt sind, gute Erträge liefern und schöne Paradeiser wachsen und wir auf der anderen Seite nichts verschwenden und Ressourcen sparen."

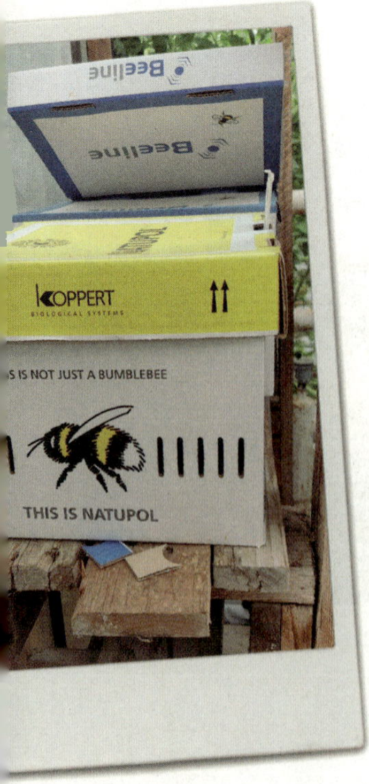

Ohne Hummel keine Paradeiser

Um uns summt es was. Willy fuchtelt verwirrt: „Ihr habt doch gesagt, es gibt hier kaum Schädlinge." Markus grinst und führt uns zu einer Schachtel. In ihr wuseln dicke, flauschige Hummeln ein und aus.
„Die braucht's für die Bestäubung der Paradeiser im Glashaus." Nix Hummeln, nix Bestäubung, nix Tomate. „Ahaa!", entfährt es einem faszinierten Willy. „Ich lebe für diese Momente", seufzt er zufrieden. Wir sind fasziniert. Die Hummeln kann man im Internet bestellen, und sie werden in ebendiesen Schachteln geliefert. Quasi Hummel-Lieferando. Wild, sag' ich euch. Wild.

Impotente Paradeiser

Es ist Mai, und die Sonne steht schon hoch am mittäglichen Himmel. Schnell merken wir, was so ein Glashaus kann: Vorher noch kühl, wird es jetzt sehr schnell warm. Was grundsätzlich gut und auch die Idee eines solchen Glashauses ist, kann in den wirklich heißen Sommern der letzten Jahre zum Problem werden. Für Mensch und Pflanze. Denn Tomaten werden bei Hitze quasi impotent, erklärt Markus. Ab 36 Grad im Glashaus ist Ende. Die Tomatenpflanzen haben Stress, und ihr Pollen wird steril. Die Blüten fallen ab. Die Hummeln sind arbeitslos. Und die menschlichen Mitarbeiter müssen unter extremen Bedingungen arbeiten.

Viele Hände

Die Ochsenherzen werden von Hand geerntet. Nicht nur die Pflanzen sind Hochleister, auch die Pannagls und ihre Mitarbeiter. Tomaten brauchen intensive Pflege. Gerade beim Ernten werden die vielen Hände benötigt. Die Arbeit ist oft hart, die Löhne sind gering. „Weil auch die Paradeiserpreise gering sind. Und die bestimmt in unserem Fall der Markt, nicht wir", erklärt Franz. Die Pannagls arbeiten seit jeher mit rumänischen Mitarbeitern zusammen, die bei ihnen am Betrieb wohnen. „Ohne sie wären wir aufgeschmissen. Österreicher machen ja so eine körperliche Arbeit nicht mehr", sind sich die beiden einig. Doch es werde immer schwieriger, Leute zu finden, erzählen sie uns.

Markus führt uns zu einem Hubwagerl und zeigt uns, wie damit gearbeitet wird. Es hat Rollen und ist in der Höhe verstellbar. Auf diese Weise können die Pannagls und ihre Mitarbeiter die Tomatenpflanzen von ganz unten am Boden bis hin zur Decke des Glashauses pflegen und ernten.

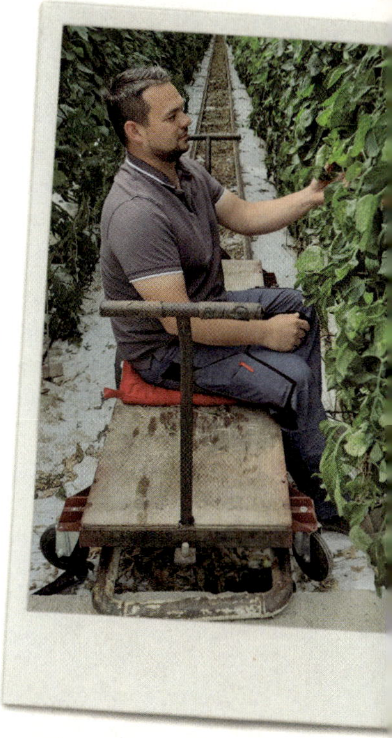

„Im Sommer wird's hier wirklich brutal heiß, da müssen wir viele Pausen machen", hören wir. „Von uns ist immer einer dabei, sonst geht's nicht." Ich stelle mich zwischen die Laubwände und wiege einen noch grünen Paradeiser in der Hand. Faszinierend, was so eine Pflanze kann. Faszinierend, was es alles braucht, bis wir den Paradeissalat auf dem Teller haben.

Von Tomatenpreisen

Markus hält einen Paradeiser in der Hand. Er rechnet uns vor: „Wenn ein Kilo im Supermarkt 1,30 Euro kostet, bleiben dem Produzenten rund 50 Cent. Davon müssen wir Arbeitskraft, Energie, Wasser und unsere Betriebsmittel bezahlen, also unsere Kosten decken. Erst dann verdienen wir etwas. Deshalb hat der Papa gesagt: Wir brauchen im Idealfall einen Ertrag von 35 Kilo pro Quadratmeter und Jahr. Dann geht sich das aus. Unsere Kosten sind ca. gedrittelt: 30 Prozent für die Arbeitskraft, 30 Prozent Energiekosten, 30 Prozent Betriebsmittel."

Vom Tomatenverkaufen

Mittlerweile sind wir einmal durchs ganze Glashaus gewandert und an der Wiege- und Verpackungsstation angekommen. „Das ist meine Hackn", grinst Markus und tätschelt die alte Waage. Noch sind die Paradeiser leicht grün. In diesem Zustand kommen sie in die Kisten, die wir aus dem Supermarkt kennen.

Innerhalb kürzester Zeit werden sie rot. Genauso schnell verderben sie auch, lernen wir. „Der Opa ist früher noch selbst auf den Markt gefahren. Das wäre bei uns nicht mehr möglich", sagt Markus. 300 Tonnen produzieren die Pannagls im Jahr. Diese Mengen müssen über die Supermärkte verkauft werden. „Und die ham uns im Griff, wie a Zange an Schraufen", sagt Markus beim Anblick seiner Tomaten. „Also hauen wir uns auf ein Packl. In einer Genossenschaft bündeln wir die Kräfte", erklärt er. „Das geht nur gemeinsam", ergänzt Franz. Er war damals bei der Gründung so einer Vermarktungsgenossenschaft dabei. Die verhandelt die Preise, Konditionen und Verträge für alle Gemüsegärtner, die Mitglied sind. Die Gärtner konzentrieren sich auf das Produzieren. Arbeitsteilung also. Auch beim Gmias. „Doch keiner ist stark genug gegenüber dem Handel, nicht mal die Politik", sagt Franz. „Wir halten uns an die Verträge, der Handel nicht", ergänzt Markus. „Wenn sich die Supermärkte nicht an die vereinbarten Preise und Abnahmeverträge halten, bleiben wir auf unseren Paradeisern sitzen. Sie verderben. Wenn du klagst, kannst du dir sicher sein, dass du dort lang nix mehr verkaufst", sagt Markus und zuckt mit den Schultern. Der Handel selbst stehe auch unter Druck, räumen die beiden ein. Doch letztendlich sehen die beiden die Supermärkte am Hebel der Verantwortung für Veränderung und faire Preise. „Der Kunde, also wir alle, können ja dort nur hingehen und die Dinge zu den Preisen kaufen, die nun mal da sind", sieht Markus die Situation. „Da müssen wir wirklich noch viel reden. Da braucht's faire Abmachungen auf Augenhöhe", fordert er.

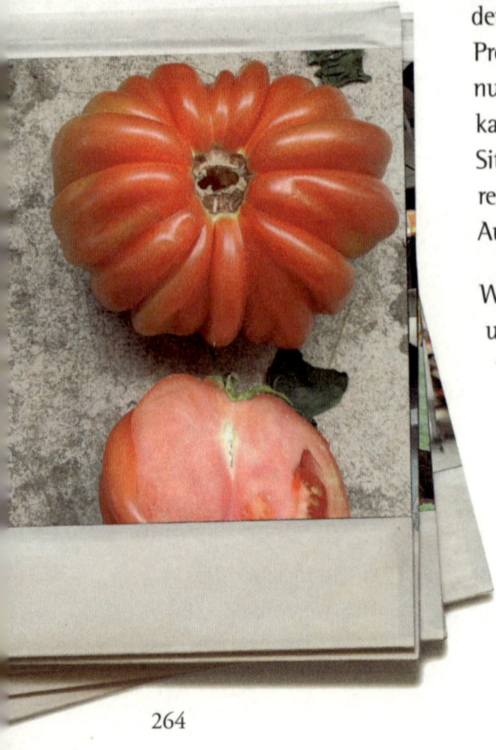

Während wir über die Tomatenkisten sprechen und welche Normen sie erfüllen müssen, packt uns Markus zum Abschied genauso eine voll mit Ochsenherzparadeisern. Beladen mit den roten Früchten, Ahaaa!-Momenten und viel zum Nachdenken und Lachen treten wir beide den Heimweg an, lassen die verborgene Welt wieder hinter uns und gehen in der Dämmerung unserer Wege.

[Wenn ihr Franz und Markus kennenlernen und hören wollt, wenn ihr mehr über die Entwicklung der Landwirtschaft rund um Wien, die Grundlagen des Gemüsebaus sowie den Handel und Verkauf und noch viel, viel mehr lernen wollt, könnt ihr hier wieder den QR-Code zu unserem Podcast scannen.]

MARION AIGNER

BIO-GEMÜSE HINTERM IDYLL

Quasi auf dem Kutschkermarkt in Wien aufgewachsen, gehe ich immer, wenn ich kann, am Samstag dort zum Bauernmarkt. Die Preise sind teilweise wirklich gesalzen, aber dafür findet man dort echte Bauern und tolles Essen. Und außerdem: einen roten Bus. Mit Bio-Gemüse. Die Wahrscheinlichkeit, dass mich das Auto angezogen hat und nicht das Gemüse, ist hoch. Jedenfalls ist das Marions Bus. Dort kaufe ich hin und wieder mein Gemüse.

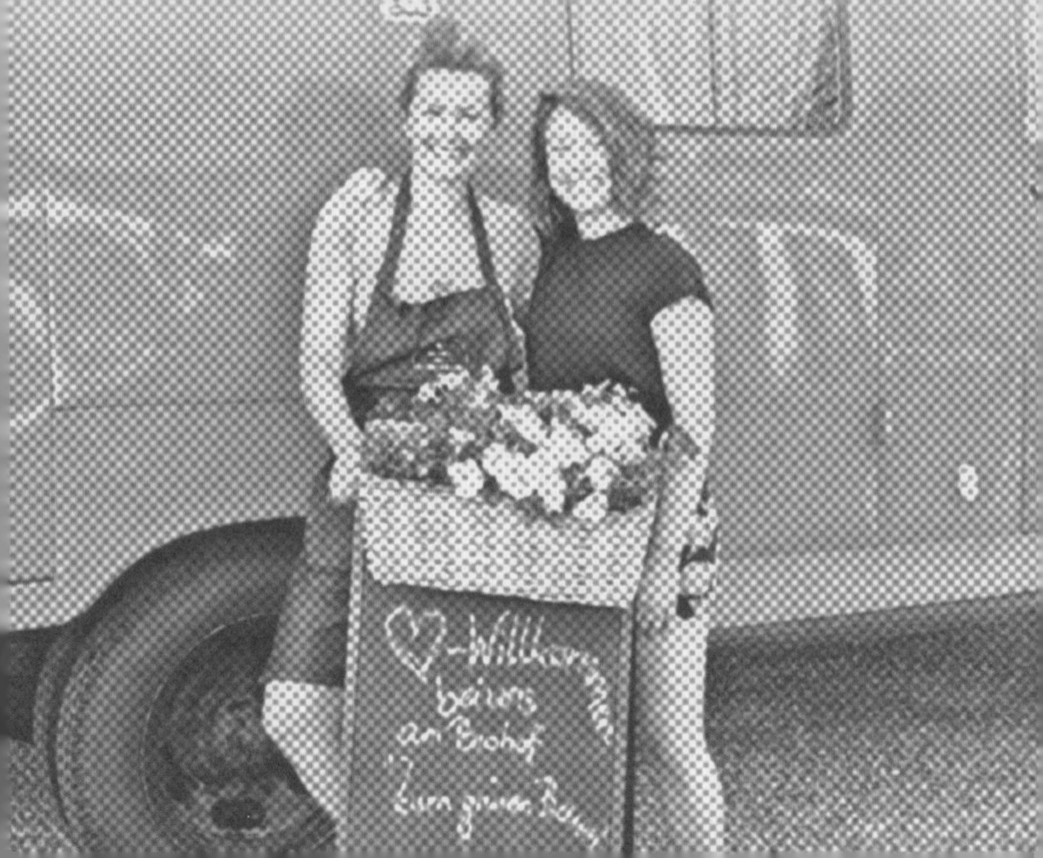

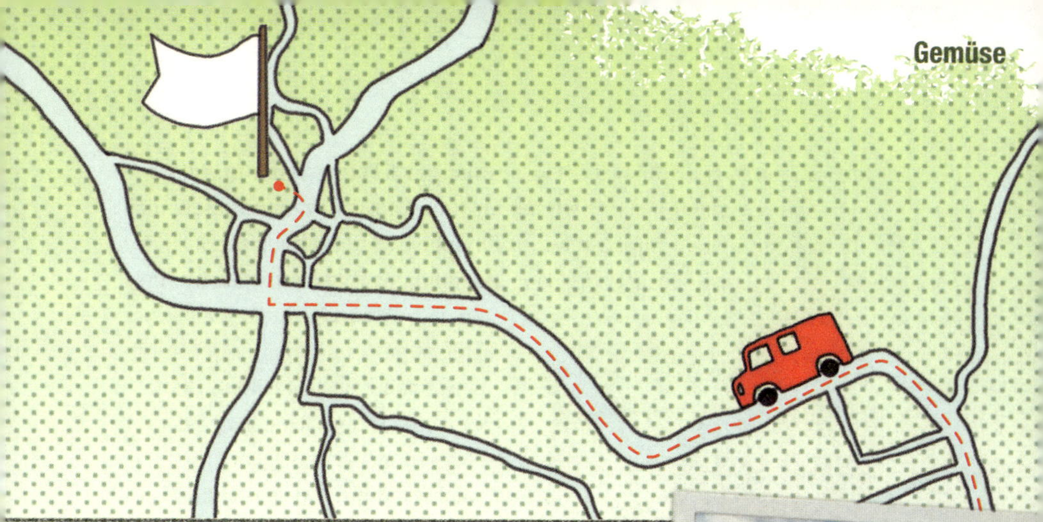

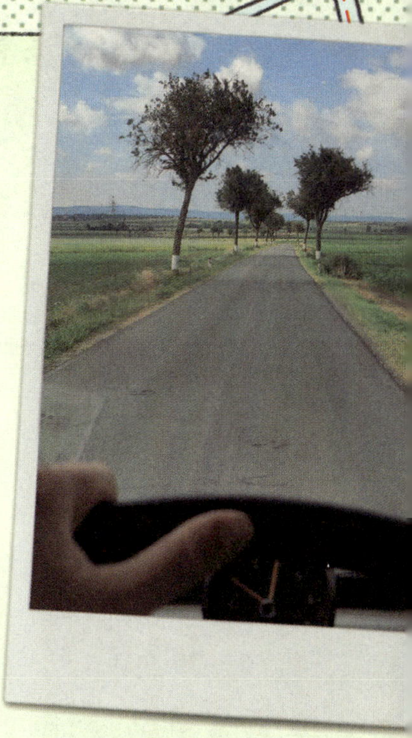

Zu ihr tuckere ich jetzt mit meinem eigenen roten Auto Richtung Porrau, das nördlich von Wien im Weinviertel liegt. Warum ich so lange brauche? Na ja, ihr kennt den Roten Blitz.

Der Plan: Ich bin wieder mittendrin statt nur dabei. Anschließend wollen Willy und ich außerdem gemeinsam mit Marion einen Podcast aufnehmen. Kurz vor 8 biege ich um ein Eck. Jemand winkt. Ich hüpfe vom Trittbrett und stehe im Biohof zum Grünen Baum. Zwei Frauen begrüßen mich. Sie arbeiten hier bei Marion, ab heute mit mir. Es ist Juni, und es hat jetzt schon knapp 30 Grad. Marion ist seit 4 Uhr auf den Beinen: Salat liefern. Weil ich ja immer aufs Mittun bestehe, werde ich eingeteilt.

Koriander: Haters gonna hate

„Du kommst mit mir zum Koriander", entscheidet Marion, ohne Zeit zu verlieren noch vor dem Hallo. Koriander muss man mögen, denke ich mit einem Schmunzeln. Es riecht nach Sommer und Erde und Seife ... äääh, Koriander, die Schwalben tschilpen. Gemeinsam gehen wir hinters Haus.

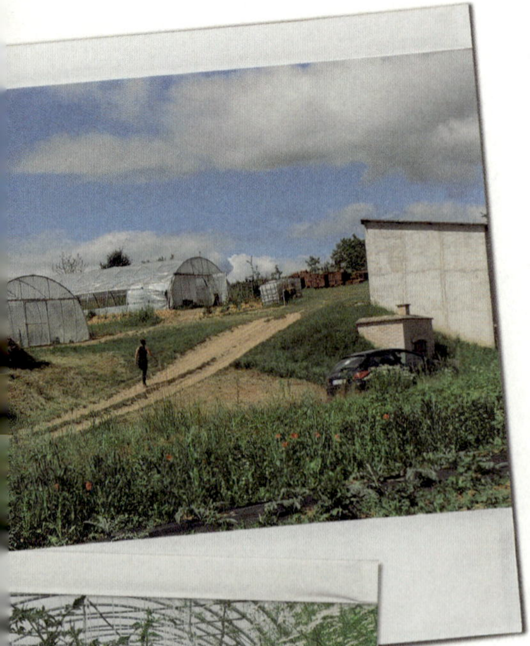

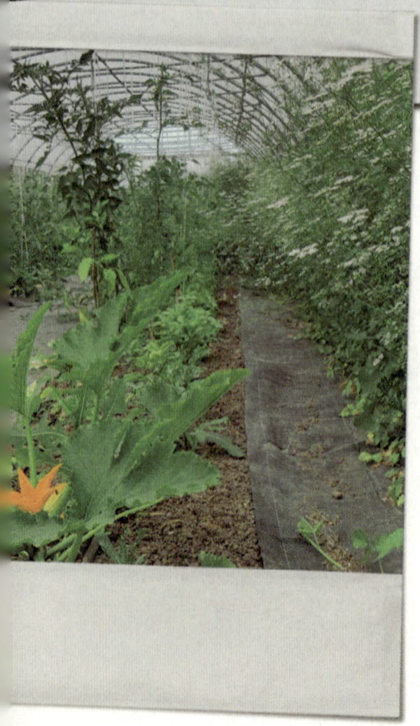

Entlang des Weges liegen: Felder. Sagt man das so beim Gemüse? Außerdem zwei Folientunnel: Das sind mit Folie bespannte Tunnel, in denen Tomaten, Gurken, Zucchini, Paprika und Kräuter geschützt in schönen Reihen wachsen. Der Koriander säumt beide Seiten der Folientunnel. So hoch wie ich wächst er mittlerweile und blüht. Es riecht wie im Suppentopf eines exzentrischen vietnamesischen Kochs. „Der muss weg, der erstickt den Petersil." In der Mitte der Korianderwände guckt besagter hervor. Marion zeigt mir, wie man ihn aus der Erde zieht und wohin damit. Juhu – was für Grobmotoriker. Genau meins. Der Korianderwald und ich sind alleine. Marion ist schon wieder weiter. Der Wind wiegt idyllisch die Blüten, und die Tomatenpflanzen neben mir rascheln. Alles ist so schnell gegangen. Vor Aufregung habe ich gar nicht wahrgenommen, wo ich bin, und schaue mich zum ersten Mal um. Rundherum auf Feldern und in Folientunneln die unterschiedlichsten Gemüsesorten. Dazwischen Erdbeeren. Auf dem Weg ein paar alte Keller, leichte Hügel und blauer Himmel.

Wirklich ein Idyll, denke ich beim Ausrupfen der ersten Korianderstaude. Eine Stunde später bin ich schweißgebadet, es ist irre heiß, und der Koriander wehrt sich.

Da bekommt das Büschel Kräuter vom Markt einen neuen Wert. Zu Mittag bin ich fertig. Mit dem Koriander. Das ist Lifestylechange für Stadtkinder. Erst jetzt merke ich, wie schnell mir das das Werken in der Landwirtschaft immer wieder abgeht. Vor allem mit Pflanzen. Und um ehrlich zu sein: Man tut etwas und sieht innerhalb kürzester Zeit ein Ergebnis. Sehr befriedigend. „Du, Blitz, haben wir noch was vor im Leben, oder können wir jetzt sesshaft werden und einen Bauernhof organisieren?" – „Du hast kein Geld, und außerdem wolltest du doch durch die Lande ziehen. Ein Buch schreiben, über Essen, die Menschen und Landwirtschaft. Schon vergessen?" Ach ja, da war doch was. Abgesehen davon habe am nächsten Morgen Kreuzweh und den Muskelkater meines Lebens. Ich stakse zum Salat und werde breit angegrinst. Die Mädels kennen sich aus.

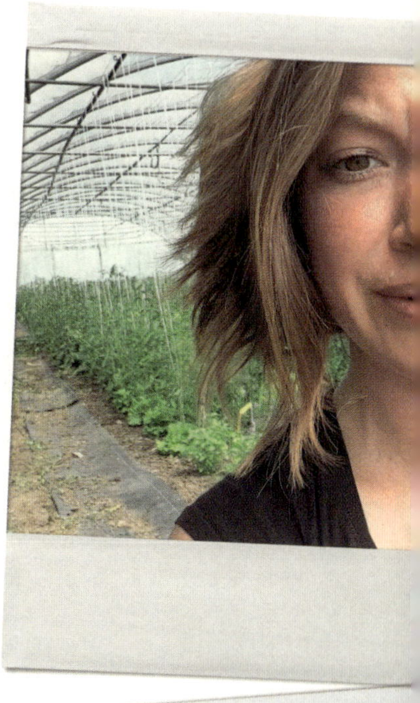

Alles Handarbeit

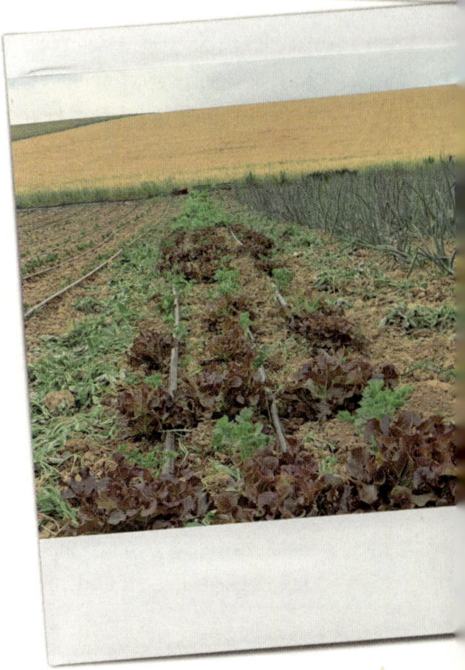

Schier unendlich viele Gemüsesorten in der buntesten Vielfalt auf 3,5 Hektar. Kling wenig? Braucht aber unzählige Handgriffe. Vom Auspflanzen, Unkrautjäten, Bewässern, Düngen, Ernten und Verarbeiten wird hier alles per Hand gemacht. Innerhalb von zwei Wochen sind die frisch vom Unkraut befreiten Salate wieder überwuchert. Das alles mit der Hand zu jäten, ist nicht nur schweißtreibend, sondern auch zeitintensiv. An einem Vormittag haben wir zu dritt gerade mal

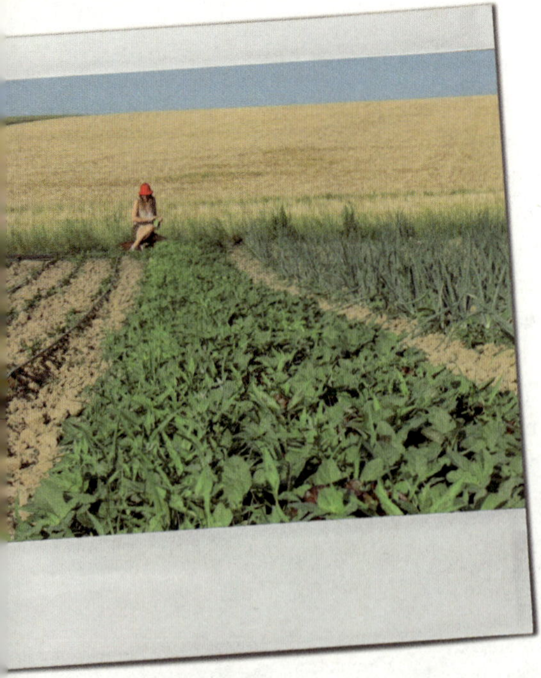

drei Reihen Salat geschafft. Bewaffnet mit Hacke und Sonnenhut werken wir, bis die Mittaglocken läuten und uns so heiß ist, dass es nicht mehr geht.

Weiberwirtschaft

Auf den Gemüsefeldern und in den Folientunneln wuselt es. Viele Hände arbeiten, setzen, jäten Unkraut, bewässern und ernten. Diese Hände sind alle weiblich. Auf Marions Hof arbeiten hauptsächlich Frauen. Von Jung bis Alt, die unterschiedlichsten Typen. Eines verbindet sie: Alle sind sie auf Marion zugekommen und wollten bei ihr arbeiten. Diese Tatsache ist nicht nur wegen des Weiberhaufens einmalig. Auch weil im Gemüsebau in Österreich hauptsächlich Menschen aus unseren östlichen Nachbarländern arbeiten, weil sich kaum Österreicherinnen und Österreicher finden, die diese harte Arbeit um wenig Geld machen. Die wenigen sind alle Idealistinnen und irgendwie einfach froh, dort zu arbeiten.

Vom Feld auf den Teller

Donnerstag ist Erntetag. Um 6 Uhr sind wir schon zehn Menschen, die werken. Auf einer Liste haben wir alles stehen, was geerntet werden soll. Für den Hofladen, für den Markt und die unterschiedlichsten Bestellungen. Die Junisonne sticht jetzt schon auf uns ein. In den Folientunneln und auf den Feldern wächst eine bunte Vielfalt: Spinat und Mangold, Brokkoli und Kohlrabi, Zucchini und Salat sowie so ziemlich alle Kräuter, die man sich nur vorstellen kann.
Ich hocke mit zwei anderen Mädels mitten im Spinat. Büschel für Büschel

arbeiten wir uns den Hügel hinunter, sortieren Blätter aus, füllen Kiste um Kiste, schneiden uns in den Finger – also ich. Kurz vor Mittag türmen sich Kisten mit den herrlichsten Sommergemüsen vor dem Haus. Die Salate leuchten in den herrlichsten Farben, und der Brokkoli quietscht beim Sortieren.

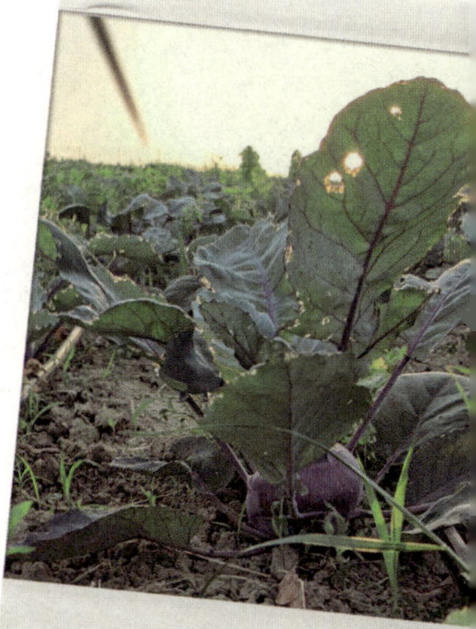

In großen schwarzen Schaffeln waschen wir alles, was da steht. Barfuß mit dem Salat baden: ein Sommertag könnte schlimmer sein. Nach und nach füllt sich das Kühlhaus mit den gewaschenen Gemüsen. Es herrscht ein fröhliches Menschengewusel. Marion ist allein in der Küche und bäckt Kuchen um Kuchen für den Markt.

Die Schattenseite des Idylls

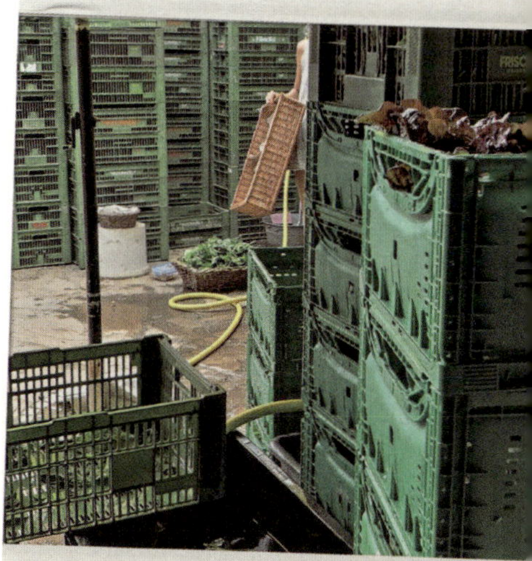

Stellt euch einen Bauernhof vor, wie er im Bilderbuche steht: in sanfte Hügel eingebettet, rundherum Wald, Wiesen und Felder. Die Vögel zwitschern, die Hühner gackern, und es duftet nach Lavendel und Birkenblüten. Die Felder und Folientunnel rundherum über und über voll mit den buntesten Bio-Gemüsen. Erdbeeren, Kräuter, 60 unterschiedliche Paradeisersorten, Salate, Mangold, der so bunt leuchtet, dass der Buntspecht sich schämt. Einen Garten so vor Blüten duftend und so wunderschön angelegt, dass man gleich bleiben will. Doch was, wenn man vor lauter hackeln gar nicht dazu kommt, das zu

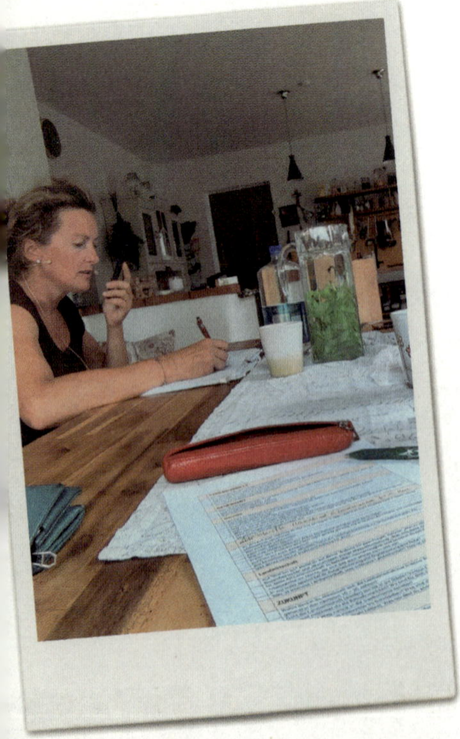

genießen? Ganz im Gegenteil, wenn alles zu viel ist und nur noch Stress und harte Arbeit bedeutet?

Marion, die Tausendsassarin oder Zehn Kirtage, ein Popsch zum Tanzen

4 Uhr Früh, Salat ausliefern. 6 Uhr, die ersten Helfer einteilen. Dann Erdbeerernte. 8 Uhr, die nächsten Mitarbeiterinnen. Unter anderem mich. Zwischendurch kommt jemand und will Erdbeeren selbst pflücken, Marion lässt ihn. Sie zeigt mir, was ich tun kann, und lässt mich machen. Beim Mittagessenrichten kommen wir zum ersten Mal ein bisschen zum Reden: „Was genau macht ihr, du und Willy? Ich erinnere mich nur an ‚Durchs Reden kommen die Leut' zamm'", beginnt Marion unser erstes Gespräch. „Hat mir gefallen. Mehr weiß ich nicht." „Das Wichtigste ist hängengeblieben", denke ich mir. Das Handy klingelt sicher siebenmal, und während sie vorbereitet, telefoniert sie. Wir essen gemeinsam. Während ich dann im kühlen Hofladen sitze und schreibe, arbeitet sie weiter. Kinder abholen, zur Bank, wieder heim. Zwischen Tür und Angel machen wir aus: Am Nachmittag werken wir gemeinsam auf dem Gemüsefeld. Es ist heiß, wir vertagen unser gemeinsames Werken auf später. Später wird morgen – keine Zeit. Ich zweifle ein wenig daran, dass unser Podcast etwas wird. Mein Bauchgefühl wird recht behalten. Willy radelt extra aus Wien heran. Wir sitzen verkabelt mit unseren Mikros am Tisch, doch ein Gespräch will nicht so recht entstehen. Marions Handy klingelt ohne Pause, Bestellungen trudeln ein. Oje, die Kinder kommen gleich von der Schule. Wir finden keine Ruhe zum Reden. Was nach den Tagen bei Marion und ihrem Bio-Gemüse-Idyll übrigbleibt: Da hat ein Mensch ein Paradies aus dem Boden gestampft. Hier wird Gemüse

produziert, wie wir uns das vorstellen: in der Natur, mit der Natur und in der buntesten Vielfalt. Doch hinter dem Idyll: Stress und Überforderung. Kein Zur-Ruhe-Kommen. Ich habe das Gefühl, diese schöne und liebevolle Frau hackelt sich ans Limit ihrer Möglichkeiten. Übersieht dabei sich selbst, ihre Familie und alles andere. Ich weiß mittlerweile: Sie ist nicht die Einzige. Zunehmend verstehe ich, warum technische Hilfsmittel und Automatisierung in der Landwirtschaft immer mehr ankommen. Die junge Generation will Freizeit und ein geregeltes Leben und nicht rund um die Uhr arbeiten. Ich verstehe auch, warum immer mehr Landwirte aufhören. Der Idealismus, den Marion lebt, bringt sie an ihre Grenzen. Dieser Zustand ist mir nicht ganz fremd. „Bis euer Buch erscheint, schaffen wir den Podcast“, versichert uns Marion. Doch dazu ist es leider nicht gekommen.

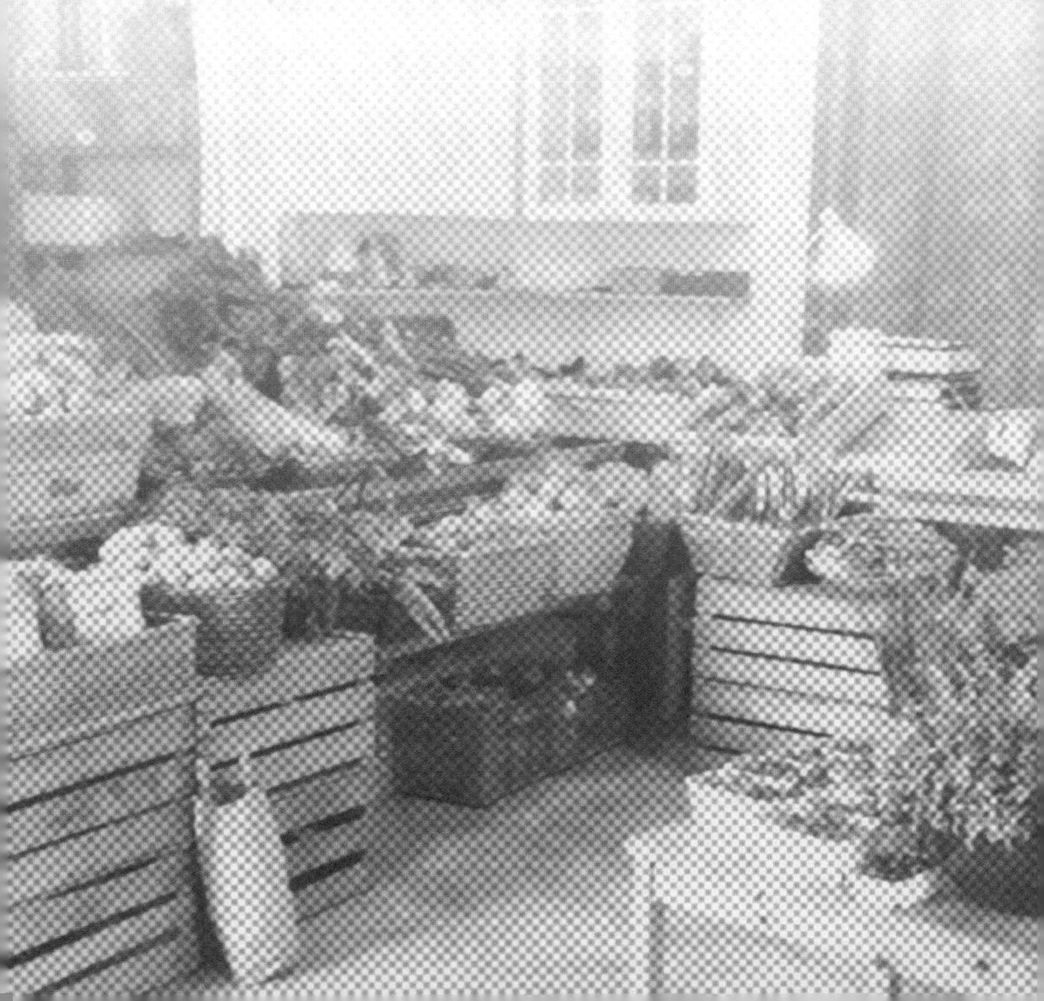

DER ROSAROTE PANZER

ZWISCHEN IDYLL UND WAHNSINN DER DIREKTVERMARKTUNG

Es ist immer sehr gefährlich, von Gewissheiten zu sprechen, da die einzige Gewissheit meistens darin besteht, dass man gewiss daneben liegt. Die uns allen innewohnenden Tendenzen und Dynamiken, mehr oder weniger konsequent auf liebgewordenen Gewissheiten zu beharren, haben wir bereits kennengelernt.
Scheinbar dürfte es aber doch ein paar Eigenschaften von „Dingen" geben, die wir guten Gewissens als gegeben annehmen dürfen. Auch dann, wenn es sich nicht um die Beschreibung von Naturgesetzen oder Steinen handelt, sondern um die Beschreibung von Kultur. Kultur als die Summe aller menschlichen Handlungen und dem, was über die Zeit daraus entstanden ist. Vom Kunstwerk an der Wand über die Geige in der Hand, Wertvorstellungen, Gesetze bis hin zu Fußballvereinen.

Gewissheit 1 – Alles ist möglich, aber nix ist fix!

Eine dieser so leichtfüßig daherkommenden Gewissheiten ist der Umstand, dass überall dort, wo Licht auf etwas fällt, irgendwo auch ein Schatten geworfen wird. Dass auf eine Aktion meist eine Reaktion folgt. Während diese Zusammenhänge in den Naturwissenschaften mit hoher Verlässlichkeit wiederholt und beschrieben werden können, wird es in der Kultur und beim Verhalten von uns Menschen jedoch ziemlich schnell ziemlich schwammig. Man spricht hier nur noch von signifikanten Zusammenhängen, Korrelationen und Wahrscheinlichkeiten, aber nicht mehr von (Natur-)Gesetzen. Damit nimmt man letztlich die Komplexität der sozialen Welt zur Kenntnis. Alles ist möglich, nix ist fix! Also eine Gewissheit über die Ungewissheit.

Gewissheit 2 – Alles kann sich plötzlich ändern!

Durch dieses hohe Maß an Veränderlichkeit ist der soziale Raum auch kein absoluter Raum, sondern immer nur eine subjektive Auswahl dessen, was wir durch unserer Filter in unsere Lebenswelt hineinwirken lassen. Das Grandiose daran ist die Gewissheit, dass schon ein kleiner Gedanke zur richtigen Zeit in der Lage ist, Teile dieser Lebenswelt nachhaltig zu verändern.

Okay gut, das ist jetzt der leicht verkopfte und mäßig subtile Hinweis auf die B2P-Ahaa!-Momente. Ich würde es jedoch nicht erwähnen, wenn nicht genau diese kleinen Gedanken auch Teile meiner Lebenswelt immer wieder völlig überraschend verändert hätten. Nicht immer gleich die ganze Welt und auch nicht immer spektakulär, aber für mich persönlich spürbar und mit nachhaltiger Wirkung. Durch diese Erfahrungen weiß ich auch um viele meiner eigenen Vorurteile. Viel wichtiger ist für mich jedoch die Erkenntnis, dass viele davon keinen unredlichen Ursprung hatten und haben, sondern einfach auf einem Mangel an Informationen beruhen. Als unredlich könnte man es vermutlich dann bezeichnen, wenn man wider besseres Wissen an den entlarvten Vorurteilen festhält.

Natürlich hatte ich viele dieser Ahaa!-Momente bei der Arbeit mit Bianca und B2P. Gleichzeitig ist die Idee von B2P genau aus diesen Erfahrungen heraus entstanden. Bianca und ich haben unseren Fokus auf Themen und

Menschen entlang der Lebensmittel-Wertschöpfungskette gelegt, weil wir hier ein besonderes Interesse und einen Bezug hatten. Vermutlich habe ich in diesem Bereich nun ein paar Vorurteile weniger, weil ich diesen Ausschnitt der Welt jetzt etwas besser verstehe. Gleichzeitig ist mir aber auch bewusst geworden, wie wenig ich dann wohl im logischen Umkehrschluss über vieles andere weiß.

Gewissheit 3 – Ein alter Hut, noch immer gut!

Und schon sind wir bei Sokrates und dem geflügelten Satz „Ich weiß, dass ich nichts weiß". Dass er die Gültigkeit dieser Erkenntnis in öffentlichen Dialogen immer wieder erfolgreich unter Beweis stellte, war ein Grund dafür, dass er letztlich sein Leben ließ. Seine Erkenntnis lag im Erkennen der eigenen Unwissenheit und damit auch in der Unwissenheit aller anderen. Vorurteile hingegen sind genau das Gegenteil: Sie sind ein vermeintliches Wissen auf Basis der Unwissenheit um die eigene Unwissenheit. Somit ist der erste Schritt zum Abbau von Vorurteilen wohl nicht das bessere Wissen, sondern ein Schritt davor, das Erkennen der eigenen Unwissenheit vulgo der blinden Flecken.

Habe ich mich jetzt gerade wirklich mit Sokrates verglichen? Nein, natürlich nicht. Aber man kann sich jederzeit gerne auf die Schultern von Riesen (siehe „Wachstum und Salami") stellen und ein wenig aus deren Perspektive auf die Dinge blicken. Ich bin jedenfalls überzeugt, dass B2P (und natürlich auch andere Projekte, die ähnlich an ihre Themen herangehen) beide Schritte ermöglicht. Erstens: eine vorwurfsfreie Möglichkeit, das eigene Nichtwissen um gewisse Themen zu erkennen und seine Vorurteile zu enttarnen. Zweitens: im gleichen Atemzug jene Ahaa!-Momente aufzusaugen, welche die gerade erkannte Lücke zumindest ansatzweise zu füllen vermögen.

Daraus ergibt sich auch der grundlegende Ansatz von B2P, unterschiedliche Perspektiven zu einem konkreten Thema nebeneinanderzustellen, um nicht eine „Wahrheit" durch eine andere zu ersetzen. Da wir das „Ding an sich" ohnehin nicht erkennen können bzw. es dieses im Bereich der Kultur wohl auch nicht gibt, können wir nur möglichst unterschiedliche Interpretationen davon nebeneinanderstellen.

Das Ding Direktvermarktung

Als ich das erste Mal auf dem Hof von Christian Bachler und in weiterer Folge bei vielen weiteren Bauern gelandet bin, hatte ich ein Bild „des“ Bauern im Gepäck, das ich mir in der Zwischenzeit wieder „einpapierln“ (vulgo verwerfen) konnte. Hätte ich diese Chancen nicht gehabt, hätte sich mein Bild auch in der Zwischenzeit nicht wesentlich verändert. Meine persönliche Erkenntnis aus dem Ganzen ist jedoch nicht, dass ich Bauern, Bäuerinnen und Landwirtschaft jetzt besser verstehe, sondern ganz im Gegenteil.
Es wirft mir vielmehr die Frage auf, was das für all die anderen Bilder in meinem Kopf bedeutet, für die ich eben nicht die Chancen und Möglichkeiten der Arbeit mit BauertothePeople habe. Und gleichzeitig verstehe ich jetzt immerhin, wie viel ich rund um die Lebensmittel-Wertschöpfungskette nicht weiß und wie viel es noch zu entdecken gibt. Die Ahaa!-Momente lauern hinter jeder Ecke, und wir werden ihnen auch weiterhin hinterherjagen. Wenn man so einen Gedanken ein wenig sacken lässt, ist das schon ziemlich krass. Ja krass, aber auch verständlich. In der Zeit, in der wir BauertothePeople gemacht haben, konnten wir eben andere Dinge nicht tun. Und hier schließt sich in anderen Worten wieder ein kleiner Kreis zu unserem Kleinteileschrank und seinen vielen Schubladen. Es geht letztlich, führt man die Metapher des Schranks fort, um die Qualität der Informationen, die man in seine Schubladen legt, und um ein Bewusstsein dafür, dass in diesen Laden vermutlich auch ziemlich viel Kramuri liegt.
Eine dieser Schubladen, um wieder etwas konkreter zu werden, ist die Direktvermarktung. Also jene Situation, in der Bäuerinnen und Bauern die gesamte komplexe Wertschöpfungskette an einem Ort zusammenfassen: an ihrem Hof. Vom Feld bis zum fertigen Produkt, also Essen. Der Hofladen ist hier der Point of Sale. An dieser Stelle wieder die Bitte um eine kurze gedankliche Pause. Ihr habt gerade Direktvermarktung und Hofladen gelesen. Macht jetzt mal kurz die Augen zu und schaut, welche Bilder euch bei diesem Wort durch den Kopf gehen. Der Satz „Ihr könnt die Augen jetzt wieder aufmachen“ erscheint aus unerklärlichen Gründen gerade etwas widersinnig?
„Die“ Direktvermarktung erlebt seit geraumer Zeit einen Boom, welcher durch die Covid-19-Pandemie sogar noch befeuert wurde. Sie verkörpert

für viele die Vorstellung des idealen Bauernhofs, des Lebens auf dem Lande, der handgemachten Köstlichkeiten, von Hochwertigkeit, Tradition und Authentizität. Sie ist ein sich aufbäumendes Ideal angesichts der Zerstörung der Landwirtschaft durch Konzerne, Industrie, Massenware und Lebensmitteln aus Dosen. – SCHNITT – Konzerne sind sogar sehr wichtig! Sie schaffen notwendige Arbeitsplätze und Wachstum. Gleichzeitig schaffen es nur derartige globale Player aufgrund der positiven Skalierungseffekte, die Weltbevölkerung effizient und nachhaltig zu ernähren. – SCHNITT – SCHNITT – SCHNITT

So grün der Klee, so rosarot die Brille, so weit, so schwarz und weiß. Eine rosarote Brille hatten wir alle schon einmal auf, und sie funktioniert sogar dann, wenn man die Augen zumacht. Das Prinzip dieser Brille ist bekannt. Genauso bekannt ist es auch, dass die Wirkung dieser Brille irgendwann nachlässt. Mit jeder Erfahrung passen wir dort und da die Stärke an und stehen letztlich vor der Entscheidung, ob das durch die Brille hindurch Erkannte auch dem tatsächlich Gesuchten entspricht. So der Idealverlauf, den doch ein jeder von uns kennen dürfte. Hin und wieder neigen wird jedoch dazu, an Idealen festzuhalten, und laufen Gefahr, aus der rosaroten Brille einen rosaroten Panzer zu machen. Und so leicht man eine Brille abnehmen kann, so schwer ist es, einen Panzer vom Kurs abzubringen. Wir alle haben unsere Brillen und vermutlich auch den einen oder anderen Panzer. In letzter Zeit beschleicht mich aber das Gefühl, dass diese Panzer mehr werden. Angesichts der Direktvermarktung saß ich noch in keinem Panzer, aber auf meiner Nase saß zumindest eine Brille mit Panzerglas. Es gab wenig bis gar keinen Grund, auch nur irgendetwas an dieser so sinnvollen Entwicklung kritisch zu sehen. und ich nahm auch nichts dergleichen wahr, außer wenn mir mal etwas nicht schmeckte. Eines Tages wurde ich aber in ein paar Gesprächen auf einen Aspekt aufmerksam gemacht, der die ganze Zeit direkt vor meinen Augen und auf meiner Nase saß, den ich die ganze Zeit direkt vor mir hätte sehen können: Arbeit. Neben all den Produkten, die im Zuge der Direktvermarktung entstehen, braucht es auch Arbeit, Know-how und Investitionen, um diese Produkte herzustellen. Und mit dieser neuen Perspektive kam ich ins Nachdenken. Ihr denkt jetzt „No na, eine wirklich grandiose Erkenntnis!“ Ist es aber wirklich, wenn man dann

auch noch ein paar weitere strukturelle Merkmale vor den Latz geknallt bekommt. Denn hat man den Fokus erstmal geschärft, ist es unwahrscheinlich, dass man darin nichts findet. Eine der Grundaussagen dieses Buchs ist es letztlich ja auch, dass uns aufgrund der hohen Komplexität der Umwelt der Fokus auf viele Dinge einfach abhandenkommt, ja leider auch abhandenkommen muss.
Über die letzten Jahrzehnte hat sich die Landwirtschaft strukturell stark verändert. Speziell die Zahl der kleineren Betriebe hat stark abgenommen. Viele, vor allem kleine Höfe werden zudem im Nebenerwerb betrieben. Hierzu später noch eine Statistik. Gleichzeitig hat sich die landwirtschaftliche Tätigkeit stark spezialisiert und damit auch das Wissen in den jeweiligen Bereichen. Durch das zunehmende Interesse an bäuerlichen Produkten aus der Direktvermarktung sehen viele Betriebe auch die Chance auf ein zusätzliches Einkommen oder auch die Aufwertung ihrer bäuerlichen Tätigkeit und ihrer Rohstoffe. Was hier jedoch oft – auf beiden Seiten – übersehen wird, sind die Anforderungen, die mit einer solchen Entscheidung einhergehen. Und diese sind vielseitig.

[Im Nebenerwerb ist ein Betrieb, wenn „das Betriebsinhaberehepaar weniger als 50 Prozent seiner Gesamtarbeitszeit im land- und forstwirtschaftlichen Betrieb tätig war." (Statistik Austria)]

Für die Herstellung und den Verkauf von Rohstoffen, sog. Ur-[10] bzw. verarbeiteter Produkte, gibt es unterschiedlichste behördliche Vorschriften für die Beschaffenheit der Räumlichkeiten, Hygienemaßnahmen und damit einhergehend viele zusätzliche Dokumentationstätigkeiten. Die Produkte müssen korrekt verarbeitet, gelagert und etikettiert werden. Zudem kommt es auch zu zusätzlichen Kontrollen.[11] Außerdem wären da noch die Punkte Marketing und Verkauf. Hier steht man schnell vor der ersten eigenen Website, der Arbeit mit Social Media, Bildern und Videos, dem Bau des eigenen Hofladens oder der regelmäßigen Fahrt zu diversen Märkten. Das alles ist mit viel zusätzlicher Arbeit und Investitionen verbunden. Mein erster Ahaa!-Moment war in diesem Fall also der Umstand, dass die Direktvermarktung häufig von denselben Personen „on top" zu den bisherigen Tätigkeiten betrieben wird. Eigentlich wieder so ein „No na". Nur hatte man halt vor dieser Entscheidung sehr oft schon einen Erwerb und einen Nebenerwerb, der durchaus tagesfüllend war.

Der zweite Ahaa!-Moment, der direkt damit zusammenhängt, ist die Aufgabenverteilung. Die Aufgaben bei der Direktvermarktung liegen großteils bei jenen Personen, die am Betrieb bzw. im Haushalt sind, und somit verstärkt bei den Frauen. Direktvermarktung ist somit oft auch stark weiblich geprägt. Ahaa! Aber auch hier kann man nicht pauschal von „der" Direktvermarktung sprechen. Die wenigen Daten, die es gibt, zeigen, dass der Anteil an Frauen vor allem in kleinen Nebenerwerbsbetrieben besonders hoch ist.[12] Der Nebenerwerbsanteil lag 2016 bei kleinen bäuerlichen Betrieben bis zu einer Größe von 5 Hektar bei 82 Prozent, von 5 bis 10 Hektar bei 61 Prozent und nimmt mit zunehmender Größe sukzessive ab. Ab 100 Hektar Betriebsgröße liegt er nur mehr bei 8 Prozent.[13]

Je größer und professioneller die Betriebe in der Direktvermarktung aufgestellt sind und je höher das Einkommen aus der Direktvermarktung im Verhältnis zum Gesamteinkommen ist, desto mehr gleicht sich der Arbeitsanteil von Frauen und Männern aber wieder an.

Die Datenlage über Frauen in der Landwirtschaft ist trotz der hohen allgemeinen Sensibilisierung bei Gender-Fragen aktuell noch sehr spärlich. Der „Grüne Bericht 2021"[14] hat dem Thema gerade einmal oder vielleicht auch immerhin drei Seiten gewidmet. Auch auf die Anfrage bei einigen Expertinnen kam sinngemäß immer dieselbe Rückmeldung: „Es gibt verhältnismäßig wenig Daten über die Rolle der Frau in der Landwirtschaft." Somit basieren auch die obigen Ahaa!-Momente großteils auf Beobachtungen und Erzählungen im Zuge unserer Arbeit. Es sind letztlich nur möglichst gut begründete Vermutungen, denen wir und hoffentlich auch die Statistik und Wissenschaft in Zukunft ein wenig mehr Augenmerk zukommen lassen.

Und weil aller guten Dinge drei sind, so sagt man zumindest, noch ein weiterer Ahaa!-Moment, der in den Recherchen auf mich lauerte. Erinnert euch nochmal an das Bild, das ihr von der Direktvermarktung und vom Hofladen vor Augen hattet. Bei mir war dieses Bild, ohne es jemals laut ausgesprochen zu haben, ein Bild von „klein" und „wenig". Die kleinen Hofläden, die losen Äpfel und Krautköpfe in den Holzkisten, der händisch beschriftete Schinken, in Butterpapier eingewickelter Speck und viele Köstlichkeiten in Gläsern. Und natürlich ist auch das Teil der bäuerlichen Direktvermarktung.

Rein sachlich und rechtlich sind die zentralen Elemente zur Bestimmung der bäuerlichen Direktvermarktung:[15]

- in eigenem Namen,
- auf eigene Rechnung und
- auf eigene Verantwortung.

Ob ich jetzt über das Jahr hinweg 100 kg Getreide zu 500-g-Säckchen im Hofladen oder 100 Tonnen in 20-kg-Säcken an diverse Endverbraucher verkaufe, ist letztlich egal, beides erfüllt den Aspekt der Direktvermarktung, wenn das Produkt nicht weiterverarbeitet wird und im Grundsatz die obigen drei Kriterien erfüllt. Eine weitere Voraussetzung ist natürlich, dass die Rohstoffe bzw. Produkte aus der eigenen Landwirtschaft stammen und, abgesehen von notwendigen Ausnahmen, nicht zugekauft wurden. Die mögliche Direktvermarktungsmenge ist nur durch die Produktionskapazität bzw. die Betriebsgröße beschränkt. Direktvermarktung bedeutet also nicht automatisch klein und wenig. Mein Bild war, so würde ich es beschreiben, romantisch verklärt. Wie war oder ist das eure? Direktvermarktung kann 200 Gläser bedeuten oder auch 20.000, 10 kg oder 10 Tonnen.
Also warum jetzt dieses Beispiel mit der Direktvermarktung? Weil es anhand dreier selbst erlebter Ahaa!-Momente gut illustriert, wie sich mein Bild von der Direktvermarktung mit der Hinzunahme von neuen Perspektiven und Informationen nach und nach verändert hat. Ganz ohne Skandal und großes Pathos, und somit eigentlich nichts für eine große Schlagzeile und große Reichweite. Gerade deshalb verdienen diese vermeintlich kleinen Details aus meiner Sicht mehr Aufmerksamkeit. Sie können viel mehr zum Aufbau von gegenseitigem Verständnis beitragen als das Benennen von Skandalen oder die Bedienung vereinfachter Gut-Böse-Schemata. Bitte versteht mich nicht falsch. Auch Letzteres ist in seiner Funktion relevant und oft sogar sehr wichtig. Auf Leonard Cohen geht der heute oft zitierte Satz „There is a crack in eyerything, that's how the light gets in" zurück. Mit Skandalen, lautem Getöse und schwerem Werkzeug kann man diese Risse in unseren Blasen erzeugen. Doch hat man diesen Riss erst einmal in die zunehmend härtere Schale unserer Reizschwelle geschlagen, dann erscheint es mir doch klug, das Werkzeug zu tauschen und den weichen Kern ein wenig feinfühliger zu bearbeiten, um ihn nicht zu verletzen. Sonst bildet sich Kruste und aus dieser dann Schale.

6

SCHWEIN

AHAA!

ZAHLEN, DATEN, FAKTEN

Früher haben wir vielleicht noch beim Fleischer über das Schnitzel gesprochen, das einmal ein Schwein war, und wie man es zubereitet. Oder wir haben uns mit dem Bauern, bei dem das Schwein gelebt hat, unterhalten. Heute ist der Weg vom Saustall bis auf den Schnitzelteller weit und komplex. Wir haben wieder mal den Bezug verloren. Oder wann seid ihr das letzte Mal in einem Schweinestall gestanden? Oder wusstet ihr, dass es einen Bauern gibt, bei dem die Ferkel zur Welt kommen, einen der sie aufzieht, bis sie ca. 20–30 Kilo haben, und einen, der sie mästet, bis sie zur Schlachtung abgeholt werden?

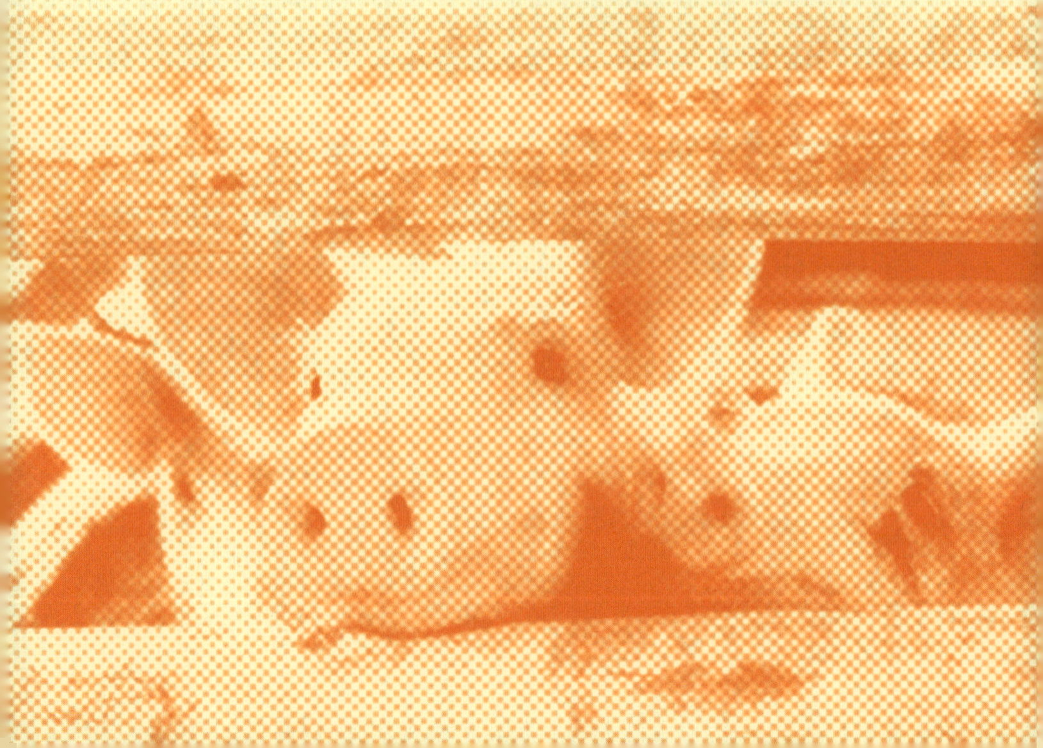

Dabei wird in keinem anderen EU-Land so viel Schweinefleisch pro Kopf gegessen wie bei uns. Viele typisch österreichische Rezepte kommen ohne Schweinefleisch oder Schmalz kaum aus. Schweinefleisch ist unser Lieblingsfleisch. When it comes to food, auch ein ziemlicher Wirtschaftsfaktor.

Eine kleine Schweinegeschichte

Das Schwein war vor rund 10.000 Jahren eines unserer ersten Haustiere. Alle Tiere hatten damals eine Funktion. Beim Schwein waren es Fleisch und Fett. Auf der ganzen Welt haben die unterschiedlichsten Kulturen mit einigem zeitlichen Abstand angefangen, Wildschweine zu zähmen und zu halten. Bei uns in Europa haben wir die Schweine einfach in Herden am Waldrand oder im Wald gehalten. Dort haben sie alles gefunden, was sie gebraucht haben: Insekten, Wurzeln, Eicheln und so weiter. Die Schweine haben sich selbst versorgt. Von September bis Weihnachten war die wichtigste Zeit. Da gab es Eicheln und Bucheckern im Überfluss, und die Schweine sind schön fett geworden. So gemästet wurden sie dann geschlachtet. Anders im asiatischen Raum, wie zum Beispiel in China oder Japan, da hatte man damals schon zu wenig Platz. Deshalb wurden die Schweine oft einzeln für den Eigenbedarf gehalten. Dort haben sie auch von Beginn an Haushaltsabfall und Ernteeste zu fressen bekommen. Sind ja auch Allesfresser. In Europa haben wir damit erst in der Neuzeit angefangen. Seither wurden die Schweine gezielt gehalten, um sich des Hausabfalls zu entledigen. Nie sind die Schweine aber in Nahrungsmittelkonkurrenz mit uns gestanden. Allesfresser sind wir ja beide. Ab dem 18. Jahrhundert waren die Schweine untertags draußen auf Weiden und in der Nacht im Stall. Es gab die unterschiedlichsten Rassen und die unterschiedlichsten Arten, die Schweinen zu füttern. Je nachdem, wo der Schweinestall war und was sich in der Nähe befand: Mühlen, Brauereien, Brennereien, Gärtnereien und so weiter. Überall gab es Abfälle, die für die Schweine bestimmt waren. Im Winter blieben sie im Stall und wurden meist mit gekochten Kartoffeln und Rüben gefüttert.

Im 19. Jahrhundert war in Mitteleuropa die reine Stallhaltung üblich. Zu dieser Zeit war der Kartoffelanbau schon etabliert. Die Schweine wurden trotzdem noch mit allem gefüttert, was da war: von Unkraut über Erbsen bis hin zu Bucheckern. Die Ställe waren zu dieser Zeit noch recht primitiv und eng. Diese Tatsache haben die Menschen versucht durch ausreichend Bewegung für die Schweine untertags zu kompensieren. So war es üblich, die jungen Muttersäue täglich mehrere Stunden frei laufen zu lassen. So konnten die Schweine zusätzlich eigenständig Futter suchen. Die Schweine wurden von einem Schweinehirten geführt.

Bis ins 18. Jahrhundert haben sich unsere Hausschweine optisch kaum von den Wildschweinen unterschieden. Dann ist plötzlich alles sehr schnell gegangen: Die Engländer haben angefangen, helle Schweine aus Asien zu importieren und mit ihnen zu züchten. Das erklärte Ziel war: die fette Sau, die schnell wächst. Wir haben Schweine immer schon besonders wegen ihres Specks und des Fetts gehalten. Fett = Kalorien. Von denen gab's den Großteil unserer Geschichte zu wenig für uns.
Die meisten Rassen unseres Hausschweins entstanden bis 1950. Dann hat sich unser Geschmack rapide geändert: Wir in Europa wollten nun zartes und fettarmes Fleisch. Es gab wieder genug zu essen. Viele der Schweinerassen verschwanden. Heute sind es ein paar wenige, die im großen Stil gehalten werden.

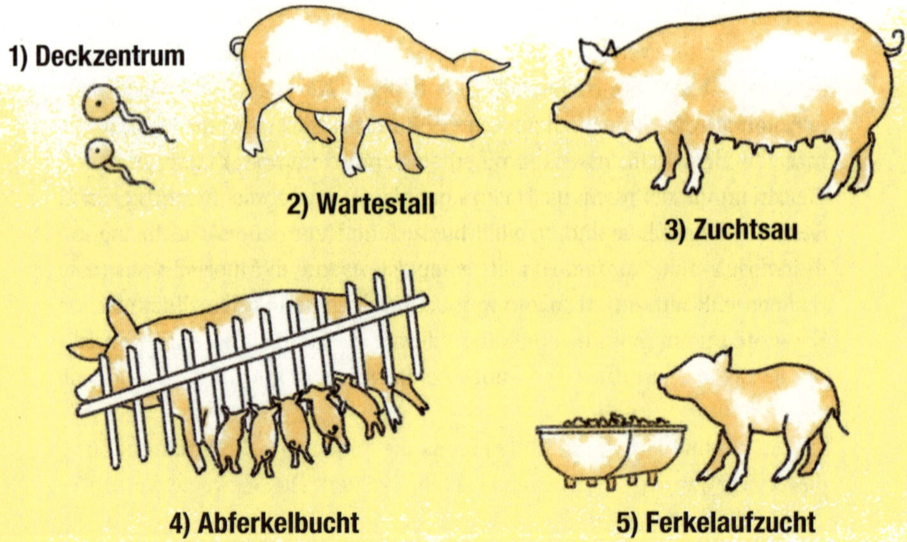

Diese modernen Rassen wachsen schneller und besitzen zwei bis vier Rippen mehr – sie liefern also mehr Koteletts. Heute werden Schweine hauptsächlich im Stall gehalten und werden mit einer Mischung aus Getreide, Soja und Mais gefüttert.

Schwein heute

Okay, ich bemühe mich wirklich, hier einen Überblick zu geben. Schweinehaltung vom Stall bis zum Schnitzel ist heute ziemlich komplex. Wie eigentlich unsere ganze Welt. Wie ihr merken werdet, verknotet es selbst mir oft die Hirnwindungen.

The Life of Schwein

Wir haben schon über die Komplexität unserer Welt gesprochen. Die Schweinewelt ist genauso. Wie überall gibt es 50 Shades of Landwirtschaft und Essen. Aber im Sinne der Schulbucherklärung: So sieht der Prozess schematisch gesehen vom Feld bis auf den Teller aus, liebe Kinder.

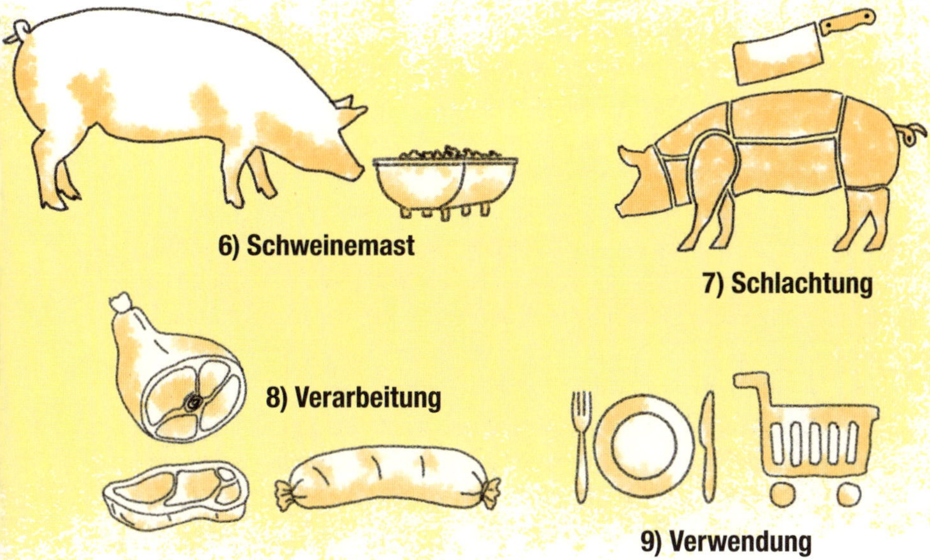

Wo die Schweine herkommen

Nein! Nicht aus der Werbung. Alles beginnt beim Züchter. Der eine züchtet Zuchttiere, der andere Fleischtiere. Mit den einen wird weitergezüchtet, und der Kreislauf beginnt von neuem, die anderen werden gemästet, damit wir sie essen können. Die Zuchtsau wird gedeckt, bzw. heute meistens künstlich besamt. Das passiert im Deckzentrum. Danach geht's mit Kolleginnen in einen gemeinsamen Stall. Dort wird ca. 115 Tage auf die Geburt gewartet. Nennt sich auch Wartestall.

Kastenstand

Kurz vor der Geburt zieht die Sau in den Kastenstand. Ein anderer Name dafür ist „Ferkelschutzkorb“, weil er die Ferkel davor schützt, von der Sau unabsichtlich erdrückt zu werden. Wir könnten ihn aber auch „Bauernschutzkorb“ nennen, denn auch dafür ist er da. Die Bäuerinnen und Bauern müssen mit den Ferkeln arbeiten. Das findet die Sau weniger geil und wird oft aggressiv. Ihr erinnert euch an die Warnung eurer Eltern vor den Wildschweinen mit Frischlingen im Wald?

Der Kastenstand ist so konstruiert, dass sich die Sau in einem Bereich in der Abferkelbucht aufhält, während die Ferkel die ganze Bucht nutzen können. „Bucht“ nennt man den Bereich, wo sie gemeinsam leben. Jede Sau hat mit ihren Ferkeln eine eigene Bucht.

Die Sau wird in einem Metallgestänge fixiert. Sie kann sich dabei nicht umdrehen und kaum nach vorne oder hinten gehen. So sind viele Arbeitsabläufe einfacher. In der Abferkelbucht bleibt sie mit ihren Ferkeln, während sie säugt. Also circa vier Wochen. Deshalb wird diese Praxis oft kritisiert. Bewegungsfreiheit gibt es dann eher wenig. Ab dem Jahr 2033 ist die routinemäßige Fixierung im Kastenstand verboten, dann darf die Sau nur mehr zeitweise fixiert werden. Die Schweinebranche bereitet sich darauf vor. Die Abferkelbuchten sind jener Bereich eines Schweinestalls, dessen Umbau am teuersten ist. Abgesehen davon: Wer sagt dann der Sau, dass sie sich nicht mehr auf die Ferkel legen soll? Seit Generationen wird bei der Zucht auf Faktoren wie „Mutterinstinkt“ nicht mehr so viel Wert gelegt wie z. B. auf den Fleischanteil. War ja auch nicht wichtig. Wir haben die Schweine unseren Bedürfnissen angepasst.

Heimatsau

Ein großer Teil der Zuchttiere in der Landwirtschaft kommt von internationalen Unternehmen (siehe Kapitel Hendl). Über das Züchten kann man unterschiedliche Merkmale von Tier und Pflanze beeinflussen. Den Fleisch- und Speckanteil oder den Mutterinstinkt einer Sau zum Beispiel. In Österreich ist man sehr stolz darauf, die Schweine selbst zu züchten. Großer Vorteil: Wir haben selbst Einfluss auf die Eigenschaften, die wir für unsere Schweine wollen. Außerdem müssen die Tiere nicht weit reisen. Am Ende des Tages ist die Schweinebranche aber immer noch eine Branche. Wirtschaftliche Aspekte müssen also eine Rolle spielen. Das bedeutet auch langfristig zu denken. So wird in Österreich nicht um jeden Preis genetisch das Letzte aus den Schweinen herausgeholt (von der Menge des Fleischanteils bis hin zur Wurfgröße einer Sau). Dennoch sind diese Faktoren wichtig für das wirtschaftliche Überleben.

Stinkiger Aggro-Eber

Ist jemand von euch schon mal einem erwachsenen Eber begegnet? Mit denen ist oft nicht so gut Kirschenessen. Mir hat einer einmal den Gummistiefel gestohlen und mich so lange gejagt, bis ich mit einem Hechtsprung geflüchtet bin. Die Ladys sind da gemütlicher drauf. Hat jemand von euch schon mal einen Eber gegessen? Ziemlich sicher nicht. Bei uns werden die kleinen Eber nämlich schon als Ferkel kastriert. Warum? Weil ein Eber nach Eber schmeckt und wir das nicht gewohnt sind. In England kommt z. B. keiner auf die Idee, einen Eber zu kastrieren. Allerdings gibt es einige Kandidaten, die im geschlechtsreifen Alter schon ziemlich zu stinken beginnen. Wenn man diesen Ebergeruch einmal erlebt hat, versteht man. Tatsächlich musste ich schon einen Eber schlachten, weil er zu aggressiv geworden ist.

Wir haben das Fleisch damals, weil unverkäuflich, selbst gegessen. Ich habe sogar die Hoden zubereitet. Nose to tail und so. Trotz des anfänglichen Widerstands der versammelten Mannschaft hat es uns dann ziemlich geschmeckt. Das Fleisch ist intensiver, doch sehr g'schmackig. Am feinsten im Geschmack waren tatsächlich die Hoden. Möchte man kaum glauben, oder? Die Konsistenz von Jakobsmuscheln mit dezentem Schweinegeschmack. Salz, Pfeffer Schwarzbrot – ziemlich gut. Aber in unseren Kulturkreisen essen wir das generell nicht. Abgesehen davon werden viele der Kollegen eben mit zunehmendem Alter recht aggressiv und somit gefährlich für alle Beteiligten. Deshalb werden männliche Ferkel in unseren Breiten kastriert.
Das ist eine vieldiskutierte Sache. Die Ferkel bekommen nämlich ein Schmerzmittel, aber keine Narkose. Anders als in anderen Ländern ist das Schmerzmittel bei uns verpflichtend. Die Ferkel werden in der ersten Lebenswoche kastriert. Die Bäuerin oder der Bauer schneidet dafür mit einem Skalpell den Hodensack an, drücken die kleinen Hoden heraus, durchtrennt den Samenleiter und entfernt sie. Der Eingriff dauert nur wenige Sekunden. Viele Tierschützer sagen, der Eingriff wäre sehr schmerzhaft für das Tier. Tatsächlich wird seit Jahren an einer finanzierbaren Alternative gearbeitet und geforscht. Die Finanzierbarkeit ist deshalb so relevant, weil eine Narkose nur von einem Tierarzt durchgeführt werden darf und 20 Euro pro Ferkel kostet. Wenn wir uns die aktuellen Preise für Schweinefleisch ansehen, ist die Milchmädchenrechnung leicht. Abgesehen davon verpassen die Kleinen während der Narkose oft die Säugezeit bei der Mutter. Auch das ist nicht gut für so ein junges Tier. Alternativ dazu gibt es Impfungen, die verhindern, dass die Tiere geschlechtsreif werden. Diese Prozedur schädigt aber das Image bei den Konsumenten, sagt die Branche. Außerdem steht die Ebermast zur Debatte, also doch das unkastrierte Schwein zu mästen. Die Nachteile kennen wir. Mit Blick in Nachbarländer, wo die Kastration ohne Betäubung verboten ist, sehen wir einen ganz klaren Trend: Ferkel werden zu billigeren Preisen aus Ländern importiert, die mit in Österreich verbotenen Methoden kastriert wurden. Das Problem verschiebt sich also ins Ausland. Da hat man's dann gar nicht mehr im Blick. Und wenn man nun den Import von Ferkeln verbietet? Dann ist der Import von billigerem Fleisch aus anderen Ländern immer noch erlaubt. Da beißt sich das Ferkel in den Schwanz.

Vom Ferkel zum Mastschwein

Nach einem Monat und mit rund 10 Kilo kommen die Ferkel weg von der Sau und leben dann in Gruppen von Gleichaltrigen. Am Anfang ist das eine Riesenumstellung: Mutter und Milch sind weg, in der Gruppe wird plötzlich eine Rangordnung ausgemacht, und das Futter ist neu. Wie bei uns am ersten Tag im Kindergarten. Mit einem Wort: Die Ferkel sind gestresst. In dieser Phase sind sie sehr sensibel und krankheitsanfällig.

Wie die Schweine wohnen (2020)

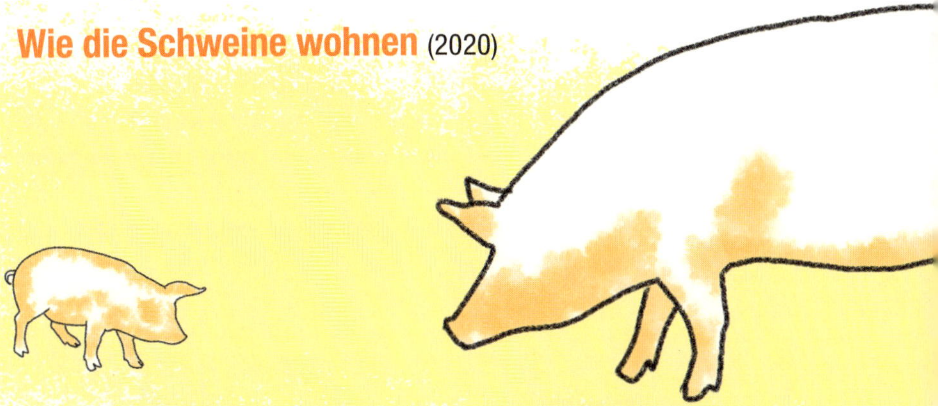

Biohaltung 3 %

Konventionelle Haltung 97 %

Die meisten unserer Schweine – ganze 97 Prozent – stammen aus konventioneller Haltung. Rund 60 Prozent von ihnen leben in Österreich auf Vollspaltenböden. Das sind Stallböden aus Betonspalten, durch die die Schweine ihre Exkremente in Güllekanäle darunter treten. Das ist das, wo all der Schweinekot und der Urin aufgefangen werden. Die Gülle braucht man dann wieder, um die Felder zu düngen. Circle of Life und so. Diese Art der Haltung spart Platz und ein tägliches Ausmisten. Die Vollspaltenböden haben eine enorme Arbeitserleichterung für die Bauern gebracht. Noch vor kurzem war das der heiße Schweiß in der Schweinehaltung und bezeichnet bis heute den State of the Art. Warum? Da sind wir wieder beim Schnitzelpreis und beim Bauernsterben: Die Erträge pro Schwein sind gering, somit braucht man mehr Tiere im Stall, um Gewinn zu machen. Je weniger Arbeitszeit pro Schwein, desto besser. Deshalb leben heute rund 60 Prozent der österreichischen Schweine auf Vollspalten. Da, wo die meisten unserer Schweine wohnen, gibt es üblicherweise keinen Auslauf. Die Ställe sind möglichst effizient eingerichtet. Auch weil die Schweinebauern immer weniger werden. Die, die übrigbleiben, haben dafür immer mehr Schweine im Stall: Statt durchschnittlich 33 Tiere im Jahr 1995 sind es gut 25 Jahre später schon 133. Das entspricht einer Zunahme von 303 Prozent. Auch deshalb muss körperlich und zeitlich effizient gearbeitet werden. Heute wissen wir: Platz, Stroh, Beschäftigungsmöglichkeiten und Auslauf sind doch sehr wichtig für die Tiere. Doch all das kostet viel Geld und Arbeitszeit, andere Haltungsformen sind teurer. Wie soll sich das ausgehen, wenn das Schnitzel im Supermarkt immer noch 2,90 Euro pro Kilo kostet? Von heute auf morgen einen Stall komplett umzubauen, ist verdammt teuer. Oft einfach nicht schaffbar, vor allem wenn der alte Stall vielleicht noch nicht abbezahlt ist. Und wer hackelt dann, wenn es ums Ausmisten, Füttern etc. geht?

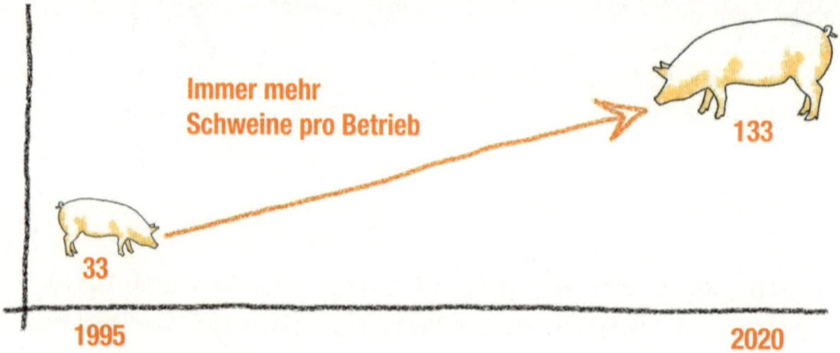

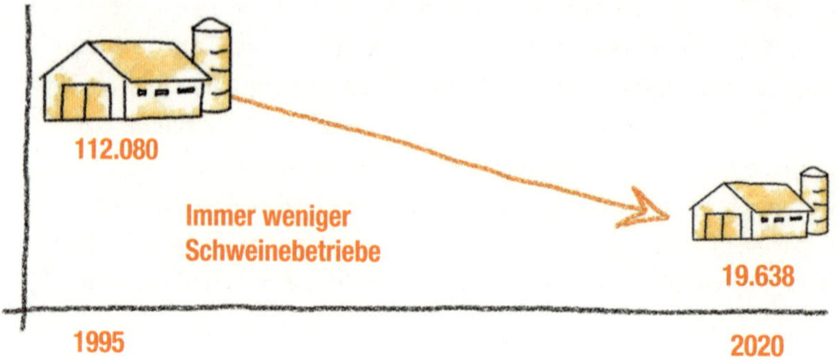

Schweine sind sehr intelligente, neugierige und aktive Wesen. Sie wollen wühlen, entdecken und Futter suchen. Diese Verhaltensweisen können sie bei fehlendem Auslauf kaum ausleben. Deshalb werden auch die Schwänze der Kollegen interessant, und es wird daran gebissen. Den meisten Ferkeln werden deshalb in der ersten Woche nach der Geburt die Schwänze gekürzt. Der Ringelschwanz, den wir kennen, ist selten geworden. In der Kritik steht die Methode per se aber vor allem, weil die Schweine damit an die Haltungsbedingungen und den Stall angepasst werden und nicht umgekehrt: Eine Riesenherausforderung für Bäuerinnen und Bauern, die Bedürfnisse ihrer Schweine in bestehenden Systemen zu erfüllen.
Die Schweine interessieren sich für ihre Umgebung und schaffen sich getrennte Bereiche zum Fressen, für ihr Geschäft und zum Liegen. Ob dieses natürliche Verhalten in der Standard-Haltung möglich ist, ist stark umstritten. Es gibt auch das System der sogenannten Teilspaltenböden. Dort besteht ein Teil aus den Betonspalten und ein Teil aus einer befestigten Fläche, wo die Schweine liegen können. Die Haltung auf Stroh oder gar im Freiland erfordert viel mehr Platz und Arbeit, das Schweinefleisch kostet entsprechend mehr. Bis sie 110 Kilo wiegen, muss jedes Schwein laut Gesetz mindestens 0,7 Quadratmeter Platz haben.

Bio-Schweine müssen zumindest Zugang zu einem Auslauf haben. Eine Weide ist nicht verpflichtend. Im Stall darf maximal die Hälfte der Fläche aus Vollspaltenböden bestehen, und es muss etwas zum Wühlen geben. Bis zu einem Gewicht von 110 Kilo muss die Stallflächen, bei der Bio-Haltung pro Schwein mindestens 1,3 Quadratmeter betragen. Ein befestigter Auslauf von mindestens einem Quadratmeter ist auch vorgeschrieben. Tatsächlich werden nur 3 Prozent unserer Schweine als Bio-Schweine gehalten.

Das Klischeeschwein auf der Weide

Eine Wiese und ein Schwein, das dort nach Herzenslust wühlen und suhlen kann. So kennen wir es aus der Werbung, so stellen wir uns das vor. Aber habt ihr schon mal ein Schwein auf einer Weide gesehen? Tatsächlich ist das die absolute Ausnahme. Selbst Bio-Schweine haben meist keine Weide, sondern einen befestigten, mit Stroh eingestreuten Auslauf. Die Freilandschweine sind im Vergleich sehr arbeitsintensiv und somit teuer in der Haltung und im Schnitzel. Auch deshalb, weil sie viel mehr Platz und Flächen brauchen. Aktuell kommt noch ein Problem dazu: die Afrikanische Schweinepest. Diese Krankheit wird von Wildtieren auf die Hausschweine übertragen. Für den Menschen ungefährlich, für die Schweine tödlich. Ein Ausbruch dieser Krankheit wäre für die Schweinebauern und unsere Schnitzelteller ein Desaster. Vorbeugend müssen die wenigen Betriebe, die Freilandhaltung haben, die Weide doppelt umzäunen. So wird der Kontakt zu Wildschweinen verhindert. Das macht das Ganze noch aufwendiger. Seit Jahren heiß diskutiert in der Branche, sind diese Zusammenhänge außerhalb der Bubble kaum jemandem bewusst.

Das fahrende Schwein

Die Schweine wandern heute durch viele Stationen, bis sie als Fleisch bei uns ankommen. Irgendwie müssen sie von A nach B kommen. Auf diesen Wegen gehen sie selten zu Fuß. Dass Bäuerinnen und Bauern ihre Tiere bis zum Ende begleiten, ist ein Luxus und weitab der Realität. Nur mehr ganz wenige Bauern schlachten und verarbeiten ihre Tiere noch selbst. Die Auflagen und Kosten für Schlachträume am Bauernhof sind schlichtweg zu hoch und zu aufwendig. Deshalb werden die meisten Tiere, die wir essen, zu Schlachthöfen gebracht. Im Jahr 2020 wurden österreichweit 5.068.000 Schweine, 645.000 Rinder, 312.000 Schafe und 61.300 Ziegen geschlachtet.

Derzeit gelten in Österreich für alle Tiere, egal wie sie gelebt haben – ob auf Vollspaltenböden, im Strohstall oder auf der Weide – die gleichen Bedingungen: Sie müssen lebend im Schlachthof ankommen. Tiertransporte sind daher zur Normalität geworden. Geschlachtet wird meist in Großbetrieben, mehrere tausend Tiere pro Tag. Anders könnte der heimische Bedarf an Fleisch nicht gedeckt werden.

Wo unser Schnitzel herkommt, gibt es auch tote Ferkel

Im letzten Jahr ist es in Sachen Schweinefleisch und Schweinehaltung heiß hergegangen. Eh gut. Bewusstsein und so. Themen, von denen wir ganz weit weg sind, rückten in den Vordergrund.
Wir haben Bilder von Schweinetonnen gesehen und waren geschockt.
Das sind jene Tonnen, in denen tote Ferkel gesammelt und dann von der Tierkörperverwertung abgeholt werden. Fakt ist, wir essen wirklich viel Schweinefleisch. 36 Kilo im Durchschnitt pro Nase und Jahr, um genau zu sein. 60 Prozent der Schweine werden bei uns auf Vollspaltenböden gehalten. Ja, vor kurzem war diese Haltungsform gang und gäbe, und es wurde in solche Ställe investiert. Über die Jahre sind viele andere Haltungsformen, wie Strohhaltung und Teilspaltenböden, dazugekommen.

Fakt ist: Tote Ferkel gibt es in jeder Haltungsform. Die Natur hat nicht aus Kapitalismusgründen Mehrlingsgeburten eingeführt, sondern weil sie „Verluste" einkalkuliert. Ob nun durch Witterungsbedingungen, das Erdrücken durch die Sau, oder weil ein Ferkel nicht fit genug ist: Es werden immer welche sterben. Diese Tatsache gehört zum Fleischessen dazu. Natürlich kann die Bäuerin steuernd eingreifen. Es wird auch ihr Wunsch sein, so viele Ferkel wie möglich durchzubringen. Natürlich wurden unsere Schweine auch so gezüchtet, dass sie möglichst viele Nachkommen produzieren. Unsere Säue sind den Kastenstand gewöhnt. Sagt mal der Zuchtsau, sie ist jetzt bio und lass sie gemeinsam mit ihren Ferkeln frei in der Box. Sie ist immer noch dieselbe Sau. Mit der gleichgroßen Gefahr, dass sie sich unabsichtlich auf ihre Ferkel legt und sie erdrückt.

Da uns das vielleicht nicht bewusst war, sind wir schockiert – ich versteh's! Es spricht auch keiner gerne drüber, weil bei dem Thema schnell ein Urteil ausgesprochen wird. Doch was ist die Lösung? Keine Schweine mehr halten und essen? Höhere Fleischpreise? Weniger Fleisch essen? Politische Rahmenbedingungen? Andere Rassen? Andere Haltungsbedingungen? Na ja, von allem etwas, wahrscheinlich. Aber zu Beginn muss man sich erst einmal der Probleme an sich bewusst werden.

Kukuruz bis an den Horizont oder Was die Schweine fressen

Beim Vorbeigehen am benachbarten Schweinebauern hat meine steirische Oma schon als Kind gesagt: Diese Saubauern, nix als Mais anbauen. Jeder von uns ist schon, ob mit dem Auto, Rad oder Zug, an diesen schier unendlichen Weiten der Kukuruzfelder aka Maisäcker vorbeigebraust. Aber haben wir den Mais mit einem Schweinestall in Verbindung gebracht, beziehungsweise mit unserem Schnitzel?
Für diesen Ahaa!-Moment habe ich echt lange gebraucht. In Österreich ist Mais der Hauptbestandteil des Schweinefutters, denn er wächst gut. Das Besondere an den österreichischen Schweinebauern? Sie produzieren einen Löwenanteil des Futters selbst auf den eigenen Äckern. Deshalb sind die meisten Schweinebauern auch Ackerbauern und Schweineställe meistens dort angesiedelt, wo Ackerbau gut möglich ist. Im besten Fall lassen sich Tierhaltung und Ackerbau nicht voneinander trennen. Auf dem Acker wächst das Futter für die Tiere, die Ausscheidungen der Tiere düngen den Acker. Again: Circle of Life.

Essen uns die Schweine das Essen weg?

Wir sind Allesfresser. Schwein und Mensch. Seit wir Schweine halten, waren wir nie Nahrungsmittelkonkurrenten. Ihr habt gelesen: Bis ins 20 Jahrhundert haben die Schweine alles gefressen, was wir nicht mehr essen konnten oder wollten: Lebensmittelabfälle aus Küche und Industrie. Teilweise ist das heute noch so. Nebenprodukte aus der Ölgewinnung, wie Soja- oder Rapsextraktionsschrot kommen als Eiweißfutter zum Einsatz. Doch seit der BSE-Krise Anfang der 2000er-Jahre sind Schlacht- und Küchenabfälle vom Speiseplan der Schweine gestrichen. So wurden sie gezwungenermaßen Vegetarier, manchmal auch Veganer, und so direkter Nahrungsmittelkonkurrent zu uns.
Ja, es gibt viele Futterpflanzen, die für uns Menschen nicht verwertbar sind. Beim Weizen beispielsweise gibt es verschiedene Qualitätsstufen. Ein zu niedriger Proteingehalt macht den Weizen für die Brotherstellung un-

geeignet, der dann an Schweine verfüttert werden kann. Dennoch: Global gesehen wird ein Hauptteil der landwirtschaftlich genutzten Flächen dafür benutzt, Futter für Tiere, nicht für Menschen zu produzieren. Urs Niggli, bekannter Agrarwissenschaftler und Bio-Pionier, spricht in unserem Podcast von zwei Drittel aller agrarischen Flächen. Zumindest teilweise könnten diese Flächen direkt der menschlichen Ernährung dienen.

Von gesunden Tieren

Jeder Tierhalter hat die Verantwortung, das Leben seiner Tiere so zu gestalten, dass es ein gesundes ist. Vom Stall bis zum Futter, von der Belüftung bis zur Beschäftigung. Wird ein Tier trotzdem krank, sind wir uns einig: Es muss behandelt werden. Die Schweinebranche gerät immer wieder in Kritik ob ihres Antibiotikaeinsatzes. Laut AGES-Studie bekommen Österreichs Schweine drei Viertel aller Antibiotika, die in der Nutztierhaltung verwendet werden. Als Grund werden oft Haltungsbedingungen genannt. Bevor die Tiere geschlachtet werden, gibt es eine Wartephase, damit die Medikamente ganz aus dem Organismus des Schweins ausgeschieden wurden.
Einer der wichtigsten Faktoren für gesunde Schweine sind die Ferkel. Vor allem wenn der Bauer Ferkel von mehreren Züchtern kauft, ist das eine Herausforderung, da sich das Futter, die Ställe und natürlich auch die Bakterien und somit die Immunabwehr der Ferkel bei den verschiedenen Höfen unterscheiden. Wenn nun die Ferkel in einem Stall zusammenkommen, ist das wie bei den Kindern im Kindergarten: Die unterschiedlichen Keime kommen zusammen, die ein Kindergruppe ist diese schon gewöhnt und immun. Für die anderen sind sie neu und dementsprechend eine Herausforderung für das Immunsystem. Wenn eines vielleicht schon krank ist, ist die Wahrscheinlichkeit höher, dass es die anderen ansteckt, da diese ein anderes Immunsystem haben. In der Ferkelproduktion wie in der Mast haben das Stallsystem, der Bauer und der Tierarzt Einfluss auf die Gesundheit der Tiere.
Wie Viki Eichinger mit dem Futter an einer gesunden Ferkelverdauung arbeitet, um sich das Antibiotikum zu ersparen, lest ihr gleich. Außerdem erfahrt ihr in den Kapiteln mit Viki und Christian Bachler alles über den letzten Weg der Schweine bis zum Schnitzel.

Vom Schnitzel auf den Teller

Du warst mal ein Schwein? Du hast was mit Landwirtschaft zu tun? Das Schnitzel ist für uns Sinnbild für unser Essen und wie sehr wir vergessen haben, woher es kommt und wer es macht. Das Schnitzel war ein Schwein, jemand hat es gehalten, gefüttert. Dann hat es jemand geschlachtet, zerlegt, verpackt und auf die Reise geschickt. Dazwischen und davor liegen noch unzählige Schritte und Gründe, warum das Schnitzel jetzt auf unserem Teller liegt.

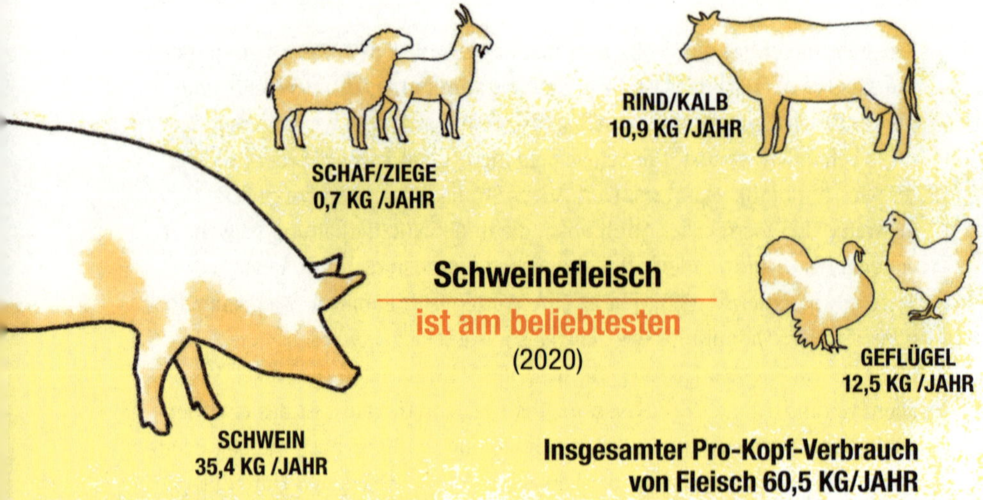
SCHAF/ZIEGE
0,7 KG /JAHR
RIND/KALB
10,9 KG /JAHR
Schweinefleisch
ist am beliebtesten
(2020)
GEFLÜGEL
12,5 KG /JAHR
SCHWEIN
35,4 KG /JAHR
Insgesamter Pro-Kopf-Verbrauch
von Fleisch 60,5 KG/JAHR

Wir essen pro Kopf rund 60 Kilo Fleisch pro Jahr. Davon sind 35 Kilo Schweinefleisch. Zu 106 Prozent sind wir mit Schwein selbstversorgt. Warum importieren wir dann Schwein, wenn wir selbst genug haben? Und warum exportieren wir Schweinefleisch? Statistisch gesehen sind wir nicht wahnsinnige Fans von Schweineohren, Füßen, Innereien und dergleichen. Wir stehen mehr auf Kotelett, Schnitzel und Lungenbraten. Vereinfacht gesagt, exportieren wir viel von den Teilen, die wir nicht selbst essen, zum Beispiel nach Asien. Spannend ist: Am meisten Schweinefleisch importieren wir aus Deutschland. Grund: der Preis. Die Deutschen produzieren Schweinefleisch noch billiger als wir.

Produktion von Schweinefleisch
weltweit 96 MIO. T (2020)

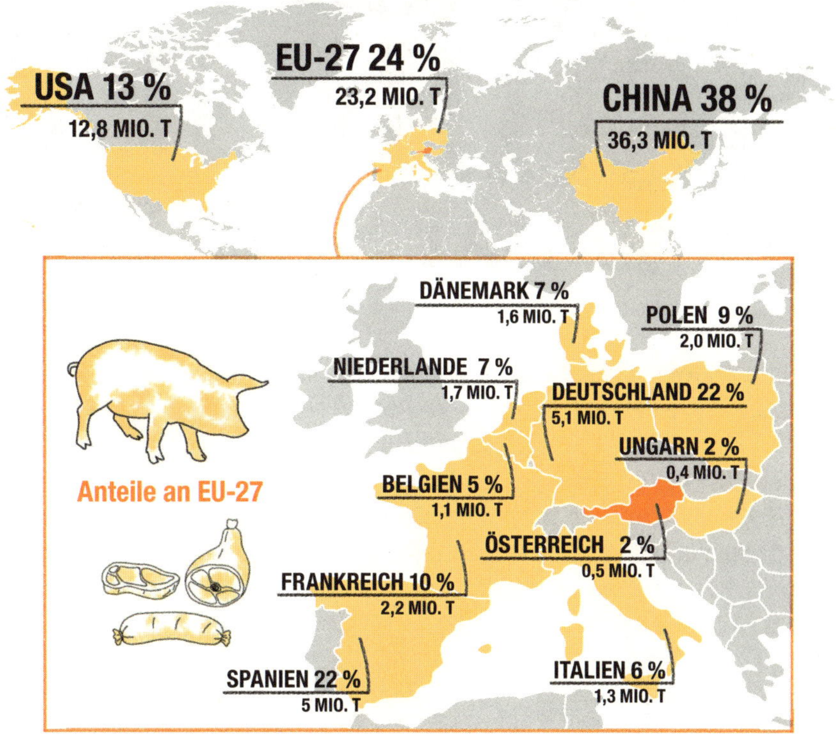

Bio-unlogisch?

Fleisch- und Wurstwaren haben in Österreich von allen Waren den geringsten Bio-Anteil.
Was ihr bei den Zahlen zur Bio-Schweinehaltung gelesen habt – nur 3 Prozent werden biologisch gehalten – spiegelt sich auch in unserem Konsum wider. Allgemein haben Bio-Fleisch und -Wurstwaren in österreichischen Supermärkten laut RollAMA-Studie insgesamt einen mengenmäßig Anteil von 2,7 und 1,6 Prozent. Im Vergleich zu Milchprodukten, Eiern, Obst und Gemüse ist das der Bio-Anteil beim Fleisch der geringste. Den Bio-Anteil beim Schweinefleisch beziffert man noch niedriger.

DIE MENSCHEN DAHINTER

VIKTORIA EICHINGER

FRAU HAT SCHWEIN

Eine Schweinebäuerin, die eigentlich Rohstoffwirtschaft und Energie studiert hat. Eine, die den Spagat schafft. Sie ist genauso Schweinebäuerin wie Konsumentin und will vermitteln. In Tullnerfeld lebt Viki mit ihrer Familie. Sie haben rund 1.300 Schweine und 70 Hektar Acker. Sie bekommen die Babyferkel vom Züchter, ziehen sie selbst auf uns mästen sie dann.

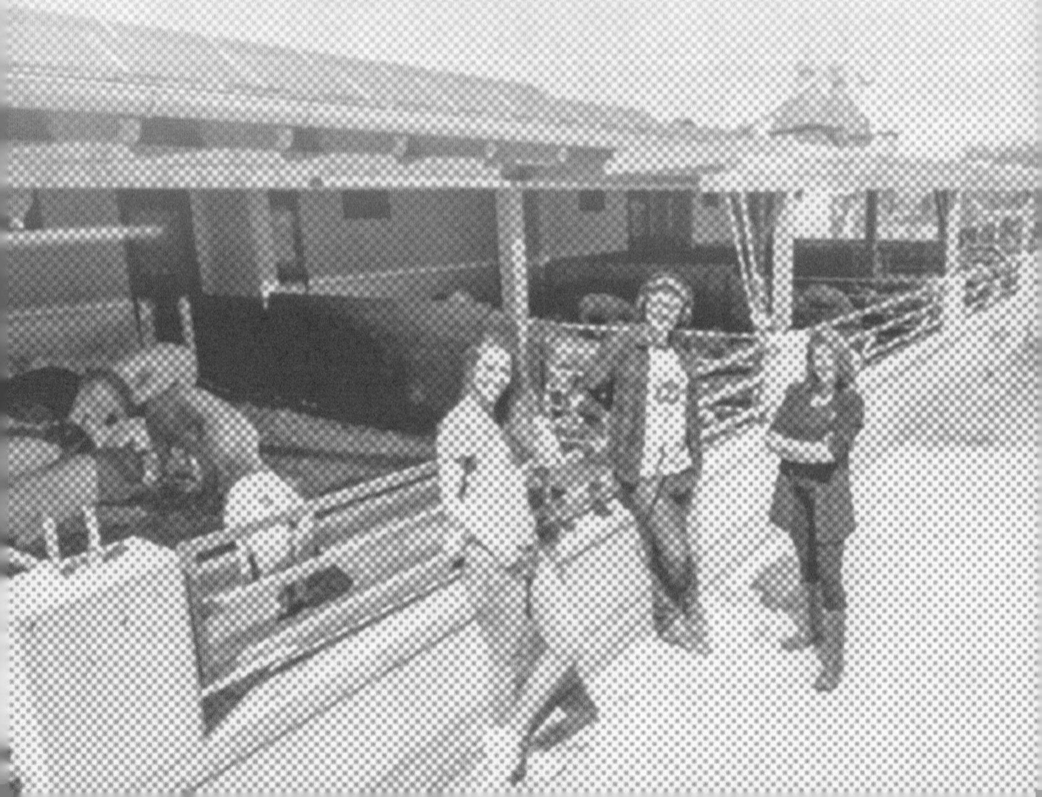

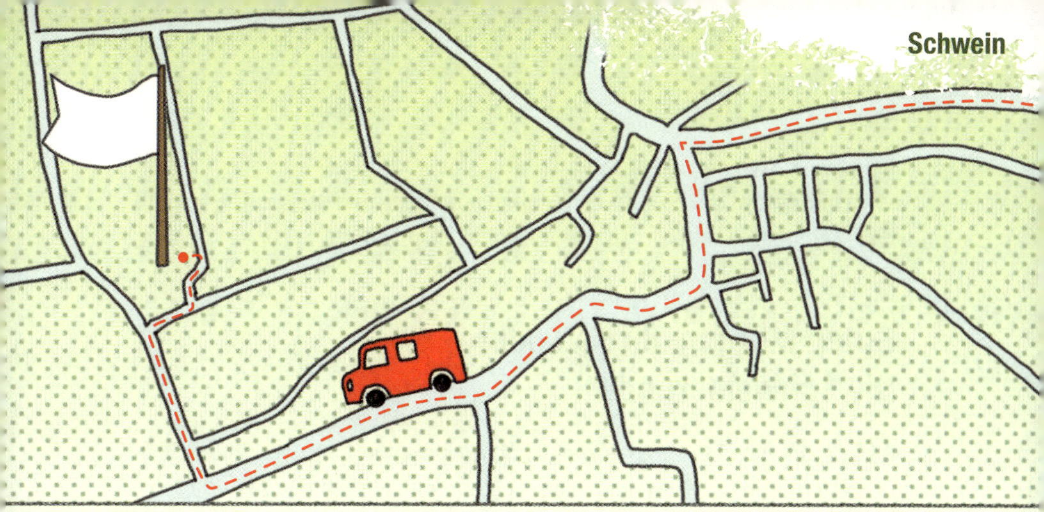

Aber von Anfang an: Viki Eichinger und ich haben uns durch meinen früheren Job kennengelernt. Dort gab's eine große landwirtschaftliche Tagung, und durch die bin ich zu ihr gekommen. Schon beim ersten Telefonat haben wir kaum aufhören können zu reden. Da hab' ich sie gleich nach einem gemeinsamen Podcast gefragt. Seit diesem Tag hat die Familie Eichinger Willy und mich gefühlt adoptiert.

Eigentlich wollten wir bei unserem Podcast mit Viktoria ein Gespräch über die Schweinemast führen. Gesprochen haben wir schließlich mit der ganzen Familie Eichinger und die Erfahrungen aus zwei Generationen sammeln können. Viki sieht sich selbst als Quereinsteigerin, wollte sie doch lange vieles, nur nicht Landwirtin werden. Schweinebäuerin war auch nicht das, was in der öffentlichen Wahrnehmung mit den Prädikaten „kuhl" oder „saugeil" versehen war. Nachhaltigkeit, das war eher ihr Thema, Energie und Ressourcen waren dann auch die Schwerpunkte ihres Studiums in Wieselburg. Und ja, nach und nach wurde der jungen Niederösterreicherin bewusst, dass sie zuhause all diese Hebel bereits in Händen hielt, na ja, halten könnte. Der Keim war gesät, die Saat ging auf. 1.300 Schweine leben aktuell auf dem Hof der Eichingers. Sie kaufen die Babyferkel im Alter von ca. vier Wochen über die Schweinebörse und ziehen sie auf, bis sie ca. 25–30 kg schwer sind, das entspricht einer Zeit von ca. acht Wochen. Danach beginnt die Mast-Phase, die nochmal so lange dauert. Nach sechs bis sieben Monaten auf dem Hof (die Schweine sind dann acht Monate alt und etwa 120 kg schwer) werden sie zum Schlachten und Verarbeiten zur 10 km entfernten Firma Berger gebracht.

Ich lebe ja nach dem Motto „Mittendrin statt nur dabei". Deshalb hat mich Viki eine Woche lang mit in den Stall genommen. Und auch sonst überallhin. Weil quasi adoptiert, kommt Willy mit dem Fahrrad nach.

Guten Morgen, du Sau oder Die Schweinerunde

7 Uhr Früh, die Fütterungsanlage der Schweine springt an: Die Förderschnecke rattert, und die Schweine quietschen und rangeln um den besten Platz am kalten Frühstücksbuffet. Unsere Augenlider sind noch auf Halbmast. Viki sitzt mit dem Handy in der Hand beim Kaffee und beobachtet die automatische Fütterung. Stirnrunzelnd geht sie die Schweinestatistiken der letzten Monate durch: Welches Schwein hat bei der Schlachtung wie viel gewogen? Wie hoch war der Fettanteil? Hmmm ... Fette Sau. Mit Augenzwinkern und Stirnrunzeln fragen wir uns, warum manche Schweine fetter sind als andere. Sie fressen das Gleiche, sind gleich alt, von der gleichen Rasse. Warum das wichtig ist? Eigentlich ganz einfach: Je höher der Fettgehalt, desto niedriger der Fleischanteil. Je niedriger der Fleischanteil, desto weniger bekommt man pro Kilo gezahlt. Schweinefleisch ist ein bis zum Limit optimiertes Produktionssystem. Klingt technisch? Ist es auch. Weil unser Lebensmittelsystem ist, wie es ist: Das Essen ist kaum mehr etwas wert, muss aber immer gleich aussehen und darf nicht viel kosten. Abgesehen davon gibt es nicht mehr so viele Bauern, die die Arbeit machen. Die ganze Technik ersetzt also auch Arbeitskraft. Sonst wären viele Höfe nicht zu händeln. Also werden Prozesse optimiert – vom Füttern bis zum Ausmisten, vom Ferkel bis zum fertigen Schnitzel. Ist das jetzt gut oder schlecht oder ziemlich sicher was dazwischen? Jetzt stelle ich mir wieder die Frage: Wer soll's richten?

Jetzt mal wir. Wir tappen die Stiege ins Erdgeschoß hinunter. Dort ist die sogenannte „Schmutzschleuse". Das ist nichts anderes als der Raum, in dem wir vom normalen G'wand ins Stallg'wand hüpfen und uns nach dem Stall wieder waschen und umziehen. Also Schmutzschleusenroutine: Mit genügend Kaffee im Blut springen wir in die Gummistiefel und das Stallgewand.

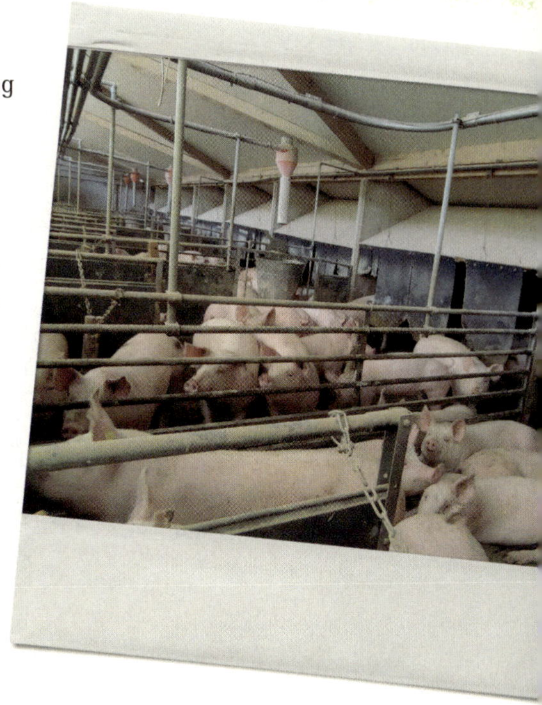

Wir stiefeln durch den Garten Richtung erster Stall. Wir öffnen die Stalltüre. Zuerst rieche und dann höre ich die Schweine. Ja, ich bin ehrlich: Ein Schweinestall riecht nicht gut. Durch die Exkremente der Schweine manchmal sogar atemberaubend. Und wenn man mit den Schweinen arbeitet, dann riecht man auch nicht gut. So schaut's aus im Schweinehaus. Das gehört eben dazu.

Grunzen begleitet unsere Schritte durch den Stall. Wir sehen überall nach dem Rechten. Nach der ersten Fütterung dösen die Schweine. Bei jeder Tür, die wir öffnen, geht eine akustische Grunz- und Trampellaola durch die Boxen. Am Ende des ersten Stalls steht der Computer für die automatische Fütterung. Viki kontrolliert, ob alles in Ordnung ist. Unser Weg führt uns einmal durch alle Ställe. Am Schluss kommt der Ferkelstall dran.

Im Ferkelstall

Wir schieben die Tür auf. Noch schreckhaft trappeln und flitzen viele kleine Ferkelfüße über den Gummiboden. Es hört sich mehr an wie Mäusegetrippel. Die Kleinen sind erst vor zwei Tagen angekommen.

Viki und ihre Eltern ziehen die Ferkel selbst auf. Die erste Woche im neuen Stall ist besonders kritisch. Weg von der Muttersau und der Milch, gerade mal ans feste Futter gewöhnt, und dann ein neuer Stall. Herausfordernd auf jedem Level, besonders für den Darm der Kleinen. Viele der Ferkel bekommen in den ersten Tagen Durchfall. Wenn man dagegen nichts

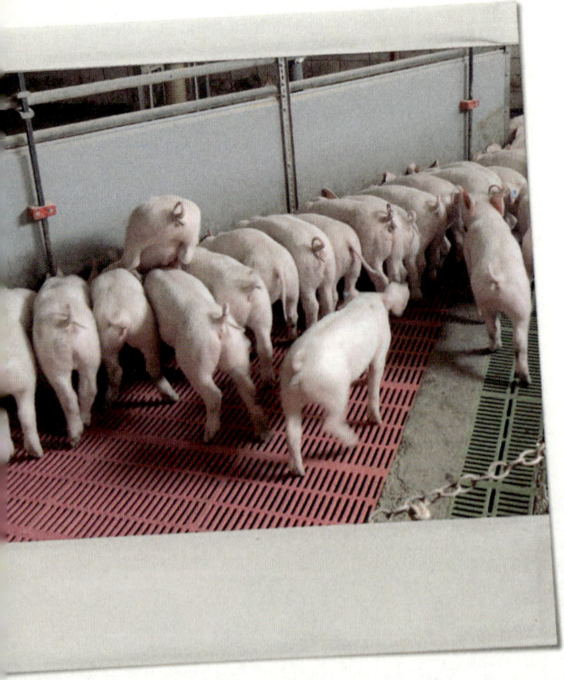

unternimmt, sterben sie sehr schnell. Wir mischen ihnen ein spezielles Futter, das dem Durchfall entgegenwirken soll. Gängige Praxis wäre es, ein Medikament zu geben. Viki versucht es ohne. Das mit den Ferkeln ist jetzt meine Aufgabe. Viki sagt mir genau, wie viel von welchem Futter sie bekommen sollen. Getreideflocken und Schrot. Von der Struktur her gröber als das, was die Großen bekommen. Für die Verdauung. Aktivkohle und Vitamine dazu, für den Darm. Mit einer Küchenwaage und einer Schöpfkelle stehe ich neben den großen Silos mit dem Futter und mische Ferkelportiönchen. Ja, sie sind klein, aber sie sind zahlreich. Und alle wollen sie fressen. Im besten Fall. Ich lerne: Wenn sie sich aufs Futter stürzen, ist das ein gutes Zeichen. Dann ist der Ferkeldarm okay, und sie fühlen sich wohl. In den ersten Tagen ist der Run aufs Ferkelbuffet noch enden wollend.

Schwarzes Schwein

Irgendwie schauen die Ferkel aus, als wären sie zu Weihnachten bei den Amis mit Santa Claus durch den Kamin gerutscht. Ihre Körperchen sind nicht mehr rosa, sondern rußig-gräulich. „Das ist die Aktivkohle im Futter, die du ihnen für die Verdauung gibst“, erklärt Viki. An jedem kleinen Kratzer, an der Schnauze, überall, wo sie mit ihrem Futter oder auch mit dem immer noch zu flüssigen Kot, also Durchfall, in Berührung kommen, sind sie rußig. Sie sehen aus wie kleine Rohrspatzen. Wenn sie ihr Schweinchenrosa wieder zurückbekommen, wissen wir: Der Durchfall ist vorbei, die Verdauung funktioniert, und sie sind über den Berg. Wir drehen die Wärmelampen für die Kleinen auf und lassen unsere Blicke noch einmal kontrollierend durch den Stall schweifen. Dann führt uns unser Weg vom Ferkelstall Richtung Auslauf zu den Größeren.

The Life of Schwein

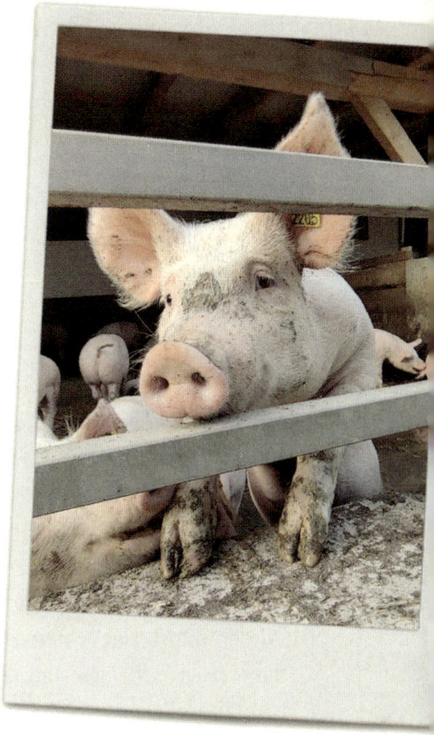

Dort lebt Emil. Ich habe ihn so genannt. Eigentlich sind es viele Emils. Emil ist ein Strohschwein. Auf Vikis Bauernhof gibt es insgesamt drei verschiedenen Arten, wie die Schweine leben. Vikis Vater hat aus bekannten Gründen damals Ställe mit Vollspaltenböden gebaut. Stück für Stück bauen sie um, seit Jahren. Und haben so einen Weg gefunden. Deshalb gibt es auch drei verschiedene Haltungsformen auf ihrem Hof: einen alten Stall mit Vollspaltenböden. Einen mittelalten Stall mit Teilspaltenböden. Noch dazu ist das ein sogenannter „Außenklimastall". Der hat Rollos, die man auf- und abfahren kann, sodass die Schweine immer Frischluft haben, wenn sie sie brauchen. Der dritte Stall ist der neueste und der älteste zugleich. Den alten Stall mit Vollspaltenböden haben die Eichingers so umgebaut, dass die Schweine dort jetzt einen Auslauf haben. Der neue Stall ist also eigentlich nichts anderes als der alte mit Vollspaltenböden, der jetzt zusätzlich einen Auslauf hat. Sie können also raus. Draußen gibt es Stroh und aus Luzerne gepresste Pellets, mit denen die Schweine gerne spielen. Quasi Stall- Evolution. Auf die Perspektive kommt es an. Emil findet es saugut.

Was Striezel mit Inklusion zu tun hat

Nach der ersten großen Schweinerunde gibt's Kaffee und Striezel. Den Striezel hat Vikis Oma gebacken. Er hat etwas mit Liebe und Zusammenhalt zu tun. Dass in einem Haus drei Generationen unter einem Dach leben, ist in Bauernfamilien oft Alltag. Das ist nicht immer einfach, sondern oft konfliktgeladen. Jeden Tag in der Früh steht die 90-jährige Oma auf und bäckt Striezel. Manchmal hängt er der Familie schon zum Hals raus und alle sind vielleicht ein bisschen genervt. Aber sie freuen sich trotzdem über den Striezel von der Oma. Und alle Freunde und Nachbarn mit ihnen. Denn die Oma macht es gerne, sie hat eine Aufgabe und ist ein wichtiger Teil der Familie. Mittendrin anstatt wegen ihres Alters am Rande der Gesellschaft. Vielleicht ist es eine Kleinigkeit, aber für die Oma macht die den Unterschied, und für uns auch.

Closing the Gap – Viki, die Pragmatikerin

Gestärkt stehen wir wieder bei den Schweinen und beobachten sie in aller Ruhe. Wer ein bisschen öfter mit Schweinen zu tun hat, merkt unweigerlich: Die sind ziemlich g'scheit, aktiv und sauber. Der Rüssel ist stark und sensibel zugleich. Sie wollen wühlen und spielen und haben einen hervorragenden Geruchssinn. Wer einmal Lebensmittel einkaufen geht, kommt an dem sprechenden Artgenossen aus der Werbung nicht vorbei, der über Wiesen hüpft und seinem Bauern das Leben verklugscheißt. Wenn man dann einen Schweinestall mit Vollspaltenböden betritt und das nicht kennt, ist man vielleicht geschockt. Die Schweine sind drinnen, stehen auf Böden aus Betonspalten, haben nicht wirklich die Möglichkeit, Schweinedinge zu tun, und es riecht wirklich nicht gut. Wir haben gelernt, warum das so ist: Arbeitserleichterung und Kosteneffizienz. Salopp zusammengefasst. Ihr erinnert euch an meinen Satz vom Anfang im Zusammenhang mit der Technisierung. Weil unser Lebensmittelsystem eben so ist, wie es ist. Jetzt stehen wir in einem der Ställe mit Vollspaltenböden und werkeln vor uns hin. Ich kenne Viki und ihre Familie. Die überlegen sich was. Die verändern was. Die machen was. Die könnten die Vollspalten in den Böden schließen. „Warum pfeifst du nicht auf die ganzen Ställe und lässt die Schweine gleich auf die Weide?“, platzt es aus mir raus. „Oder baust so um, dass sie alle Auslauf haben?“, relativiere ich etwas kleinlaut. „Du bist doch so innovativ und öko.“ Noch kleinlauter.

„Meine Eltern haben mir diesen Hof trotz der ganzen Umbauten und Weiterentwicklungen komplett schuldenfrei übergeben“, beginnt Viki unvermittelt zu erzählen. Das ist fast unglaublich in der Branche. Die haben also so gewirtschaftet, dass es sich zumindest ausgeht, denke ich beeindruckt. „Jetzt bin ich Anfang 30, und ich sage dir, ich weiß langfristig noch nicht, wie es wird. Betonung auf noch. Ich bin die Einzige, die den Hof übernimmt. Meine Eltern werden irgendwann nicht mehr können, mein Partner und ich sind noch am Eruieren, welcher Weg gangbar ist. Sowas schupfst du nur gemeinsam. Allein auf alle Fälle nicht“, erzählt sie weiter. „Solange es also noch keine langfristige Perspektive gibt, will und kann ich nicht investieren. Das ist eine Entscheidung fürs Leben. Und die will wohlüberlegt sein. Bis dahin mache ich das Beste aus dem, was da ist.“

Saufutter

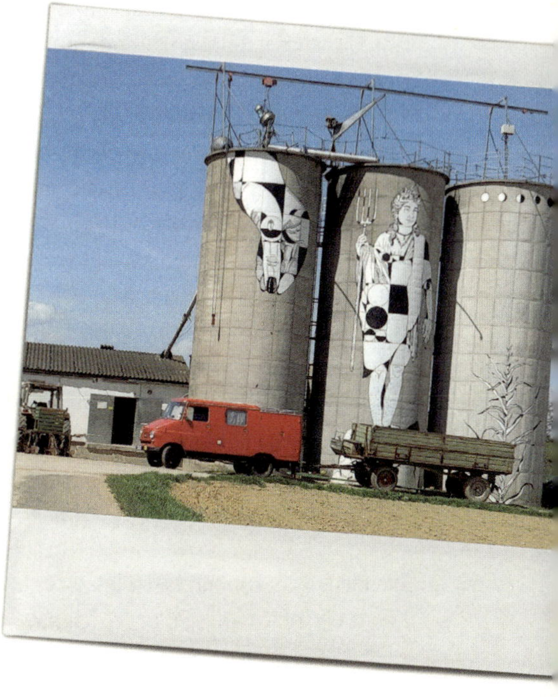

Von weitem sieht man sie schon. Die bemalten Silos von Viki. Sie sind Teil von „Würmlas Wände“, einem Kunstwanderweg, der aus den Gebäuden des mittelschönen Tullnerfeld etwas Besonderes macht. Wenn man nicht mehr dazu weiß, ist es einfach ziemlich kuhle Kunst. Eine, die schirche Gebäude zu echten Hinguckern werden lässt. Doch weil ich mehr weiß, weiß ich: Dort ist das Futter für die Schweine drin.

Viki und ihre Eltern haben nicht nur Schweine, sondern auch 70 Hektar Acker und das Wissen und die Geräte, um dort auch etwas anzubauen. Und zwar das Futter für die Schweine, das nach der Ernte in den besonderen Silos gelagert wird. Am Feld vor den Silos zwischen dem Kukuruz stehend wird mir wieder einmal bewusst: Tiere und Land, das beackert oder bewirtschaftet wird, sind untrennbar miteinander verbunden. Pro Schwein braucht es eine bestimmte Menge an Futter, also Ackerfläche, um es zu ernähren.

Die Gummistiefel auf dem Boden, einen Maiskolben in der Hand, mit Blick auf das Silo frage ich: „Wie viel frisst ein Schwein mengenmäßig so in seinem Leben?" „Das ist natürlich davon abhängig, wie schwer du die Schweine mästest. Wie gut die Futterverwertung und die tägliche Zunahme sind. Daher eine Faustregel: Für 1 Kilo Schwein brauchen wir 2,7–3 Kilo Futter. Wobei die ersten paar Kilo in der Säugezeit zugelegt werden. In der Kalkulation muss man dann noch ein paar Kilo Futterverluste berücksichtigen, das heißt das, was die Schweine beim Fressen auspatzen. Die sind aber stark von der Fütterungsmethode abhängig: Bei rationierter Fütterung mit 1:1 Fressplatzverhältnis sind sie am geringsten. Bei ad libitum im Trockenautomat höher. Am höchsten natürlich bei Bodenfütterung", folgt prompt Vikis detaillierte Antwort. „Ähhhh ... Also für Anfänger: Für ein Kilo Schwein braucht man ca. 3 Kilo Futter. Also das Verhältnis ist 1:3. Wenn ein Schwein also am Ende seines Lebens 120 Kilo wiegt, hat es mehr oder weniger 360 kg Futter gefressen." Saumädchenrechnung. „Ja so über'n Daumen." „Und die Fütterungsmethode ist die Art, wie die Schweine an ihr Futter kommen. Ihr rationiert das Futter, und es wird von der automatischen Fütterungsanlage gemischt, also das Getreide und der Kukuruz und die Eiweißkomponenten. Und bei euch kommt noch Wasser hinzu. Flüssigfütterung, hast du gesagt. Das wird dann automatisch über Rohre an die Schweine verteilt. Siebenmal am Tag, oder? Ah ja und die unten, die im Stall mit den Teilspaltenböden, die haben ad libitum, können also immer, wann sie wollen, fressen. Die Futtermischung ist dort trocken in Behältern. Keine Bodenfütterung bei euch?!", fasse ich zusammen. „Richtig, Schweineplus", lobt Viki.

Die Eichingers können fast alles, was sie an Futter brauchen, selbst anbauen. Klingt eigentlich logisch, oder? Ich habe x Schweine, dafür brauche ich y

Hektar Land, um dort ihr Futter anzubauen. Einen Teil des Futters müssen die meisten Bauern trotzdem zukaufen. Denn Schweine brauchen Eiweiß, so wie wir. Und Eiweißfutter haben wir in Europa zu wenig, dieses Problem nennt sich „Eiweißlücke". „Laut Futtermittelkundler hat sich Soja für Schweine aufgrund seiner Aminosäurenstruktur und seines Geschmacks durchgesetzt", erzählt Viki mit Blick auf ihre Silos. Also eine Pflanze mit viel Eiweiß, die den Schweinen schmeckt und die sie gut verdauen können. Na okay. Eigentlich sind Schweine ja Allesfresser, wie wir. Wie schaut jetzt der Teller eines Schweins aus? „Wie setzt sich das Futter genau zusammen?" „Die Hauptfutterkomponenten während der Mast sind: ca. 50 Prozent Maiskornsilage", beginnt Viki ihre Erklärung. „Also Kukuruzsauerkraut für Schweine?", frage ich nach. „Ja, aber nur aus den Körnern. Ca. 25 Prozent machen dann Weizen oder Gerste aus und die restlichen ca. 25 Prozent Eiweißkomponenten in Form eines ‚Ergänzers'. Der enthält zusätzlich zum Soja auch Rapsextraktionsschrot, Sonnenblumenextraktionsschrot, Vitamine, Mineralstoffe und Spurenelemente. Der Anteil dieses Ergänzers in der Futterration variiert je nach Eiweißgehalt der Weizen- oder Gerstenkomponente und je nach Mastphase." Doch eine Wissenschaft, denk ich mir. Hätt's ja eh studiert, nur nie angewendet. Dann vergräbt sich das Wissen in irgendwelchen Hirnwindungen. Ich schaue auf den Maiskolben in meiner Hand und zu den Schweinen. „Woher habt ihr das Soja, Viki?" Wie ihr vielleicht wisst, kommt ganz viel Soja, das wir an unsere Schweine verfüttern, aus Südamerika zu uns. Dort ist es preisgünstiger, und man darf gentechnisch veränderte Sojaarten anbauen. Bei uns nicht. Füttern darf man's. Den Schweinen.
Viki schaut auch auf das Silo. „Wir bekommen es vom Futtermittelmischwerk GMO-frei, aus dem europäischen Donauraum. Also nicht gentechnisch verändert." Ich weiß, die Entscheidung, welches Soja man verfüttert, ist auch schlicht und ergreifend eine Kostenfrage. Salopp gesagt: Soja aus Brasilien = günstig, Soja aus Europa = teuer. Soja aus Österreich = sauteuer. Wie gesagt, wenn das Schnitzel weiterhin das kostet, was es kostet, muss es fast das Soja aus Billig sein. Sonst geht die Saumädchenrechnung kaum auf.
„Füttert ihr europäisches Soja, weil ihr müsst oder weil ihr wollt? Also ist es in einem der Programme vorgeschrieben, zu denen ihr gehört und liefert?", frage ich. „Wir liefern zu Berger Schinken. Der wollte schon vor 15 Jahren auf GMO-freies Soja aus dem Donauraum umsteigen, hat aber nicht auf die Donau-Soja-Zertifizierung bestanden. Da haben meine Eltern aus Überzeugung gleich

mitgemacht. Berger zahlt uns dafür einen entsprechenden Aufschlag. Für das Tierwohlprogramm sind wir dann auf das zertifizierte Donau-Soja umgestiegen, fürs Logo auf dem Packerl. Wir hätten das der Einfachheit halber für den ganzen Betrieb gemacht, aber seit der immensen Teuerung im Frühjahr 2021 wird der Außenklimastall wieder mit dem obligatorischen Donauraum-Soja ohne Zertifikat gefüttert, weil ein bisschen billiger. Die aktuell sehr hohen Mehrkosten für GMO-freies Soja – egal ob mit oder ohne Zertifikat – teilen wir, also alle Lieferanten, uns mit Berger. Wir denken uns: Warum was aus Übersee importieren, was für die heimische bzw. zentraleuropäische Landwirtschaft ein Markt sein kann. Wir brauchen ohnehin mehr Alternativen auf dem Acker. Und Leguminosen sind das beste überhaupt." Sauspannend. Leguminosen sind übrigens Schmetterlingsblütler wie Erbsen und Klee. Das Tolle an diesen Pflanzen: Sie sind eiweißreich UND binden Stickstoff im Boden, düngen den Boden also beim Wachsen.

Es gibt auch Betriebe ganz ohne Anbauflächen. Die mästen die Schweine und kaufen alles an Futter zu. In Österreich ist das die Ausnahme. Viki und ihre Eltern leben nicht nur die Idee des Kreislaufgedankens, sondern sind auch pragmatisch. Deshalb macht es für sie einfach mehr Sinn, so viel wie möglich selbst zu machen und den Kreislauf am Hof so geschlossen wie möglich zu halten: Schwein frisst Futter, Schwein macht sein Geschäft, Schweinemist wird aufs Feld gebracht und düngt dort die nächste Futtergeneration. Und die ist wiederum Futter für die nächste Schweinegeneration. The Circle of Scheiß – The Circle of Life. So to say. So die Idee. „Stecken wir jetzt im übertragenen Sinne in der Scheiße, Viki?" „Geh, ma Blasl. Zerstör nicht den Moment." Wenige Momente später verkostet der Willy das Saufutter aus dem Silo. Maiskorn-Silage. „Sauer macht lustig", blödelt der Geiger. „Schmeckt Mensch und Tier."

Saufutter für Menschen und ein sau-kuhles Fest

Am Ende des Sommers gibt es bei Viki auf dem Hof ein großes Fest. Eines, das die kuhle Kunst einweihen soll. Wochenlange Vorbereitung, tolle Künstler, Essen und Spritzwein. Alles aus der Region mit einer kunstvoll inszenierten

Geschichte. Wir natürlich mit dem Roten Blitz mittendrin statt nur dabei. Wir haben uns den Kopf zerbrochen: Was könnten wir dort machen? Mit welcher Aktion bringen wir die Leut' zamm und zum Reden? Wie könnten wir die Geschichte vom kunstvoll bemalten Silo mit dem Saufutter und den Schweinen verbinden, die wir dann essen? Wir haben das Saufutter in Form von Popcorn direkt an die Menschen verfüttert. Mit den Schweinen im Hintergrund hat die Aktion zu spannenden Gesprächen geführt. Weil durchs Reden ... ihr wisst schon.

Das Schwein, das sich in den Schwanz beißt

Am nächsten Tag stehen wir stirnrunzelnd vor einer Box. Nicht nur, weil die Schweine keinen Kater kennen. Die Schweine darin haben blutige Schwänze, oder das, was davon übrig ist. Viki hat versucht, die Beißer in einer eigenen Box unterzubringen und die Gebissenen zu versorgen. Man sagt, das Schwanzbeißen habe viele Gründe. Am Ende des Tages ist den Schweinen im Stall einfach saufad. Schweine wollen Schweinedinge tun: wühlen, Futter suchen und erkunden. Wer einmal in einer Schweinerunde gestanden ist, weiß, wovon ich spreche. Wenn diese Bedürfnisse nicht ausgelebt werden können, wird schon mal der Schwanz des Nachbarn interessant. Das ist nicht nur für Viki eine große Herausforderung. Sie will die Bedürfnisse der Schweine erfüllen, will, dass sie Schweinedinge tun können. Doch hier beißt sich das sprichwörtliche Schwein in den Schwanz. Denn in den bestehenden alten Haltungssystemen auf dem Hof, bei den Voll- und Teilspaltenböden, ist das schwierig. Die Umbauten gehen nicht von heute auf morgen und bedeuten eine Investition. Einen Teil der Ställe hat Viki schon umgebaut. Dort haben die Schweine mehr Platz, Stroh und Auslauf. Über ein spezielles Qualitätsprogramm wird ihr Fleisch vermarktet: Da wird ein höherer Preis dafür gezahlt, dass die Schweine Platz, Stroh und Auslauf haben. Dort behalten sie ihre Ringelschwänze. Jeder von uns, der seine Zukunft plant, weiß, welche Überlegungen und Entscheidungen zu solchen Investitionen gehören. Bis dahin hängen wir den Schweinen Dinge zum Spielen in die Boxen: Äste, Seile und Ketten. Auf die Perspektive kommt es an.

Scheißhackn again

Ich stehe, mittlerweile im Dunklen, im Auslauf der Schweine. Mitten im Stroh und der Sch… Die rosa Kollegen haben wir in den Stall geholt, damit wir draußen ausmisten können. Die Schweinekacke und der Geruch machen mir nichts aus. Ich mag die Tiere sehr, und das gehört nun mal dazu. Schweinemist und Stroh schabend und putzend reiß ich mir einen Schweißausbruch nach dem anderen auf. Die Arme haben zu wenig Kraft, der Rücken schmerzt. Und das nur von einem Mal. Bei der anstrengenden Arbeit verstehe ich plötzlich, warum Vikis Oma die Hände über dem Kopf zusammengeschlagen hat, als sie von dem neuen Auslauf und dem Stroh erfahren hat. „Jetzt hatten wir endlich eine Arbeitserleichterung mit den Vollspaltenböden, und ihr wollts z'ruck auf die Bam mit eierm Stroh?" Tja, wieder mal kommt es auf die Perspektive an. Als der Auslaufbereich sauber ist, bringt Viki Stroh mit dem Hoftrak. Das ist eine wendige Miniversion eines Traktors, der nur für die Arbeiten auf dem Hof gedacht ist und nicht fürs Feld. Damit darf sogar ich fahren. Als wir die Schweine wieder aus dem Stall zum frischen Stroh lassen, ist die Freude riesig. Da weiß man, wofür man es macht.

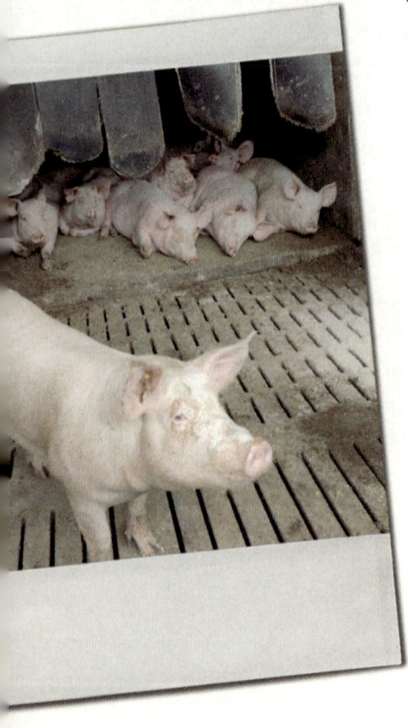

Süßes Ferkel, knuspriges Schnitzel

Ich merke schon nach dem dritten Tag eine seltsame Routine. Die automatische Fütterung ist normal. Dass Schweine hin und wieder krank werden und ein Antibiotikum brauchen, ist normal. Das Ausmisten und mit den Schweinen umgehen ist normal. Der Schweinestallgeruch ist normal. Der Gedanke vom Lkw Richtung Schlachthof ist normal. Es fühlt sich seltsam an: Wenn ich mir einen Augenblick Zeit nehme und mich zu den Schweinen hocke, dann sind sie Tiere, zu denen ich eine Beziehung habe, die ich süß finde und gerne streichle. Ich spüre ihre rauen Borsten, die feuchte Schnauze und muss schmunzeln. In dem Moment, in dem ich aufstehe und mit Viki weiterarbeite, entsteht ein emotionaler Abstand. Ich denke, es ist Selbstschutz. Denn am Ende des Weges halten wir sie, um sie zu essen. Die Schweine dann süß zu finden, ist irgendwie schwierig. In meinem Hirn geht das kaum zamm. Ich spreche Viki darauf an: „In meinem Kopf verbinde ich deine Ferkel nicht mit dem Schnitzel, obwohl ich mittendrin stehe. Obwohl ich das alles weiß."

Sie nickt verständnisvoll und schaut mich an. Nach einer kurzen Pause sagt sie zu mir: „Ich muss mich auch emotional abgrenzen, das gehört vielleicht dazu." Trotzdem begrüßt diese Frau jeden Tag ihre Schweine mit einem herzigen „Guten Morgen, ihr Mäuse!" und krault bei jeder Gelegenheit Rüssel und Schweineohren. Ich bin mir nicht sicher, ob ich in dieser Routine den Respekt vor den Tieren so behalten könnte. Fast ehrfürchtig tippe ich diese Zeilen. Man muss es erlebt haben. Ein paar Tage im Schweinestall. Ich hoffe wirklich, ich kann euch das irgendwie vermitteln.

Schon beim ersten Mal haben wir uns stundenlang unterhalten. Zwei Stunden davon sind eine Podcastfolge geworden, in der ihr spannende Perspektiven zum Nachhören findet: Was ist eigentlich ein großer Betrieb? Kann es 2.000 Schweinen auf einem Betrieb genauso gut gehen wie 20? Was sind Vollspaltenböden, und warum sind die so verbreitet? Was bedeutet es für die österreichischen Schweinbäuerinnen, wenn sie ihre Ställe umbauen müssen? Können das überhaupt alle, wollen das alle? Fragen über Fragen und trotzdem nicht genug gefragt. Ein erster Schritt war gegangen. Wir sind wirklich extrem happy, dass Menschen uns vertrauen, ihre Ställe und Häuser öffnen und uns Einblick in ihre Arbeits- und Lebenswelten geben.

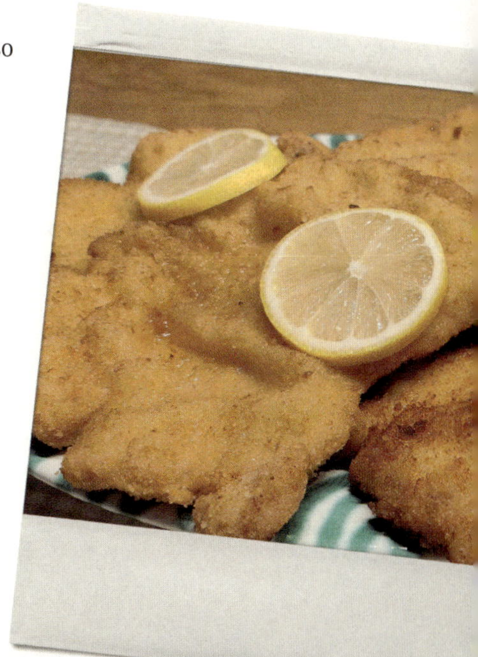

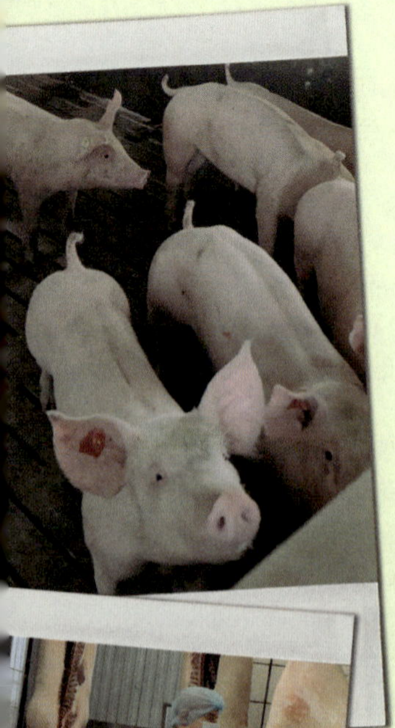

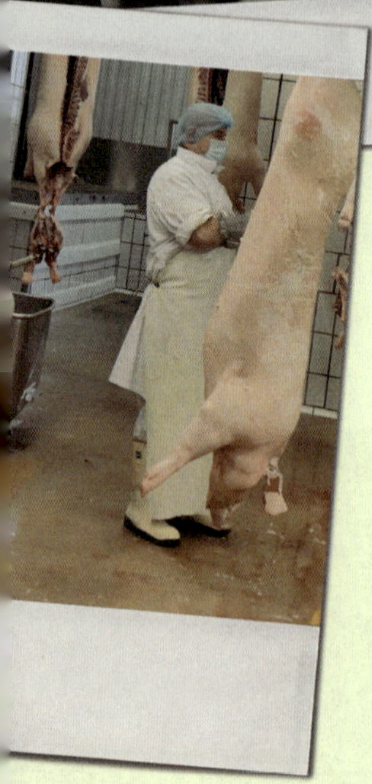

Der letzte Weg oder Der Zeitpunkt, wenn ein Schwein zum Fleisch wird

Vikis Schweine kommen zur Firma Berger Schinken. Lebend. Mit einem Lkw werden sie abgeholt. Ich war noch nie dabei. Viki beschreibt diese Szene als sehr ruhig. Ein Schweinequietscher ist die Ausnahme. Meistens dann, wenn ein Schweinekollege doch keinen Bock hat und umdreht. Sie treibt die Schweine mithilfe der ganzen Familie und ihres Lebensgefährten aus dem Stall auf die Laderampe.

Wenn die sich schließt, endet ihr Weg mit den Eichingers. „Schwierig ist das schon. Bis zu einem gewissen Grad muss man sich abgrenzen. Aber das gehört nun mal auch dazu", beschreibt Viki ihre Gefühle.

Weil durchs Reden die Leut' kommen, hat Viki uns und die Familie Berger zusammengebracht. Dort haben wir den weiteren Weg von Vikis Schweinen verfolgt, vom Schlachten bis zum fertigen Schinken. Wir kommen also bei Berger Schinken an und führen unsere Reise dort fort, wo sie bei Viki aufgehört hat.

Was uns am meisten verblüfft: Die Stille

Willy und ich stehen an dem Ort, wo aus dem Tier Fleisch wird. Ehrfürchtig fast. Es ist ruhig und laut gleichzeitig. Im Schlachthof. Die Schweine werden von der Laderampe des Lkw in den Schlachthof geführt, sie gehen selbst. Es ist ruhig. Drinnen angekommen, werden sie mit einer Elektrozange betäubt, damit sie keinen Schmerz mehr spüren. Es ist ruhig. Dann folgt ein gezielter Schnitt durch die Kehle: Erst durch den Blutverlust tritt der Tod ein. Es ist ruhig.

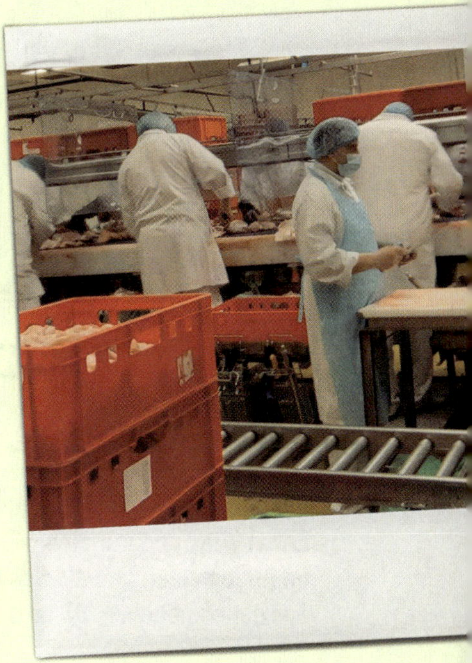

Ab jetzt geht es ganz schnell: Borsten durch Abflämmen entfernen, ausnehmen, das ganze Schwein in Hälften zerteilen. Beschau durch den Tierarzt, ins Kühlhaus, zum Zerlegen. Wir stehen daneben. Ab diesem Zeitpunkt fühlt sich alles an wie im Vorspulmodus bei den alten Videokassetten. Ab jetzt ist es laut. Viele Hände arbeiten schnell und effizient. Auf der Reise vom Schwein zum Schinken.
Über diese Reise haben wir mit den Bergers ausführlich in unserem Podcast gesprochen. Wir haben unglaublich viel gelernt und verstanden.

Wir wissen, dass es hier um ein sehr sensibles und auch emotionales Thema geht. Jeder hat unterschiedliche Perspektiven. Um die geht's bei uns ja gerade. Deshalb ist uns eine sachliche Herangehensweise und Argumentation wichtig. Hört euch den Podcast dazu an. Seid ehrlich, sagt, was ihr euch denkt, tut das auf unserer Plattform, sagt es uns persönlich. Helft uns dabei, mit BauertothePeople einen Ort zu schaffen, wo wir uns mit all unserer Gegensätzlichkeit dennoch zur Diskussion und zum Dialog treffen können. Wir sind gespannt.

[Für Vikis Perspektive und die Geschichte der Eichingers hier entlang.]

[Für die Perspektive der Familie Berger folgt uns hier zu unserem Podcast.]

DIE MENSCHEN DAHINTER

CHRISTIAN BACHLER

SCHWEINEDINGE

Bei Christian Bachler hat unsere gemeinsame Geschichte angefangen. Er hat Willy und mir eine neue Perspektive auf die Landwirtschaft im Allgemeinen und die Schweinehaltung und das Fleischessen im Speziellen gegeben. Diese möchte ich mit euch teilen.

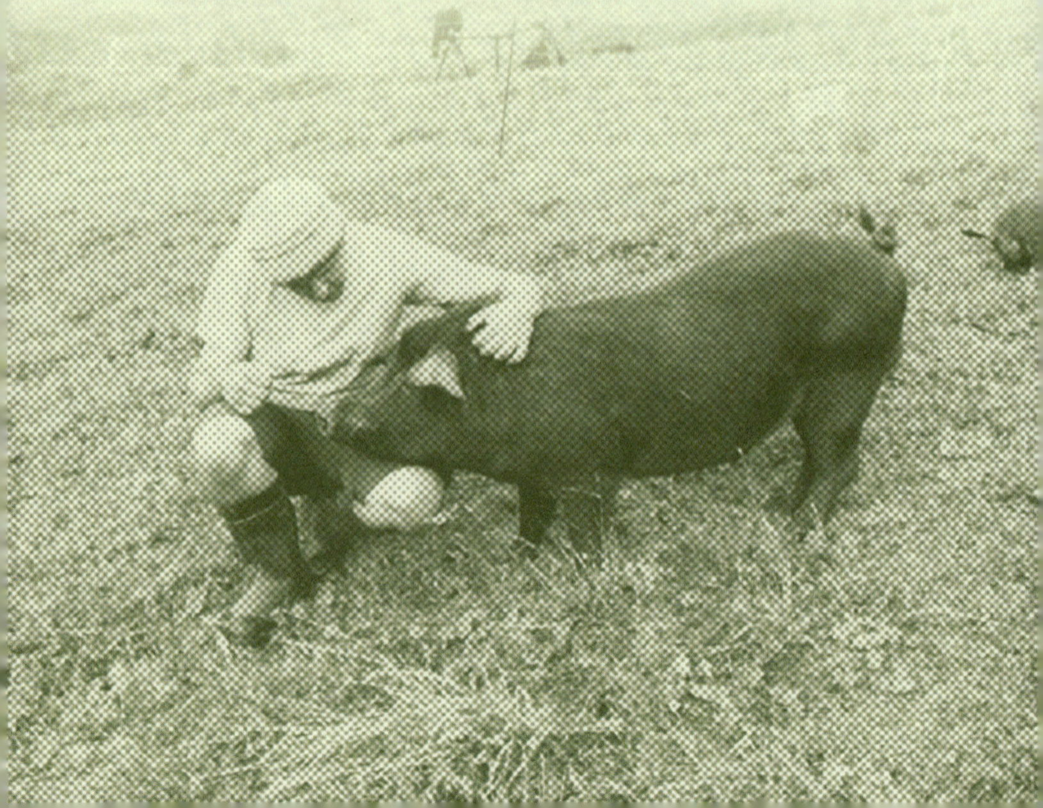

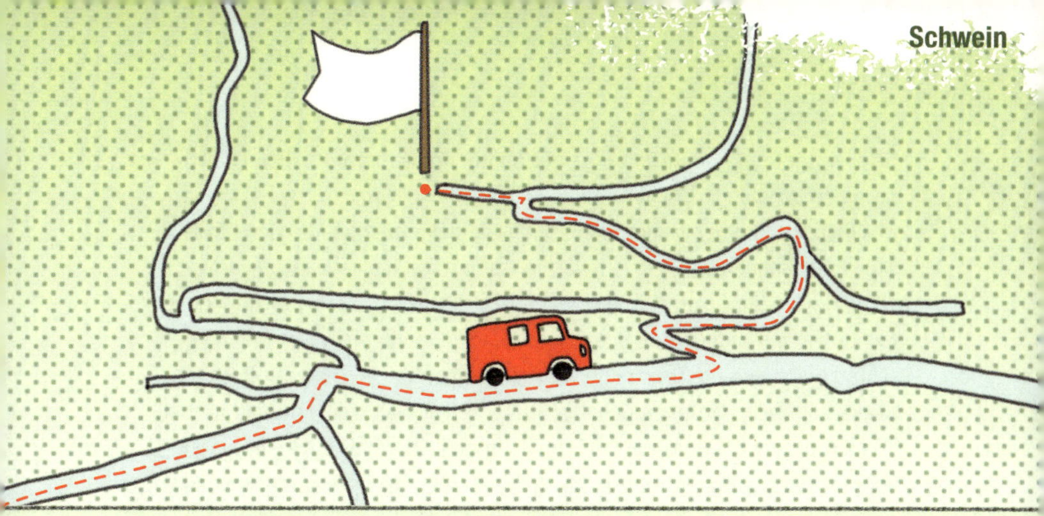

Die Geschichte von zwei Ferkeln

Als ich am Bergerhof ankomme, läuft mir als Erstes eine Schweinebande entgegen. Sechs halbstarke Ferkel, die immer wieder ausbüxen.
Mit Ferkeln hat auch Christians neues Leben begonnen, erzählt er mir mal. In einem Moment in seinem Leben, in dem gar nichts mehr ging. Gefangen im ewigen Milchradl, schenkten ihm damals Freunde zwei Mangalitza-Ferkel und ein Buch über alte Nutztierrassen. Quasi als Selbsttherapie, wie Christian sagt.

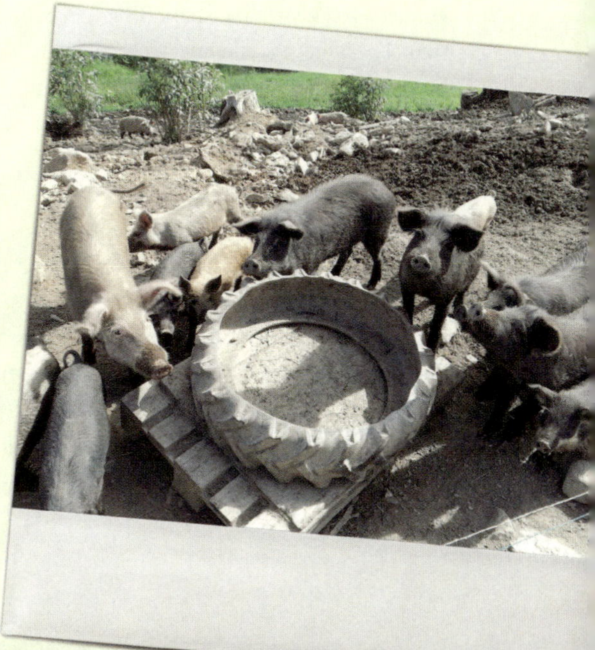

Mittlerweile gibt es neben den Mangalitzas noch die Schwarzen Alpenschweine. Auch eine alte seltene Rasse.
Christian und ich stehen am Zaun der Schweineweide. Es grunzt und wühlt. Ich sehe nur schwarze Ringelschwänze und Borsten. Es ist ein warmer Sommertag auf dem höchsten gelegenen Bergbauernhof der Steiermark. Zwischen uns steht eine Gartendusche. Christian dreht auf: Schweinespa. Im

Schweinsgalopp kommt der Rest der Meute angelaufen. In allen Größen kommen sie daher, duschen und suhlen sich.
Mit Blick zu den Schweinen und zum Wald bekomme ich die Geschichte der Alpenschweine erzählt: Die schwarzen Alpenschweine, eine seltene Rasse, waren fast ausgestorben, in einem Tal in Südtirol hat man ein paar letzte Exemplare gefunden. Man begann, sie wieder zu züchten. Der Name sagt schon: Sie waren im Alpenraum verbreitet. Man hat sie früher in Rotten beziehungsweise Gruppen gehalten. Im Sommer waren sie im Wald und auf Weiden unterwegs. Ihre dunkle Haut schützt sie vor der Sonne, ihr Speck vor der Kälte. „Sie sind robuste Viecher, die das ganze Jahr draußen sind. Sie sind an die Umgebung angepasst und nicht umgekehrt. Wir passen nicht die Umgebung an die Schweine an, wie in einem Stall, wie bei den modernen Mastschweinen", sagt Christian. „Die", spricht er weiter, „die bekommen im Sommer Sonnenbrand und im Winter erfrieren sie, wenn du sie rausschickst." Er brummt irgendwas von „degenerierter Massenware" in seinen Bart. Christian erzählt mir mit glühender Begeisterung die ganze Geschichte der Alpenschweine. Sie sehen unseren Wildschweinen viel ähnlicher als die rosafarbenen und im Vergleich ziemlich großen Schweine, die wir heute kennen. Alpenschweine sind schwarz und eher schlank. Sportsauen quasi. Mangalitzas und Alpenschweine wachsen verhältnismäßig langsam. Das liegt erstens an der Rasse und zweitens daran, dass sie draußen Schweinedinge tun können, erklärt mir Christian. Bis er ein Schwein schlachten kann, braucht es rund 1,5 Jahre, also dreimal so lang wie bei einem modernen Mastschwein. Dementsprechend mehr kosten Fleisch und Speck.

Apropos Speck

Beim Schlachten wiegen die Alpenschweine ca. 120 Kilo. Davon bleiben 65 Kilo Fleisch übrig. Davon ist einiges Speck. Alpenschweine sind eher zart gebaut. So ein Mangalitza legt in derselben Zeit einiges mehr an Fett und Speck auf den Rippen an. Sie sind richtig fette Schweine. So wie man das früher gebraucht hat. Kalorien auf vier Haxen. „Heute wollen wir das nicht mehr", sagt Christian. „Die fetten Schweine haben wir mager gezüchtet und die mageren Rinder fett. Verkehrte Welt", sagt er schulterzuckend.

Muttersau – Mutter Natur

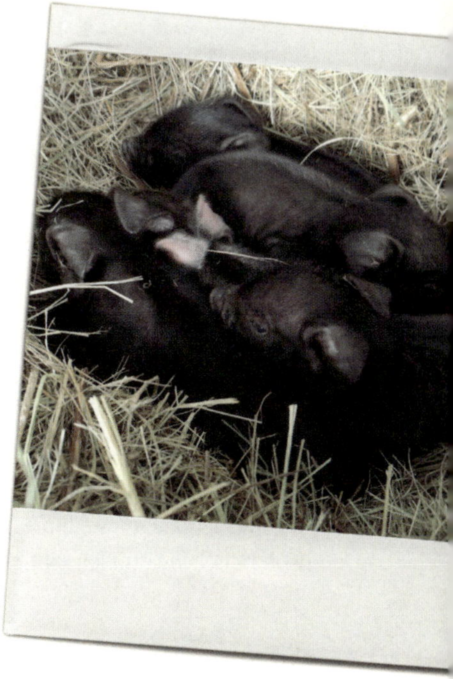

„Ich muss dir was zeigen." Wir gehen ein Stück den Wanderweg entlang, der sich am Bauernhof vorbeischlängelt, zur zweiten Partie Alpenschweine. Christian steigt über die zwei Zäune zu den schwarzen Schweinen. Schmatzend saugen sich seine Gummistiefel im Gatsch fest. Er reicht mir die Hand und hilft mir hinein. Wir stiefeln so leise wir können zu einem großen Strohhaufen. Christian hebt behutsam eine Handvoll Stroh ab: darunter sechs kleine, weiche Schweineschnauzen.
Letzte Nacht hat eine Sau geworfen und hier draußen ein Nest für die Ferkel gebaut. „Warum nur sechs?", frage ich. „Ich habe gelernt, eine Sau hat rund 14 Zitzen und ebenso viele Plätze zum Säugen." „Die Sau ist jung. Mutter Natur weiß schon, was sie tut", kommt als Antwort.

Mutter Natur die Zweite

Wir gehen zurück Richtung Hof. Im alten Teil des Stalls quiekt etwas. Christian stößt die Tür auf. Ein Stall wie aus vergangenen Zeiten. Auch hier rieche ich die Schweine, bevor ich sie sehe. Ein Schweinestall stinkt nun mal. Nur eine Box ist belegt. Eine Alpenschwein-Sau und ihr Wurf wohnen hier. „Sie ist immer wieder aus der Weide ausgebrochen. Wollte wohl ihre Ruhe. Jetzt ist sie hier", erzählt Christian. Wir sehen den Ferkeln beim Trinken zu. Farblich spielen sie alle Stückeln, wenn sie klein sind. Ein paar Tage sind sie alt. Ein besonders kleines wird immer wieder von den Geschwistern verdrängt und purzelt weg von den Zitzen und der nahrhaften Milch. Die Sau dreht sich gemütlich grunzend um, übersieht dabei das Kleine und legt sich unabsichtlich drauf. Ich will mit einem Hechtsprung helfen. Christian packt mich fest am Arm und hält mich zurück. „Wenn du da reingehst, dann war's das." Mir rast das Herz. Wir schweigen. „Die Sau verteidigt ihren Wurf. Sie kennt dich nicht", erklärt Christian seine Reaktion. Er steigt langsam und vorsichtig in die Box und hebt das kleine Ferkel auf. Er legt es zu den Zitzen und versucht, es andocken zu lassen. Es trinkt ein bisschen. Kaum bewegt sich die Sau nur minimal, kugelt es wieder zwischen seinen Geschwistern zu Boden. „Nehmen wir es mit rein? Peppeln wir es auf!", schießt es aus mir raus. Christian schaut mich an und sagt lange nichts. „Du kannst es versuchen. Wir haben es schon oft versucht. Mit so kleinen Patienten. Neben dem warmen Ofen." An seiner Stimme höre ich, dass die Versuche selten erfolgreich waren. „Warum ist gerade das so klein?" Christian hebt das Kleine auf. „Manche sind von Anfang an nicht fit. Wenn dann noch eine kalte Nacht folgt, haben die Kleinsten und Schwächsten kaum eine Chance. Die, die von Anfang an fit genug sind, schaffen es und führen dann ein gesundes Leben. Auch bei Nutztieren weiß die Natur am besten Bescheid." Wie gesagt: Nicht aus ökonomischen Gründen gibt es in der Tierwelt Mehrlingsgeburten.

Da waren's nur noch vier

Auf unseren täglichen Kontrollrunden schauen wir nach dem Rechten. Vor wenigen Tagen sind sechs Alpenschweinferkel geboren worden. Nun sind es nur noch vier. Sie sind quietschfidel und wuseln.
Warum passiert sowas? Die Schweine leben im Freien, und in der zweiten Nacht nach der Geburt war es saukalt und nass. Die kleinsten und schwächsten Ferkel haben das nicht überlebt. „Durch diese natürliche Selektion bleiben die übrig, die robust genug sind, das ganze Jahr im Freiland zu leben", erklärt mir Christian.

Wilder Schweinsgalopp oder Speck bei der Arbeit

Die Schweine wohnen auf der Weide. Zweimal umzäunt mit elektrisch und alles. Doch die Kollegen sind sehr gescheit. Sie graben einen Teil des Elektrozauns ein und wissen ganz genau: Damit reißen sie einen Kurzen, der Strom ist weg, und los geht's im wilden Schweinsgalopp. Nicht nur einmal sind wir auf

Schweinejagd gegangen. Bis die Rasselbande wieder zusammengetrieben ist, dauert's oft. Aber man wird wirklich fit. Ja, sie laufen dann frei herum. Nein, sie dürfen das eigentlich nicht. Aber sie büxen trotzdem immer wieder aus. Vorteil: Die Schweinebande wird durch den ständigen engen Kontakt mit uns zutraulich. Die Tiere vertrauen uns. Wir können uns jederzeit nähern. So sind die Schweine entspannt und haben auch bei der Schlachtung keinen Stress. Und das bedeutet eine bessere Fleischqualität. Manche sind so zutraulich, dass sie sich vor mir auf den Rücken legen und am Bach gekrault werden wollen. Das „Ja! Natürlich"-Schweindl hat ein zaches Leben dagegen.

Der etwas andere Wecker

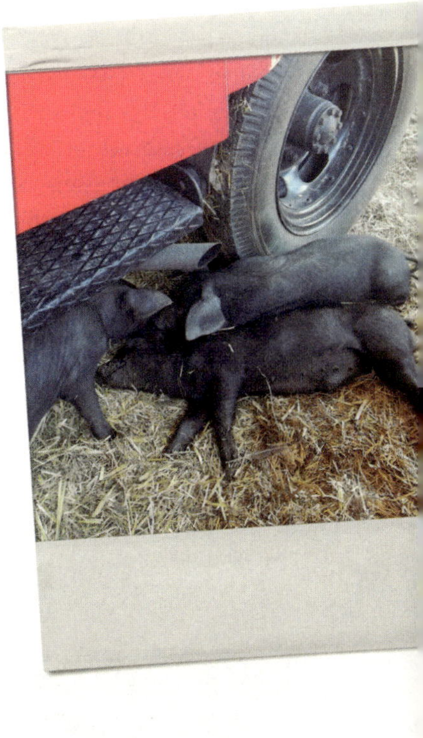

Der ganze Rote Blitz wackelt. Mich reißt's aus dem Schlaf. Ich schaue auf die Uhr: 6:30. Ziemlich grantig mache ich die Tür auf. Denke, der Bauer hat wieder neben dem Scherzerl geschlafen und ist urlustig. Ich sehe niemanden, höre nur ein borstiges, schabendes Geräusch. Ich blicke nach unten zum Auspuff: Kratzt doch tatsächlich ein Alpenschwein-Ferkel genüsslich an meinem Blitz. Und zwar so, dass die ganze Bude wackelt. Ich bin fassungslos. Und sehr amüsiert. So einen Wecker wünsche ich mir immer. Ich pfeif auf Kaffee ans Bett. Ferkel ans Auto, so stelle ich mir Romantik vor.

Ich glaub, mich reitet ein Huhn

Christians Hof ist vielleicht so, wie ein Bauernhof früher mal war. Es gibt von allem ein bissl was: Kühe, Hendln, Gänse, Truthähne, Hasen, Katzen, einen Hund. Und natürlich die Schweine. Dass einem die Hühner zwischen die Beine laufen, ist nichts Ungewöhnliches. Dass ein Huhn auf einem Schwein reitet, irgendwie schon. Zugegeben, am Bergerhof sind Tiere und Menschen speziell, aber das? Ich laufe aufgeregt zu Christian und deute ihm zu kommen. Er sieht das Huhn auf dem Schweinerücken und zuckt nur mit den Schultern. „Synergieeffekte nutzen“, sagt er und grinst. Die Hühner flattern zu den Schweinen und picken ihnen das Ungeziefer aus den Borsten. Die Schweine lassen es sich gefallen, weil gratis Körperpflege. Was es nicht alles gibt.

Eberhart

Die Schweine leben hier in Gruppen. Die Eber sind immer mittendrin statt nur dabei. Mit Hoden und allem. Ihr habt gelesen, dass sie normalerweise kastriert werden. Wegen des Ebergeschmacks im Fleisch und der Tendenz zur Aggression. Hier sind sie auf die natürlichste Weise, die es gibt, für die nächste Generation verantwortlich. Grundsätzlich sind die Schweine gutmütig, doch bei den Ebern muss man schon aufpassen, bekomme ich erklärt. Die Hauer sind nicht ohne, und manche mögen es gar nicht, wenn man ihnen zu nahe kommt. Vor allem, wenn sie einen nicht kennen. Deshalb bin ich immer auf der Hut. Christian wird sichtlich als einer von ihnen akzeptiert. Nur ein junger Eber ist besonders aggressiv. Ich habe ihn Eberhart getauft. Christian kann nicht einmal einen neuen Trog bringen, ohne von Eberhart angegangen zu werden. Da wir trotzdem Dinge reparieren und Schweine versorgen müssen, hat Christian eine Entscheidung getroffen: Wir müssen Eberhart schlachten. Es geht nicht mehr.

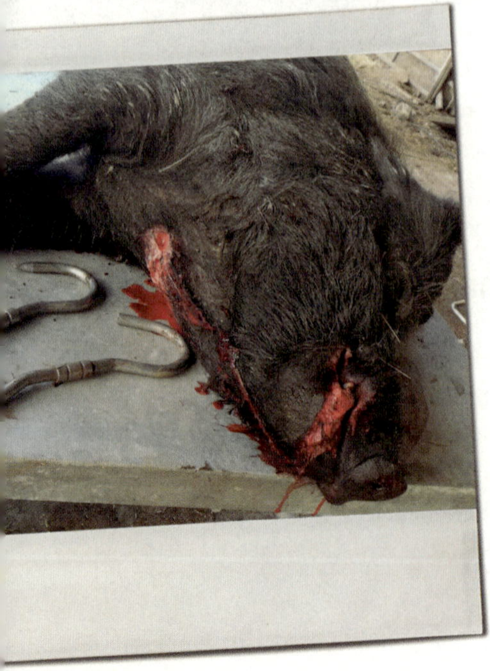

Weil wir alle sehr interessiert sind, kommt das BauertothePeople-Anfangsteam dafür auf dem Bergerghof zusammen. Willy, Simon, Christian und ich packen Betäubungsapparat und Messer ein und machen uns gemeinsam auf den Weg zur Weide. Simons Verlobte Anja ist meine weibliche Gefährtin.

Vom Schlachten und Zerlegen

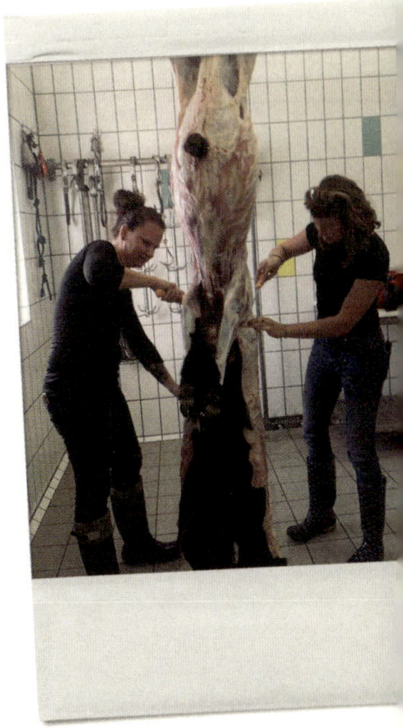

Ich lerne: Für den Eigenbedarf, also zum Selberessen, darf man ein Schwein auch daheim auf der Weide schlachten. Wenn man das Fleisch, den Speck etc. verkaufen will, muss das in einem zertifizierten Schlachtraum oder in einem Schlachthof stattfinden. Gründe dafür sind hauptsächlich die Hygiene und das Blut. Das darf nicht im Boden versickern. Was bei 1.000 Schweinen sinnvoll scheint, gilt aber auch für zwei. Aber na klar, man kann nicht für jeden eigene Regeln machen. Oder? Jedenfalls sind solche Schlachträume teuer und aufwendig zu erhalten. Die ganze Infrastruktur für das Schlachten und Zerlegen selbst am Hof zu haben und zu erhalten, ist die Ausnahme geworden, weil sich Richtlinien ständig ändern und man die Infrastruktur dauernd überholen muss. Das kann und will sich kaum mehr einer antun und leisten. Im nahegelegenen Rantental gibt es dafür eine spannende Lösung: Hier haben sich einige Bauern, Jäger und Fleischer zusammengetan und einen Gemeinschaftsschlacht- und -zerlegeraum gebaut. Grundsätzlich großartig und im Aussterben begriffen. Am Ende des Tages müssen die Tiere aber auch irgendwie dorthin gebracht werden. Der Weg ist zwar nicht so weit wie zum nächsten großen Schlachthof, aber es ist ein Weg. Viele Tiere sind dann auf den letzten Metern ihres Lebens gestresst. Ich lerne: Das ist nicht nur scheiße für die Tiere, sondern auch für die Fleischqualität. Während wir unseren mittlerweile auf der Weide geschlachteten Eberhard in den Verarbeitungsraum bringen, erzählt Christian die Geschichte vom Aussterben der kleinen Schlachträume und von dem Problem der dadurch weit werdenden Transportwege der Tiere bis zum nächsten Schlachthof. Als wir den grün gefliesten Raum betreten, ist es kalt und sauber. Es riecht ein bisschen metallisch, nach Blut. Gemeinsam heben wir das Schwein auf Fleischerhaken und hängen es an den Hinterbeinen auf. Christian holt alles, was er braucht: Messer, Schleifstein und Schürze. Ich bin so aufgeregt. Der ehemalige Milchbauer hat sich das Schweinezerlegen mit

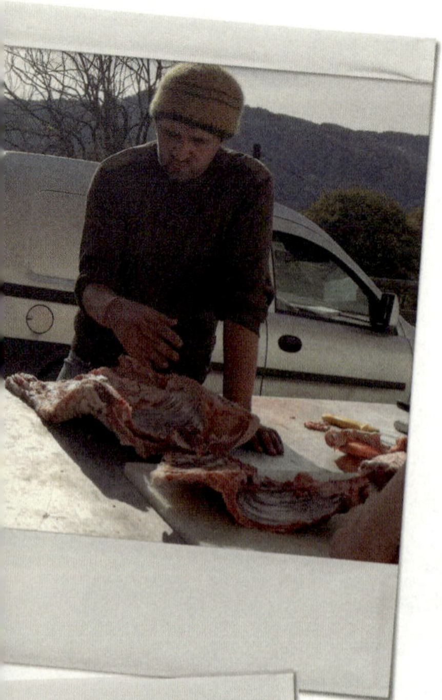

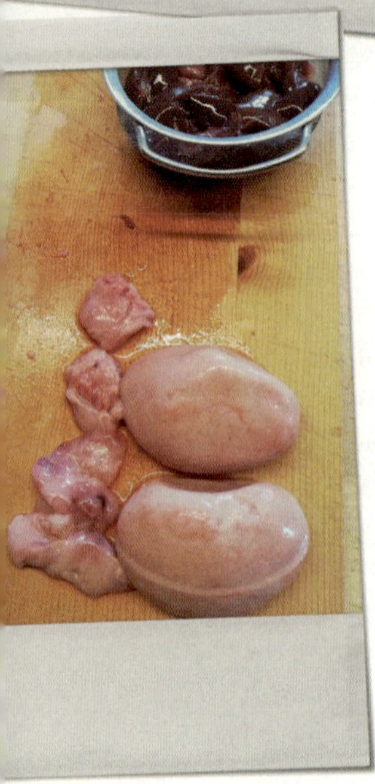

YouTube-Videos und Büchern beigebracht. Gekonnt hantiert er und zeigt uns, worauf es ankommt. Die Innereien werden getrennt, Herz und Leber auf einem Fleischerhaken aufgehängt: Die begutachtet der Tierarzt, ob auch alles in Ordnung ist.

Wir bekommen scharfe Messer, und Christian zeigt uns, wie man das Schwein grob zerlegt. Normalerweise wird ein Schwein vor dem Zerlegen entborstet, also mit heißem Wasser in eine Art große Waschmaschine gelegt, damit sich die Borsten lösen. Man will ja die Schwarte behalten und dem Schwein nicht das Fell über die Ohren ziehen. Ihr denkt jetzt bitte an die knusprigen Schweinsbraten-Krusperl. Genau das. Das ist die Haut mit der darunterliegenden Fettschicht. Weil das Gerät aber bei unserem Versuch seinen letzten Seufzer getan hat, improvisieren wir und und ziehen dem Schwein doch das Fell über die Ohren. Unüblich, aber was soll's. Für uns passt das schon so.

Mit Hoden und alles

Umringt von drei Männern und zwei Frauen hängt der Eber. „Was ist mit den Hoden?", frage ich. Die Männer verziehen das Gesicht. „Geh Blasl, du bist grauslich." Weibliche Augenbrauen, die nicht meine sind, heben sich. „Na ja, Nose to tail, oder?", grinst's. Gesagt, getan: Ich lasse mir zeigen, wie man die Hoden löst. „Wir kosten das", beschließe ich. Wir verpacken die Innereien inklusive Hoden und den grob zerteilten Eber. Weil er für die Tiefkühltruhe der Familie Bachler bestimmt ist, haben wir den Luxus, mit Sonne auf der Nase am Hof weiter zerlegen zu können.

Wir vertiefen unsere Gespräche über das Aussterben von Schlachträumen und die weiten Wege der Tiere zum nächsten Schlachthof. Wir sprechen über das Fleischessen generell, über Hygieneauflagen und über Bürokratie. Am Ende unserer Debatten ist der Eber zerlegt. Vom Schnitzelfleisch bis zum Braten haben wir alles zerteilt und verpackt. Mit den Hoden und einem Stück Schlögel stolziere ich ins Haus. Was für ein seltsames Gefühl. Was so ein Stück Fleisch, das einem im Supermarkt beinahe nachgeworfen wird, plötzlich für einen Wert hat. Wenn man täglich Schweine füttert, Zäune steckt, sie wachsen sieht, sie selbst schlachtet und zerlegt. Wild, wie wenig mir Fleisch oft wert war. So gewohnt, das immer volle Supermarktregal. Die ständige Verfügbarkeit von allem. Mit dem Fleisch in der Hand bin ich mittlerweile bei Maria, Christians Mama, in der Küche angekommen. Freudestrahlend halte ich ihr meine Beute entgegen. Ich laufe wieder raus und sammle alles, von dem ich denke, dass es zum Schwein passt: frischen Bergthymian, Lärchenwipfel, Schafgarben, Wacholderbeeren, Kartoffeln und Mangold. Alles wächst rund ums Haus. Wenn das kein Luxus ist, weiß ich nicht, was sonst.

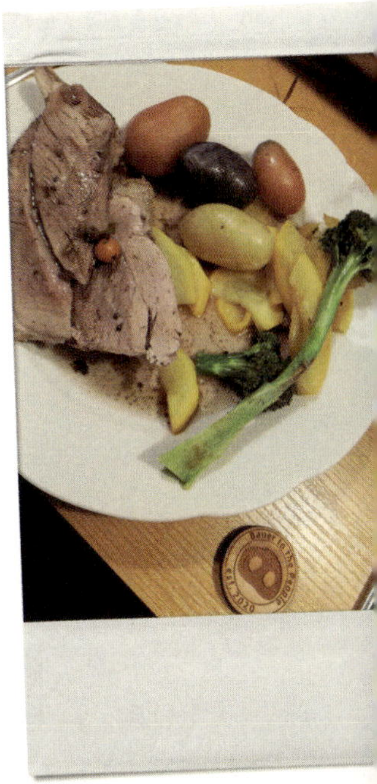

Am Abend gibt es Schweinsbraten. Und als Vorspeise die Hoden. Ich schneide sie in zentimeterdicke Scheiben und brate sie scharf in der Pfanne an. Salz und Peffer dazu und eine Scheibe getoastetes Schwarzbrot. Die Meute betritt die Küche. Überraschte Blicke. „Es stinkt nicht nach Eber", stellt der Bauer erstaunt fest. Beim Blick auf den Teller: trotzdem Naserümpfen. „Also ich weiß nicht, na mach du." Ich nehme eine Gabel und koste. Und Leute, ich sag's euch: Das war eine Offenbarung. Außen knusprig, innen zart. „Die Jakobsmuscheln der Alpen", sagt Willy nur. „Grandios!"

[Mit Christian haben wir gleich zwei Podcasts gemacht: einen ganz am Anfang von B2P und einen nach seinem sogenannten Weihnachtswunder. Beide findet ihr hier.]

DIE ZUKUNFT DER SCHWEINEBRANCHE IN ÖSTERREICH – EIN SUBJEKTIVER AUSBLICK

Die Schweinbranche befindet sich im Umbruch. In den letzten Monaten und Jahren sind speziell die Schweinemastbetriebe immer wieder mit negativen Schlagzeilen in den Fokus der Öffentlichkeit geraten. Ein Fokus, der ein wenig hilflos zwischen den kitschigen Idealvorstellungen der Werbung und den aufgedeckten Skandalbildern aus landwirtschaftlichen Betrieben hin- und hergezerrt wird.

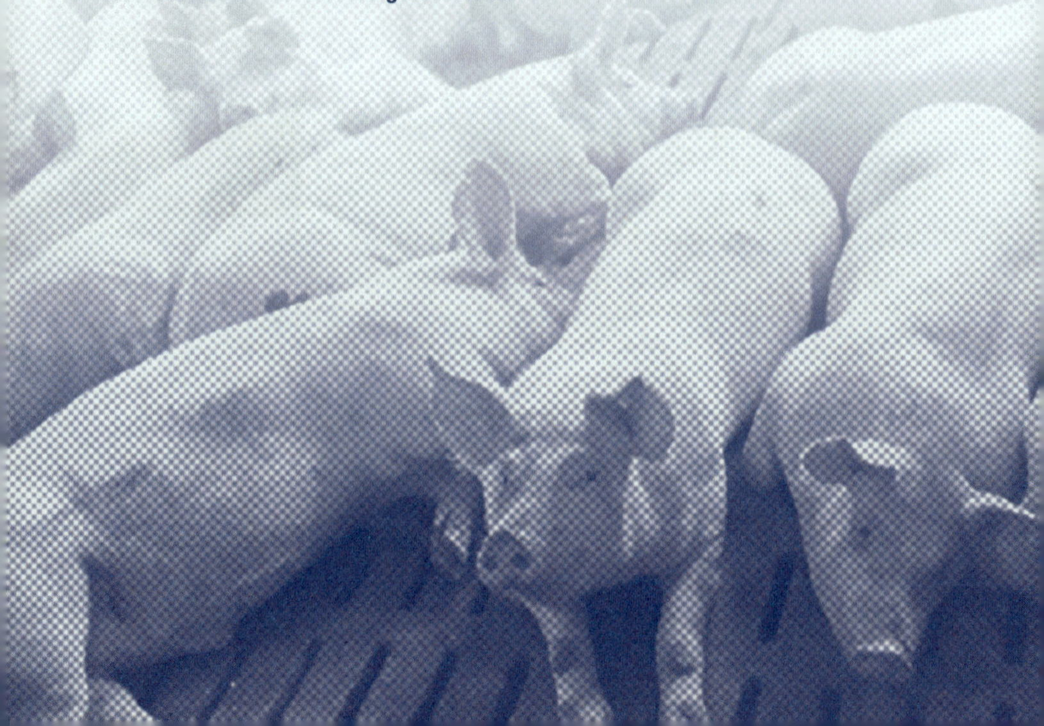

Den direkten Blick in die Betriebe, zu den Menschen und vor allem den Tieren in den Ställen haben wir schon lange verloren. Überlegt doch mal, wann ihr das letzte Mal ein „rosa" Schwein gesehen habt oder in einem Schweinestall wart. Von Fahrten über das Land sind wir den Anblick von grasenden Kühen auf Weiden, neben den Ställen oder in offenen Ställen noch eher gewohnt. Man sieht das Tier, hat einen gewissen Bezug und einen Anhaltspunkt in der Wahrnehmung.
Hühner und Schweine hingegen sind zunehmend aus unserer Wahrnehmung verschwunden. Geblieben ist lediglich das Idyll der verhältnismäßig wenigen Hühner, die man dort und da in Hinterhöfen von Wohnhäusern oder auf Bauernhöfen herumlaufen sieht. Die meisten von ihnen sind jedoch aus unserem Blickfeld verschwunden. Warum?
Nun, gerade die „kleinen" Tiere lassen sich noch besser rationalisieren bzw. automatisieren, die Prozesse rund um ihre „Produktion" optimieren. Auf diese Weise können entweder die Erträge pro Produktionseinheit gesteigert, bzw. angesichts des hohen Preisdrucks kann zumindest kostendeckend gearbeitet werden. Oft taucht in diesem Zusammenhang das Wort „Tierfabrik" auf. Rein sachlich gesehen ist dieser Begriff im Hinblick auf die definitorischen Eigenschaften einer Fabrik (im Gegensatz zur sog. Manufaktur) durchaus gerechtfertigt.
Die Wirtschaft des ausgehenden 19. und des gesamten 20. Jahrhunderts war stark von den vielseitigen Fortschritten technologischer Innovationen und einer weitgehend unhinterfragten kapitalgetriebenen Wachstumsorientierung geprägt. Schneller, höher, weiter, gepaart mit Optimierung des Inputs bei gleichzeitiger Maximierung des Outputs. Eine Entwicklung, die natürlich auch in der Landwirtschaft Einzug gehalten hat und aufgrund derer auch die Produktion tierischer Lebensmittel heute hochspezialisiert ist. Bevor das Schwein zum Schweinemäster kommt, durchläuft es in vielen Fällen drei Stationen. Drei spezialisierte Betriebe. Von der Zucht über die Ferkelproduktion und die Ferkelaufzucht bis zum Maststall (siehe hierzu auch Kapitel „Schweine-Facts" & „Eier-Facts"). Wenn man also über „die" Schweinebranche spricht, sind ein ganzer Wirtschaftszweig, ein ganzes System und viele beteiligte Menschen und Betriebe gemeint. Dasselbe gilt für „die" Landwirtschaft und viele andere „Dies", die wir meist völlig unbewusst über unsere Sprache und unsere Begriffe nur sehr unscharf abbilden.

Letztlich führte diese Entwicklung dann, um zwei Beispiele herauszugreifen, zu den kostenoptimalen Haltungsformen des Käfigs bei den Legehennen oder den Vollspaltenböden in Boxen bei den Mastschweinen.
Nach und nach wurden jedoch kritische Stimmen im Hinblick auf den Umgang mit Tieren laut. Lag der Fokus in den Anfängen noch auf Wildtieren, dann zunehmend auf der Pelzproduktion[16] für die Bekleidungsindustrie, so rückte bald auch das Wohl der landwirtschaftlichen Nutztiere in den Fokus von Tierschutzorganisationen. Aufgrund des wachsenden Drucks führte diese Entwicklung in Österreich schließlich dazu, dass zuerst die Käfigeier aus dem Bereich der Frischeier verschwanden und mit Anfang 2020 dann die Käfighaltung endgültig verboten wurde (siehe Kapitel „Eier-Facts").

[2017 war Europa hinter China noch der zweitgrößte Pelzproduzent. Derzeit, nicht zuletzt durch Corona beschleunigt, verändert sich die Branche jedoch auch in Europa. Es kommt nach und nach zu immer mehr Produktionsstopps und gesetzlichen Verboten. Ganz aktuell hat auch Italien mit 2022 die Pelzproduktion verboten.]

Die Schweinehaltung auf Vollspaltenböden steht heute in etwa dort, wo in den 90er-Jahren die Produzenten von Käfigeiern standen. Der öffentliche Druck steigt, und die kritische Einstellung zu diesem Thema ist längst nicht mehr nur auf die Mitglieder und Unterstützer von Tierschutzorganisationen beschränkt. Die Debatte um das Tierwohl ist zu einem gesellschaftlichen Thema geworden, mit all den Dynamiken von Angebot und Nachfrage, Politik, Interessenvertretungen und Zivilgesellschaft.
Ein starkes zivilgesellschaftliches Signal war in diesem Zusammenhang das Anfang 2021 abgehaltene Tierschutzvolksbegehren, welches auch die Haltung von Nutztieren thematisierte. In der Eintragungswoche gaben mehr als 400.000 Menschen ihre Unterschrift für die Inhalte des Begehrens ab, womit es im Nationalrat behandelt werden musste. Das Ende des Kupierens der Schwänze von Schweinen und das generelle Ende der Haltung auf Vollspaltenböden waren zwei der Forderungen. Die Dynamiken, die das Begehren in Folge auslöste, verdeutlicht einmal mehr das Verhältnis einer allgemein verbindlichen rechtlichen Basis und all dem, was darüber hinaus noch unternommen wird.

Gesetz als Basis

Wir haben diese Frage in unseren Podcast-Gesprächen sinngemäß auch immer wieder gestellt, indem wir z. B. nach dem Verhältnis von Gesetzen und Moral gefragt haben. Der Philosoph Christian Dürnberger hat in diesem Zusammenhang in Folge 32 zwar die Zuversicht geäußert, dass unsere Gesetze moralisch gut begründet seien. Gleichzeit stellt er aber auch fest, dass Politik kein „Ethikseminar" sei, sondern vielmehr ein kompromissorientierter Interessenausgleich.
Letztlich ist das Gesetz also der Mindeststandard, auf den wir uns im Zuge des Interessenausgleichs im Gesetzwerdungsprozess einigen konnten. Die sprichwörtlichen „großen Sprünge" liegen somit in aller Regel nicht in der strukturellen Natur von Gesetzgebungsprozessen. Das Gesetz definiert die Grenze, an der aus rechtmäßigem Handeln unrechtmäßiges, verbotenes Handeln wird. Es ist eine Art Null-Linie für gesellschaftliches Handeln, à la „Hierher und nicht weiter". Was man jedoch oberhalb dieser Linie machen soll, kann oder darf, findet sich nicht im Gesetz.
Aktuell, Stand März 2022, werden die Forderungen des Tierschutzvolksbegehrens an vielen Stellen diskutiert. Es wird verhandelt, lobbyiert, und vermutlich wackelt das Porzellan in dem einen oder andern Kasten ganz ordentlich.
Zentraler Ort der gesetzgebenden Diskussion ist der Gesundheitsausschuss des österreichischen Parlaments. Dieser hat am 9. Dezember 2021 dem Nationalrat einen sogenannten Entschließungsantrag vorgelegt, den dieser mit 15. Dezember 2021 per „Entschließung"[17] beschlossen hat. Darin ist beispielsweise das Verbot des Schredderns von Küken enthalten. Bei der Schweinhaltung soll u. a. ein „routinemäßiges" Kupieren der Schwänze verboten werden. Mehr Bewegungsmöglichkeiten, eigene Liegebereiche, Klimatisierung und Beschäftigungsmaterial sollen ab 2023 Teil eines verbesserten Mindeststandards für Neu- und Umbauten im Bereich Ferkelaufzucht und Schweinemast werden. Damit sollen auch sogenannte „unstrukturierte Buchten", also die reine Haltung auf Vollspaltenböden, für Neu- und Umbauten ausgeschlossen werden.[18] Auf eine Aufzählung der vielen weiteren Punkte haben wir verzichtet. Diese können aber jederzeit im entsprechenden Antrag nachgelesen werden.

Auch die AMA-Marketing wird darin ersucht, an der Weiterentwicklung im Bereich Tierwohl und Transparenz bei den Themen Fleisch und Milch mitzuwirken. Diverse Ministerien sollen nun in weiterer Folge entsprechende Gesetzesentwürfe zum Beschluss vorlegen. Soweit der Gesetzgebungs- bzw. Gesetzwerdungsprozess.

Oberhalb?

Es wird jedenfalls einen neuen gesetzlichen Standard geben, und dieser wird eine neue Null-Linie darstellen. Man braucht keine allzu großen prophetischen Fähigkeiten, um vorauszusehen, dass die neuen gesetzlichen Bewegungen unterschiedlichen Gruppen zu kurz greifen werden. Manche werden die Stoßrichtung zwar positiv bewerten, den Wurf jedoch als zu gering kritisieren. Andere werden daraus wenig bis gar keine positiven Entwicklungen ableiten können.
Worauf will ich hinaus? Die kritischen Stimmen in der Öffentlichkeit werden nicht verschwinden. Vielleicht wird die Gesamtdiskussion, wenn überhaupt, für eine Weile etwas ruhiger. Sie wird jedoch nicht verhallen und relativ rasch wieder zu alter (Laut-)Stärke finden. Die meisten Menschen sind keine Experten in Sachen Tierwohl oder Haltungssysteme. Ihnen sagen Begriffe wie „strukturierte Buchten" noch weniger als mir, der zumindest in den Podcasts die Gelegenheit hatte, mit Experten darüber zu sprechen. Auch visuell wird der Unterschied zwischen den alten und den neuen Mindeststandards den Nicht-Experten kaum ins Auge stechen. Und auch die meisten Aktivisten werden in den neuen Standards ihre Forderungen nach mehr Tierwohl kaum abschließend erfüllt sehen, wenngleich einige unter ihnen sicher auch die Fortschritte lobend zur Kenntnis nehmen werden.
Nochmal zurück zum Gespräch mit Christian Dürnberger und einem spannenden Gedanken, den er darin formulierte. Er zog den Unterschied zwischen der „öffentlichen Meinung" und der „veröffentlichten Meinung". Für mich war das ein ziemlicher Ahaa!-Moment! Ich hatte bisher immer das Erste mit dem Zweiten verwechselt. Die öffentliche Meinung kenne ich bis heute nicht, und ich kann auch nur Vermutungen darüber anstellen.

Die veröffentlichte Meinung sind hingegen die Stimmen aus allen mich umgebenden Blasen, die ich im Laufe der Zeit wahrnehme. Die lauten Stimmen der Tierschutzorganisationen und der Interessenvertretungen. Die Meinungen auf Social Media, im Radio oder in anderen Podcasts. Also all die Stimmen, die den veröffentlichten Diskurs prägen. Die tatsächliche Meinung der meisten Menschen kennen wir hingegen faktisch nicht. Breitere Abstimmungen und Beteiligungszahlen, wie beim Tierschutzvolksbegehren, können uns jedoch dabei unterstützen, ein Gefühl dafür zu erhalten, wie breit ein Thema schon im „öffentlichen" Bewusstsein angekommen ist. Und für das Thema „Tierwohl" getraue ich mir die Prognose zu, dass es eines ist, das nicht mehr von der Agenda verschwinden wird. Es wird lautere und leisere Phasen geben, aber es wird uns noch sehr lange begleiten und leiten.
Also ja, oberhalb des Mindeststandards wird sich noch vieles tun. Neben den ethischen Diskussionen und Initiativen wird sich auch wirtschaftlich eine differenzierte Nachfrage bilden bzw. gibt es diese ohnehin schon. Diese Nachfrage nach erhöhten Qualitäts- bzw. Ethikkriterien wird von den handelnden Akteuren auch entsprechend bedient werden. Öffentliche Labels und Qualitätsprogramme mit unterschiedlich hohen Anforderungskriterien gibt es z. B. seitens der AMA.[19] Aber auch private Programme des Lebensmitteleinzelhandels oder von Produzenten finden sich in einer bunten Vielfalt in den Regalen wieder, weshalb mach kritischer Beobachter schon von einem Dschungel spricht.[20] Parallel dazu entwickeln sich auch neue Vertriebswege über diverse Online-Plattformen, Selbstbedienungs- und Automaten-Konzepte oder die bäuerliche Direktvermarktung an den Höfen selbst. Alle natürlich auf Basis der geltenden Mindeststandards, aber eben mit zusätzlichen Kriterien und Differenzierungsmerkmalen. Während der Gesetzgebungsprozess ein behäbiger Riese ist, der sich zwar nur langsam bewegt, dafür aber ziemlich stabil und zuverlässig voranschreitet, so wirkt das „Oberhalb" deutlich leichtfüßiger und dynamischer. Hierzu möchte ich Christian Dürnberger nach der guten alten Drei-Regel noch ein letztes Mal zu Wort kommen lassen und damit auch meinen abschließenden Ausblick auf die österreichische Schweinebranche einleiten: „Wer mit dem Zeitgeist verheiratet ist, ist schnell Witwer."

Ein persönlicher Ausblick

Die kritischen Stimmen gegenüber der Schweinhaltung werden rasch zurückkehren, und es werden dieselben Akteure am Pranger stehen wie bisher. Die Wirkung der gesetzlichen Verbesserungen und Weiterentwicklungen wird relativ rasch verpufft sein.
Es gibt Szenarien, in denen man auf negative PR am besten reagiert, indem man gar nicht reagiert. Das wäre die passive Vogel-Strauß- vulgo Kopf-in-den-Sand-Strategie und damit die Hoffnung, dass der Sturm einfach vorbeizieht. Viele Stürme ziehen auch vorbei. In diesem Fall kommt diese Option jedoch nicht infrage. Der veröffentlichte Widerstand gegen die gesetzlichen Mindestanforderungen ist stabil und das Konzept des Tierwohls und die Sensibilität in der öffentlichen Meinung der Bevölkerung entsprechend gut verankert.

Das wirtschaftliche Risiko

Kurzfristig werden die zusätzlichen Maßnahmen wohl positiv aufgenommen werden. Betrachten wir jedoch die Dynamik der aktuellen Entwicklungen rund um Fleischkonsum im Allgemeinen und die Fragen von Tierwohl und Tierethik im Speziellen, so können wir davon ausgehen, dass die Anforderungen an das Wohl und die Rechte der Tiere auch in Zukunft noch weiter zunehmen werden. Was also heute ein Fortschritt ist, steht vielleicht in ein paar Jahren wieder am Pranger. Je geringer der Fortschritt, desto rascher verpufft seine Wirkung. Speziell der private Sektor, allen voran der Handel, wird rasch reagieren und die Standards den Wünschen und der Zahlungsbereitschaft der Kunden entsprechend anheben bzw. verändern. Die Gefahr an dieser Entwicklung ist jedoch, dass Trends vulgo der Zeitgeist sich rasch ändern können. Wer sich bei zu kleinen Veränderungsschritten zu großen Investitionen hinreißen lässt, wird bei der nächsten Trendwende zwar auf einem Kredit, nicht jedoch auf der nächsten Welle sitzen. Wirklich kritisch ist die Situation für jene, die auf Basis sicherlich gut gemeinter und verheißungsvoller Initiativen Ställe umgebaut, Betriebe verändert und Investitionen getätigt haben. Investitionen, die oft über Zeiträume von 10–20 Jahren und

auch darüber hinaus wirksam sind. Die landwirtschaftlichen Produktionsbetriebe, auch Bauern genannt, tragen dabei letztlich das größte Risiko. Aus meiner Sicht scheinen sie schlecht beraten, auf einen „Kurz-Zug" kleiner Verbesserungsmaßnahmen aufzuspringen, auch wenn diese im ersten Moment gar nicht klein wirken mögen. Und mit kleineren Verbesserungsmaßnahmen meine ich „klein" im Sinne des Tierwohls.
Angenommen, man plant heute einen Stall zur Schweinmast neu. Man denkt voraus und baut den Stall gleich ein Stück über dem gesetzlichen Mindestmaß und auch mit bestem Wissen und Gewissen, seinen Tieren ein besseres Leben zu ermöglichen. Die strukturierten Buchten haben mehr Beschäftigungsmaterial als vorgeschrieben, und insgesamt haben die Schweine sogar um 50 Prozent mehr Platz, als ab 2023 gesetzlich gefordert.
Die erhoffte Zukunftsfähigkeit des Betriebs wird vermutlich rasch verpufft sein, auch wenn man aufgrund des höheren Betriebsstandards viele Qualitätskriterien langfristig erfüllen kann. Hat man jedoch darauf gehofft, langfristig als Vorzeigebetrieb in Sachen Tierwohl zu gelten, so wird man diese Hoffnung vermutlich rasch zu Grabe tragen müssen. Die gesetzliche Entwicklung der Mindeststandards wird weiterhin eher langsam voranschreiten, sodass man zumindest von wirtschaftlicher Seite betrachtet auch langfristig die gesetzlichen Mindestbedingungen erfüllen können wird. Mindeststandards bedeuten jedoch auch Mindestpreise. Hat man die Investition mit höheren Abnehmerpreisen von „Oberhalb"-Labels im Hinterkopf kalkuliert, wird die Lage schon deutlich unsicherer. Kein Händler oder Produzent kann Programme und somit Preise garantieren, für die schlicht und ergreifend die Nachfrage fehlt. Und ja, die Nachfrage ist mit dem Zeitgeist, wenn schon nicht verheiratet, dann zumindest sehr gut befreundet.
Es liegt mir aber fern, Menschen und Betriebe nur auf ihre Wirtschaftlichkeit zu reduzieren bzw. den Faktor Angebot und Nachfrage zu ökonomisch zu betrachten. Ich erinnere mich dabei immer an die Regel, mit der wir an der Uni volkswirtschaftliche Modelle analysiert haben. „Ceteris paribus" hat es da oft geheißen, wenn man irgendwelche Geraden gegeneinander verschoben hat, was sinngemäß bedeutet, dass man alle anderen Einflussfaktoren ausklammert oder zumindest fixiert. Das Modell vulgo die Welt bestand dabei zwar oft nur aus wenigen Faktoren, hat dann aber auch sehr gut funktioniert. Vereinfachte Aussagen aus vereinfachten Modellen über eine an

sich ziemlich komplexe Wirklichkeit können laut meinem Bauch aber nicht wirklich zu realitätsnahen Schlüssen führen. Und ja, ich bin mir im Klaren darüber, dass auch diese Analyse immer noch sehr „unterkomplex" ist. Ich mache jetzt aber trotzdem weiter.
Für Menschen an sich gilt, dass diese im Normalfall nicht nur modell-rationale, empathielose Gewinn-Maximierer sind, sondern durchaus auch Gefühle und andere Bedürfnisse haben. Wenn man erstmal genug zu essen und ein Dach über dem Kopf hat, halbwegs gesund ist und nicht ständig bedroht wird, dann hat man rasch auch ein ausgeprägtes Bedürfnis nach Kontakten, Anerkennung, Respekt – dem ganzen sozialen Kram eben. Nachdem Bauern ebenfalls Menschen sind, dürfte für diese, so niemand einen Einwand hat, dasselbe gelten. Während Menschen, freilich in unterschiedlichem Ausmaß, dieser von Abraham Maslow geprägten und vieldiskutierten Bedürfnispyramide folgen, gilt dies nicht im gleichen Ausmaß für Organisationen. Warum erwähne ich das?

Die sozialen Dimensionen

In unseren vielen dokumentierten und undokumentierten Gesprächen mit Landwirten und Akteuren aus der Schweinebranche in ganz Österreich hatten wir die Gelegenheit, die Menschen und Familien hinter den Fassaden der (land-)wirtschaftlichen Idyllen, Mauern und Vorstellungen kennenzulernen. Ich kann, darf und will hier gar nicht für „die" oder „alle" Bauern sprechen, sondern lediglich meine Eindrücke wiedergeben und, wie in diesem Fall, eine persönliche Einschätzung daraus ableiten.
In den Gesprächen hat sich gezeigt, dass jeder Landwirt auf das Ergebnis seiner Arbeit stolz sein möchte und dass es immer eine gewisse Verbundenheit mit dem Ort, der Tradition, dem Boden, den Tieren, dem Wald, kurz: der eigenen Tätigkeit gibt. Hier wird die Verantwortung für eine jahrhundertelange Hofgeschichte betont, dort die Verantwortung für den Erhalt der Böden. Hier die Weitergabe bäuerlichen Wissens an die Nachfolgegeneration und dort der Stolz und die Verantwortung, Lebensmittel zu produzieren. Völlig unabhängig davon, ob es sich um große, vollautomatisierte Betriebe oder um kleine Höfe handelt. Und am Ende des Tages möchte man von

dem, was man tut, natürlich auch leben können. Ich möchte hier einen Aspekt herausarbeiten, der für die abgeleitete Prognose über die Zukunft der Schweinebranche aus meiner Sicht zentral ist. Landwirte sind Selbstständige, sie sind Unternehmer. In einem früheren Kapitel haben wir die Frage „Was ist ein Bauer?" (S. 78) gestellt. Die wenig zufriedenstellende Antwort darauf war, dass wir es nicht wissen und für viele von uns der eigentliche Bauer unfreiwillig hinter dem fiktiven Bild aus unserer Vorstellung verschwunden ist. Bei unseren Gelegenheiten, mit B2P hinter die „Kuhlissen" zu blicken, ergeben sich dann zumindest grobe Vermutungen und Anhaltspunkte dafür, was neben dem vielen und uns allen Gemeinen das eigentlich „Besondere" der bäuerlichen Tätigkeit sein könnte.
Wie erwähnt, würde ich Bauern generell als Unternehmer beschreiben. Was sie jedoch von nichtlandwirtschaftlichen Unternehmern ein wenig unterscheidet, sind diese vielen elementaren physischen und kulturellen Bindungen an die unmittelbare Umgebung sowie der Aspekt der primären Lebensmittelerzeugung. Das sind Faktoren, welche speziell landwirtschaftliche Betriebe und die darin tätigen Eigentümer noch stärker an ihren Standort und ihre Region binden. Je tiefer man verwurzelt ist, desto stärker ist man in das soziale Umfeld vor Ort eingebunden, desto mehr steht man in der lokalen Öffentlichkeit vulgo „es wird geredet". Der Inhalt dessen, was geredet wird, hat einen wichtigen Einfluss darauf, ob man sich wohlfühlt oder nicht. Menschen fühlen sich wohl oder unwohl, nicht Betriebe. Gerade bei Einzelunternehmen fallen Mensch und Betrieb aber deckungsgleich zusammen. Während eine Firmenbezeichnung vielleicht noch ein wenig Distanz schaffen mag, haben Landwirtschaften in den wenigsten Fällen Firmennamen, sondern tragen den Familiennamen bzw. den Hausnamen (= Vulgonamen). Letzterer ist, wenn vorhanden und etabliert, ebenfalls eine „Marke", die sehr oft mit einer über Generationen reichenden Geschichte verbunden ist und dem Rang eines Familiennamens gleichkommt.
Long Story short: Viele bäuerliche Betriebe sind mit ihrer lokalen Umgebung eng verflochten und durch das Wesen ihrer Tätigkeit örtlich stark gebunden. Betriebsgebäude und Ackerflächen kann man nur schwer einpacken und mitnehmen.
Das Image des Schweinebauern hat, wie bereits erwähnt, in der veröffentlichten Wahrnehmung einige Kratzer abbekommen. Das betrifft

vor allem Anerkennung, Wertschätzung, Wohlbefinden und sozialen Status jener Menschen und Familien, die hinter diesen Betrieben stehen. Die Familien sind die Betriebe, der Mensch ist die Organisation. Daraus werden sich mittelfristig die eigentlichen Herausforderungen ergeben, selbst wenn die wirtschaftliche Grundlage an sich gegeben wäre. Werden die Kinder den Betrieb übernehmen? Was haben sie für Erfahrungen in der Schule, während der Pubertät, im Freundeskreis gemacht? Welche Verbindlichkeiten lasten am Betrieb, und wie sehr schränken diese die Verwirklichungsmöglichkeiten der Nachfolger ein? – Um hier nur ein paar Beispiele zu nennen.

Sieht man sich die Strukturdaten der Landwirtschaft an, erkennt man einen klaren Trend. Es gibt immer weniger Betriebe, gleichzeitig aber immer größere Betriebseinheiten. Das gilt natürlich auch für die Schweinemast-Betriebe, die in der landwirtschaftlichen Statistik u. a. zusammen mit den Hühnern im Bereich der „Veredelung" zusammengefasst werden. Es wäre wohl naiv, angesichts der vorliegenden Daten und Zeitreihen davon auszugehen, dass die Zukunft mehrheitlich aus kleinstrukturierten Mastbetrieben mit sich suhlenden Freilaufschweinen besteht.

Mein persönlicher Ausblick

Die gegenwärtige Schweinemast in „großen" Produktionsbetrieben wird, solange es die gesetzlichen Rahmenbedingungen erlauben, auch weiterhin stattfinden. Hier werden jedoch bis auf wenige Ausnahmen keine „natürlichen" bäuerlichen Familien mehr tätig sein, die regional und sozial ein „Gesicht" haben, sondern zunehmend große juristische Personen.

In diesen Produktionsbetrieben gibt es Hilfsarbeiter, Facharbeiter und leitende Angestellte, die in der Früh in die Arbeit fahren und am Abend wieder nach Hause. Mehrere Produktionsstätten an produktionsoptimalen Standorten werden an einem zentralen Firmenstandort von Management und Verwaltung geführt. Die Eigentümer halten direkte Anteile am Unternehmen oder sind über andere Produkte am Finanzmarkt im Unternehmen investiert. Eigentümer und Management können potenziell überall auf der Welt sitzen, da sie nicht unmittelbar an der Produktion beteiligt sind. Die vor Ort tätigen

Personen sind „lediglich" Angestellte mit speziellen Aufgaben, wirken jedoch nicht zentral an der Strategie des Unternehmens mit.
Der öffentliche und veröffentlichte Druck auf Fleischkonsum wird sicher zunehmen. Im Schweinebereich wird dieser jedoch besonders zu spüren sein. Dabei werden zwei Faktoren ganz wesentlich die Wahrnehmung und Reaktion in der Öffentlichkeit bestimmen. Erstens das Vorhandensein von Spaltenböden, unabhängig davon, ob es sich dabei um Voll- oder Teilspaltenböden handelt. Zweitens das Verhältnis von Besatz und Raum. Überall dort, wo „viele" Tiere auf relativ „wenig" Raum in Ställen gehalten werden, wird die Kritik laut werden.
Die lokalen Familienbetriebe werden diesen Druck aus genannten Gründen am stärksten wahrnehmen. Die Betriebsnachfolge wird ein zentrales Ereignis für die Entscheidungen über die weitere Ausrichtung des Betriebs. Viele Betriebe und Nachfolger werden sich die Frage nach Alternativen stellen. Eine Alternative wird der radikale Umbau des Betriebs zu einer tierwohlorientierten Haltungsform darstellen. Die Nachfrage nach Tierwohl-Produkten wird sicherlich zunehmen und Platz für das Angebot mehrerer Betriebe bieten. Dabei werden aber nur jene Maßnahmen langfristig erfolgreich sein, die einerseits völlig auf Spaltensysteme verzichten und darüber hinaus substanzielle Schritte für optimale Haltungs- und Lebensbedingungen setzen. Zudem auch das jeweilige Geschick des Betriebs in puncto Marketing und Kommunikation eine zunehmend wichtige Komponente darstellen.
Kleine oder öffentlich wenig wahrnehmbare Verbesserungsschritte werden sich vermutlich rasch überlebt haben, da sie nicht am Kern der Kritik und an den absehbaren Forderungen ansetzen. Ebenso sehe ich das bei innovativen Ansätzen im Stallbau, wo z. B. Kot und Urin bei Spaltenbodenhaltung getrennt werden und somit die Geruchsbelastung im Stall signifikant reduziert wird. So messbar und fortschrittlich diese Methoden auch sein mögen, sie schrammen an den Forderungen und absehbaren Erwartungen der gegenwärtigen und zukünftigen Zivilgesellschaft vorbei. Diese Technologien werden nichtsdestotrotz erfolgreich in den Großproduktionsbetrieben zur Anwendung kommen, da man sich natürlich auch dort an den gesetzlichen Mindeststandards orientiert und diese, wo möglich, auch übertreffen will.
Der Markt für günstiges Fleisch wird in den kommenden zehn Jahren, so regulativ keine signifikanten Einschränkungen gesetzt werden, vielleicht ein

paar Prozentpunkte geringer, aber dennoch weiterhin auf hohem Niveau verbleiben. Die „Nische" rund um Tierwohlprodukte wird ein wenig größer werden und den Nischencharakter verlieren. Gleichzeitig wird dieser Bereich kreativer und professioneller in seiner Kommunikation werden. Gerade hier werden viele Initiativen, Unternehmen und Produkte entstehen und Impulse gesetzt werden. Die weiterhin anhaltende und vermutlich zunehmende Kritik an Haltungsbedingungen wird in stärkerem und persönlicherem Maße jene treffen, die „ein Gesicht" haben, und so den Druck auf diese Personen erhöhen. Bei juristischen Großbetrieben verteilt sich dieser Druck auf ein ganzes Unternehmen und bei der Frage nach der Entscheidungsverantwortung ist die Suche angesichts der vielen Rollen innerhalb einer Organisation schwierig. Bei einem Bauernhof ist der „Schuldige" hingegen schnell gefunden.
Ähnlich wie in der Gesellschaft im Allgemeinen wird uns auch in der Struktur der Landwirtschaft nach und nach der alte Mittelstand abhandenkommen. Viele, aber mengenmäßig eher kleine Betriebe und wenige mengenmäßig sehr große Betriebe werden das Bild prägen. Freilich wird es weiterhin alle Betriebsformen geben, ich denke jedoch, dass wir diese Entwicklung in der Statistik klar ablesen werden können.

Letzte Bemerkung

In diesem Ausblick habe ich die strukturellen Dynamiken von sozialen Faktoren in den Vordergrund gestellt. Ich bin der Überzeugung, dass diese eine ganz wesentliche, wenn auch oft unausgesprochene und zu wenig thematisierte Entscheidungskomponente darstellen und daher mehr Beachtung verdienen. Natürlich gibt es daneben noch eine Vielzahl weiterer Faktoren, die für die Zukunft der jeweiligen Betriebe und die individuellen Entscheidungen ausschlaggebend sind. Abschließend sei zudem nochmals betont, dass jeder Betrieb eine individuelle und kein Betrieb die gleiche Entscheidung trifft. Letztlich werden wir immer ausreichend Einzelfälle finden, die gegen einen Trend sprechen. Wie schon erwähnt, denke ich jedoch, dass wir die prognostizierte Entwicklung in der Gesamtbetrachtung, also in der Statistik, ablesen werden können. Es wird keine rapide Entwicklung stattfinden, die wir quasi live und unmittelbar erfassen können, sondern wir werden sie indirekt in den Zahlen wiederfinden.

Anzahl der Haupt- und Nebenerwerbsbetriebe

Verteilung nach Erwerbsarten

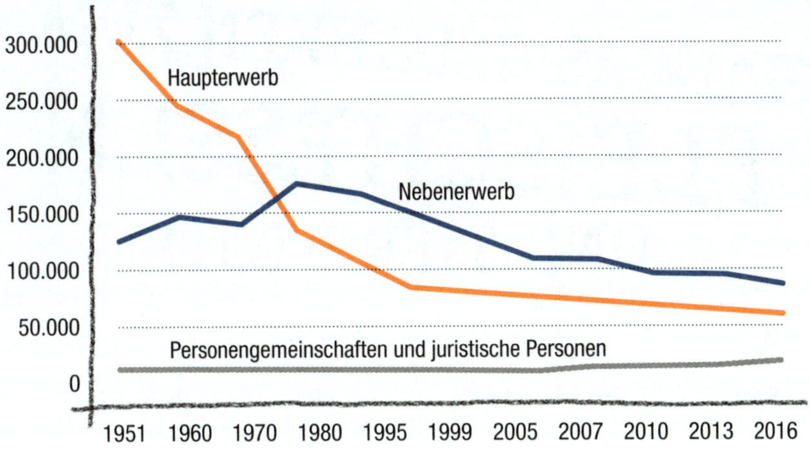

Durchschnittliche landwirtschaftliche Betriebsgröße in Österreich 1995–2020

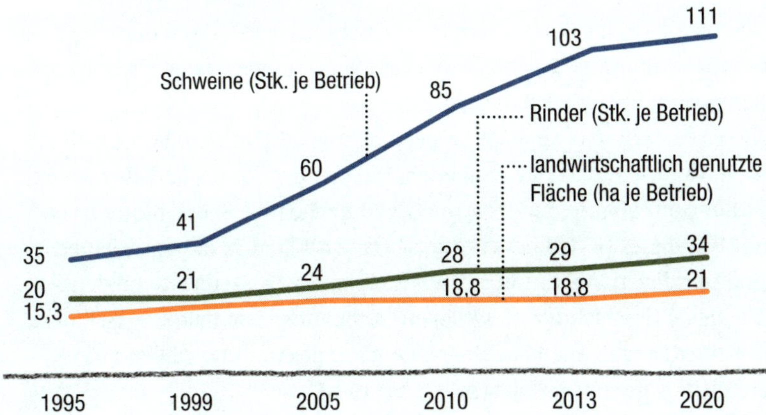

BIANCAS GEDANKEN ZUM FLEISCHESSEN UND TIERE TÖTEN

An dieser Stelle möchte ich einen Zwischenstopp einlegen, denn die folgenden Erlebnisse waren für mich lebensverändernd. Die Art, wie ich über das Fleischessen und Schlachten von Tieren vulgo Töten denke, hat sich in diesem Sommer grundlegend geändert. Meine Gedanken möchte ich mit euch teilen. Nirgends passen sie besser als hier:

Vom Schlachten und Fleischessen

Wenn wir Fleisch essen wollen, muss ein Tier sterben. Doch dürfen wir ein Tier töten, um es zu essen? Diese grundlegende Frage habe ich mir nach diesem Sommer plötzlich gestellt.
Unser Leben ist von Kindheit an geprägt von Geschichten. Von Geschmäckern, Gerüchen und Gewohnheiten. Die von der Sorte, die dieses wohlige Gefühl von Zuhause, Kindheit und Geborgenheit im Bauch hinterlassen. Was löst dieses Gefühl bei euch aus? Ganz oft sind es die Geschichten rund ums Essen. Aber es ist noch viel mehr, was wir damit verbinden. Wie meine Geschichte vom Heiligen Truthahntag und dem Osterschinken in meiner Familie. Die haben mich geprägt, geleitet und zählen zu den Gründen, warum heute alles so ist, wie es ist.
Am Tag nach Weihnachten ist einfach alles gut: Der Weihnachtsstress ist vorbei. Wir sitzen mit einem Häferl heißem Tee in der Hand im Pyjama zwi-

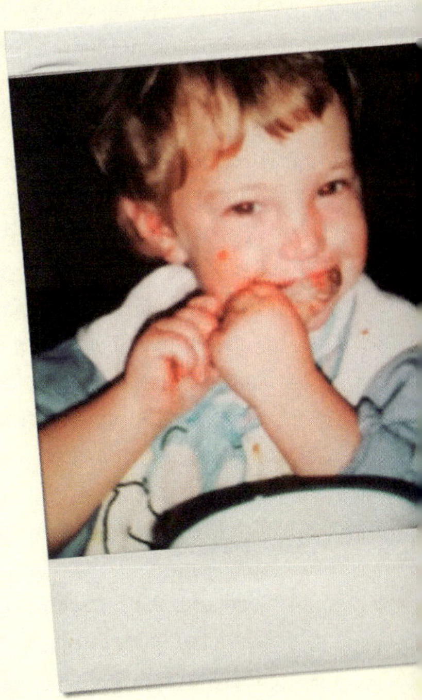

schen Geschenkpapier und Weihnachtsbaum. Irgendwann sagt einer: „Geh' ma's an." Mein Vater hat die Tradition des Truthahnessens geprägt, als ich ein kleines Kind war. Damals noch am 24. Für das kleine Ich der größte Tag. Ich erinnere mich an den Geruch von Speck, Braten, Bier und Kräutern vermischt mit jenem der Christbaumkerzen. Ich erinnere mich an das Zusammensitzen aller, die ich lieb hatte. Und an die blaue Schürze meines Vaters und die Art, wie er den Truthahn aufgeschnitten hat: die Fleischgabel in der einen, das immer stumpfe Messer in der anderen Hand. Diese Tradition ist mir so abgegangen, dass ich sie wieder eingeführt habe. Heute erhebt sich die junge Generation der Frauen in der Familie, wenn es losgeht. Für uns ist es zur Schwestern-Tradition geworden. In unseren Pyjamas gehen wir in die Küche, machen uns noch einen Tee, und dann geh' ma's an. Seit jeher ist der Truthahn vom Fleischer meines Vertrauens auf meinem Schoß in der S-Bahn zu meiner Familie gereist. Wertvolle Protagonisten des Weihnachtsfestes: der Fleischer und der Truthahn aus dem Waldviertel. The same procedure as last year? The same procedure as every year. Der Hund liegt unter dem Tisch und versteht nicht, warum er nicht mitmachen darf. Ich wasche und würze den Truthahn, weil die anderen zwei das immer schon ein bisschen grauslich gefunden haben. Die Truthahngeschichte ist gleichzeitig eine der Schlüsselgeschichten zu allem, was folgen sollte: Da habe ich zum ersten Mal gemerkt, wie weit weg wir von unserem Essen sind. Meine Antwort auf das Grausen meiner Cousinen immer schon: Es war halt mal ein Truthahn. Wer's grauslich findet, soll's nicht essen. Ich habe keine Ahnung, warum ich so bin und woher mein Bezug kommt. Vielleicht von der steirischen Großmutter. Ich schweife ab. Jedenfalls stehen wir da und richten den Truthahn her. Jedes Jahr suchen wir die passende Bratform. Dann werden beim Anblick des halben Kilo Specks, in den wir den Vogel wickeln, nicht nur die Augen von unserem Hund riesig, sondern auch unsere. Jedes Jahr gibt es das nahezu idente „Truthahn-in-Speck-gewickelt-Foto“. Das Tier kommt in den Ofen und bleibt dort bei kleiner Flamme fast den ganzen Tag. Während der Truthahn mit sich selbst beschäftigt ist, wandern wir wieder Richtung Weihnachtschaos. Es riecht nach Christbaumkerzen und Kaminfeuer. Immer noch im Pyjama schmeißen wir uns vor den Fernseher und schauen unsere liebsten Weihnachtsfilme, plaudern, lachen, trinken Tee. Und alles ist gut. Das ist, was Essen mit uns macht. Es prägt die Geschichten unseres Lebens, es schweißt uns zusammen. Essen ist so viel mehr als Nahrungsaufnahme. Es ist Kultur, es ist Zugehörigkeit, es ist Genuss, es ist Familie, es ist Geborgenheit. Nun prägt mich seit frühester Kindheit eine Geschichte, ein Moment, in dem alles gut ist. Diese Geschichte ist direkt verknüpft mit dem Truthahn. Mit Fleisch. Mit dem Tier, das sterben muss, damit wir es essen können.

Am Abend, wenn alle dem Heiligen Truthahntag entsprechend gekleidet um den wunderschön gedeckten Tisch stehen, die Augen noch mehr als die Kerzen leuchten, dann tragen wir den Truthahn herein. In diesem Moment, wenn wir samt Truthahn ums Eck kommen, hat mein Großvater früher immer den Kanon „Der Hahn ist tot“ angestimmt. Sehr zum Vergnügen von uns Kindern, sehr zum Ärger meiner Großmutter. Wir haben uns zerkugelt. Und was war schon dabei, der Mann sang ja schließlich die Wahrheit? Bis heute singen wir diesen Kanon. Einfach weil er auch zur Tradition dazugehört. Für manch einen mag das zynisch und unangemessen erscheinen. Für mich ist es die Hymne des Truthahns. Die liedgewordene Erkenntnis, dass ein Tier sterben muss, damit wir unseren Heiligen Truthahntag feiern können. Dieses so simple 1+1 zusammenzuzählen, hat mich 29 Jahre meines Lebens gekostet, weil auch ich die Brücke in meinem Hirn lange nicht zu schlagen geschafft habe, geschweige denn sie zu überqueren. Im Moment, in dem wir eine Packung Fleisch im Supermarkt in unser

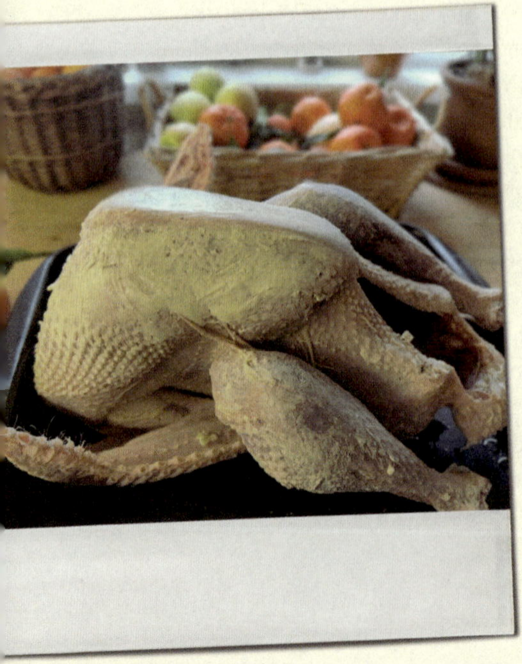

Einkaufswagerl legen, ist das einfach ein Stück Lebensmittel. Den weiten Weg, den es bis dahin zurückgelegt, und das Leben, das es geführt hat, sehen wir darin meist nicht mehr. Ich auch lange nicht. Ich habe Landwirtschaft studiert. Über die Haltungsformen, die Fütterung der Tiere und das Schlachten gelernt. Habe den ganzen Prozess bis auf unseren Teller gelernt. In der Theorie. Bis zu dem Zeitpunkt, als ich mich auf meine Reise gemacht habe, hat mir der Bezug genauso gefehlt. Erst als ich in Tirol bei Patricias Vater Walter beim Schlachten dreier Lämmer dabei sein durfte, habe ich kapiert, was das heißt. Nicht nur kapiert, sondern begriffen. Im wahrsten Sinne des Wortes. Weil ich dort war und die Lämmer gesehen habe. Ich habe sie mit Walter in den Schlachtraum gebracht, ihre Wolle gespürt und ihnen in die Augen geschaut. Er hat mir alles erklärt und gezeigt: Wie man das Lamm betäubt, wie man den entscheidenden Schnitt setzt. Wie man ein Lamm ausnimmt und häutet. Wie es in so einem Schlachtraum riecht. Ein bisschen metallisch. Nach Blut eben. Ich hatte selten so viel Ehrfurcht. Vor dem Menschen, der die Tiere bis zum letzten Moment mit so viel Respekt behandelt, und vor dem Tier, das sein Leben lässt, damit wir Fleisch haben. Erst da habe ich begriffen. So richtig.
Seit diesem Zeitpunkt war mein Motto: Wer's essen will, muss es auch schlachten können. „Können" im Sinne von übers Herz bringen. Am besten selbst schlachten oder zumindest mal dabei gewesen sein. Um dann zu entscheiden: Geht sich das für mich aus oder nicht. Und wenn man danach kein Fleisch mehr essen kann oder zumindest das bestimmter Tiere nicht mehr, weil sich's eben nicht ausgeht: voll okay. Ich habe lange kein Kalbfleisch gegessen, genau aus diesem Grund. Ich mag kein Baby töten, habe ich argumentiert. Lass es wachsen, bis es groß ist und wir mehr davon haben. Ja, ein wenig pathetisch, aber so habe ich es mir eben gedacht. Das Erlebnis mit den Lämmern in Walters Schlachtraum war der Zündfunke meines Begreifens. Plötzlich war die kognitive Dissonanz überwunden. Egal wo ich war, jeder kannte meine Einstellung zu dem Thema.
So kam auch der Tag bei Christian. Der Tag, an dem wir Eberhart geschlachtet haben. Gemeinsam haben wir uns auf den Weg gemacht. Ich war dankbar, dass ich dabei sein konnte. Bei der Weide angekommen, hat Christian das schwarze Schwein mit einem Schuss in den Kopf betäubt. Den Schuss noch in den Ohren, das Tier schon auf dem Boden, drückt mir dieser Mensch das Messer in die Hand. Ehe ich wusste, wie mir geschieht, hat er mir die Stelle am Hals gedeutet,

an der ich stechen und schneiden muss. Ich erinnere mich heute noch an seine erdige, große Hand. Und diesen Finger. An die schwarzen Borsten. „Der Tod tritt erst durch den Blutverlust ein“, höre ich ihn irgendwo in meinem Hinterkopf sagen. So oft hat er mir erzählt, wie genau das alles abläuft mit dem Schlachten. All das war in diesem Moment so weit weg. Denn in diesem Moment liegt ein Tier vor mir. Ich knie auf dem Boden und habe meine Hand auf dem borstigen, großen, schwarzen Körper. Alles, was ich noch weiß, ist: Nach dem Betäuben muss es schnell gehen mit dem Schnitt, dem Blutverlust und dem Tod, damit das Schwein nichts spürt. Christian deutete nach wie vor auf die Stelle, an der ich zustechen soll. Er nimmt meine Hand mit dem Messer und führt mich. Ein Gefühl, als würde man mit einem scharfen Messer in ein Steak schneiden. Das warme Blut rinnt über meine Hand. Das ist der Moment, in dem aus einem Tier Fleisch wird. Aus dem Knien erhoben, immer noch mit dem Messer in der Hand, sind mir die warmen Tränen über die Wange geronnen. Bis heute denke ich über diesen Moment nach. Also ist es sich nicht ausgegangen bei dem Schwein? Oder warum habe ich geweint? Wer es essen will, muss es auch schlachten können. Wir haben es damals gegessen. Ich habe Schweinsbraten gemacht. Ich war dankbar für das gute Fleisch und das gute Essen. Dieses Schwein hat es sein Leben lang gut gehabt, habe ich mir gedacht.

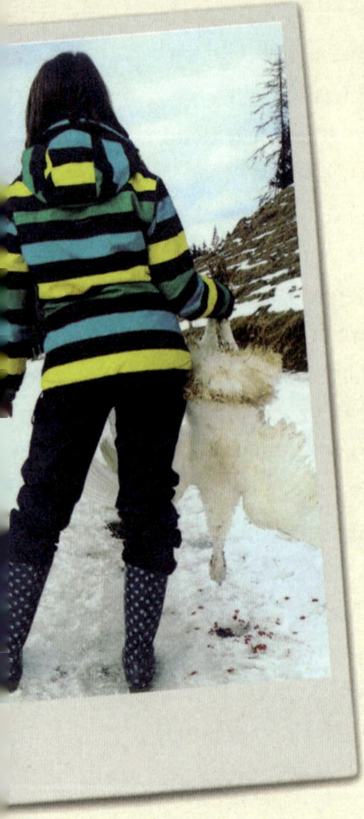

Hier schließt sich nun der Kreis zum heiligen Truthahntag. Haben wir seitdem ich mich erinnern kann unseren Truthahn vom Fleischer meines Vertrauens geholt, wollte ich 2020 nach derselben Logik unseren Weihnachtstruthahn selbst schlachten. Wieder bei Christian. Gesagt, getan. Im Sommer waren die Puten bei ihm meine geheimen Lieblingstiere. Sind sie schirch? Ja schon ein bisschen. Sind sie zutraulich und irgendwie herzig in ihrer Schirchheit? Ja absolut. Jeden Abend hat mich die Putenherde verfolgt. Bloß weil ich Wasser gebracht habe, war ich ihr Hero. Ich mochte die Bande. Jetzt war Winter. Zwei Tage vor Weihnachten. Am tiefverschneiten Berg war es wieder Christian, der die Pute mit einem Schlag auf den Kopf betäubt hat. Ich habe mir das nicht zugetraut. Hatte Angst, dem Tier wehzutun. Wieder hat er mir gezeigt, wie und wo der Schnitt, der

dann zum Ausbluten und zum Tod führt, an der Kehle zu setzen ist. Erstaunlicherweise hatte ich hier nicht viele Gefühle, außer der mir eigen gewordenen Ehrfurcht. Das Ausnehmen, das Rupfen – all das ist sich ausgegangen, besser als bei Eberhart. Vielleicht weil man generell zum Federvieh nicht so viel Bindung aufbaut wie zu einem Schwein? Weil Schweine größer, uns ähnlicher und ziemlich gescheit sind?
Das ist die eine Frage. Die andere, die ich mir seither und nach vielen Erlebnissen, Dialogen und Diskussionen zu dem Thema immer wieder stelle: Darf ich ein Tier töten, um es zu essen? Will ich das überhaupt? Eigentlich müsste ich das mit Nein beantworten. In allerletzter Konsequenz, nein. Egal wie gut das Leben eines Tieres war, wer bin ich, ihm das zu nehmen? Ich esse trotzdem bis heute Fleisch. Viel weniger als früher, und wenn ich kann, tatsächlich nur von Tieren, wo ich Mensch und Tier kannte. Wo ich weiß, wie das Tier gelebt hat und wie es gestorben ist. Warum esse ich also immer noch Fleisch? Wegen der Geschichten, die ich damit verbinde. Wegen der gewohnten Gerüche, Konsistenzen und Geschmäcker. Heute esse ich meist Rindfleisch oder Lamm. Weil diese Wiederkäuer etwas, das wir nicht essen können, die Wiesen, in etwas Essbares umwandeln. Also viele Flächen für uns essenstechnisch nutzbar machen. Das ergibt für mich Sinn. Aus heutiger Sicht werde ich vielleicht irgendwann kein Fleisch mehr essen. Wobei dann immer noch die Sache mit dem Gras und den Wiederkäuern ist, die doch sinnvoll ist. Und den Heiligen Truthahntag und den Osterschinken und die Geschichten, die ich damit verbinde, gibt es auch noch. Wie soll ich das dann lösen? Ihr seht, es ist auch hier nicht schwarz und weiß. Nicht gut und nicht böse.

Zwei Menschen, die mich bei diesem eigentlich hoch philosophischen Thema sehr geprägt haben, haben wir auf Band zum Nachhören. Es gibt eine Podcastfolge mit dem Tierethiker und Philosophen Christian Dürnberger und eine mit dem ehemaligen Tierarzt und Jäger und heutigen Veganer Rudolf Winkelmayer. Diese Perspektiven auf das Thema sind tatsächlich augenöffnend und weltverändernd, zumindest für meine Augen und für meine Welt. Also hört rein. Ich bin auf euren Blickwinkel danach gespannt.

[Links geht's zum Podcast Winkelmayer – und rechts zum Podcast Dürnberger.]

WILLYS ÜBERLEGUNGEN ZUM FLEISCHESSEN UND TIERE TÖTEN

Die Frage, ob man töten darf, kann nicht abschließend und endgültig beantwortet werden. Das Faktum des Sterbens hingegen kann man abschließend und endgültig beantworten. Jedes Lebewesen wird sterben. Das Sterben ist uns allen gemein, als conditio sine qua non, ein unverrückbares Faktum, ein Naturgesetz.

Sterben ist ein Faktum, Töten eine Entscheidung bzw. eine Handlung.

Letztlich ist das Töten der Vorgang, bei welchem die Entscheidung bzw. die Handlung von A zum Sterben von B führt, völlig unabhängig davon, wer oder wie viele A und B nun sind.

Wenn ein Rudel Löwen eine abgeschlagene Antilope jagt, dann kennen wir das aus Naturdokumentationen. In atemberaubenden Zeitlupen folgen wir fasziniert dem Spiel von Fressen und Gefressenwerden. Wir empfinden Mitleid mit der zerfetzten Antilope, sehen letztlich aber kein Problem darin, dass die Löwen nach wie vor auf freier Pfote sind. Die heimische Miniaturvariante kennen wir als Katz-und-Maus-Spiel von Bauern- und Hinterhöfen, Füchsen und Hühnern usw. Die Regel, die hier gilt, ist das Gesetz des Stärkeren, untrennbar durch die Nahrungskette miteinander verbunden, die von oben nach unten hängt.

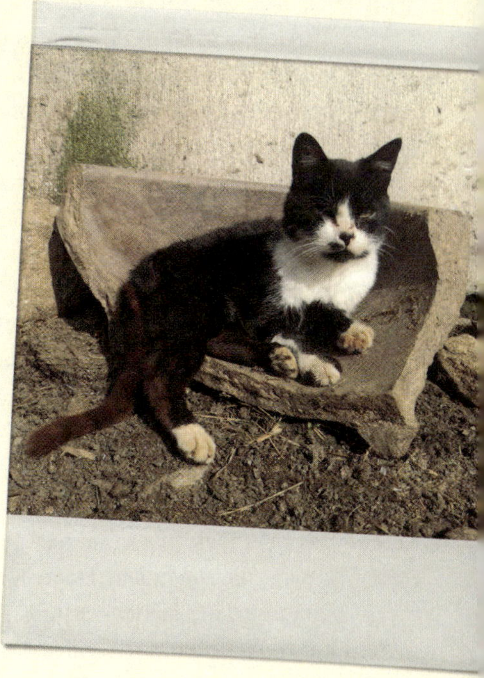

An dieser Stelle ein kleiner Nachruf auf meinen besten einäugigen Freund und Bergbauernhofbanditen „Pirat" aka Matsch Peter. R.I.P. Brother! See you in da Karibik!

Käme wirklich jemand auf die Idee, Gesetze für Tiere zu erlassen, die verhindern sollen, dass Löwen Antilopen töten? Warum eigentlich nicht? Wie würdet ihr in diesem Fall argumentieren?
Zudem ist es ein Problem, das meine bisherigen Argumentationsbausteine allesamt in sich vereint. Routinen, kognitive Dissonanzen, Komplexität, Entfremdung, Arbeitsteilung etc.
Von Rudolf Winkelmayer, dem früheren und inzwischen vegan lebenden Großwildjäger und Tierarzt habe ich das Wort „redlich" gelernt. Natürlich kannte ich das Wort auch vorher schon, nur habe ich mir noch nie Gedanken darüber gemacht und es auch nie verwendet. Eine Definition hierfür zu finden, ist gar nicht so einfach. Letztlich denke ich, dass redliches Handeln ein Handeln ist, in welchem die tatsächliche Handlung mit einem ethischen und intellektuellen Abwägen über die Konsequenzen der Handlung harmoniert bzw. übereinstimmt. Kurz und knapp vorweg: Ich persönlich halte es für unredlich, dass wir Tiere töten, um sie zu essen.
Das ist jedoch keineswegs das Ende meiner Geschichte, sondern vielmehr deren Anfang. Es ist die erschütternde Selbsterkenntnis meiner eigenen Widersprüche und Unzulänglichkeiten und gleichzeitig der Versuch zu verstehen, warum ich trotz allem so gut mit meinen Widersprüchen leben kann.

Ich habe wirklich unzählige Diskussionen über Veganismus, Tierethik, Tierwohl und ähnliche Themen geführt. So emotional und grenzwertig einige dieser Diskussionen auch waren, so blieb bei den vielen sachlich harten Diskussionen am Ende doch ich mit meinen Argumenten für den Fleischkonsum auf der Strecke. Warum?
Die letzte all dieser Fragen, der Kern all dieser Diskussionen dreht sich doch schließlich einzig und alleine darum, ob ich als Mensch Tiere töten darf. Woher nehme ich das Recht, über das Leben und vor allem den Tod eines Tieres zu entscheiden? Wie würdet ihr darauf antworten? Sämtliche anderen Diskussionen sind aus meiner Sicht sekundär und dienen im besten Fall dazu, die kognitive Dissonanz anlässlich der Beantwortung dieser „letzten Frage" zu mindern und vom eigentlichen Thema abzulenken.

[Weniger Fleisch essen, um damit das Klima zu schützen.]

Das ist ein wichtiges und relevantes Thema, doch umschiffe ich hier wieder elegant die eigentliche Frage. Klimafolgen sind ein Symptom der Auswirkungen des Fleischkonsums, starke Klimafolgen dementsprechend des hohen Fleischkonsums. Aber warum konsumieren wir Fleisch?

[Weniger Fleisch essen und nur noch Fleisch von Tieren, bei denen auf das Tierwohl geachtet wurde.]

Ich persönlich verwende beide Argumente nicht mehr, zumindest spreche ich sie nicht mehr laut aus, wenn ich meinen eigenen Fleischkonsum argumentiere. Denn wenn ich sie wiedergebe, springt mir deren Widersprüchlichkeit mit aller Vehemenz ins Gesicht. Wir fokussieren mit den Tierwohldiskussionen auf das gute Leben davor und lenken mit all diesen Vorhaben und Maßnahmen letztlich davon ab, dass wir nicht über den Tod (passiv) und das Töten (aktiv) reden möchten.

Bei diesem Thema zeigen sich die ganze Wucht und Kreativität von Spezialisierung und Verdrängungsfähigkeit der Gegenwart. Aus den Augen, aus dem Sinn. 99 % von uns führen eine „akademische" Diskussion über Fleischessen und die Tiere, die dahinterstehen.

Wir sprechen, wenn überhaupt, über die Wichtigkeit von Tierwohl und verurteilen jene Betriebe, die unserer Ansicht nach Tiere schlecht behandeln. Wir sprechen über etwas, bar jeglicher unmittelbarer Erfahrung. Dort und da mal eine Kuh zu streicheln oder Schweindis süß zu finden, reicht nicht für Unmittelbarkeit.
Wer von euch hat schon einmal ein Tier geschlachtet und sich dann gefragt, ob er Fleisch essen möchte? Den kalten Schussapparat in der Hand gehalten, das Messer angesetzt, die Kehle durchgeschnitten und beim Ausbluten zugesehen? Die Sehnen zum Aufhängen freigelegt, den Bauchraum aufgeschnitten und die warmen Gedärme entfernt? Ich war mehr als einmal dabei, und ich war jedes Mal schwer irritiert. Schwer irritiert davon, dass es nicht viel mit mir gemacht hat. Der Ekel und die Trauer blieben aus, und der Braten schmeckte mir danach noch genauso wie vorher. Ich hatte mir so viel erwartet, doch es blieb aus. Ich hatte Respekt vor der Tätigkeit, Respekt vor dem Moment. Beim ersten Mal hatte ich eine Kamera dabei, wollte den Moment filmen, Fotos machen. Bammm! Da war auf einmal das Gefühl, das ich mir eigentlich vom Schlachten selbst erwartet hatte. Nie wieder und unter keinen Umständen würde ich den Akt des Tötens filmen oder fotografieren. Davor okay, danach okay. Den Tod selbst nie wieder. Das fühlte sich unglaublich respektlos an. Bis heute versuche ich zu begreifen, warum ich so gefühlt habe. Ich hatte sogar ein schlechtes Gewissen, weil mir das schlechte Gewissen beim Schlachten ausgeblieben ist. Bis heute denke ich immer wieder darüber nach und werde nicht schlauer.

Erhebe ich mich jetzt über euch, die ihr noch nicht dabei wart? Fix nicht. Ich hatte einfach die Gelegenheit und bin dankbar dafür. Die meisten Menschen hatten diese Möglichkeit einfach nicht, und nicht jeden trägt sein Lebensweg zufällig auf Bauernhöfe und zu Menschen, die einen auch an dieser Welt teilhaben lassen. Ich hatte Glück, wenn man das so sagen möchte.
Womit ich mir aber schwertue, ist sinngemäß folgende Aussage: „Wenn ich es selbst schlachten müsste, könnte ich kein Fleisch essen.“ Ich verstehe jeden, der das sagt, und es liegt mir fern, diese Menschen zu verurteilen. Es handelt sich dabei nur um unerkannte oder verdrängte

Widersprüche, von denen ich selbst auch genug in mir habe. Ich möchte aber jeden, der es so sieht, einladen, den Gedanken einfach mal logisch zu Ende zu denken und sich offen dieser Überlegung zu stellen. Warum würdest du kein Fleisch essen, wenn du es selbst schlachten müsstest? Weil dann etwas mit dir passieren würde? Würdest du auch keine Karotte essen, wenn du sie selbst ernten müsstest? Wenn man ehrlich zu sich selbst ist, hat man sich doch mit der oben angeführten Aussage die „redliche" Antwort selbst gegeben. Oder?
Ich will kein Fleisch essen, weil ich keine Tiere töten könnte. Ich kann keine Tiere töten, weil ich das nicht machen möchte. Ich möchte das nicht machen, weil ich keine Tiere töte. Ich töte keine Tiere, weil ... Da kommt man einfach nicht raus, ohne sich die Welt schönzureden oder, wie in diesem Fall, wieder einen guten Teil der Realität einfach unter den Teppich zu kehren und auszublenden. Und ja, Teppiche können groß werden. Wenn ich etwas nicht möchte, steht es mir dann zu, es von anderen zu erwarten? Gute Frage, oder?
Wir umkreisen also nach wie vor die „letzte Frage", die man bzgl. des Fleischkonsums beantworten muss. Darf man Tiere töten, um sie zu essen? Und warum? Irgendwie drängt sich eine Antwort auf:

Because we can!

Wir essen Fleisch, weil wir es immer schon getan haben. Unsere Vorfahren haben Fleisch gegessen, und warum sollten wir jetzt damit aufhören? Unsere Evolution wäre ohne den Fleischkonsum gar nicht möglich gewesen.
Aber warum stellen wir eigentlich so gerne eine direkte Verbindung zu unseren prähistorischen Kollegen her, wenn es darum geht, unseren Fleischkonsum zu argumentieren? Bei anderer Gelegenheit prahlen wir dann wieder mit den seither errungenen Zivilisationsleistungen, um uns genau von dieser „primitiven" Zeit abzuheben.

[Ja, aber Vitamin B_{12} und so. Das ist nur im Fleisch, und daher müssen wir Fleisch essen.]

Leute, die meisten von uns schmeißen sich über ihr Leben hinweg derart viel Klumpat in den Körper (die Heiligen unter uns natürlich ausgenommen), und dann scheißen wir uns wegen ein paar Nahrungsergänzungsmitteln derart an, dass es zumindest unausgesprochen das Elementarereignis Tod rechtfertigt. Wägen wir hier wirklich die richtigen Argumente im richtigen Maßstab ab? Ein Nährstoffmangel aufgrund von Nahrungsmangel ist in vielen Teilen der Welt heute wirklich kein Problem mehr und ein Vitaminpräparat aus dem Fachhandel sicher kein Hexenwerk. Nährstoffüberschuss, Fettleibigkeit, Diabetes und Fehlernährung würde ich persönlich eher als Problem ansehen.

Völlig egal, welche Argumente man hier noch nennt. Erstens redet mir beim Schreiben ohnehin niemand dazwischen, und zweitens dreht sich keines dieser Argumente um den Akt des Tötens selbst. Wir nennen das Töten von Tieren ja auch nicht „töten", sondern „schlachten", und auch diesen Begriff werden wir verhältnismäßig selten in der Vermarktung von Fleisch wiederfinden. Dort geht es um die Zeit davor und die Zeit danach.
Natürlich wird auch über das Thema des Schlachtens gesprochen, aber verhältnismäßig wenig. Das ist je nach Bubble natürlich unterschiedlich. Die meisten Diskussionen werden über Tierwohl geführt. Auslauf, Klimatisierung, Futter und artgerechte Lebensräume. Das führt zu stressfreien Tieren und damit auch zu hoher Fleischqualität. Das Fleisch ist dann bio, dry-aged, AT, regional, rot-weiß-rot und was sonst noch so an Attributen anfällt. Der Tod als elementarer und nicht vermeidbarer Übergang von Tierwohl zu Qualitätsprodukt findet in der Wahrnehmung aber (fast) nicht statt.
Wir haben den Tod einfach ausgeklammert, und ich verstehe das. Wir können mit dem Tod einfach nicht gut umgehen, zumindest wollen wir nicht dauernd mit ihm konfrontiert werden. Das sehe ich als allgemeines Thema, ob es nun uns Menschen betrifft, unsere Haustiere oder auch jene Tiere, die wir „nutzen". Der Tod ist etwas Absolutes, etwas vollkommen Elementares, etwas, das mitten in uns und doch jenseits aller Worte liegt. Der Tod ist absolut, ob es nun mein eigener oder der einer Mastsau ist. Und letztlich bin ich davon überzeugt, dass uns das

allen gleichermaßen bewusst ist. Speziell in jenen Phasen des Lebens, in welchen der Tod auch an unseren Lebenswelten vorbeizieht, schärfen wir vorübergehend unseren Fokus darauf. Hier sehen wir dann auch, wie wichtig jene Mechanismen sind, die uns dabei helfen, mit diesen Phasen fertigzuwerden.

Wir haben uns als Menschen weiterentwickelt. Unsere jagenden und sammelnden Vorfahren stehen zwar evolutionär-biologisch eng mit uns in Verbindung, tatsächlich haben wir uns aber speziell in unseren technologischen und vor allem kulturellen Formen und Fähigkeiten stark verändert. Wir haben Gesellschaften und Institutionen geformt, gelernt, in Gemeinschaften zu leben, und arbeitsteilig zu kooperieren. Wir haben das Recht des Stärkeren durch eine Rechtsordnung ersetzt und uns in vielen Fällen mit unserer Kultur der Natur entrissen. Dass wir auch hierbei wieder über das Ziel hinausgeschossen sind, ist eine andere Geschichte. Meine Argumentation wäre also, dass wir auf Basis unserer gesellschaftlichen Entwicklung und kulturellen Errungenschaften über ein „Wir dürfen töten, weil wir es können" auch in Bezug auf Tiere hinaus sein müssten. Wir haben abseits rein kulturell bedingter hedonistischer (ich will) und machtorientierter (ich kann) Faktoren keine elementaren Gründe, Tiere zu töten. Wir hätten genug zu essen, wir würden keinen Mangel leiden, nichts, was nicht lösbar wäre.

Wir wollen töten und wir können töten. So würden wir das natürlich nie formulieren. Wir sind nicht bereit, unseren Genuss zu verändern, weil wir Fleisch so lieben. Wir lieben den Geschmack, die Gerichte, die Mahlzeiten mit der Familie. Wir sind geprägt von den Gerüchen unserer Kindheit, den Erinnerungen an die Großeltern und unseren Belohnungen nach harten Tagen. Fleisch ist Teil unserer Kultur, Teil unserer Identität, Teil unserer gelebten Routinen. Das kriegt man nicht einfach so von heute auf morgen aus uns raus. Fleischessen ist inzwischen reiner Kultur geworden. Der naturgebundenen Notwendigkeit, Fleisch zum Überleben essen zu müssen, haben wir uns vollständig entledigt. Das ist eine riesige Leistung. Und reine Kultur ist zu 100 Prozent veränderbar. Diese Chance haben wir jetzt auch, und diese Chance gab es, denke ich, bisher noch nie. Man muss es ja nicht als Vorwurf werten. Es erwächst keine Gefahr, in welcher Form auch immer, wenn wir aufhören, Tiere zu töten.

Ich hoffe, ich war jetzt nicht zu radikal in meiner Formulierung. Ich bin einfach davon überzeugt, dass wir uns in der Diskussion oft gegenseitig und vor allem selbst etwas vormachen. Viele Argumente „pro Fleisch" halten einer offenen Diskussion einfach nicht stand.
Meine Argumentation war – nochmal zugespitzt formuliert –, dass wir Tiere nicht mehr töten dürften, wenn wir uns sonstiger zivilisatorischer und kultureller Leistungen würdigen möchten. Wir entwickeln uns zivilisatorisch und kulturell immer weiter. Die Entwicklung könnte man so beschreiben:

> Wir essen Fleisch, weil wir es müssen (prähistorisch).
> Wir essen Fleisch, weil wir es können (historisch und gegenwärtig).
> Wir essen kein Fleisch, weil wir es wollen (gegenwärtig und zukünftig).

Ich denke jedoch aus heutiger Sicht, dass wir Tiere weiter „nutzen" können. Ich glaube, dass es durchaus in Ordnung geht, wenn wir der Henne weiter ihre Eier klauen, solange es der Henne wirklich gut geht. Wir können sicher auch Milch trinken. Was sich langfristig jedoch vermutlich nicht ausgehen wird und wo ich auch starke Veränderungsbewegungen für die Zukunft sehe, ist die produzierte Menge an tierischen Produkten und Vielzahl an Tieren. Hermann Neuburger hat es in unserem Podcast bezüglich seiner Fleischlos-Produkte so formuliert: „Wir passen nicht die Masse der Maschine an, sondern die Maschine an die Masse." Ein Satz, der mir bis heute in Erinnerung geblieben ist und mir auch offensichtlich jetzt wieder in Erinnerung tritt. Der Satz beschreibt den Wandel der Gegenwart und die Erkenntnis, die sich vielerorts langsam durchzusetzen beginnt. Lange herrschte in der Mensch-Natur-Beziehung der Gedanke des „Dominium terrae" vor, der meist mit „Macht euch die Erde untertan" übersetzt wird. Die Konsequenzen dieses Narrativs waren auch lange nicht spürbar und wurden daher nicht hinterfragt. Ebenso lange waren Klimaveränderungen kein Thema, Luftverschmutzung nicht spürbar, Böden fruchtbar. Jetzt bemerken wir, dass dieses Narrativ keine Zukunft hat, sosehr wir uns auch in Verdrängung üben. „Wir passen die Maschine der Masse an." Kultur vermag sich zwar von der Natur abzuheben, letztlich wächst Kultur aber nur auf einem fruchtbaren, natürlichen Boden, auf natürlichen Nährstoffen. Von der Idee einer Speise ist noch

kein Mensch satt geworden. Vermutlich spricht man in der Landwirtschaft nicht umsonst von Kulturpflanzen.
Aktuell passen wir das Tier dem Prozess an. Wir optimieren Mengen, Outputs und rücken die Tiere so zurecht, wie wir sie brauchen. Um mit der obigen Vision in Einklang zu treten, werden wir die Prozesse mit derselben Konsequenz an die Tiere anpassen müssen, wie wir es bisher umgekehrt taten. Der Output ist dann eben durch diese Vorgabe limitiert. Die Bruderhähne machen dann ihr Leben lang Bruderhähne-Dinge, wenn wir von ihren Schwestern die Eier klauen möchten. Die männlichen Kälber werden Stiere und leben solange sie leben, wenn wir Milch trinken möchten. Und auch über das Einschläfern der Tiere an ihrem Lebensende und die nachgelagerte Verwertung wird man diskutieren können. Ich bin überzeugt davon, dass es auch unter der Prämisse dieses Kapitels ausreichend befriedigende Tätigkeitsfelder für alle österreichischen Landwirte geben wird. Zu einem weiteren Bauernhöfesterben würde so eine Entwicklung, die sicher viele Jahre dauern würde, meiner Einschätzung nach nicht führen, und ich freue mich hier auf die Diskussion! Wir befinden uns gegenwärtig mitten in einer (erzwungenen) Transformation zu einer Gesellschaft, die sich wieder stärker an einem „mit der Natur“ als einem „von der Natur“ orientiert.
Da es jedoch inzwischen ein rein kulturelles Thema ist, wird es hier auch keine finale und keine richtige Sichtweise geben. Ich bin auch zuversichtlich, dass sich meine eigene Perspektive mit den Gesprächen in Zukunft weiterentwickeln und verändern wird. Wir müssen uns auch nicht immer in allen Punkten einig werden und uns gegenseitig überzeugen. Wichtig ist mir persönlich nur, dass wir den Dialog auf der vielbesungenen Augenhöhe führen. Je emotionaler und elementarer ein Thema ist, desto wichtiger ist es, im Dialog Rücksicht auf unser Gegenüber zu nehmen. Es ist viel wichtiger, den anderen zu verstehen, als den anderen zu überzeugen. Überzeugungen sind schwer veränderbar, und mit Zwang ändert man höchstens das symptomatische Verhalten, aber nicht die ursächliche Überzeugung. Wenn es zu einer Verhaltensveränderung und einem Perspektivenwechsel kommt, dann meist nicht in der Live-Diskussion, sondern im Nachdenken darüber, ganz im Stillen und oft für sich selbst.
Ich persönlich esse Fleisch. Viel weniger als früher, und ich achte jetzt viel stärker auf die Herkunft des Fleisches, die Haltungsbedingungen und

vor allem auf die Menschen, bei denen die Tiere leben. Seht ihr, schon ein Widerspruch zum Beginn des Kapitels, wo ich noch meinte, ich würde dieses Argument nicht mehr bringen. Hätte ich zwar umschreiben können, stützt aber bei aller Selbstoffenbarung ungewollt meine Argumentation. Ich merke auch, wie ich auswärts oft unachtsam Fleisch konsumiere und mich dort selten darüber erkundige, wo es herkommt. Wenn ich es selbst einkaufe, bin ich viel achtsamer, als wenn ich hungrig vor einer Speisekarte sitze oder bei Freunden zum Essen eingeladen bin.
Jedoch bemerke ich, dass mich das Thema immer öfter aufreibt, nachdenklich macht und wie ich mich langsam verändere. Wo ich heute stehe, habe ich hier gezeigt. Wo ich morgen stehe, kann ich noch nicht sagen. Ich erkenne an mir und diesem Thema all die Muster und Prozesse, über die ich in diesem Buch geschrieben habe. Ich beobachte mich selbst in meinen Routinen, meinen Panzern und Verdrängungslogiken. An manchen Tagen bin ich stärker und habe mehr Energie. Da fällt es mir leichter, gegen meine Widersprüche anzugehen und Veränderungen anzustoßen. Es gibt aber auch ausreichend Tage, an denen es mir nicht so gut geht, an denen ich traurig bin, müde und ausgelaugt. An diesen Tagen fällt es mir schwer, im System 2 zu fahren und mein System 1 zu verändern. Da übernehmen die gewohnten Routinen, die Abkürzungen und einfachen Lösungen. Ich bin dabei oft in mir selbst gefangen, sehe mir quasi beim Handeln zu und wundere mich manchmal, warum ich nicht herauskomme. All das in einem Buch zu verpacken, hilft aber vielleicht, den Druck zu erhöhen und die berühmte Komfortzone öfter zu verlassen. Schau ma mal …

[Mehr darüber, warum der Matsch Peter Matsch Peter heißt, erfahrt ihr hier.]

[Hier geht's zum Podcast Neuburger.]

WHOM TO BLAME?

Vorweg mal ein herzliches Dankeschön an alle, die das Buch bis hierher gelesen haben. Ihr habt sicher bemerkt, dass es in diesem Buch neben dem Drinnen- und Dabeisein in der Landwirtschaft und bei den Menschen auch um ein Draufschauen und Darüber-Nachdenken geht. Es geht um die Perspektiven, die man einnimmt, und auch die Frage, wie man sich fremden und eigenen Ansichten annähert und dabei offen für Dialog, neue Erkenntnisse und persönliche Veränderungen bleibt.
BauertothePeople ist somit ein redlicher und transparenter Versuch, sich auf viele Dinge rund um Essen, Menschen und Landwirtschaft gemeinsam einen besseren Reim zu machen. Und in diesem vorerst letzten Kapitel der B2P-Buchwerdung möchte ich nochmal über eine der wichtigsten und meist irreführendsten Fragen überhaupt nachdenken:

Wer ist denn nun schuld?

Eine der Aussagen, die uns immer wieder untergekommen ist und beschäftigt, ist das sinngemäße Mantra: „Die Konsumentinnen und Konsumenten haben es in der Hand. Jede Kaufentscheidung ist ein Produktionsauftrag." Was als scheinbares Empowerment daherkommt, ist, dreht man die Medaille um, nichts anderes als eine Schuldzuweisung. Wenn du willst, dass sich etwas ändert, dann verändere dein Konsumverhalten. Ansonsten

bist du selbst schuld, wenn bäuerliche Strukturen zerfallen, Böden zerstört werden, das Klima kollabiert und letztlich die Welt untergeht.
Das Perfide an dieser Logik ist, dass solche Argumentationsformen sehr oft zu polarisierenden, zweiseitigen Bildern, sogenannten Dichotomien, führen. Entweder/Oder, Ja/Nein, Geht/Geht nicht, 0/1. Gleichzeitig wird am Schärferegler der Wahrnehmung gedreht. Während die Scheinwerfer auf den „Schuldigen" gerichtet sind, diesen gut ausleuchten und der Fokus geschärft ist, verschwimmt all das im Umkehrschluss „Nichtschuldige" in einem diffusen Nebel der Entlastung. Das Problem wurde isoliert, jetzt muss es nur noch behoben werden, dann ist alles gut.
Wir haben in diesem Buch schon von Niklas Luhmann und seiner Theorie sozialer Systeme gehört und von Daniel Kahnemans Systemen 1 und 2. Wir reduzieren die Komplexität unserer Umwelt, indem wir nach möglichst einfachen Regeln suchen, um diese Umwelt und was darin vor sich geht zu erklären. Zugleich soll es uns dabei unterstützen, in dieser Welt handlungsfähig zu bleiben. Als Gesellschaft, als Institution, als Gruppe oder als Individuum.

Eine dieser Komplexitäten könnte etwa lauten:

„Wie sollen die heimischen Bauern überleben, wenn wir die ganze Zeit Billig-Lebensmittel vom Weltmarkt importieren?"

Antworten vulgo Regeln vulgo Erklärungen vulgo Komplexitätsreduktionen könnten sein:

„Die Konsumentinnen und Konsumenten haben es mit ihrer Kaufentscheidung in der Hand, dass mehr heimische Lebensmittel produziert und weniger importiert werden."

„Der Handel zerstört durch Angebote, Rabatte und seine Gier die heimische Landwirtschaft."

„Die EU ist schuld."

> „Die Regierung muss die Bauern gegen den Wettbewerb aus dem Ausland besser schützen."

> Daraus folgen oftmals kausale Ursache-Wirkungs-Überzeugungen, wie „Wenn A, dann B"- oder „Weil A, B"-Beziehungen.

> „[Ursache] Wenn die Konsumentinnen und Konsumenten endlich mehr heimische Lebensmittel kaufen würden, dann [Wirkung] müssten nicht so viele Bäuerinnen und Bauern die Landwirtschaft aufgeben."

Natürlich sind das jetzt sehr vereinfachte Beispiele, um zu verdeutlichen, wie wir in alltäglichen Situationen versuchen, Zusammenhänge zu erklären und Lösungen zu finden. Die „Lage der Bauern" ist ein wahrnehmbares Phänomen, welches jedoch die Konsequenz einer Vielzahl systemischer Einflüsse darstellt. An dieser Lage wirken natürlich die EU, die Konsumenten, der Handel und viele andere Akteure mit. Es ändert aber nichts an der vereinfachenden Problematik einer kausalen „Wenn-Dann"-Denklogik im Zuge der Lösungsfindung. In kausalen Ursache-Wirkungs-Zusammenhängen muss man nämlich nur die Ursache (das „Wenn") entfernen, um die (negative) Wirkung (das „Dann") zu beseitigen. Wenn ich den ersten Dominostein nicht umstoße, dann fallen auch die anderen nicht um.
Wenn wir aus der EU aussteigen, dann können wir die heimischen Landwirte schützen. Und wenn der Handel schuld ist, dann müssen wir ihn einfach nur abschaffen. Den entsprechenden Lösungsansatz zu „Die (Markt-)Wirtschaft ist schuld" hat es übrigens schon gegeben, und der war, soweit bekannt, nicht sehr erfolgreich.
Und um jetzt nicht gleich wieder in dieselbe Kerbe zu schlagen, die aufzuzeigen eigentlich hier der Zweck sein soll: Nein, kausales Denken ist nicht schlecht oder gar überflüssig und muss nur durch ein anderes, systemisch orientiertes Denken ersetzt werden, damit wieder alles gut ist. Für die Dominosteine ist die kausale Erklärungslogik völlig richtig, wie für sehr viele andere Zusammenhänge des alltäglichen Lebens. Wenn ich in der Nase bohre, dann ist das grausig. Außer es sieht niemand und

einem selbst ist es wurscht. Wenn ich mit dem Kopf durch die Wand will, dann gewinnt die Wand, außer es ist Rigips und ich habe einen „festen Plutzer". Wenn ich mir den Kaugummi in die Haare klebe, dann kann ich ihn bei Bedarf nicht mehr einfach rausnehmen, außer ich habe eine Glatze.
Irgendwo hat diese Logik aber ihre Grenzen. Die Kausalität hebt sich dann auf, wenn ich nicht mehr genau sagen kann, was passiert, wenn ich eine Handlung setze. Jeder hat schon vom Schmetterlingseffekt gehört. Wenn irgendwo auf der Welt ein Schmetterling mit seinen Flügeln schlägt, dann kann der Flügelschlag über eine wahnsinnig komplexe Verkettung von Ereignissen zu einem Wirbelsturm am anderen Ende der Welt führen. Die Wahrscheinlichkeit ist zwar bei jedem Flügelschlag unendlich gering, aber zumindest im Bereich des Möglichen.
Zwischen einem vollkommen trivialen Ursache-Wirkungs-Zusammenhang wie dem Kaugummi in den Haaren und dem unendlich komplexen Systemereignis des Wirbelsturms nach einem Flügelschlag liegen viele Abstufungen und völlig unterschiedliche Beobachtungsweisen, Handlungsoptionen und Lösungsansätze. Die Unterscheidung und das Verständnis von einfachen, komplizierten und vor allem komplexen Zusammenhängen sind eine zentrale Perspektive dieses Buchs. Es ist unmöglich, komplexe Zusammenhänge mit einfachen Analysen zu verstehen, wenngleich die Lösung manchmal sogar eine sehr einfache sein mag. Umgekehrt muss man viele Dinge auch nicht komplizierter machen, als sie sind. Letzteres kommt dem einen oder anderen sicher irgendwie bekannt vor.

Dominosteine sind kausal. Ein Stein fällt auf den anderen. Daraus kann man ganz leicht eine Regel ableiten und das Spiel selbst wiederholen. Sie sind ein Beispiel für einen „einfachen" kausalen Zusammenhang. Düsentriebwerke von Flugzeugen sind ein Äutzerl schwieriger zu verstehen, folgen aber auch einer kausalen Logik. Sie sind – zumindest für mich – sehr schwer nachzuvollziehen und vor allem nachzubauen. Jedoch führt hier A zu B, und die Maschine tut, was sie soll und was man vorher berechnet hat. Düsentriebwerke sind zwar aus Stahl gebaut, jedoch in Stein gemeißelt. Hierbei handelt es sich um einen „komplizierten" kausalen Zusammenhang.

Wenn eine Handlung jedoch nur zu abschätzbaren Auswirkungen führt und man nicht von Sicherheit, sondern von Wahrscheinlichkeiten spricht, dann liegt diesem Verhältnis ein komplexer Wirkungszusammenhang zugrunde. Außerhalb physikalischer und biologischer Fundamente oder dem Determinismus von Maschinen besteht ein Großteil unserer Welt aus komplexen Zusammenhängen. Und setzt man die Zeitleiste nur lang genug an, dann sieht man, dass auch das Prinzip der Evolution im Kern auf Zufall und somit auf Wahrscheinlichkeiten beruht.

Das zwischenmenschliche und gesellschaftliche Netz, in das alle Menschen unweigerlich eingeflochten sind, also die Kultur, ist reine Komplexität.

Die Kausalität hat einen Anfang und ein Ende sowie immerwährende Grenzen und bietet in dieser Hinsicht Sicherheit. Wir können sie verstehen, wir können sie vorhersagen. Sie schränkt aber auch ein und kennt keine Entfaltungsfreiheit.

Komplexität hingegen kennt all diese Einschränkungen nicht, sie bietet grenzenlose Freiheit. Sie ist unbekannt, unberechenbar und furchteinflößend. Alles ist möglich, nix ist fix!

Dem Wechselspiel von Kausalität und Komplexität wohnt ein gewisses Bewegungsmoment inne. Wir streben gleichzeitig nach dem einen und dem anderen. Auch unsere Geschichte hat es immer wieder gezeigt. Ein zu hohes Maß an „Kausalität" in Form von Ordnung ruft in uns den Wunsch nach Freiheit und Selbstbestimmung hervor. Ein hohes Maß an Verunsicherung, Freiheit oder Willkür führt zum Wunsch nach Ordnung, Berechenbarkeit und Sicherheit.

Ein bisserl weniger welttragend kann man das beim Milchregal beobachten. Gibt es dort genau eine Milch, hätten wir gerne noch eine in Bio-Qualität. Eine Heumilch wäre auch super ... Stehen uns jedoch ganze Wandflächen voll mit Milchen zur Wahl, dann überkommt einen schon mal das Gefühl der Hilflosigkeit. Ein Food-Trend ist das sogenannte „kuratierte Essen", und damit nichts anderes als eine komplexitätsreduzierende Entwicklung, um wieder ein wenig Ordnung zurückzubringen. Wie ein Kurator die Werke für Ausstellungen auswählt, so wird auch bei Lebensmitteln ein Filter vorgezogen, der uns die Auswahl vereinfacht und die Milchauswahlshandlungsfähigkeit (kuhles Wort) wiederherstellt.

Zwischenfazit:

Wir sind dort erfolgreich, wo wir für komplizierte Herausforderungen möglichst einfache Lösungen finden.

Umkehrschluss:

> Wir werden jedoch langfristig „immer" dort scheitern, wo wir komplexe Herausforderungen mit einfachen Regeln zu meistern versuchen.

Ich muss also die Erwartung an meine Handlungen relativieren, dass diese zu exakten Ergebnissen führen würden. Ein Abendessen ist hierfür ein wunderbares Beispiel. Ein Abendessen war immer schon ein Abendessen, und es wurde auch zu Abend gegessen, bevor diese Zeilen hier geschrieben wurden. Und ja, es hat auch schon vorher geklappt. Es geht nur darum, wie ich an die Planung herangehe, und um den Werkzeugkoffer, den ich mir zurechtlege. Ein Abendessen ist ein komplexes Event. Ob die Gäste zufrieden sind, hängt von vielen Faktoren ab. Manche liegen in meinem Einflussbereich, manche völlig außerhalb meiner Möglichkeiten. Ich kann nicht sicherstellen, dass das Abendessen ein Erfolg wird. Ich kann jedoch so viele Einflussfaktoren wie möglich optimieren, um die Eintrittswahrscheinlichkeit des gewünschten Ergebnisses (= gelungenes Abendessen mit glücklichen Gästen) zu maximieren. Ich kann das Licht angenehm gestalten, die Raumtemperatur gut einstellen, passende Musik in der richtigen Lautstärke aufdrehen, auf Tischdeko, Einrichtung, Gesprächsthemen, Stimmung des Gastgebers, Kleidung, Getränke, Gläser, Besteck, Geschirr etc. achten und vielleicht auch ein gutes Essen servieren.

Eine einfache Regel, wie das perfekte Abendessen immer und für jeden gelingt, gibt es nicht, und wenn einer von euch weiß, wie das geht, dann bitte melden! Talent, Erfahrung, Bauchgefühl vulgo Intuition, Hingebung und auch Liebe sind erworbene oder angeboren Fähigkeiten, um mit komplexen Situationen umgehen zu können und die Wahrscheinlichkeit des Erfolges abseits von Kausalität und Klarheit zu erhöhen. Nur so ist es möglich, dass Restaurants langfristig erfolgreich sind, Beziehungen funktionieren und Gruppen und Gesellschaften mehr oder wenig stabil bleiben.

Man kann sich das Ergebnis bei Kausalzusammenhängen als Punkt auf einem Punkt vorstellen, als ein konkretes und vorhersagbares Ergebnis auf Basis konkreter Planung. Die beiden Punkte passen perfekt aufeinander. Bei komplexen Unterfangen, also Systemzusammenhängen, wird aus dem einen Punkt (= Planung) ein Möglichkeitsraum, innerhalb dessen der andere Punkt (= das konkrete Ergebnis) zu liegen kommt. Ob wir nun kausal oder systemisch auf die Welt blicken, ist dieser vollkommen egal. Jedes Tun führt zu einem Ergebnis. Wir werden also immer in einer Welt vollendeter Handlungen und Ergebnisse leben. Weder umgeben uns Handlungen, die nie geschehen sind, noch die Ergebnisse von Handlungen, die möglicherweise geschehen werden. Abendessen hat es immer schon gegeben, und sie sind auch bisher meistens gelungen. Von der Idee eines Abendessens werde ich aber niemals satt werden.

Es ist daher, zumindest meiner Überzeugung nach, wesentlich, auf Basis welcher Entscheidungen Ergebnisse entstanden sind. Und zwar völlig unabhängig von deren möglichen Erfolgen. Denn oft führen auch einfache Lösungen zu wünschenswerten Ergebnissen. Eine kaputte Uhr zeigt aber auch zweimal am Tag die richtige Uhrzeit. Würdet ihr mit komplexen Turbinen in den Urlaub fliegen? Würdet ihr euch beim Verlieben an Regeln halten? Sieht jede Kuh gleich aus?

Also: „Whom to blame"?

Wenn euch darauf jetzt nicht sofort etwas einfällt, dann ist das vermutlich gut so. Es gibt keine einfache Antwort auf diese Frage. Des Weiteren ist die Frage, zumindest an den Anfang einer Analyse gestellt, an sich Stierscheiße vulgo Bullshit. Wenn du wissen willst, wer den ersten Dominostein umgeworfen hat und warum alle anderen gefallen sind,

dann kann man darauf eine Antwort geben. Schuldig! Fertig.
Doch Schelte dem, der fragt, warum! Dann sind wir nämlich bei den unterschiedlichen Perspektiven, bei Kultur, Wahrscheinlichkeiten und dem Dialog darüber, was gegenwärtig richtig oder falsch ist. Dann sind wir mittendrin in aufwendigen Abwägungen, schwierigen Entscheidungen und Komplexitäten, fernab von einfachen Antworten und deren verlockender „Convenience".
Einer unserer Leitsprüche bei B2P ist: „Wir geben Antworten, indem wir Fragen stellen." Wir haben durch diese Fragen viele Antworten auf kausale Zusammenhänge erhalten, die wir vorher noch nicht kannten. Mein prominentester Zusammenhang ist sicher der Umstand, dass Kühe trächtig sein mussten, um Milch zu geben. Wir haben ein eigenes Bewusstsein und Wissen aufgebaut und euch in diesem Buch hoffentlich auch Wissen vermittelt, das bestehen bleibt. Wir haben ebenfalls darüber gesprochen, warum wir Milch trinken und Fleisch essen. Auf diese Fragen gibt es keine finalen Antworten, sondern nur unterschiedliche Perspektiven, Dialog, Arbeit, Aufwand, Abwägungen und vorläufige Entscheidungen. Gleichzeitig können wir uns immer gewahr sein, dass einfache Antworten immer auf alle von uns so verlockend wirken werden wie der Ring auf Sméagol. Kollege Frodo hatte zum Glück ein paar gute Gefährten mit ganz unterschiedlichen Perspektiven.

In diesem Sinne ist auch der Erhalt von B2P gesichert, denn wir werden wohl bis in alle Ewigkeit weiterfragen, um endlich zu keiner Gewissheit zu kommen.

EINLADUNG ZUM MIT- UND WEITERMACHEN

Lassen wir dieses Buch nicht mit der letzten Seite enden, es soll vielmehr ein Anstoß sein, wieder miteinander zu reden. Über uns, unser Essen und Landwirtschaft. Ein Anstoß zum Zamkommen. Lasst uns also weiterdiskutieren und an den vielen unterschiedlichen Perspektiven und Lösungen arbeiten. Lasst uns reden. Genau darum geht's bei BauertothePeople.

Das Ziel dieses Buchs und von BauertothePeople ist es nicht, euch eine bestimmte Meinung ins Hirn zu suggerieren. Es soll euch im besten Fall dazu einladen, die Dinge mal aus einer anderen Perspektive zu betrachten, unabhängig davon, was unter diesem Blickwinkel rauskommt. Das ist eure Sache.

Die Rolle von B2P, das möchten wir an dieser Stelle nochmal betonen, soll immer eine vermittelnde sein. Ein Ort von sachlichen Dialogen und ja, auch Auseinandersetzungen, bei denen man sich bei aller Verschiedenheit mit einem Mindestmaß an Wertschätzung begegnet. Vor allem aber mit der Bereitschaft, anderen Sichtweisen Raum zu geben und zuzuhören. Wie schon gesagt, was genau dabei letztlich bei jedem von euch rauskommt, ist nicht der Fokus unserer Arbeit. Den sprichwörtlichen Du-du-Finger werdet ihr bei uns nicht finden.

Am Ende des Tages ist so ein Buch immer auch eine Drucksache. Damit meinen wir nicht nur den Druck bei uns, dass wir rechtzeitig damit fertig werden, sondern auch den Fakt, dass das, was gedruckt wird, ziemlich „pickt". Wir wissen nicht, was ihr darüber denkt, und ihr vielleicht nicht, was wir uns badort und da dabei gedacht haben.

In diesem Buch geht es um Perspektiven. Die sind allerdings durch den Umfang des Buchs und die einzelnen Kapitel beschränkt. Daher haben wir uns Folgendes überlegt:

Neben den Seiten

In diesem Buch beschreiben wir unsere Erlebnisse aus unserer Perspektive. Parallel zum Gedruckten habt ihr sicher die QR-Codes bemerkt. Die führen euch zu unseren Podcasts mit den jeweiligen Menschen und deren Perspektiven. Ihr könnt sie nachhören und euch eine eigene Meinung bilden. Sie sind quasi eine Ergänzung zum Gelesenen „neben" den Seiten.

Hinter den Seiten

Ihr habt das Buch gelesen und seid dort und da anderer Meinung oder mit einer Aussage nicht einverstanden? Ihr habt zu einem Thema eine Perspektive, die ihr gerne teilen möchtet? Genau dafür haben wir einen eigenen Ort auf unserer Website eingerichtet: In diesem Diskussionsforum findet ihr für jeden Themenbereich unseres Buches einen eigenen Abschnitt. Schickt uns auch auf anderem Wege gern eure Perspektiven rund um Essen, Menschen und Landwirtschaft, und wir veröffentlichen diese auf einem unserer Kanäle. Wie das geht und was es dafür braucht, lest ihr auf unserer Website. Seid kritisch, sagt, was ihr euch denkt, und erklärt vor allem auch, warum. Womit ihr einverstanden seid und was euch gar nicht schmeckt. An unseren Perspektiven im Buch, am Essen, der Landwirtschaft, der Produktion, dem Handel, den Menschen dahinter oder generell im Kontext unserer Lebensmittel. Schickt uns auch gerne ein Video, eine Idee, wie man sonst noch Leut' zambringen kann, oder was euch sonst so einfällt. Wir wollen die Leut' wieder zambringen! Jeder kann sich beteiligen, jede kann mitmachen.

Hier kommt ihr direkt zu uns. Hier kommen die Leut' zamm.

Wir freuen uns auf euch!

Willy Bianca

Biografien

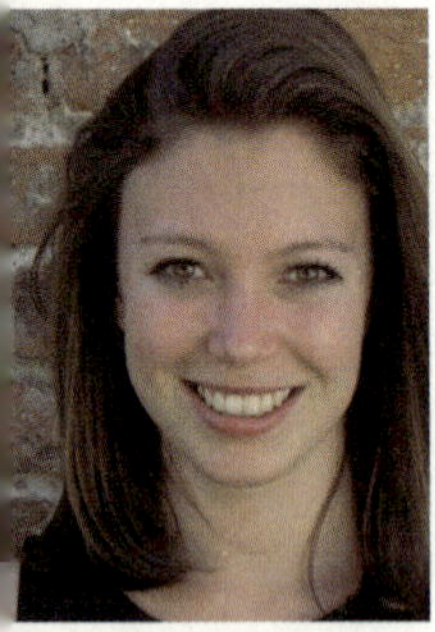

Bianca Blasl ist gelernte Agrarökonomin. Aus Liebe zum Essen hat sie Landwirtschaft studiert. Von Gastronomie über PR, Kommunikation und Journalismus hat sie schon viel erlebt. Seit zwei Jahren zieht sie mit ihrem Feuerwehrauto namens „Roter Blitz“ von Bauernhof zu Bauernhof. Auf ihrem Blog „melange.in.gummistiefeln“ will sie mit Schmäh und gutem Essen eine Brücke zwischen uns und unserem Essen bauen. Sie ist Kommunikationsberaterin im Bereich Landwirtschaft und Kulinarik, Unterrichtet an der Universität für Bodenkultur Wien, kocht im Stuwer in Wien, ist Bloggerin & Journalistin und Teil von BauertothePeople.

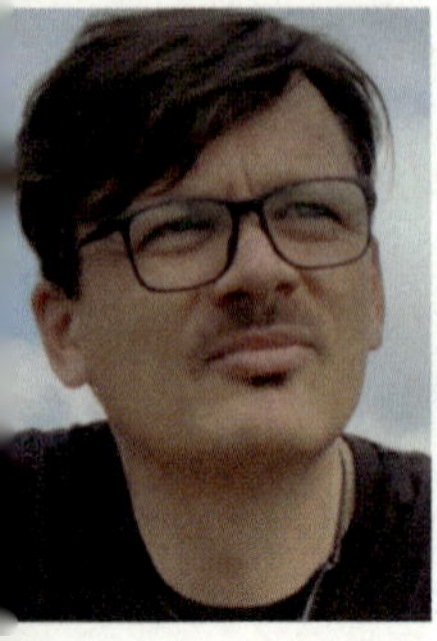

Wilhelm Geiger, gelernter Koch und Sozio-Ökonom, hat sein halbes Leben im Lebensmittelbereich verbracht und sich auch privat immer wieder mit Aspekten draus beschäftigt. Über die Jahre und in vielen wichtigen Begegnungen und Gesprächen hat er bemerkt, wie wenig er trotz aller Erfahrungen über unser Essen, die Lebensmittel-Wertschöpfungskette und vor allem, die Menschen und deren Lebensrealitäten wusste und immer noch weiß. Ihn interessieren vor allem die unterschiedlichen Zugänge und Geschichten der Menschen und wie wir alle zusammen als Gesellschaft funktionieren, und ganz allgemein, wie Gesellschaft an sich funktioniert. So ist auch die Idee zu BauertothePeople entstanden.

Quellenangaben

Acker

Statistik-Austria 2021.

Yuval Harari: Eine kurze Geschichte der Menschheit. 2011.

Thomas Miedaner: Kulturpflanzen. 2014.

Geschichte der Landwirtschaft, SWR 2018.

Hermann Parzinger: Die Kinder des Prometheus. Eine Geschichte der Menschheit vor der Erfindung der Schrift. 2015.

Marion Benz: Die Neolithisierung im Vorderen Orient. 2008.

Hans Mittelbach: Strukturwandel in der Landwirtschaft. 1992.

Land schafft Leben, 2021

Getreideanbau Weltweit: Bayerische Landesanstalt für Landwirtschaft, Agrarmärkte 2021

Erntemengen und Anbauflächen der wichtigsten Getreidearten: FAO 2021

Kennzahlen des Getreidemarktes: AMA 2020

Strukturwandel in der Landwirtschaft: Grüner Bericht 2021 und Agrarstrukturerhebung 2020

Flächeninanspruchnahme und Bodenversiegelung: Umweltbundesamt 2020; Statistik Austria 2021; ÖROK – Österreichische Raumordnungskonferenz

Kasper, M., Freyer, B., Hülsbergen, K. J., Schmid, H., & Friedel, J. K. (2015). Humus balances of different farm production systems in main production areas in Austria. Journal of Plant Nutrition and Soil Science, 178 (1), 25-34.

Hartl, W., Erhart, E., & Feichtinger, F. (2012). Humusaufbau auf Ackerflächen im Zusammenhang mit Klima-, Boden-und Gewässerschutz. In 3. Umweltökologisches Symposium

Getreideanbaugebiete Österreich/Weltweit und Getreidequalitäten: Statistik Austria 2021; Börse für Landwirtschaftliche Produkte Wien 2020; FAO 2021

Weltmarktpreise für Weizen: FAO 2021; Statistik Austria 2021; BMNT 2019

Versorgungsbilanzen 2021

Statistik Austria

Getreideanbau Weltweit: Lfl Bayern; Agrarmärkte 2021

Erntemengen und Anbauflächen der wichtigsten Getreidearten; Statista & FAO 2021

Kennzahlen des Getreidemarktes AMA 2020

Anbauflächen je Bundesland: AMA 2021

Konsum von Fleisch: Statista 2021; Statistik Austria 2021

Fleischatlas 2021 – Daten und Fakten über Tiere als Nahrungsmittel 2021

Strukturwandel in der Landwirtschaft: Grüner Bericht 2020; Agrarstrukturerhebung 2020

Flächen- und Bodennutzung Weltweit & in Österreich / Anteil Ackerbauflächen für Tierfutter: Statistik Austria 2021; Statista 2021; Fibl, Forschungsinstitut für biologischen Landbau; AMA 2021; BMLRT 2020; Top Agrar 2013; FAO 2021

Obst

Versorgungsbilanzen: Statistik-Austria 2021

Boege, S.: Äpfel – Vom Paradies bis zur Verführung im Supermarkt. 2003.

Hartmann, W./Fritz, E.: Farbatlas Alte Obstsorten. 3. Auflage. 2008.

Walker, W.: Die Obstlehre der Griechen und Römer. 1985.

Obstzüchtung und wissenschaftliche Grundlagen: Magda-Viola Hanke, Henryk Flachowsky. 2017.

Noack, R. Der Obstbau(Vol. 26). 1885.

Obstorten nach Konsummenge pro Kopf: Statistik Austria 2019/20

Ausgaben für Obst pro Kopf und Jahr: RollAMA/AMA Marketing 2019/20

Anbaugebiete: Statistik Austria und AMA 2021

Eier

Statistik-Austria 2021; Statista 2021; AMA 2020; Grüner Bericht 2021; ZAG Zentrale Arbeitsgemeinschaft für Geflügelhaltung 2021; QGV, Österreichische Qualitätsgeflügelvereinigung 2021, Tierhalteverordnung Österreich

Milch

Statistik Austria 2021

Landwirtschaftliche Produktion: Statistik.at; Land schafft leben 2021

Milchgeschichte: W. Winkler: Geschichte der Milchwirtschaft. Wien 1936.

Schürmann, T.: Milch – zur Geschichte eines Nahrungsmittels. 1996.

Andlinger, H.: Die Entwicklung der österreichischen Milch- und Molkereiwirtschaft anhand der wichtigsten Aspekte. 1999

Bruckmüller, E.: Eine Grüne Revolution. In: Cerman Markus (Hrsg.): Agrarrevolutionen, Verhältnisse in der Landwirtschaft vom Neolithikum zur Gegenwart. 2008.

Andrew Curry: Die Milch-Revolution. 2018.

FAO (2021) bei den Themen Milch & Milchkühe & Milchbauer & Milchprodukte

Erzeugermilchpreis: Statistik Austria 2021; AMA 2021; RollAMA 2020; Grüner Bericht 2020; ZAR (Zentrale Arbeitsgemeinschaft Rind); Eurostat 2020

Gemüse

Statistik Austria 2021; Bmlrt 2021; FAO 2021; AMA & RollAMA 2020; Land schafft Leben 2021; Statista, 2022

Album Benary: Alte Gemüsesorten. Kleine Geschichte der Gemüse. Hrsg. von Jürgen Dahl. 2001

Krug, H. & Bender, J.: Gemüseproduktion. 2002

Schwein

Statistik Austria 2021

Sambraus, H. H.: Atlas der Nutztierrassen: 250 Rassen in Wort und Bild. 1994.

Regnath, R. J.: Das Schwein im Wald: Vormoderne Schweinehaltung zwischen Herrschaftsstrukturen, ständischer Ordnung und Subsistenzökonomie. 2008

Falkenberg, H., & Hammer, H.: Zur Geschichte und Kultur der Schweinezucht und -haltung. 1. Mitteilung: Zur Domestikation und Verbreitung der Hausschweine in der Welt. 2006.

Tierhalteverordnung Österreich; Vös (Verband der Österreichischen Schweinebauern); Grüner Bericht 2021

Haltungsformen: Statistikaustria 2021; Bundesanstalt für Agrarwirtschaft 2018; Eurostat 2019;

FAO 2021

Endnoten

1) Fuchs-Heinritz W. et al (Hrsg.): Lexikon zur Soziologie, 3. Auflage, Westdeutscher Verlag, S. 394.
2) vgl. https://wien.orf.at/v2/news/stories/2823251/ bzw. https://www.addendum.org/fleisch/das-sterben-der-schlachthoefe/
3) Robert K. Merton: Auf den Schultern von Riesen. Ein Leitfaden durch das Labyrinth der Gelehrsamkeit. Syndikat, Frankfurt am Main 1980.
4) Meine „richtigen Menschen" waren Nils Köbel und Patrick Breitenbach vom Podcast „Soziopod". Große Empfehlung an dieser Stelle.
5) Sachstand - Deutscher Bundestag https://www.bundestag.de/resource/blob/805020/58284d172e611640db4dc17ec59d0865/WD-8-075-20-pdf-data.pdf [220330]
6) Deutsche Bundesregierung https://www.bundesregierung.de/breg-de/suche/kuekentoeten-wird-verboten-1841098 [220330]
7) Entschließung des Ö-Nationalrates https://www.parlament.gv.at/PAKT/VHG/XXVII/E/E_00215/fname_1059829.pdf [211227]
8) Versorgungsbilanz für Eier 2015 bis 2020; Statistik Austria
9) Studie von Dr. Tobias Gaugler „How much is the dish": https://www.tollwood.de/wp-content/uploads/2018/09/20180914_how_much_is_the_dish_-_was_kosten_uns_lebensmittel_langfassungfinal-2.pdf. Die Werte dieser Studie sind als grobe Orientierungspunkte zu verstehen und sollten nicht auf Punkt und Beistrich ausgelegt werden. Leider konnten wir Dr. Gaugler bzw. sein Team trotz mehrfacher Nachfrage bis zum Redaktionsschluss (Ende März 2022) nicht für unsere Ergänzungsfragen erreichen.
10) Broschüre "Rechtliches zur Direktvermarktung" der Landwirtschaftskammer Österreich
11) ebda.
12) KeyQUEST https://www.gutesvombauernhof.at/uploads/pics/Oesterreich/ChanceDV/PB_Chance_DV-Studie_Berichtsband-Charts_20160606.pdf

13) Eigene Berechnung auf Basis der Daten der Agrarstrukturerhebung 2016 (Statistik Austria)
14) Grüner Bericht 2020 https://gruenerbericht.at/cm4/jdownload/download/2-gr-bericht-terreich/2393-gb2021 S. 71–73 [220327]
15) LK OÖ – Bäuerliche Direktvermarktung von A bis Z https://ooe.lko.at/b%C3%A4uerliche-direktvermarktung-von-a-bis-z+2400+2949784 [220328]
16) Vier Pfoten https://media.4-paws.org/6/f/f/9/6ff913d56d8020405fe2daca3f-2805c10d0b7849/201207_4P_Pelz_Report_AT.pdf & Kurier https://kurier.at/politik/ausland/italien-verbietet-zucht-von-pelztieren/401849971 [220323]
17) Österr. Parlament https://www.parlament.gv.at/PAKT/VHG/XXVII/AEA/AEA_00071/index.shtml [220322]
18) Siehe Fußnote 7
19) AMA Gütesiegel https://amainfo.at/konsumenten/siegel/ama-guetesiegel [220330]
20) Label-Kompass https://www.bewusstkaufen.at/label-kompass/[220329]

Bildnachweis

Alle Fotos: © Bianca Blasl; andere Bezugsquellen: S. 36 © Shutterstock/Billion Photos, S. 42 © Shutterstock/Bildagentur Zoonar GmbH, S. 55 © Shutterstock/Stockr, S. 78 © Shutterstock/Bits And Splits, S. 94 © Shutterstock/Mira Drozdowski, S. 130 © Shutterstock/Vladimir Borozenets, S. 136 © Shutterstock/C.Lotongkum, S. 158 © Shutterstock/Mazur Travel, S. 168 © Shutterstock/Mehaniq, S. 172 © Shutterstock/Vladimir Mulder, S. 187 © Shutterstock/Timmary, S. 244 © Shutterstock/Aldona90, S. 284 © Shutterstock/chadin0.

Grafiken: alle Illustrationen © Ines Flattinger;

ACKER: S. 38: eigene Darstellung nach Lieberei/Reisdorff 2012: Nutzpflanzen. 8. Auflage. S. 40: eigene Darstellung nach den Daten der Bayerischen Landesanstalt für Landwirtschaft, Agrarmärkte Getreide (Stand 2019/20). S. 47: eigene Darstellung nach Daten der Statistik Austria (2019); Börse für Landwirtschaftliche Produkte Wien; Bundesgremium des Agrarhandels – Gartner, P. (2019): Weichweizen. S. 48: eigene Darstellung nach Daten der Statistik Austria, Versorgungsbilanz 2019/20; S. 49: eigene Darstellung nach Daten der Statistik Austria (Versorgungsbilanz 2018/19) und der Bayerischen Landesanstalt für Landwirtschaft (Jahresheft Agrarmärkte 2019); S. 57: nach Daten von AMA. S. 83: Daten: WKO NÖ.

AGRARPOLITIK: S. 91: eigene Darstellung nach Daten der Statistik Austria, (2020)Versorgungsbilanz f. Fleisch nach Arten 2020.

OBST: S. 102: eigene Darstellung nach Daten der Statistik Austria, Versorgungsbilanz 2019/20. S. 103: eigene Darstellung nach Daten der RollAMA (2021). S. 104: eigene Darstellung nach Daten der Statistik Austria, Versorgungsbilanz 2019/2020.

EIER: S. 131: eigene Darstellung nach Daten der Statistik Austria, Versorgungsbilanz 2020; S. 132/133: eigene Darstellung; S. 135: eigene Darstellung; S. 159: eigene Darstellung nach diversen Quellen. S. 162: eigene Darstellung nach Daten der FAO. S. 163: eigene Darstellung nach BauernZeitung, Onlineausgabe vom 03.04.2019 unter Verwendung des Reports „Käfighaltung beenden", Compassion in World Farming.

MILCH: S. 169: eigene Darstellung nach Daten der Statistik Austria (2021). S. 172: eigene Darstellung. S. 180/181:eigene Darstellung. S. 184 oben: eigene Darstellung nach Daten der Statistik Austria, Versorgungsbilanz 2019; S. 185 unten: eigene Darstellung, Daten Eurostat 2020; prozentuelle Angaben von Land schafft Leben; S. 186: eigene Darstellung nach Daten der Statistik Austria, Versorgungsbilanz 2019, und RollAMA (2020) S. 228: eigene Darstellung nach diversen Quellen.

GEMÜSE: S. 248: eigene Darstellung nach Daten der Statistik Austria, Versorgungsbilanz 2019/20. S. 249: eigene Darstellung nach Daten der FAO 2019; prozentuelle Angaben von Land schafft Leben. S. 252: eigene Darstellung nach Daten der Statistik Austria Versorgungsbilanz 2019/20.

SCHWEIN: S. 286/287: eigene Darstellung; S. 291: Daten: www.gruenerbericht.at (2020). S. 292 oben: nach Daten der Bundesanstalt für Agrarwirtschaft (2018). S. 292 unten: Daten: www.gruenerbericht.at (2020). S. 298: nach Daten der Statistik Austria, Versorgungsbilanz 2019; S. 299: nach Daten der Eurostat 2019, prozentuelle Angaben nach Land schafft Leben; S. 339 oben: nach Daten der Statistik Austria, Agrarstrukturerhebungen; S. 339 unten: ebda.

Impressum

Bibliografische Information der Deutschen Nationalbibliothek

Die Deutsche Nationalbibliothek verzeichnet diese Publikation in der Deutschen Nationalbibliografie; detaillierte bibliografische Daten sind im Internet über http: // dnb.d-nb.de abrufbar.

1. Auflage 2022

Servitengasse 5, A-1090 Wien
www.braumueller.at

Druck: FINIDR, s.r.o., Lípová 1965, 737 01 Český Těšín
ISBN 978-3-99100-339-7